Shenjing Waike
Zhuanke Huli

湖南省专科护理领域岗位规范化培训教材

神经外科专科护理

—— 陶子荣　唐云红　范艳竹　蒋艳　主编 ——

U0230900

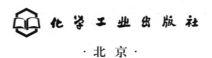

化学工业出版社
·北京·

内容简介

本书紧密结合神经外科专科护士培训大纲，重点介绍神经外科护理工作的范围、特点及发展前沿，解剖生理相关基础理论和知识，常见疾病的病因、病理、临床表现、治疗、护理规范，常见神经外科专科护理操作，专科评估工具，危重患者的救治原则与抢救技能，神经外科常见专科仪器设备的操作与维护等相关知识，并涉及神经外科疾病诊治的新研究、新进展和循证医学证据，包括神经外科病情预警管理、术后加速康复外科在神经外科的应用、神经外科护理风险管理、神经外科患者深静脉血栓的预防及护理等内容。本书力求符合神经外科专科护士的知识结构和储备以及学习与接受能力。本书图文并茂，贴近临床实际，适用于神经外科专科护士培训和实际工作阅读参考。

图书在版编目（CIP）数据

神经外科专科护理／陶子荣等主编．—北京：化学工业出版社，2021.9（2024.2重印）
ISBN 978-7-122-39520-7

Ⅰ．①神…　Ⅱ．①陶…　Ⅲ．①神经外科学-护理学
Ⅳ．①R473.6

中国版本图书馆 CIP 数据核字（2021）第 135318 号

责任编辑：戴小玲　　　　　　　　　　文字编辑：翟　珂　陈小滔
责任校对：王素芹　　　　　　　　　　装帧设计：史利平

出版发行：化学工业出版社（北京市东城区青年湖南街 13 号　邮政编码 100011）
印　　装：河北鑫兆源印刷有限公司
710mm×1000mm　1/16　印张 32　字数 648 千字　2024 年 2 月北京第 1 版第 3 次印刷

购书咨询：010-64518888　　　　　　　售后服务：010-64518899
网　　址：http：//www.cip.com.cn
凡购买本书，如有缺损质量问题，本社销售中心负责调换。

定　　价：99.80 元

编写人员名单

主　编　陶子荣　唐云红　范艳竹　蒋　艳

副主编　石赞华　徐　灿　周晓熙　王　军

编　者　（排名不分先后）

范艳竹　首都医科大学附属北京天坛医院

蒋　艳　四川大学华西医院

王　军　首都医科大学宣武医院

石卫琳　复旦大学附属华山医院

乐革芬　华中科技大学同济医学院附属协和医院

陈超丽　福建医科大学附属第一医院

王红霞　温州医科大学附属第一医院

陈　璐　南京大学医学院附属鼓楼医院

李海燕　山东大学齐鲁医院

张玉琴　郑州大学第一附属医院

邓瑛瑛　南方医科大学南方医院

吴玉燕　空军军医大学唐都医院

赵　波　首都医科大学三博脑科医院

张和妹　海南省人民医院

张　毅　中国医学科学院北京协和医院

陈金荣　新疆医科大学第一附属医院

陶子荣　中南大学湘雅医院

唐云红　中南大学湘雅医院

石赞华　中南大学湘雅医院

徐　灿　中南大学湘雅二医院

周晓熙　中南大学湘雅医院

曾　丽　绵阳市第三人民医院

唐运姣　中南大学湘雅医院

陈咏华　中南大学湘雅医院

曹浪平　中南大学湘雅医院

钟　平　中南大学湘雅医院
黄　辉　中南大学湘雅三医院
龚　钰　湖南省肿瘤医院
周惠彧　湖南省脑科医院
苏　妮　长沙市中医医院
张朝霞　株洲市中心医院
杨春华　宁乡市人民医院
吴熙瑞　郴州市第一人民医院
刘建香　郴州市第一人民医院
唐艳丽　常德市第一人民医院
全慧君　南华大学附属第一医院
黎丁娥　绥宁县人民医院
文　俊　永州市中心医院
杨金美　邵阳学院附属第一医院
刘　霞　宁乡市人民医院
刘世赞　岳阳市中心医院
陈秀文　中南大学湘雅医院
郑西林　中南大学湘雅护理学院
吴友洁　中南大学湘雅医院
余芳瑶　中南大学湘雅医院
肖　珂　中南大学湘雅医院
刘　燕　中南大学湘雅医院
陶　翼　中南大学湘雅医院
罗群婷　湖南省脑科医院
袁小燕　中南大学湘雅医院

秘　书
阳　旭　中南大学湘雅医院
彭　操　中南大学湘雅医院

主　审
刘志雄　中南大学湘雅医院

序

　　进入 21 世纪，伴随脑科学研究的兴起、医学影像数字化，以及复合手术技术的涌现，神经外科跨进神经网络外科时代。随着现代高端技术的发展与融合，神经外科护理逐渐朝着"专、深、细、精"的方向发展，其专业性强、专业技术要求高，存在诸多护理难点，迫切需要规范培养的神经外科专科护士，以适应神经外科和临床护理发展的需求，不论是国内政策导向还是神经科学发展要求，神经科专科护士的培养与发展是我国护理队伍建设的重要方向。

　　为了给神经科专科护士的培养提供教科参阅书籍，特编写本书。本书由首都医科大学附属北京天坛医院、首都医科大学宣武医院、复旦大学附属华山医院、四川大学华西医院、中南大学湘雅医院等医院 50 多名神经外科护士骨干携手编写而成，既包括了神经科基础知识、各亚专科疾病护理等，也包括病情预警管理、神经外科术后加速康复外科、仪器警报管理等新的理念和技术进展；既涵盖神经科常用仪器的应用与管理，也包括了专科护理科研教学等。该书内容全面、实用、前沿，不仅适用于神经科专科护士的培训，也可用于护理院校在校学生的专业知识拓展培训。

　　相信本书一定能够成为神经外科护理从业人员的良师益友。也希望，未来，我国神经专科护士水平得到不断的提高，神经专科护理人才数量得到充足的补充，神经科护理事业专业化得到更深刻的体现，为中国护理事业的发展做出新的、更大贡献。

2021. 7. 28

前·言

神经外科护理是在现代医学模式和护理观指导下，根据神经外科患者的身心、社会、文化需要，以人的健康为中心，以护理程序为框架，提供优质的个体化整体护理。基于神经系统解剖生理的复杂性、临床护理和病情观察技能的特殊性，神经外科护理成为一门专业性较强的临床实践专科。

随着神经外科医疗领域的快速成长，护理学科将面临和迎接新时期的挑战。建立神经外科专科护理体系，探索护士专业化发展成为护理从业者的重要任务。

本书共由 20 章组成，内容涵盖神经外科发展轨迹、设施、护理管理、神经系统检查、护理评估与配合、神经系统解剖及病理生理、神经外科常见疾病的治疗与护理、症状护理、常见手术配合、急危重症护理、并发症护理、特殊治疗及患者群体的护理等内容，对专业护理内容给予了系统性介绍。疾病内容涵盖颅脑损伤、颅内肿瘤、脑血管疾病、脊髓脊柱疾病、神经系统感染性疾病、先天性疾病等内容。本篇以护理程序为主线，疾病知识为辅线对神经系统常见疾病进行系统的介绍，以便于读者依照病因、临床表现、辅助检查、治疗方法、护理评估、护理措施的顺序学习。

本书由首都医科大学附属北京天坛医院、首都医科大学宣武医院、复旦大学附属华山医院、四川大学华西医院、中南大学湘雅医院等医院 50 名神经外科护士骨干携手编写而成，知识范围涉及广泛，内容丰富，图文并茂，与临床护理实践紧密结合，对临床护理工作具有一定的指导意义，是培养神经外科专科护士的实用教材。真诚希望本书能够对推进神经外科专科护士的培养工作有所裨益。在本书编写过程中，感谢各大医院护理部领导给予的大力支持。鉴于本书为临床护士在繁忙的工作之余编写而成，若有疏漏之处，敬请谅解。

编 者

2021 年 5 月

目·录

第一章 ▶▶ 神经外科专科护理概论

第一节 · 神经外科专科护理的现状和发展

一、神经外科专科护理的现状

神经外科是医院的高风险科室，神经外科疾病患者具有危、急、重、险的特点，病种复杂，病情变化快，抢救任务重，护理工作量大。近年来，随着 MRI、CT、数字减影血管造影术（DSA）等技术的应用，神经系统疾病的定位诊断和定性诊断更加准确。显微外科技术和立体定向技术等技术的发展，使神经系统疾病的外科手术治疗更加安全有效。随着病种收治范围不断拓展，神经外科专科护理及管理显得十分重要，对护理工作的要求也不断提高。

随着护理事业的发展，护理模式的转变，护士也由单一照顾者的角色扩展为照顾者、决策者、沟通者、促进康复者、教师与顾问等多元化的角色，这都对护士的理论知识结构提出了新的要求。首先，了解新的检查必须了解它们的原理与目的，熟悉其适应证和禁忌证，以及检查前后需要做的护理工作。其次，还要掌握各种监测技术的原理和用途，熟练掌握各种监护仪的使用方法，制订各种安全预案，学习掌握新疗法的基础知识及操作程序，掌握与医师配合部分的理论及操作，积极参与配合。另外，可以通过全病程管理继续全方位为患者服务，并通过电话、随访、公众号等途径向患者提供神经系统疾病有关的信息。在以现代护理观为指导的整体护理模式中，护士不仅要使原有的基础理论知识进一步加深，更要不断学习新技术、新知识，以适应神经外科发展的需要。

二、神经外科专科护士的发展

美国在 20 世纪 40 年代最早提出"专科护士"这一概念，美国神经科学护士委员会（ABNN）认为：神经专科护士是指从事神经专科护理工作，具有丰富的专业知识和技能，能够为神经创伤和神经疾病患者提供高质量护理服务的护理人员。国内认为：神经专科护士是指经过专业化培训，获得神经专科上岗证书，能直接向患者提供高质量护理服务的注册护士。作为专科护士为患者提供的护理服务不同于普通临床护士，而是在复杂的、不确定的护理情境中，依照自己的判断和自主性，向服务对象提供高质量护理服务。

《中国护理事业发展规划纲要（2016—2020）》明确提出，要分步骤在针对临床护理技术性较强的重点临床专科护理领域开展专科护士培训，选择部分临床急需、相对成熟的专科护理领域，发展专科护士，加大培训力度，提高专科护理服务水平。

第二节 · 神经外科专科护士资格认定培训方案

一、培训目标

总目标：培养一批专科护士，提高护士在神经外科护理领域的专业化、规范化、同质化水平，以适应神经外科医疗发展日新月异的趋势。

1. 掌握　神经外科护理工作的范围、特点及发展前沿；解剖生理相关基础理论和知识；常见疾病的病因、病理、临床表现、治疗、护理规范；常见专科护理操作；专科评估工具；病情预警；危重患者的救治原则与抢救技能；常见专科仪器设备的操作与维护。

2. 熟悉　护理管理、护理科研、护理教学、安全管理、医院感染管理等相关知识；专科最新理论及操作。

3. 了解　神经外科护理工作的范围、特点及发展前沿。

二、培训对象

1. 具备良好医德医风，遵纪守法，热爱护理事业。

2. 属于中华人民共和国执业护士，护理专业大专以上学历，神经外科护理工作经验≥3年。

3. 除具备完成本岗位职责的能力外，还应具备扎实的基础理论，基本技能和较好的神经外科专科护理知识与实践经验。

三、培训内容

1. 理论培训　含公共课程及专业课程两部分，理论培训时间1个月。

2. 临床实践培训　结合学员需求及实习基地情况安排神经外科专科病房实践2个月，学员为全脱产学习，安排一对一带教师资。见表1-1。

表1-1　临床实践培训时间及内容

时间	实践培训内容
第一、第二周	1. 介绍神经外科病房,如各亚专科病房收治的病种、病区功能及分区设计、病房优化改造、病区环境安全管理、科室护理人员组成、各类护理人员岗位职责等

时间	实践培训内容
第一、第二周	2. 学习专科护士培训基地相关制度及培训方案,如神经外科专科护士培训制度、培训考核标准、规范化培训方案、基地培训方案、培训基地管理制度等 3. 学习神经外科专科疾病护理常规,掌握神经外科常见病、多发病及相关重症疾病的治疗和护理及神经外科护理操作 4. 参与护理管理跟班、规范床旁交接 5. 安排一对一导师,确认护理管理实践项目题目
第三、第四周	1. 参与一次神经外科护理查房、病例讨论 2. 跟班一次神经外科疾病病友宣教会 3. 参加一次护士会,参与核心小组护理质量及不良事件分析讨论持续改进会 4. 参见第一、第二周第三点
第五、第六周	1. 读书报告会(PPT制作),完成本科室护理人员PPT授课1次 2. 主持一次神经外科疾病护理查房、病例讨论 3. 主持一次护理交接班 4. 制定神经外科疾病健康宣教资料1份 5. 参见第一、第二周第三点
第七、第八周	1. 完成神经外科疾病个案护理＋技能操作考核。掌握基础护理操作技术、神经外科护理操作技术、常见仪器设备的应用与管理、神经外科急救应急预案等 2. 完成神经外科护理综述1篇 3. 临床实践学习汇报及总结 4. 参见第一、第二周第三点

四、考核及评价

1. 考核内容

(1) 理论考核（占30%）　理论培训结束后闭卷考试。

(2) 技能考核（占40%）　临床护理实践培训完成后临床考核。

(3) 核心能力考核（占20%）　制定疾病健康宣教资料1份、神经外科护理综述或个案护理1篇、PPT授课1次。

2. 考核评价　总分设为100分,由理论考核（占30%）、技能考核（占40%）、核心能力考核（占20%）、出勤情况（占10%）组成。≥95分为优秀,85～94分为良好,80～84分为合格,＜80分为不合格。

第二章 ▶▶ 神经外科护理管理

第一节 · 普通病房的设置与护理管理

神经外科普通病房是将患有颅脑疾病、脊髓脊柱疾病、周围神经疾病等需要住院和手术治疗的患者进行集中诊断治疗和临床护理的一个基本治疗单元。神经外科患者常伴有意识障碍、认知障碍、肢体瘫痪、生活无法完全自理等表现。因此，在病房布局时应考虑神经外科患者的特殊情况，提供能够满足患者在病房日常治疗和生活的基础设施，保障患者的安全。良好的病房环境是保证医疗护理工作顺利运行，促进康复的重要条件，为患者创造整洁舒适的休养环境，是整体护理工作的重要组成部分。

一、神经外科病房的配置

1. 护理人员配置

（1）护理人员组成应根据科室规模、亚专科类型以及教学、科研等多因素考虑，进行合理配置。

（2）每个神经外科病房设 1 名护士长，全面负责护理工作计划的安排。护士长应具备扎实的神经外科专科知识和专业技能，有丰富的临床护理经验和基本的教学、管理能力。根据床位的多少和工作负荷轻重，可以增设副护士长，协助护士长工作。

（3）神经外科患者病情变化快、处理难度大、要求高、基础护理强度大，护理人员的数量应与专科特点相匹配。根据卫生行政主管部门的相关政策规定，神经外科护士人数与患者病床之比至少应达到 0.5∶1。另外，也可以根据护士所承担的工作量测算合理的人员数量。

（4）神经外科护士需要具备较强的责任心、工作能力和良好的身体素质，善于学习。护士队伍应考虑在知识结构、智能结构、年龄结构、生理结构等方面合理配置，层级比例合适，分层使用，充分发挥每个人的工作能力。

2. 床单位设置

（1）神经外科患者多有意识或精神、认知障碍，对病床要求实用、牢固、舒适且安全，应配置活动式护栏，以防坠床等意外发生。

（2）床头墙壁上设治疗带，有中心供氧、压缩空气、负压吸引、呼叫装置、床头灯和电源插座。床与床之间设有拉帘，以保护患者隐私及方便医务人员的抢救。

（3）床旁配置快速手消毒液，做好手卫生，预防医院内交叉感染。

3. 仪器设备配置

（1）观察仪器 多功能床旁监护仪、脑电监护仪、颅内压监护仪、血气分析仪、有创血压监测系统和快速血糖检测仪等。

（2）抢救治疗设备 呼吸机、呼吸囊、除颤仪、脑室穿刺包、降温毯、注射泵、输液泵和肠内营养泵等。

（3）预防压力性损伤设备 防压疮床垫、翻身枕、气垫床，有条件者可配备静态空气气垫床。

（4）转运工具 轮椅、多功能担架车、过床易等。

（5）康复用具 物理治疗仪、针灸治疗仪、握力器、按摩器、拐杖、病房墙壁设置扶手、站立斜床等。

4. 收治对象 包括脑血管疾病、颅脑损伤、颅内肿瘤、脊髓病变、中枢神经系统炎症、周围神经疾病等，且病情相对稳定，不需要进行重症监护治疗的患者。

二、神经外科病房的护理模式

近年来，随着优质护理服务的提出，神经外科患者的护理模式逐渐转变为责任制整体护理模式。责任制整体护理模式既是一种理念也是一种方法，是"以患者为中心"，对其生理、心理、社会、精神、人文等方面给予全面、系统、整体的护理，责任护士从患者入院开始一直负责到出院，对患者的身心健康实施有计划、有目的的最佳护理。

第二节 • 重症监护病房的设置与护理管理

神经外科重症监护病房是相对独立的、以挽救生命和支持生命为目标的特殊医疗单元。神经外科疾病具有发病急、危、重的特点，且伴有很高的致残率和病死率，临床需要设置专科重症监护病房，把危重患者集中起来进行加强医疗，配备具有丰富神经病学和危重病学知识与经验的医师和训练有素的护士组成的专业队伍，在人力、物力和技术上给予最佳保障，最大限度提高神经外科危重患者的救治水平。

一、神经外科重症监护病房的配置

参考《中国重症加强治疗病房（ICU）建设与管理指南（2006 版）》的规范标准，以及 2020 年发表的《神经外科重症管理专家共识（2020 版）》，神经外科重症监护病房作为一个功能单位，应该具备符合条件的医护人员、独立的场所以及必要的设施和设备。

1. 人员配置

（1）需要至少配备一名具备重症医学、神经外科学理论和实践经验的副高级及以上医师全面负责诊疗工作。

（2）神经外科重症单元（NICU）医护人员应该接受过临床神经外科学和重症医学的双重培训，掌握神经解剖、神经病理生理、常见神经外科疾病和并发症等知识；掌握重症医学基本理论、基础知识和基本技能；掌握颅内压监测技术、基本脑电生理学、脑血流监测技术等。

（3）NICU 护士必须经过严格的专业培训，熟练掌握重症护理的基本理论和技能，经过专科考核合格后，才能独立上岗。

（4）护理人员与床位数配比数建议≥3∶1。

（5）有条件的单位可配备呼吸治疗师、电生理技师、康复理疗师、临床药师、营养师等。

2. 床单位设置

（1）病床易于推动、可调节，最好是多功能电动床，以满足神经外科患者多种卧位需求。

（2）每张床天花板设有输液轨道。床与床之间设有拉帘，以保护患者隐私及方便医务人员的抢救。

（3）治疗辅助装备，包括床头墙壁上设治疗带，有中心供氧、压缩空气、负压吸引、呼叫装置、床头灯和电源插座。有条件者可配置设备吊塔。设备吊塔是完整的床位供应系统，集中配备有各种医用气体接头，如氧气、压缩空气、负压吸引终端接口等。配有不同制式的电源插座和足够的配电负荷，且每个插头均有独立的电源保险系统，减少因电源故障导致的治疗中断。

（4）每个房间设有感应式洗手池及擦手纸，床旁备手消毒液及洗手液。

3. 仪器设备配置

根据各级医院的具体情况，建议参考如下配置方案。

（1）一般配置 带有心电图、呼吸频率、血压、氧气饱和度模式的联网多功能监护仪以及可扩展其他功能的插口，带有呼气末二氧化碳浓度和有创压力监测模块，中心氧供及负压吸引系统，呼吸机，转运呼吸机，输液泵，注射泵，除颤仪，心电图机，排痰仪，胃肠营养泵，间歇充气加压泵，低温设备，血气分析仪和多功能气垫床等，相关科室应能够提供床旁 X 线拍片及相应微生物学实验室检查等。

（2）神经专科配置 颅内压监护仪、经颅多普勒超声、24 h 脑电监测仪和量化的脑电双频指数（BIS）仪等。

（3）可选配置 纤维支气管镜、超声设备、移动 CT、脑组织氧含量监测仪、脑组织微透析仪、血液净化及相关神经康复设备等。

4. 收治对象

（1）格拉斯哥昏迷评分（GCS）低于 12 分的急性脑血管疾病患者。

（2）重型急性颅脑损伤和脊髓损伤患者。

（3）重症神经系统感染患者。

（4）癫痫持续状态患者。

（5）需要生命支持的围手术期神经外科患者等。

二、神经外科重症监护病房的护理模式

神经外科重症监护病房的患者病情都处于危重状态，存在不同程度的器官功能不全或衰竭，生命体征不稳定，病情变化快，护理服务需求量大，需要护理人员对患者实行 24h 不间断的严密监护和照顾，一般采用"个案护理"模式。个案护理是由一名当班的护士负责一位患者全部护理内容的工作模式，又称为"特别护理"或"专人护理"。

第三节·神经外科手术室的设置与护理管理

一、神经外科手术室的设置

（一）洁净手术室的建筑要求

医院洁净手术部由洁净手术室和辅助用房组成，洁净手术室应避开污染源、不宜设在首层和高层建筑的顶层，应独立成区，洁净手术室应有独立出入口，与重症医学科、神经外科监护室及病房邻近，并与血库、病理科、放射科、消毒供应中心等手术相关科室路程相近。符合中华人民共和国建设部《医院洁净手术部建设技术规范 GB 50333 新版》的标准要求。

（二）手术室内部设施要求

手术室的环境布局应做到布局合理、分区明确、标识清楚，符合功能流程合理和洁污分开的基本原则。

1. 手术间内部设施与配置

（1）手术间应配备层流净化、中心供氧、供气、负压吸引等装备。

（2）手术间内常规用药、基本设施、仪器、设备等物品配备齐全，功能完好并

处于备用状态。

（3）面积应为 40～60m²，便于安放各种仪器设备。

2. 手术仪器设备特殊要求

（1）多功能可调节手术床，可降低至 50cm 高度，方便术者显微镜下操作。配有摆放体位的头枕、托手架、托盘、托盘固定钮及约束带。

（2）骨动力系统，不同型号的开颅钻、铣刀及磨钻。

（3）双极电凝及高频电刀，设有功率调节与选择功能。

（4）头架及脑自动牵开装置，头钉或头圈固定头部，有儿童及成人两种型号。

（5）显微镜及与之配套的数字采集系统。

（6）导航仪、超声吸引、神经内镜等手术仪器及各类手术器械。

（7）颅内压监护仪、神经电生理监测、颅脑超声等。

二、神经外科手术室护理人力资源管理

（一）护理人员配置

手术室应当根据手术量配备足够数量的手术室护士，手术间与手术室护士之比 ≥1：3，神经外科手术时间长，应按照此要求适当增加。

（二）手术室组织结构

护理部垂直领导下的护理岗位管理模式，下设科护士长、教学护士长、护士长及护理组长。

三、神经外科手术患者管理

（一）神经外科手术患者转运交接制度

1. 常规手术可由配送人员接入手术室，特殊患者如病情危重、气管切开、气管插管等患者应由医师护士一起陪同入室。

2. 全麻患者提前 1h 接入手术室，局麻患者提前 30min 接入手术室。

3. 巡回护士仔细核对患者手腕带、手术部位标识、手术通知单、手术时间、病房、床号、患者姓名、性别、出生年月、术前诊断、手术名称等。

4. 接送途中保证患者舒适、安全，注意观察患者病情变化，如有神志不清、癫痫发作、剧烈头痛、呕吐等症状应就近立即回到病房或手术室进行抢救。

5. 搬动患者动作要轻柔，与麻醉医师、接班护士做好沟通，协同用力，轴线移动及翻身。尤其对脑干、脊髓肿瘤手术的患者，防止搬动过猛、过急，造成脑干移位，呼吸停止等意外情况，躁动患者应适当约束，防止患者坠床。

6. 护士负责患者的静脉输液及各种引流管路的保护工作，防止发生意外滑脱。

7. 转运途中护士在患者头侧推车前行，麻醉医师在患者头侧观察患者病情及呼吸情况。

8. 认真填写手术患者交接记录单，与病房护士交接并签字。

（二）手术安全核查制度

1.《手术安全核对表》适用于择期和急诊的手术；放在手术室护士工作站中，按照手术的工作流程进行核对、签字。

2. 患者到达手术室后，负责手术的手术医师、麻醉医师、巡回护士根据《手术安全核对表》的内容在不同的时期分别给予核对确认。

3. 签字的手术医师、麻醉医师、巡回护士均为已办理资格注册的医护人员。

4. 对《手术安全核对表》内容确认的方式如下，在"口"中划"√"或"×"，"√"表示"确认"或"适用"；"×"表示"没有确认"或"不适用"，对于没有确认的项目，相关人员要向全体通报，待确认后再进行下一步工作。

5. 患者离开手术室前，巡回护士、手术医师、麻醉医师再次对相关内容给予确认并签字，《手术安全核对表》随患者回到病房或 ICU。

6. 出院前，《手术安全核对表》按照要求放在病历中《手术记录单》的后面。

7.《手术安全核对表》是病历中的一部分，由病案室工作人员负责装订在病历中，归档保存，是病历质量检查的内容之一。

（三）特殊患者（婴幼儿、昏迷、意识模糊、语言交流障碍）核查制度

1. 在转科时安排患者家属陪伴。

2. 患者接入手术室前，至少同时使用患者姓名、出生年月日或者 ID 等两种方式核对患者身份，通过反问式询问患者家属，护士双人查对患者姓名、ID 号、腕带等方式确认患者身份。

3. 急诊手术患者，护士需在手术室门口向配送人员及家属进行患者身份的查对与交接。

4. 转出科室护士或配送人员与患者亲属共同陪同患者至转入科室。

5. 至转入科室后，转入科室护士再次通过反问式询问、查对腕带信息等方法，与转出科室护士或配送人员共同确认患者身份，填写转交接记录，书写护理交接记录单。

（四）手术室术前访视术后随访制度

1. 确认访视人员，巡回护士负责访视工作，并于术前一日完成，宣教、访视内容按照科内制度与要求执行。

2. 当日手术时间较长、接台手术由护士长安排人员或替换巡回护士进行访视。

3. 交班会上采取提问、访视护士汇报患者病情等方式，监督检查访视内容与效果。

4. 术后随访由巡回护士在术后 2～3 日内完成，填写完整访视记录单放于固定位置，组长每周整理签字备案。

5. 护士长每月随机进行术后患者随访工作并做记录，掌握术前、术后访视工

作完成情况，了解患者、家属的反馈并进一步改进工作。

（五）神经外科术前访视内容与要求

1. 访视的注意事项

（1）选择合适时间，避开患者午休和进食的时间。

（2）与患者交谈时，应正视患者，用通俗易懂患者能理解的语言，及时发放宣教资料。

（3）避免说引起患者情绪激动的话语，注意保护性医疗，避免详细讲解手术过程。

（4）术前准备的注意事项，禁食水时间等内容，可请患者或家属复述。

2. 访视要求

（1）收集患者的一般资料，包括姓名、性别、年龄、民族、籍贯、职业、文化程度。

（2）掌握临床资料，包括术前诊断、手术名称、手术入路、病变位置、各种化验、配血情况等。

（3）与患者交流，了解患者的身心状况：重点了解有无手术史、过敏史，是否存在焦虑、恐惧等心理问题。

3. 宣教内容

（1）介绍手术室位置、环境、条件。

（2）接患者时间和手术开始的时间。

（3）告诉患者手术前的注意事项。

① 全麻气管插管手术嘱患者术前 8h 禁食、4h 禁水。

② 有义齿者术前摘去，交给家属保管；有活动牙齿者，嘱患者术前再次提醒护士与麻醉医师，采取有效措施加以保护。

③ 询问患者有无药物及其他物品过敏史，如胶带是否过敏等，并及时告知麻醉医师。

（4）手术配合方面

① 讲解静脉输液的部位和目的。

② 实施麻醉＋镇痛的手术，介绍手术体位及术中配合要求。

③ 实施全麻气管插管的手术，介绍麻醉后要导尿，应讲解全麻手术保留导尿管意义，术后刺激症状，取得患者理解，防止患者术后拔管。

（5）心理护理

① 针对患者存在的心理问题，找到相关因素，予以解释。

② 在交谈的过程中观察患者有无听力、语言障碍及肢体活动情况，根据不同情况进行术前准备。

③ 用通俗易懂的语言，耐心回答患者提出的问题，根据患者的心理状况，嘱

家属协助安慰、劝导、鼓励患者，缓解患者焦虑或恐惧的心理。

4. 访视后

（1）针对患者情况提出护理问题，并制订相应的护理措施。

（2）根据患者情况准备次日手术特殊用物，并保证各种仪器设备正常运转。

（3）根据患者的具体情况，有针对性的准备好手术体位摆放所需的物品。

（六）神经外科手术患者的麻醉管理

神经外科手术大部分为气管插管全身麻醉方式，手术巡回护士常规协助麻醉医师做好各项准备工作，保证麻醉顺利进行，减少损伤及缩短术前准备时间，同时应注意以下内容。

1. 访视患者或核对患者信息时应仔细询问患者有无禁食禁水，有无药物、食物及其他过敏史，并告知麻醉医师，做好生命体征监测。

2. 快速建立静脉输液通路，保证麻醉药物的及时输注。

3. 协助麻醉医师检查患者口腔，如有义齿，将其取出，如有松动牙齿影响气管插管时，应采取拴线、术前拔除等措施予以保护，防止麻醉过程中牙齿脱落至气管，出现窒息等危险情况。

4. 协助麻醉医师备齐各种物品并准备好急救药品和器材，如气管导管、喉镜、牙垫、插管钳，备好固定胶带并连接负压吸引装置。

5. 全麻气管插管过程中密切关注插管情况，做好约束，防止坠床，注意患者有无药物过敏及其他反应，麻醉完成后及时进行导尿。

6. 小儿手术时应准确测量体重，注意输液速度与输液量，随时观察尿量与颜色，注意维持出入量平衡。

7. 老年患者应注意深静脉血栓形成的预防，尽量选择上肢静脉输液，术中可使用血栓治疗仪或弹力袜预防，注意观察皮肤情况，防止压力性损伤发生。

8. 做好患者的保暖与约束，防止麻醉意外引起的躁动、污染无菌区甚至坠床等意外发生。

9. 对精神过度紧张患者需做好安抚工作，减少紧张情绪，防止血压升高影响手术的顺利完成。

第三章 ▶▶ 神经系统解剖

第一节 · 神经系统概述

神经系统是人体各系统中结构和功能最为复杂，并起主导作用的调节系统。协调人体各系统器官的功能活动，使人体成为一个有机的整体，维持内环境的稳定，适应外环境的变化，并且能认识及改造外界环境。神经系统的复杂功能是与神经系统特殊的形态结构分不开的。

一、神经系统的区分

神经系统的区分见表 3-1 和表 3-2。

表 3-1　神经系统按组成与作用的区分

神经系统	组成	作用
中枢神经系统	脑、脊髓	控制和调节整个机体活动
周围神经系统	12 对脑神经、31 对脊神经	主要传导作用

表 3-2　神经系统按分布位置的区分

神经系统	分布位置	作用
躯体神经系统	皮肤和运动系统	传导皮肤和运动系统的感觉冲动，支配骨骼肌运动
内脏神经系统	内脏、心血管、腺体	传导内脏、心血管、腺体的感觉冲动，支配心肌、平滑肌的运动和腺体的分泌

二、神经系统的组成

神经系统主要由神经组织构成，神经组织有两种主要的细胞成分，即神经细胞（或称神经元）和神经胶质细胞（或称神经胶质）。

（一）神经元

神经元是神经系统结构和功能的基本单位，具有感受刺激和传导神经冲动的功能。

（二）神经胶质细胞

神经胶质细胞是神经组织中的另一类主要细胞，其数量是神经细胞的数十倍，可分为中枢神经系统和周围神经系统的胶质细胞。前者有星形胶质细胞、少突胶质细胞、室管膜细胞等；后者有施万细胞和卫星细胞等。

第二节·头皮、颅骨

一、头皮

（一）颅顶部软组织

覆盖此区的软组织，由浅入深可分为五层，包括皮肤、浅筋膜、帽状腱膜、腱膜下组织、颅骨外膜，其中浅部的三层粘连紧密，在头皮挫裂伤时容易被暴力撕脱。

（二）头皮的血管、神经、淋巴

1. 血管　供应头皮的血管主要来自眼动脉（颈内动脉）及颈外动脉。

头皮的静脉与动脉伴行，其血液均回流至颅内静脉窦，仅有枕部和颞部，部分回流至颈外静脉。头皮的静脉借导血管与板障静脉、静脉窦相交通。正常情况下，板障静脉和导血管内的血流欠活跃，当颅内压增高时，颅内静脉血可经导血管流向颅外，因而长期颅内压增高的患者可出现板障静脉和导血管扩张现象。

2. 神经　除枕额肌由面神经运动支配外，颅顶部头皮的神经均为感觉神经。这些感觉神经主要来源于脑神经（三叉神经）和脊神经（颈神经）。

3. 淋巴　头皮之淋巴引流与其动脉分布基本类似，其中枕部的淋巴注入枕淋巴结，然后再流入颈上深淋巴结，而颅顶前半部的淋巴则注入颌下和耳前淋巴结，颅顶后半部的淋巴结注入乳突淋巴结。

二、颅骨

颅骨有 23 块，除下颌骨和舌骨外，彼此借缝或软骨构成一个牢固的整体，保护并支持脑和感受器，并构成消化和呼吸系统的起始部。颅骨可分为颅盖和颅底两部分。其分界线为自枕外隆突沿着双侧上项线、乳突根部、外耳孔上缘、眶上缘而至鼻根的连线，线以上为颅盖；线以下为颅底。颅盖骨由内、外骨板和板障构成，分为额骨、枕骨（各 1 块）、顶骨、颞骨（各 2 块）；颅底骨由蝶骨、筛骨（各 1 块）构成，分为前、中、后三个颅窝。

（一）颅盖部

颅盖骨由内、外骨板和两者间的骨松质构成。颅骨厚度不一，在额、顶结节处最厚，颞枕鳞部最薄。在内、外骨板的表面有骨膜被覆，内骨膜亦为硬脑膜的外层，在颅骨的穹隆部，内骨膜与颅骨内板结合不紧密，因而，颅顶骨折时易形成硬脑膜外血肿。在颅底部，内骨膜与颅骨内板结合紧密，故颅底骨折为硬脑膜易撕裂，产生脑脊液漏。颅骨板障内的板障静脉有额、枕、颞前和颞后4对，它们之间借分支吻合成网，并有导血管与颅内、外静脉相通。

1. 前面观　颅盖骨前部主要为额骨，它形成了眶缘之上部。眉弓为两侧眶缘上部骨性突起，男性更为明显，眉弓之间即为眉心。另外，在眶上缘中点还可见眶上孔，其内有眶上神经及血管穿出（图3-1）。

2. 侧面观　颅盖骨侧面可以见额骨在上部与顶骨通过冠状缝连接，顶骨再通过人字缝与枕骨相连。在颅盖骨侧面的下部可见额骨、顶骨、颞骨及蝶骨大翼4骨相交处所形成的"H"形骨缝，称为"翼点"，临床上，此处骨折可以刺破脑膜中动脉前支，导致硬脑膜外血肿（图3-2）。

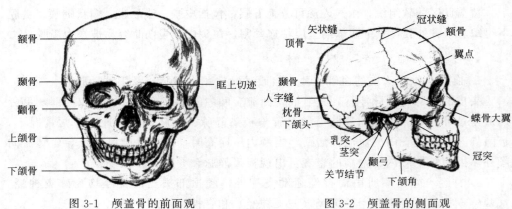

图 3-1　颅盖骨的前面观　　　　　图 3-2　颅盖骨的侧面观

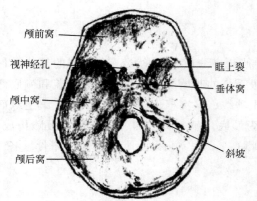

图 3-3　颅底内面观

（二）颅底部

1. 颅底内面　颅底内面凹凸不平，蝶骨嵴和岩骨嵴将颅底分为三个呈阶梯状加深的陷窝，自前向后分别称为颅前窝、颅中窝和颅后窝。窝中有诸多孔、裂，多数与颅底外面相通（图3-3）。

（1）颅前窝　位于颅窝前方，容纳着大脑半球额叶，由前面的额骨、后面的蝶骨体和蝶骨小翼构成，窝的中部凹陷处为筛骨筛板，筛板上有许多筛孔，构成鼻腔顶，内有来自鼻腔顶部黏膜的嗅神经根丝通过。颅前窝的骨板较薄，外伤时易发生骨折，骨折线经额骨眶板时，可出现结膜下或眶内出血的典型症状，多数在伤后数小时逐渐开始出现，呈紫蓝色，即俗语说的"熊猫眼征"。

（2）颅中窝　颅中窝呈蝴蝶状，前界为蝶骨小翼的后缘，后界为颞骨岩部的上缘及鞍背，容纳大脑半球颞叶和垂体。颅中窝可分为较小的中央部（鞍区）和两个较大而凹陷的外侧部。①鞍区：主要结构有垂体、垂体窝和两侧的海绵窦等。②颅中窝外侧部：容纳大脑半球的颞叶。

（3）颅后窝　由枕骨和颞骨岩部后上面组成。在三个颅窝中，此窝最深、面积最大，窝内容纳小脑、脑桥和延髓。窝底的中央有枕骨大孔，为颅腔与椎管相接处，延髓经此孔与脊髓相连，并有左、右椎动脉和副神经的脊髓根通过。

颅后窝骨折时，由于出血和渗漏的脑脊液无排出通道，易被忽视，而更具危险性。如骨折发生在枕骨大孔处，易伤及延髓，可引起死亡。

2. 颅底外面　前面被面颅遮盖，后部的中央为枕骨大孔。孔的前外侧为枕骨髁，孔的后方为枕外嵴，其上为枕外粗隆，枕外粗隆两侧为上项线。颅底外面有很多个孔，即上述颅内内面孔之外孔（图3-4）。

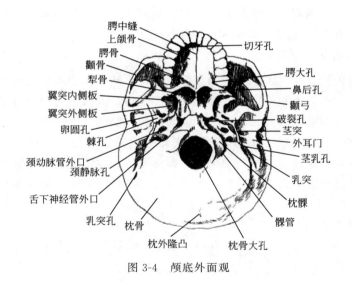

图 3-4　颅底外面观

第三节·脑

脑位于颅腔内，由胚胎时期神经管的前部分化发育而成，是中枢神经系统高级部位。成人脑的平均重量约为1400g。一般将脑分为6部分：端脑、间脑、小脑、中脑、脑桥和延髓。通常把中脑、脑桥和延髓合称为脑干（图3-5）。

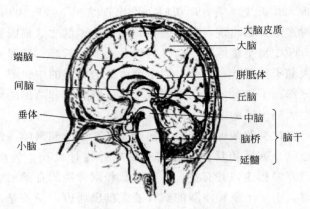

图 3-5 脑的正中矢状切面

一、端脑

端脑由左、右大脑半球通过胼胝体连接而形成，是脑的最高级部位。大脑半球表层的灰质层称大脑皮质，深部的白质称大脑髓质，埋在大脑髓质内的灰质核团成为基底核，大脑半球内的腔隙称为侧脑室。

（一）端脑的外形和分叶

端脑在颅内发育时，由于端脑的高度发育，大脑半球的表面积迅速增大，增大速度较颅骨快，而且大脑半球内各部发育速度不均，因而形成凹凸不平的外表，凹陷处称大脑沟，沟之间形成长短不一的隆起，为大脑回。

1. 主要的沟和裂　左、右大脑半球之间纵行的裂隙为大脑纵裂。纵裂的底面有连接左、右大脑半球宽厚的纤维束板，即胼胝体。两侧大脑半球后部与小脑上面之间近似水平位的裂隙为大脑横裂。半球内有三条恒定的沟，将每侧大脑半球分为5叶，分别为额、顶、枕、颞叶及岛叶。

2. 大脑半球的分叶

顶、枕、颞叶之间在上外侧面并没有明显的大脑沟或回作为分界，以顶枕沟至枕前切迹（在枕极前方约5cm处）连线的顶枕线为界，后面的为枕叶，自顶枕线的中点至外侧沟后端的连线为顶、颞叶的分界（表3-3）。

表 3-3　大脑半球的分叶

大脑半球分叶	分布
额叶	外侧沟上方和中央沟以前的部分
颞叶	外侧沟以下的部分
枕叶	位于大脑半球后部，在内侧面为顶枕沟以后的部分
顶叶	外侧沟上方，中央沟后方，枕叶以前的部分
岛叶	呈三角形岛状，位于外侧沟深面，被额、顶、颞叶所掩盖

3. 大脑半球上外侧面的沟和回 中央沟的前方有与之平行的中央前沟,中央沟与中央前沟之间为中央前回。在中央沟的后方有与之平行的中央后沟,两沟之间为中央后回。在中央后沟后方,有一条与半球上缘平行的顶间沟。顶间沟的上方为顶上叶,下方为顶下小叶。颞上回的上缘翻入外侧沟内,并被几条短的横沟分成几条横回称颞横回。见图3-6。

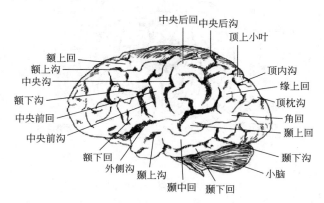

图 3-6 大脑半球外侧面的沟和回

4. 大脑半球内侧面的沟和回 在胼胝体后下方有呈弓形的距状沟,向后至枕叶后端,此沟中部与顶枕沟相连。距状沟与顶枕沟之间称楔叶,距状沟下方的部分为舌回。在胼胝体背面有胼胝体沟,此沟绕过胼胝体后方,向前移行于脑底面的海马沟。在胼胝体沟上方有与之平行的扣带沟,扣带沟与胼胝体沟之间为扣带回。见图3-7。

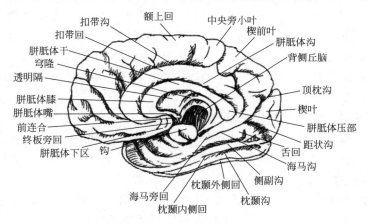

图 3-7 大脑半球内侧面的沟和回

5. 大脑半球底面的沟和回 大脑半球底面可见额叶、颞叶和枕叶。额叶底面有不整齐的眶沟和眶回。颞叶底面有与半球下缘平行的枕颞沟,在此沟内侧并与之平行的为侧副沟,侧副沟的内侧为海马旁回(又称海马回),其前端向后弯曲,称钩。在海马旁回上面的内侧有海马沟,在沟的上方呈锯齿状的齿状回。在齿状回外侧,侧脑室下角底壁上的一弓形隆起，称海马，海马和齿状回构成海马结构。见图 3-8。

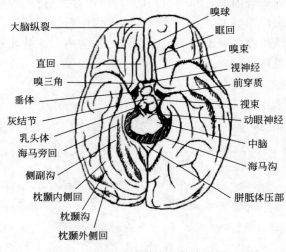

图 3-8 大脑半球底面的沟和回

（二）大脑皮质的功能定位

大脑皮质是脑的最重要部分，是高级神经活动的物质基础。

1. 第 I 躯体运动区 位于中央前回和中央旁小叶前部。该区对于骨骼肌运动的管理有局部定位关系，其特点如下：①上下颠倒；②左右交叉；③投影区的大小与功能的重要性和复杂程度相关。

2. 第 I 躯体感觉区 位于中央后回和中央旁小叶后部，接受背侧丘脑腹后核传来的对侧半身痛、温、触、压以及位置和运动觉，各部投影与第 I 躯体运动区相似，身体各部在此区的投射特点是：①上下颠倒，但头部是正的；②左右交叉；③身体各部在该区投射，范围的大小也取决于该部感觉敏感程度，例如手指和唇的感受器最密，在感觉区的投射范围就最大。

3. 第 II 躯体运动和第 II 躯体感觉中枢 它们均位于中央前回和中央后回下面的岛盖皮质，与对侧上、下肢运动和双侧躯体感觉（以对侧为主）有关。

4. 第 1 视区 位于距状沟上、下方的枕叶皮质，即上方的楔叶和下方的舌回，接受来自外侧膝状体的纤维。一侧视觉区接受双眼同侧半视网膜来的冲动，主司双眼对侧半视野的视觉，损伤一侧视觉区可引起双眼对侧视野偏盲称同向性偏盲。

5. 第 1 听区 位于颞横回，接受内侧膝状体来的纤维。每侧的第 1 听区都接受来自两耳的冲动，因此一侧第 1 听区受损，不致引起全聋。

6. 平衡觉区 位于中央后回下端，头面部感觉区的附近。但关于此中枢的位置存有争议。

7. 嗅觉区 在钩的内侧部及其附近。

8. 味觉区 在中央后回下部，舌和咽的一般感觉区附近。

9. 内脏活动的皮质中枢　位于边缘叶，在该叶的皮质区可找到呼吸、血压、瞳孔、胃肠和膀胱等各种内脏活动的代表区。因此认定，边缘叶是内脏神经功能调节的高级中枢。

10. 语言中枢　人类大脑皮质与动物的本质区别是能进行思维和意识等高级活动，并进行语言的表达，故在人类大脑皮质上具有相应的语言中枢，如说话、阅读和书写等中枢。

① 运动性语言区：在额下回后 1/3 部，即三角部的后部和岛盖部，又称 Broca 语言区。主司说话功能，如果此中枢受损，患者虽能发音，却不能说出具有意义的语言，称运动性失语症。

② 书写区：在额中回的后部，紧靠中央前回的上肢代表区，特别是手肌的运动区。此中枢主管书写功能，若受伤，虽然手的运动功能仍然保存，但写字、绘图等精细动作发生障碍。称为失写症。

③ 听觉性语言区：在颞上回后部，它能调整自己的语言和听到、理解别人的语言。此中枢受损后，病者虽能听到别人讲话，但不理解讲话的意思，自己讲的话混乱而割裂，答非所问，不能正确回答问题和正常说话，称感觉性失语症。

④ 视觉性语言区：又称阅读中枢，在顶下小叶的角回，靠近视觉区。此中枢与文字的理解和认图密切相关，若受损时，尽管视觉无障碍，对原来认识的字不能阅读，也不理解文字符号的意义，称失读症。

（三）大脑半球深部结构

1. 基底核　位置靠近脑底，是大脑半球髓质内灰质团块的总称，包括尾状核、豆状核、屏状核、杏仁体。尾状核和豆状核合称纹状体，在调节躯体运动中起重要作用。尾状核呈马蹄铁形、全长与侧脑室的前角、体部和下角伴行。尾状核的前端膨大部称尾状核头，背面突入侧脑室前角。尾状核中部向后行，稍细称尾状核体。尾状核体的后部很细，弯向腹侧，在侧脑室下角的顶上前行。豆状核位于岛叶的深方，分为三部，外侧部称为壳，内侧两部称为苍白球。屏状核位于岛叶皮质和壳之间。杏仁体位于海马旁回钩处。

2. 内囊　是位于背侧丘脑、尾状核与豆状核之间的白质纤维板，属于投射纤维。在大脑水平切面上，内囊呈向外开放的"＞＜"形，可分为三部分，通常把豆状核与尾状核头部之间的部分称内囊前肢（脚），有额桥束及丘脑前辐射的纤维通过；豆状核与背侧丘脑之间的部分称内囊后肢（脚），主要由皮质脊髓束、皮质红核束、丘脑中央辐射、视辐射和听辐射等纤维通过；前、后肢的结合部称内囊膝，有皮质核束通过。见图 3-9。

（四）大脑半球脑白质

大脑半球脑白质又称大脑髓质，由大量有髓神经纤维纵横交错组成，肉眼上呈白色。这些纤维联系于皮质各部之间及皮质与皮质下结构之间，根据其行径和所联

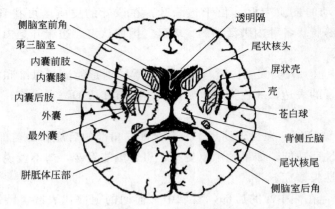

图 3-9 基底核、背侧丘脑和内囊

系的部位，构成白质的纤维可分为 3 类，即联络纤维、连合纤维和投射纤维。

（五）侧脑室

侧脑室为大脑半球内的空腔，左右各一，内含脑脊液，可分为前角、后角、下角和中央部 4 部分（图 3-10）。

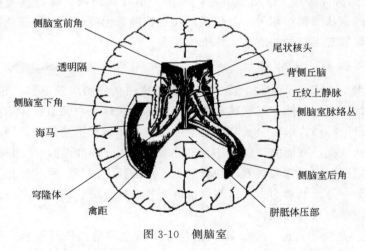

图 3-10 侧脑室

1. 前角伸入额叶，外邻尾状核头。

2. 中央部位于顶叶内，其顶为胼胝体，底（背侧）为丘脑背面和尾状核体。

3. 后角伸入枕叶。

4. 下角伸入颞叶，海马、齿状回都暴露于下角的底部。两侧侧脑室通过室间孔和第三脑室交通，室腔内有脉络丛。

二、间脑

间脑位于脑干和端脑之间，除一小部分露在脑的表面外，绝大部分皆被大脑半球所包绕掩盖。露于脑表面的是第三脑室底的部分，在大脑脚的前方，前界为终板。由前向后包括视交叉、灰结节、漏斗（续于脑垂体柄）、乳头体。间脑包括功能不同的五个部分，即背侧丘脑、上丘脑、后丘脑、下丘脑和底丘脑。

下丘脑体积虽小，却有广泛而复杂的纤维联系。下丘脑是神经内分泌中心，它通过与垂体的密切联系，将神经调节和体液调节融为一体；是调节交感和副交感神经活动的主要皮质下中枢，在维持机体的内环境稳定和控制情绪行为方面起着极为重要的作用；同时对体温、体液平衡、摄食、生殖、水和电解质平衡等均有广泛的调节作用。

三、脑干

自下而上由延髓、脑桥和中脑 3 部分组成。位于颅后窝前部，上接间脑，下续脊髓，延髓和脑桥的腹侧邻接颅后窝前部枕骨斜坡，背面与小脑相连。延髓、脑桥和小脑之间围成的室腔为第四脑室。脑干表面附有第Ⅲ～Ⅻ对脑神经根（图 3-11）。

1. 延髓　形似倒置的圆锥体，下端以第 1 颈神经最上根丝（约平枕骨大孔处）与脊髓相续，上端借横行的延髓脑桥沟与脑桥为界。

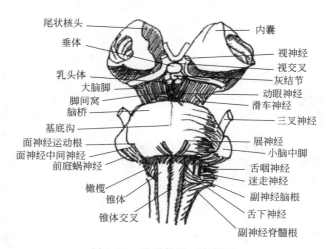

图 3-11　脑干外形（腹侧面）

2. 脑桥　脑桥腹侧面宽阔隆起，称脑桥基底部，主要由大量横行纤维和部分纵行纤维构成，其正中线上的纵行浅沟称基底沟，容纳基底动脉。脑桥基底部的上缘与中脑的大脑脚相接，下缘以延髓脑桥沟与延髓为界，沟内自中线向外侧依次连有展神经、面神经和前庭蜗神经。

3. 中脑　上界为间脑的视束，下界为脑桥上缘。

4. 第四脑室　位于延髓、脑桥与小脑之间的中央管扩大而形成的空腔，向上通中脑水管，向下与脊髓中央管相续，有脑脊液在其中循环。

四、小脑

小脑位于颅后窝内，上面被小脑幕覆盖，小脑的前面与脑干背面共同围成第四脑室，两侧借 3 对小脑脚与脑干相连。小脑接受脊髓、前庭和大脑皮质等部位传来的各种信息，经小脑整合后，再由反馈环路协调运动功能。

第四节·脊髓

脊髓是中枢神经的低级部分，在构造上保留着节段性，与分布于躯干和四肢的 31 对脊神经相连。脊髓与脑的各部之间有着广泛的纤维联系，正常状态下，脊髓活动是在脑的控制下进行的，但脊髓本身也能完成许多反射活动。

一、位置和形态

由于有 31 对脊神经，故脊髓分为 31 个节段，即颈髓（C）8 个节段、胸髓（T）12 个节段、腰髓（L）5 个节段、骶髓（S）5 个节段和尾髓（Co）1 个节段（图 3-12、图 3-13）。

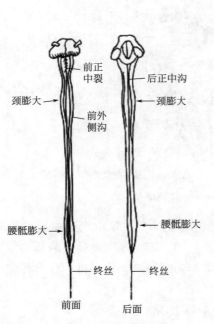

图 3-12 脊髓外形简图

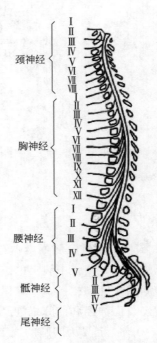

图 3-13 脊髓节段与椎骨序数的关系模式图

　　成人脊髓的长度与椎管的长度不一致，所以脊髓的各个节段与相应的椎骨不在同一高度。成人上颈髓节段（C_1～C_4）大致平对同序数椎骨，下颈髓节段（C_5～C_8）和上胸髓节段（T_1～T_4）约平对同序数椎骨的上 1 块椎骨，中胸髓节段（T_5～T_8）约平对同序数椎骨的上 2 块椎骨，下胸髓节段（T_9～T_{12}）约平对同序数椎骨的上 3 块椎骨，腰髓节段约平对第 10～12 胸椎，骶髓、尾髓节段约平对第 1 腰椎。了解脊髓节段与椎骨的对应高度，对判断脊髓损伤的平面及手术定位，具有重要的临床意义。

二、脊髓的内部结构

　　脊髓由灰质和白质构成。灰质的中央有贯穿脊髓全长的纵行小管，称中央管。

三、脊髓的功能

　　1. 传导功能　脊髓为脑与躯干、四肢感受器和效应器联系的枢纽。脊髓内上、下行纤维束为进行传导功能的重要结构。

　　2. 反射功能　脊髓各节段均能单独与邻近节段共同构成反射中枢。脊髓的反射功能，为对采目内、外刺激所产生的不随意性反应，如膝反射等。

第五节 · 脑神经

　　脑神经是与脑相连的周围神经，共 12 对。按脑神经与脑相连部位的先后顺序，用罗马数字作为其序号依次描述为：Ⅰ嗅神经、Ⅱ视神经、Ⅲ动眼神经、Ⅳ滑车神经、Ⅴ三叉神经、Ⅵ展神经、Ⅶ面神经、Ⅷ前庭蜗神经、Ⅸ舌咽神经、Ⅹ迷走神经、Ⅺ副神经和Ⅻ舌下神经。其中第Ⅰ对与端脑相连，第Ⅱ对与间脑相连，第Ⅲ～Ⅳ对与中脑相连，第Ⅴ～Ⅷ对与脑桥相连，第Ⅸ～Ⅻ对连于延髓。根据神经纤维的性质不同，可将脑神经分为运动性神经、感觉性神经和混合性神经。

　　1. Ⅰ嗅神经　嗅神经为传递嗅刺激信号的特殊内脏感觉性神经，始于鼻腔嗅黏膜，形成嗅丝，经筛孔入颅，直接连于大脑半球额叶底面的嗅球，传递嗅觉冲动。

　　2. Ⅱ视神经　视神经为感受和传递光线刺激的特殊躯体感觉性神经，始于眼球的视网膜，视网膜节细胞的突起构成视神经，通过眼眶后端的视神经管入颅，经视束连于外侧膝状体，传导视觉冲动。

　　3. Ⅲ动眼神经　动眼神经为运动性神经，含有躯体运动和内脏运动两种纤维，发自中脑，经眶上裂出颅入眶。躯体运动纤维支配眼球的上直肌、内直肌、下直肌、下斜肌和上睑提肌；内脏运动纤维（副交感纤维）则分布到睫状肌和瞳孔括约肌，参与瞳孔的对光反应。

　　4. Ⅳ滑车神经　滑车神经为躯体运动性脑神经，发自中脑，经眶上裂出颅入眶，支配眼球的上斜肌。

5. Ⅴ三叉神经　三叉神经为混合性神经，与脑桥相连，大部分为躯体感觉性纤维，其胞体位于三叉神经半月节内，中枢突进入脑桥，周围支分为三大支，即眼神经、上颌神经和下颌神经。其躯体感觉纤维分布至面部皮肤、眼、鼻、口腔及舌前2/3部分黏膜、牙龈、牙齿，还分布至咀嚼肌、面肌和舌肌，传导其本体感觉。小部分纤维为发自脑桥的运动纤维，加入下颌神经，主要支配咀嚼肌。

6. Ⅵ展神经　展神经为躯体运动性神经，发自脑桥，经眶上裂出颅，支配眼球外直肌。

7. Ⅶ面神经　面神经为混合性神经，与脑桥相连，经内耳门入颞骨内的面神经管，出茎乳孔，主要支配面部表情肌。面神经中混有支配硬腭及软腭的腺体和泪腺、下颌下腺、舌下腺分泌的内脏运动纤维；还含有支配舌前2/3味觉的特殊内脏感觉纤维。

8. Ⅷ前庭蜗神经　蜗神经和前庭神经都由特殊躯体感觉纤维组成，起自内耳，经内耳门入颅，由脑桥入脑，前庭神经传导平衡觉冲动，蜗神经传导听觉冲动。

9. Ⅸ舌咽神经　舌咽神经为混合性神经，经颈静脉孔出颅，分布于舌和咽。其中的主要成分为来自舌咽部的内脏传入纤维，并含有支配腮腺分泌的内脏运动纤维。还混有一部分支配舌后1/3的味觉和耳后部皮肤的感觉纤维以及支配茎突咽肌的躯体性运动纤维。

10. Ⅹ迷走神经　迷走神经为混合性神经，与延髓相连，经颈静脉孔出颅，在颈部与颈总动脉和颈内静脉伴行入胸腔，经肺根后面，在食管周围形成神经丛，随食管穿膈的食管裂孔入腹腔，左侧的组成胃前神经和肝支；右侧的组成胃后神经和腹腔支。迷走神经也是全身最大的内脏神经（副交感神经），支配颈部及胸、腹腔内脏。

11. Ⅺ副神经　副神经为运动性神经，由延髓发出，经颈静脉孔出颅，主要支配胸锁乳突肌和斜方肌。

12. Ⅻ舌下神经　舌下神经为运动性神经，由延髓发出，经舌下神经管出颅，主要支配茎突舌肌、舌骨舌肌、颏舌骨肌和全部舌内肌。

第六节 · 脊神经

脊神经共31对，分布于躯干和四肢。按部位计有8对颈神经、12对胸神经、5对腰神经、5对骶神经和1对尾神经。

一、脊神经组成及分支

1. 脊神经组成　每对脊神经均借前根和后根与脊髓两侧相连。前根较细，由运动纤维组成；后根较粗，由感觉纤维组成，在近椎间孔处有一纺锤形膨大，称脊神经节。前根在椎间孔处汇合成脊神经干。

2. 脊神经的纤维成分　脊神经为混合性神经，内脏神经纤维也走行在脊神经内。包括躯体感觉（传入）纤维、内脏感觉（传入）纤维、躯体运动（传出）纤维和内脏运动（传出）纤维。

3. 脊神经的节段性分布　脊神经感觉支在皮肤的节段性分布，称为皮节。躯干的皮节分布区比四肢的典型，如脊神经的 T_2 相当于胸骨角平面，T_4 相当于乳头平面，T_6 相当于剑突平面，T_8 相当于肋弓平面，T_{10} 相当于脐平面，T_{12} 相当于耻骨联合与脐连线中点平面，L_1 分布于下腹部近腹股沟处。临床上常以上述胸骨角、乳头、剑突和脐等为标志检查感觉障碍的节段，有助于对脊神经或脊髓损伤做定位诊断和腰椎麻醉时判断麻醉的平面。

二、脊神经丛

脊神经丛的分类与分布见表 3-4。

表 3-4　脊神经丛的分类与分布

脊神经丛的分类	构成	分布
颈丛	第 1～4 颈神经前支和第 5 颈神经前支的一部分构成	位于胸锁乳突肌上部深面、中斜角肌和肩胛提肌前方
臂丛	第 5～8 颈神经前支和第 1 胸神经前支的大部分构成	位于斜角肌间隙（由前、中斜角肌和第一肋围成）、锁骨后方
腰丛	第 12 胸神经前支的一部分、第 1～3 腰神经前支和第 4 腰神经前支的大部分组成	位于腰大肌深面、腰椎横突的前方
骶丛	由腰骶干（第 4 腰神经部分前支与第 5 腰神经前支组成）、第 1～5 骶神经和尾神经前支组成	位于盆腔后壁、骶骨和梨状肌前面

第七节·脑和脊髓的被膜、血管及脑脊液循环

一、脊髓和脑的被膜

脑和脊髓的表面包有三层被膜，由外向内依次为硬膜、蛛网膜和软膜，有支持、保护脑和脊髓的作用。

（一）脊髓的被膜

脊髓的被膜由外向内为硬脊膜、脊髓蛛网膜和软脊膜。

（二）脑的被膜

由外向内依次为硬脑膜、脑蛛网膜和软脑膜。

1. 硬脑膜　厚而坚韧的双层膜，有丰富的神经和血管行经其间。硬脑膜与颅盖骨连接疏松，易于分离，当硬脑膜血管损伤时，可在硬脑膜与颅骨之间形成硬脑膜外血肿。由硬脑膜形成的结构有。

① 大脑镰：呈镰刀形伸入大脑纵裂，分隔两大脑半球。前端连于鸡冠，后端连于小脑幕的顶，下缘游离于胼胝体的上方。

② 小脑幕：呈半月形伸入大脑横裂，分隔大脑和小脑。其后外侧缘附于枕骨横窦沟和颞骨岩部上缘，前内侧缘游离形成小脑幕切迹。切迹与鞍背之间形成一环形孔，称小脑幕裂孔，内有中脑通过。小脑幕将颅腔不完全地分割成上、下两部。当上部颅脑病变引起颅内压增高时，小脑幕切迹上方的海马旁回和钩可受挤压而移位至小脑幕切迹，形成小脑幕切迹疝压迫大脑脚和动眼神经，出现相应的临床症状和体征。

③ 小脑镰：自小脑幕下面正中伸入两小脑半球之间。

④ 鞍膈：位于蝶鞍上方，张于前床突、鞍结节和鞍背上缘之间，封闭垂体窝，中央有一小孔容垂体柄通过。

硬脑膜在某些部位两层分开，内面衬以内皮细胞，构成硬脑膜窦（图 3-14），窦内含静脉血，窦壁无平滑肌，不能收缩，故损伤出血时难以止血，容易形成颅内血肿。主要的硬脑膜窦包括。

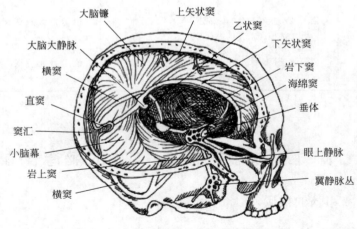

图 3-14　硬脑膜及硬脑膜窦

① 上矢状窦：位于大脑镰上缘内，前端起自盲孔，向后流入窦汇。

② 下矢状窦：位于大脑镰下缘内，其走向与上矢状窦一致，向后汇入直窦。

③ 直窦：位于大脑镰与小脑幕连接处，由大脑大静脉和下矢状窦汇合而成，向后通窦汇。

④ 窦汇：由上矢状窦与直窦在枕内隆凸处汇合扩大而成，向两侧移行为左、右横窦。

⑤ 横窦：成对，位于小脑幕后外侧缘附着处的枕骨横窦沟处，连接窦汇与乙状窦。

⑥ 乙状窦：成对，位于乙状窦沟内，是横窦的延续，向前下在颈静脉孔处出颅续为颈内静脉。

⑦ 海绵窦：位于蝶鞍两侧，为两层硬脑膜间的不规则腔隙。腔隙内有许多结缔组织小梁，形似海绵而得名，两侧海绵窦借横支相连（图 3-15）。窦腔内侧壁有颈内动脉和展神经通过，在窦的外侧壁，自上而下有动眼神经、滑车神经、三叉神经的眼神经分支（V1）和上颌神经分支（V2）通过。海绵窦与周围的静脉有广泛的交通和联系。其前方接受眼静脉，两侧接受大脑中浅静脉，向后外经岩上窦和岩下窦连通横窦、乙状窦或颈内静脉。海绵窦向前借眼静脉与面静脉交通，向下经卵圆孔的小静脉与翼静脉丛相通，故面部感染可经上述交通蔓延至海绵窦，引起海绵窦炎和血栓形成，继而累及经过海绵窦的神经，出现相应的临床症状和体征。岩上窦和岩下窦分别位于颞骨岩部的上缘和后缘，将海绵窦的血液分别导入横窦、乙状窦或颈内静脉。硬脑膜窦还借导静脉与颅外静脉相交通，故头皮感染也可蔓延至颅内。

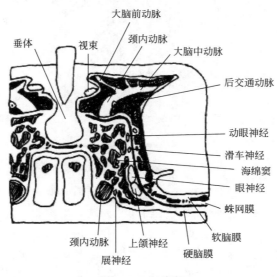

图 3-15　海绵窦

2. 脑蛛网膜　薄而透明，缺乏血管和神经，与硬脑膜之间有硬脑膜下隙，与软脑膜之间有蛛网膜下隙。脑蛛网膜下隙内充满脑脊液，此隙向下与脊髓蛛网膜下隙相通。颅内血管或动脉瘤破裂出血，血液流入蛛网膜下隙，称为蛛网膜下腔出血。

3. 软脑膜 薄而富有血管和神经，覆盖于脑的表面并伸入沟裂内。在脑室的一定部位，软脑膜及其血管与该部的室管膜上皮共同构成脉络组织。在某些部位，脉络组织的血管反复分支成丛，连同其表面的软脑膜和室管膜上皮一起突入脑室，形成脉络丛。脉络丛是产生脑脊液的主要结构。

二、脑的血管

（一）脑的动脉

脑的动脉来源于颈内动脉和椎动脉（图3-16）。由于左、右椎动脉入颅后很快合并成一条基底动脉，故可将脑的动脉分为颈内动脉系和椎-基底动脉系。以顶枕沟为界，大脑半球的前2/3和部分间脑由颈内动脉供应，大脑半球后1/3及部分间脑、脑干和小脑由椎动脉供应。这两动脉系在大脑的分支可分为皮质支和中央支。皮质支营养大脑皮质及其深面的髓质，中央支供应基底核、内囊及间脑等。

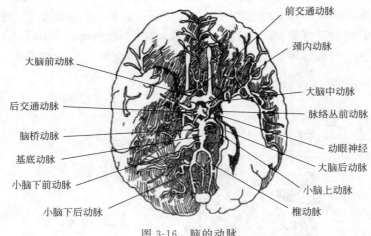

图 3-16　脑的动脉

1. 颈内动脉 起自颈总动脉，自颈部向上至颅底，经颈动脉管进入颅腔紧贴海绵窦的内侧壁穿海绵窦腔行向前上，至前床突的内侧弯行向上并穿出海绵窦而分支。颈内动脉按其行程可分为4部，即颈部、岩部、海绵窦部和前床突上部。其中海绵窦部和前床突上部合称为虹吸部，常呈"U"形或"V"形，是动脉硬化的好发部位。临床上的颈动脉海绵窦瘘是指海绵窦部的颈内动脉破裂出血至窦内，导致颈内动脉与海绵窦之间形成异常的动-静脉直接交通。从而出现搏动性突眼、眼球运动障碍等症状。颈内动脉在穿出海绵窦处发出眼动脉。颈内动脉供应脑的主要分支为：

（1）大脑前动脉 在视神经上方向前内行，进入大脑纵裂，与对侧同名动脉借前交通动脉相连，后沿胼胝体沟向后行。皮质支分布于顶枕沟以前的半球内侧面、额叶底面的一部分和额、顶两叶上外侧面的上部；中央支自大脑前动脉的近侧段发出，经前穿质入脑实质，供应尾状核、豆状核前部和内囊前肢。

（2）大脑中动脉　可视为颈内动脉的直接延续，向外行入外侧沟内，分为数条皮质支，营养大脑半球外侧面大部分和岛叶，其中包括躯体运动区、躯体感觉区和语言中枢。若该动脉发生阻塞，将对机体运动、感觉功能产生严重影响，若左侧大脑中动脉阻塞，还会影响语言功能。大脑中动脉途经前穿质时，发出一些细小的中央支，又称豆纹动脉，垂直向上进入脑实质，营养尾状核、豆状核、内囊膝和后肢的前部。豆纹动脉行程呈"S"形弯曲，因血流动力关系，在高血压动脉硬化时容易破裂（故又称出血动脉），导致脑出血，出现严重的功能障碍。

（3）脉络丛前动脉：沿视束下面向后外行，经大脑脚与钩之间进入侧脑室下角，终止于脉络丛。沿途发出分支供应外侧膝状体、内囊后肢的后下部、大脑脚底的中 1/3 及苍白球等结构。此动脉细小且行程较长，易被血栓阻塞。

（4）后交通动脉：在视束下面向后行，与大脑后动脉吻合，是颈内动脉系与椎-基底动脉系的吻合支。

2. 椎动脉　起自锁骨下动脉，向上穿第 6 至第 1 颈椎横突孔，经枕骨大孔进入颅腔，在脑桥与延髓交界处的腹侧面，左、右椎动脉汇合成一条基底动脉。基底动脉沿脑桥腹侧的基底沟上行，至脑桥上缘分为左、右大脑后动脉两大终支。

（1）椎动脉的主要分支

① 脊髓前、后动脉（见脊髓的血管）。

② 小脑下后动脉：是椎动脉的最大分支，在平橄榄下端附近发出，向后外行经延髓与小脑扁桃体之间，分支分布于小脑下面的后部和延髓后外侧部。该动脉行程弯曲，易发生栓塞，临床上称为延髓外侧综合征，表现为同侧面部浅感觉障碍、对侧上下肢及躯干的浅感觉障碍（交叉性感觉麻痹）和小脑共济失调等。

（2）基底动脉的主要分支

① 小脑下前动脉：发自基底动脉起始段，经展神经、面神经和前庭蜗神经的腹侧达小脑下面，供应小脑下部的前份。

② 迷路动脉：细长，伴随面神经和前庭蜗神经进入内耳道，供应内耳迷路。约 80％以上的迷路动脉发自小脑下前动脉。

③ 脑桥动脉：一些细小的动脉分支，供应脑桥基底部。

④ 小脑上动脉：发自基底动脉的末端处，绕大脑脚向后，供应小脑上部。

⑤ 大脑后动脉：是基底动脉的终末分支，绕大脑脚向后，沿钩转至颞叶和枕叶的内侧面。皮质支分布于颞叶的内侧面、底面及枕叶；中央支由起始部发出，经后穿质入脑实质，供应背侧丘脑、内侧膝状体、下丘脑和底丘脑等。大脑后动脉起始部与小脑上动脉根部之间有动眼神经穿行，当颅内压增高时，钩可移至小脑幕切迹下方，使大脑后动脉向下移位，牵拉并压迫动眼神经，从而导致动眼神经麻痹。

3. 大脑动脉环（Willis 环）　由两侧大脑前动脉起始段、两侧颈内动脉末段、两侧大脑后动脉借前、后交通动脉共同组成。位于脑底下方，蝶鞍上方，环绕视交叉、灰结节及乳头体周围。此环使两侧颈内动脉系与椎-基底动脉系相交通。正常情况下，大脑动脉环两侧的血液不相混合，而是一种代偿的潜在结构。当此环的某一处发育不良或阻塞时，可在一定程度上通过此环使血液重新分配和代偿，以维持脑的血液供应。据统计，国人约有 48％的大脑动脉环发育不全或异常，不正常的动脉环易出现动脉瘤，大脑前动脉与前交通动脉的连接处是动脉瘤的好发部位。

（二）脑的静脉

脑的静脉无瓣膜，不与动脉伴行，分为浅、深两组，两组之间相互吻合。浅组收集脑皮质及皮质下髓质的静脉血，直接注入邻近的静脉窦；深组收集大脑深部的髓质、基底核、间脑、脑室脉络丛等处的静脉血，最后汇成一条大脑大静脉注入直窦。两组静脉最终经硬脑膜窦回流至颈内静脉。

三、脊髓的血管

1. 脊髓的动脉　脊髓的动脉血液供应有两个来源：一是来自椎动脉发出的脊髓前、后动脉，另一个是来自一些节段性动脉（肋间后动脉和腰动脉等）的脊髓支。

脊髓前动脉自椎动脉发出后，沿延髓腹侧下降，常在枕骨大孔上方汇成一干，沿脊髓前正中裂下行至脊髓末端。脊髓后动脉自椎动脉发出后，向后行，沿两侧脊神经后根内侧平行下降。有的两侧脊髓后动脉下降到颈髓中部合成一条纵干，再下行至脊髓末端。脊髓前、后动脉在下行的过程中有来自肋间后动脉和腰动脉的脊髓支补充。

2. 脊髓的静脉　脊髓的静脉在脊髓表面形成软膜静脉丛和许多纵行的静脉干，最后集中于脊髓前、后静脉，再经前、后根静脉注入硬膜外隙内的椎内静脉丛。

四、脑脊液及循环

脑脊液（CSF）是充满脑室系统、蛛网膜下隙和脊髓中央管内的无色透明液体。其内含多种浓度不等的无机离子、葡萄糖、微量蛋白和少量淋巴细胞，pH 为 7.4，对中枢神经系统起缓冲、保护、运输代谢产物和调节颅内压等作用。脑脊液总量在成人平均约 150mL，它处于不断产生、循环和回流的平衡状态中。

脑脊液主要由脑室脉络丛产生，少量由室管膜上皮和毛细血管产生。侧脑室脉络丛产生的脑脊液经室间孔流至第三脑室，与第三脑室脉络丛产生的脑脊液一起，经中脑水管流入第四脑室，再汇合第四脑室脉络丛产生的脑脊液一起经第四脑室正中孔和两个外侧孔流入脑和脊髓周围的蛛网膜下隙，然后脑脊液再沿此隙流向大脑背面的蛛网膜下隙，经蛛网膜粒渗透到硬脑膜窦内（主要是上矢状窦），回流入血液中。若脑脊液在循环途中发生阻塞，可导致脑积水和颅内压升高，使脑组织受压移位，甚至出现脑疝而危及生命。

五、脑屏障

中枢神经系统内有对物质在毛细血管或脑脊液与脑组织间转运过程中进行一定限制或选择的相应结构，该结构即脑屏障。脑屏障对于保持中枢神经系统内神经元的正常活动，维持稳定的微环境，使微环境中的氧、有机物及无机离子浓度平衡和稳定，具有重要作用。微环境的细微变化，都会影响神经元的活动。脑屏障由 3 个部分组成。

1. 血-脑屏障　位于血液与脑、脊髓的神经细胞之间。其结构基础是：①脑和脊髓毛细血管内皮细胞无窗孔，内皮细胞之间为紧密连接；②毛细血管基膜完整；③毛细血管基膜外有星形胶质细胞终足围绕，形成胶质膜。故仅允许水和某些离子通过而限制大分子物质通过。

2. 血-脑脊液屏障　位于脑室脉络丛的血液与脑脊液之间，其结构基础主要是脉络丛上皮细胞之间有闭锁小带相连。但脉络丛的毛细血管内皮细胞上有窗孔，故该屏障仍有一定的通透性。

3. 脑脊液-脑屏障　位于脑室和蛛网膜下隙的脑脊液与脑、脊髓的神经细胞之间，其结构基础为室管膜上皮、软脑膜和软膜下胶质膜。

第四章 ▶▶ 神经系统生理及病理学基础

第一节 · 神经元和神经胶质细胞的一般功能

神经组织由神经细胞和神经胶质细胞组成，是神经系统中最主要的组织成分。神经细胞也称神经元，约有 10^{12} 个。每个神经元都具有接受刺激、整合信息和传导冲动的能力；通过神经元之间的联系，把接收的信息加以分析或贮存，并可传递给各种肌细胞、腺细胞等效应细胞，以产生效应；此外，它们也是意识、记忆、思维和行为调节的基础。神经胶质细胞的数量为神经元的 10～50 倍，对神经元不仅起支持、保护、营养和绝缘等作用，也参与神经递质和活性物质的代谢，对神经组织的生理和病理等方面都有重要的影响。

一、神经元

神经元的形态不一，但都可分为胞体、树突和轴突三部分。

（一）神经元的一般结构及主要功能

神经元的主要功能是接受、整合、传导和传递信息。胞体和树突主要负责接受和整合信息；轴突始段主要负责产生动作电位，也参与信息整合；轴突负责传导信息；突触末梢则负责向效应细胞或其他神经元传递信息（表 4-1）。

表 4-1　神经元的结构与特点

结构	特点	功能
胞体	主要位于大脑和小脑的皮质、脑干和脊髓的灰质以及神经节内；有圆形、锥形、梭形和星形等；均由细胞核、细胞质和细胞膜构成	神经元的营养和代谢中心
树突	每个神经元有一至多个树突，形如树枝状，即从树突干发出许多分支。在分支上常可见大量短小突起，称树突棘。树突和树突棘极大地扩展了神经元接受刺激的表面积	接受刺激
轴突	每个神经元只有一个轴突，一般由胞体发出。光镜下胞体发出轴突的部位常呈圆锥形，称轴丘。轴突末端的分支较多，形成轴突终末。轴突表面的胞膜称轴膜，内含的胞质称轴质。轴突起始段的轴膜较厚，膜下有电子密度高的致密层。此段轴膜易引起电兴奋，常是神经元产生神经冲动的起始部位	传导神经冲动

（二）神经纤维及其功能

轴突和感觉神经元的周围突都称为神经纤维，它们有些被胶质细胞形成的髓鞘或神经膜反复卷绕，严密包裹，形成有髓神经纤维；另一些则被胶质细胞稀疏包裹，髓鞘单薄或不严密，形成无髓神经纤维。构成髓鞘或神经膜的胶质细胞在周围神经系统主要是施万细胞，在中枢则为少突胶质细胞。神经纤维的主要功能是兴奋传导和物质运输。

二、神经胶质细胞

胶质细胞在中枢神经系统主要有星形胶质细胞、少突胶质细胞和小胶质细胞等；在周围神经系统则有施万细胞和卫星细胞等。星形胶质细胞是脑内数量最多、功能最复杂的胶质细胞，其功能主要有以下几个方面。

1. 机械支持和营养作用 星形胶质细胞与神经元紧密相邻，交织成网，或互相连接而构成支架，对神经元的胞体和纤维构成机械支持。星形胶质细胞通过血管周足与毛细血管相连，为神经元运输营养物质和排除代谢产物。此外，星形胶质细胞还能通过其分泌的多种神经营养因子，对神经元的生长、发育、存活和功能维持其营养作用。

2. 隔离和屏障作用 胶质细胞具有隔离中枢神经系统内各个区域的作用，以免来自不同传入纤维的信号相互干扰或对邻近神经元产生影响。星形胶质细胞的血管周足与毛细血管内皮及内皮下基膜一起构成血-脑屏障，使脑内毛细血管处的物质交换异于体内其他部位。如血管周足与毛细血管内皮富含葡萄糖和氨基酸转运体，利于这两种物质跨血-脑屏障转运；而对甘露醇、蔗糖和许多离子，则因相关转运体或通道的稀少或缺乏而很难或不能在血-脑间转运或扩散。

3. 迁移引导作用 发育中的神经细胞沿着星形胶质细胞（主要是辐射状星形胶质细胞和小脑 Bergmann 细胞）突起的方向迁移到它们最终的定居部位。

4. 修复和增生作用 脑和脊髓可因缺氧、外伤或疾病发生变性。在组织碎片被清除后，留下的组织缺损主要依靠星形胶质细胞的增生来填充。但星形胶质细胞增生过强往往可形成脑瘤，成为引起癫痫发作的病灶。

5. 免疫应答作用 星形胶质细胞作为中枢神经系统的抗原提呈细胞，其细胞膜上表达的特异性主要组织相容性复合分子Ⅱ能与经处理的外来抗原相结合，并将其呈递给 T 淋巴细胞。

6. 细胞外液中 K^+ 浓度稳定作用 星形胶质细胞膜上的钠钾泵可将细胞外液中过多的 K^+ 转运进入胞内，并通过缝隙连接将其分散到其他胶质细胞，形成 K^+ 的储存和缓冲池，从而有助于维持细胞外合适的 K^+ 浓度以及神经元的正常电活动。当增生的胶质细胞产生瘢痕时，其泵 K^+ 的能力减弱，可导致局部细胞外液高 K^+，形成癫痫病灶。

7. 对某些递质和活性物质的代谢作用 星形胶质细胞能摄取神经元释放的谷

氨酸和 γ-氨基丁酸，将其转变为谷氨酰胺后再转运到神经元内。此外，星形胶质细胞还参与多种活性物质的合成、分泌或转化。

第二节 · 下丘脑和垂体的内分泌功能

下丘脑是人体内的神经内分泌高级调节中枢，也是神经调节和内分泌调节的汇合部位与转换站，在维持人体内环境稳定和神经-内分泌功能方面起着十分重要的作用，与体内的水及电解质代谢平衡、摄食、生殖、免疫、行为、心理和衰老等生命活动的关系十分密切。下丘脑-垂体系统是神经内分泌学研究的核心内容。

一、下丘脑功能

下丘脑与周围组织（尤其是垂体）的关系密切，下丘脑的正中隆起下端与垂体柄相连，是下丘脑对垂体功能进行调节的最重要部位，也是各种促垂体激素必经的共同通道。

下丘脑与神经垂体有神经联系。下丘脑的视上核及室旁核，其轴突形成视上（室旁）-垂体束，视上（室旁）-垂体束的神经纤维终止于神经垂体，神经激素沿轴突下行至后叶的神经末梢和血管相接处贮存；下丘脑与腺垂体为神经血管联系，又称下丘脑神经垂体系统。下丘脑除可合成和分泌促性腺激素释放激素（GnRH）、生长激素释放激素（GHRH）、生长激素释放抑制激素（GHIH）、促甲状腺激素释放激素（TRH）、促肾上腺皮质激素释放激素（CRH）、抗利尿激素（AVP）和催产素等调节性多肽外，还可分泌许多神经递质、神经调质、细胞因子、生长因子、兴奋性氨基酸等。另一方面，下丘脑神经分泌细胞又含有各种激素受体，接受旁分泌/自分泌激素、垂体激素、循环血的激素与代谢物的反馈调节。

二、垂体

垂体分为腺垂体和神经垂体。腺垂体细胞分泌的激素主要有 7 种，它们分别为生长激素、催乳素、促甲状腺激素、促性腺激素（黄体生成素和卵泡刺激素）、促肾上腺皮质激素和黑色素细胞刺激素。神经垂体本身不会制造激素，而是起一个仓库的作用。下丘脑的视上核和室旁核制造的抗利尿激素和催产素，通过下丘脑与垂体之间的神经纤维被送到神经垂体贮存起来，当身体需要时就释放到血液中。垂体激素的主要功能见表 4-2。

表 4-2　垂体激素分类与主要功能

激素分类	主要功能
生长激素	促进生长发育,促进蛋白质合成及骨骼生长

激素分类	主要功能
催乳素	促进乳房发育成熟和乳汁分泌
促甲状腺激素	控制甲状腺,促进甲状腺激素合成和释放,刺激甲状腺增生,细胞增大,数量增多
促性腺激素	控制性腺,促进性腺的生长发育,调节性激素的合成和分泌等
促肾上腺皮质激素	控制肾上腺皮质,促进肾上腺皮质激素合成和释放,促进肾上腺皮质细胞增生
卵泡刺激素	促进男子睾丸产生精子,女子卵巢生产卵子
黄体生成素	促进男子睾丸制造睾酮,女子卵巢制造雌激素、孕激素,帮助排卵
黑色素细胞刺激素	控制黑色素细胞,促进黑色素合成
抗利尿激素	管理肾脏排尿量多少,升高血压(由下丘脑产生,储存于垂体)
催产素	促进子宫收缩,有助于分娩(由下丘脑产生,储存于垂体)

垂体是人体最重要的内分泌腺,是利用激素调节身体健康平衡的总开关,控制多种对代谢、生长、发育和生殖等有重要作用激素的分泌。

第三节 · 神经外科患者常见的体液失调

人体内液体的总称为体液,正常成年男性体液约占体重的 60%,女性约占 55%,婴儿约占 70%,新生儿占 80%。体液分为细胞内液和细胞外液。人体内主要的电解质有钠离子、钾离子、钙离子、镁离子、铝离子、碳酸根离子、磷酸根离子、蛋白质等,它们参与体内代谢,钠离子是细胞外液中的主要阳离子,维持细胞外液的容量和渗透压,正常的血钠值为 135～145mmol/L,正常的渗透压值为 290～310mmol/L,钾离子是细胞内液中的主要阳离子,维持细胞内的渗透压,98% 的钾离子都在细胞内,正常的血清钾值为 3.5～5.5mmol/L。

一、水和钠的代谢紊乱

水和钠的关系密切,机体在缺水时同时会缺钠。根据缺水和缺钠的比例不同,将缺水分为等渗性缺水、低渗性缺水和高渗性缺水。

（一）等渗性缺水

水和钠成比例的丢失,血清钠在正常范围,细胞外液渗透压正常,这种缺水称为等渗性缺水,又称急性缺水,是外科最常见的一种缺水。

1. 病因与发病机制

（1）消化液的急性丢失　如剧烈的恶心、呕吐、腹泻、持续的胃肠减压等。

（2）体液的急性丢失　如大量的出汗、多尿、大面积烧伤的急性渗出期、腹膜炎等。

（3）水钠的摄入不足　如厌食。

（4）体液的不当积聚　如水肿、腹腔积液、胸腔积液。

2. 临床表现

（1）当缺水小于体重的 5％时，患者表现为皮肤干燥、眼窝凹陷、疲倦、乏力等。

（2）当缺水超过体重的 5％时，上述症状加重，同时出现呼吸脉率加快、血压不稳、肢端湿冷、颈静脉平坦等体液不足的症状。严重时患者出现面色苍白、四肢冰冷、血压下降等休克的症状。

3. 治疗要点

（1）积极治疗原发病。

（2）静脉补充平衡盐溶液，必要时可用少量生理盐水来替代平衡盐溶液。因为等渗盐水中的 Cl^- 含量比血清的含量高，正常情况下，输入等渗盐水不会引起高氯性酸中毒，但在严重缺水时，肾血流量减少，排氯功能受到影响，输入大量生理盐水可引起高氯性酸中毒。

（3）对于较重的等渗性缺水可计算补液量。

（二）低渗性缺水

水和钠同时丢失，但失水少于失钠，血清钠低于 135mmol/L，细胞外液渗透压低于 290mmol/L，这种缺水称为低渗性缺水，又称慢性或继发性缺水。

1. 病因与发病机制

（1）钠摄入不足　钠盐长期摄入不足、使用排钠利尿药没有及时补充钠或在丢失水和钠的时候只补充水等。

（2）钠丢失太多　如消化液的长期持续丢失或大面积创伤的慢性渗液等。

（3）水分摄取过多　如清水灌肠、精神疾病而摄取过多的水分等。

2. 临床表现　低渗性缺水的症状主要是缺钠的症状。根据缺钠程度的不同分为三度。

（1）轻度缺钠　血清钠在 130～135mmol/L，患者疲倦乏力、头晕、尿中钠含量减少，此时每千克体重缺钠 0.5g。

（2）中度缺钠　血清钠在 120～130mmol/L，患者上述症状加重，同时还有恶心、呕吐、浅静脉萎陷、血压下降，甚至站立性晕倒，尿中几乎不含钠，尿量减少，此时每千克体重缺钠 0.5～0.75g。

（3）重度缺钠　血清钠小于 120mmol/L，患者上述症状继续加重，同时出现意识障碍、腱反射减弱或消失，甚至出现休克的症状。此时每千克体重缺钠 0.75～1.25g。

3．治疗要点

（1）积极治疗原发病。

（2）静脉补充含盐溶液　轻度缺钠补充等渗盐水或 5％的葡萄糖盐溶液，中、重度补充 3％～5％高渗盐水。有休克者需先行扩容治疗。

（三）高渗性缺水

水和钠同时丢失，但失水多于失钠，血清钠高于 150mmol/L，细胞外液渗透压高于 310mmol/L，这种缺水称为高渗性缺水，又称为原发性缺水。

1．病因与发病机制

（1）水排出过多　如高热、出汗、气管切开、大面积烧伤使用暴露疗法等。

（2）水摄入太少　如昏迷未及时补充水、上消化道梗阻、禁食等。

（3）大量输入高渗性液体。

2．临床表现　高渗性缺水的主要症状是口渴，临床根据缺水程度的不同分为三种。

（1）轻度缺水　缺水占体重的 2％～4％，患者除口渴外没有其他症状。

（2）中度缺水　缺水占体重的 4％～6％，口渴症状加重，同时出现眼窝凹陷、皮肤干燥、乏力、尿量减少等症状。

（3）重度缺水　缺水大于体重的 6％，患者上述症状继续加重，同时出现躁狂、谵妄、幻觉、昏迷等脑功能障碍的症状。

3．治疗要点

（1）积极治疗原发病。

（2）密切监测患者的血钠情况及 24h 出入水量。

（3）补充水分　多喝水，轻度缺水的患者，可饮水补充；中度及以上缺水的患者则通过静脉补充水，如 5％葡萄糖溶液或 0.45％氯化钠溶液。

二、钾代谢异常

临床上根据血清钾的高低将钾代谢异常分为低钾血症和高钾血症，低钾血症最为多见。

（一）低钾血症

细胞外液钾离子的浓度低于 3.5mmol/L 称为低钾血症。

1．病因与发病机制

（1）钾的摄入不足　如长期禁食、吞咽困难、昏迷等，长期输液而补钾不足或者没有补钾者。

（2）钾丢失过多　如急性肾衰竭的多尿期、长期使用排钾性利尿药、消化液的丢失。

（3）钾由细胞外进入细胞内　如合成代谢增加、代谢性碱中毒。

2. 临床表现

（1）神经肌肉　最早的症状是肌无力，首先是四肢软弱无力，逐渐会波及躯干和呼吸肌，严重时出现呼吸困难和窒息。

（2）中枢神经系统　早期表现为倦怠、漠不关心或烦躁不安，记忆障碍，精神萎靡，嗜睡等轻度意识障碍；严重者神志不清，加重或逐渐陷入昏迷。

（3）心血管系统　出现心前区不适感、心脏传导阻滞及节律异常。

（4）自主神经系统　胃肠蠕动缓慢，有厌食、恶心、腹胀甚至肠麻痹的症状。

3. 治疗要点

（1）治疗原发病　减少钾的继续丢失。

（2）补充钾　肾脏是钾盐的主要排泄途径，补钾前注意肾脏功能。

（3）补钾原则　能口服尽量口服，不能口服者再静脉补给。同时注意补液速度及浓度，加强监测。

（二）高钾血症

细胞外钾离子的浓度高于 5.5mmol/L 称为高钾血症。

1. 病因与发病机制

（1）摄入过多的钾　过量补充钾盐，尤其有肾功能不全，尿少时。

（2）钾排泄减少　如急性肾衰竭的少尿期。

（3）细胞内的钾释放太多　如挤压伤、溶血或酸中毒的患者。

2. 临床表现　神经肌肉由开始时的兴奋转入抑制，症状有乏力、恶心、呕吐、腹胀、神志淡漠、心动过缓、异位心律、心律不齐、心室纤维颤动，甚至心脏骤停。严重时有微循环障碍的表现，如皮肤苍白、发冷、青紫，低血压。

3. 治疗要点

（1）治疗原发病，减少钾的继续增多。

（2）停用一切含钾的药物、溶液和食物。

（3）降低血清钾的浓度　①应用阳离子交换树脂：口服，每天 4 次，每次 15g，可从消化道携带走较多的钾离子。同时口服甘露醇导泻以防发生粪块性肠梗阻，也可用 10% 葡萄糖 200mL 保留灌肠。②必要时使用透析疗法：有血液透析和腹膜透析。③使钾离子转入到细胞内：用 25% 葡萄糖溶液 100～200mL，每 3～4g 糖加 1U 胰岛素，静脉滴注，可使钾离子转入细胞内，暂时降低血清钾浓度，必要时，每 3～4h 重复给药；肾功能不全，不能输液过多者，可用 10% 葡萄糖酸钙溶液 100mL、11.2% 乳酸钠溶液 50mL、25% 葡萄糖溶液 400mL，加入胰岛素 20U，每分钟 6 滴，24h 静脉持续滴注；静脉推注 5% 碳酸氢钠溶液 60～100mL 后，并持续静脉滴注碳酸氢钠 100～200mL。

（4）对抗心律失常　静脉推注 10% 葡萄糖酸钙溶液 10～20mL。

三、酸碱平衡紊乱

正常生理状态下人体血液的 pH 常稳定在 7.35～7.45 范围内。人体内有完善的调节 pH 机制，包括以下几项。①缓冲系统：由弱酸盐及弱酸所组成。当体内发生酸或碱负荷时，它们能抵抗氢离子浓度的改变。②呼吸系统：呼吸中枢通过改变呼吸频率、幅度及肺通气量，控制肺泡气二氧化碳分压，调节血中碳酸氢根离子的浓度。③肾脏对酸碱平衡的调节：肾是排除固定酸的氢离子，并复原被消耗的缓冲系统的承担者。④离子交换：如上述机制受影响，使体液中 pH 超出正常范围，即发生酸碱平衡紊乱。

（一）发病机制

酸中毒是体内酸性物质积聚过多或碱性物质大量丧失，使血液 pH<7.35 出现的症状。可由于碳酸氢盐减少或由于 CO_2 积聚引起，分别称代谢性或呼吸性酸中毒。酸中毒可使细胞呼吸酶作用受抑，导致细胞功能减退，特别是大脑神经细胞功能抑制。碱中毒是体内碱性物质积累过多或酸性物质大量丧失，使血液 pH>7.45 出现的症状。碱中毒可由于碳酸氢盐增多或失酸，或由于过度通气，CO_2 排出速度超过产生速度而引起，分别称代谢性或呼吸性碱中毒。碱中毒常会使神经肌肉兴奋性增强，这可能与低钙血症有关，因为在碱性状态下，钙的离子化减少，导致低钙血症。

（二）临床表现

1. 代谢性酸中毒　呼吸深而快，恶心、呕吐、头痛，严重者可呈昏迷状态。血压下降或休克。尿少，呈酸性；如因摄入高钾引起酸中毒，则能出现碱性尿的矛盾现象。

2. 呼吸性酸中毒　急性者有呼吸加深加快、发绀及心跳快等表现；慢性者有气短、面色发绀，严重者可出现木僵或昏迷。肺脑综合征患者可出现头痛、烦躁不安、精神错乱、嗜睡、意识障碍等，并可有震颤、抽搐、面神经瘫。这些症状也可能与伴随酸中毒而发生的其他电解质紊乱及循环功能障碍等有关。

3. 代谢性碱中毒　呼吸浅而慢，恶心、呕吐、头痛、精神抑郁，严重者可发生昏迷致死。因游离钙减少，出现手足抽搐或全身性抽搐发作。尿少，呈碱性；如已发生钾缺乏，可出现酸性尿的矛盾现象。

4. 呼吸性碱中毒　手、足、面部特别是口周，出现麻木并有针刺样感觉；胸闷、胸痛、头昏、恐惧；此外，碱中毒时脑血流量减少，并因呼吸减慢与暂停引起大脑缺血、缺氧，因而出现躁动、谵妄、幻觉等精神症状。

（三）治疗

积极治疗原发病，纠正水、电解质紊乱，抗感染，保持呼吸道通畅，酸性及碱性药物的应用。

第五章 ▶▶ 神经外科常用技术

第一节 · 病史采集与神经系统体格检查

一、病史采集

（一）主诉

主诉即患者就医的原因和主要不适，是患者最痛苦的主观部分，一般包括主要症状、发病时间和疾病变化情况。

（二）现病史

现病史是病史中最重要的部分，包括：①主要症状发生的时间，发病形式，可能的病因或诱因；②主要症状的部位、范围、性质、严重程度；③伴随症状的特点及相互关系；④症状发生和演变的过程；⑤症状加重或缓解的因素；⑥病程发展情况，病情稳定、缓解或进行性加重；⑦既往治疗经过、方法、效果；⑧病程中的一般情况（饮食、二便、睡眠、体重、精神状态）。

（三）既往史

既往史指患者既往的健康状况和曾患过的疾病、外伤、手术、预防接种、过敏史等。记录患者主要的症状和体征、治疗经过、并发症和后遗症等。如患有多种疾病，按其发病的时间先后顺序记录，为避免遗漏，可按各系统（呼吸系统、循环系统、消化系统、泌尿生殖系统、造血系统、神经系统、骨骼肌肉系统）疾病进行询问。

（四）个人史

1. 社会经历　主要包括出生地、居住地和居留时间（尤其是疫源地和流行病区）、教育程度和经济生活等。

2. 职业与工作环境　主要包括工种、劳动环境等。

3. 习惯与嗜好　包括卫生习惯，饮食质量，烟、酒嗜好与摄入量，有无吸毒或应用毒麻药品史。

4. 月经史　如为女性应询问月经史并记录。

（五）家族史

询问家族成员中有无患同样疾病，如进行性肌营养不良症、癫痫、遗传性共济失调症、周期性瘫痪、肿瘤、偏头痛等。询问直系亲属中有无近亲婚姻。

二、神经系统体格检查

神经系统体格检查所获得的体征是诊断疾病的重要临床依据。检查顺序一般为先查精神和认知，然后是头部和脑神经（包括头皮上的触诊、叩诊和听诊）、颈部、四肢运动和反射及各种感觉功能，最后查步态及小脑功能（如指鼻、龙贝格征等）。

（一）一般检查

1. 发育及营养状态　有无肢端肥大症或矮小、侏儒症，有无骨骼畸形，有无消瘦、明显的肌肉萎缩，有无过度肥胖。

2. 意识状态　通过对患者问诊和交谈初步了解患者的思维、反应、情感、计算及定向力等判断患者的意识状态；若患者存在意识障碍，要进行昏迷的程度、肢体运动功能、脑干反射的检查（详见第六章第四节"意识障碍"相关内容）。

3. 精神状态　检查是否有认知、意识、情感、行为等方面异常，如错觉、幻觉、妄想、情感淡漠和情绪不稳等；通过检查理解力、定向力、记忆力、判断力、计算力等，判定是否有智力障碍。

4. 脑膜刺激征和神经根征　检查颈强直、凯尔尼格（Kernig）征、布鲁津斯基（Brudzinski）征等，脑膜刺激征常见于脑膜炎、脑炎、蛛网膜下腔出血、脑水肿及颅内压增高等情况，深昏迷时脑膜刺激征可消失。

检查方法包括以下几种：

（1）屈颈试验　患者仰卧，用一手托住枕部，并将其颈部向胸前屈曲，使下颏接触前胸壁，正常人无抵抗存在。颈强直为脑膜受激惹所致，表现为颈后肌痉挛。

（2）凯尔尼格征　患者仰卧，先将一侧髋关节和膝关节屈成直角，再用手抬高小腿，正常人膝关节可被伸至135°以上。阳性表现为伸膝受限，并伴有疼痛与屈肌痉挛（图5-1）。

（3）布鲁津斯基征　患者仰卧，下肢自然伸直，医师一手托患者枕部，一手置于患者胸前，然后使头部前屈，阳性表现为两侧髋关节和膝关节屈曲（图5-2）。

（4）直腿抬高试验（Lasegue征）　检查时嘱患者仰卧，双下肢伸直，医师一手置于膝关节上，使下肢保持伸直，另一手将下肢抬起。正常人可抬高至70°角以上，如抬不到30°，即出现由上而下的放射性疼痛，是为Lasegue征阳性，为神经根受刺激的表现。见于坐骨神经痛、腰椎间盘突出或腰骶神经根炎等。

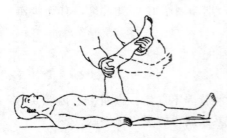

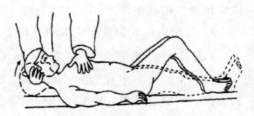

图 5-1 Kernig 征检查方法　　　　　　　　图 5-2 Brudzinski 征检查方法

（二）头部、颈部和躯干

1. 头颅　观察有无头颅畸形（如小颅、尖颅、巨颅、长颅或变形颅），有无颅骨内陷，有无局部肿块或压痛；婴幼儿需要检查囟门张力，颅缝有无分离，头皮静脉有无怒张。

2. 面部　注意有无面部发育异常、血管痣、皮脂腺瘤、皮下组织萎缩、角膜缘色素环、眼睑水肿、眼球突出、眼球下陷、巩膜黄染、结膜充血、口唇疱疹、外耳道分泌物及鼻窦和乳突压痛等。

3. 颈部　双侧是否对称，有无颈强直、疼痛、活动受限、姿态异常（如强迫头位、痉挛性斜颈）等；双侧颈动脉搏动是否对称。

4. 躯干和四肢　检查脊柱、骨骼、四肢有无叩击痛、压痛、畸形、强直等；肌肉有无萎缩、疼痛等。

（三）脑神经检查

1. 嗅神经

（1）有无主观嗅觉障碍，如嗅幻觉等；有无嗅觉减退或消失，如嗅神经和鼻本身病变。

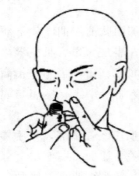

图 5-3 嗅觉简易检测法

（2）嗅觉障碍检查　嘱患者闭目，检查者用手按压患者一侧鼻孔，用挥发性物质例如香皂、茶叶、牙膏等，轮流置于患者鼻孔前，嘱其说出具体气味。注意不能应用酒精、醋酸、氨水等，因可刺激三叉神经末梢影响嗅神经检查（图 5-3）。

2. 视神经　主要检查视力、视野和眼底。

（1）视力　分远视力和近视力，分别用国际远视力表或近视力表（读字片）进行检查。视力极其严重减退时，可用电筒检查光感，光感消失则为完全失明。

（2）视野　眼睛正视前方并固定不动时看到的空间范围称为视野。当用单眼向前凝视时，正常人均可看到向内约 60°，向外 90°～100°，向上 50°～60°，向下 60°～75°，外下方视野最大。①大体视野测定：嘱患者双眼注视检查者的双眼，检查者将双手向外伸出约50cm，高于眼水平30cm左右，并伸出双示指，此时检查者双手指应出现在患者双上颞侧视野。询问患者说出哪一侧手指在动，是左、右还是双侧。然后在眼水平以下30cm重复本动作。如果检查者双手运动而患者只看到一侧，即有视野缺损存在（图5-4）。②单眼视野测定：嘱患者相距约60cm面对检查者而坐，双方同时闭合或用手指遮住相对应的眼（如患者为左眼，则检查者为右眼），另一眼互相固定直视。检查者用棉签或其他视标在两者中间分别自上、下、颞侧、鼻侧、颞上、颞下、鼻上、鼻下八个方向，从外周向中心移动，请患者一看到视标时立即说明。检查者以自己的视野作为标准而与患者比较，即可测知患者的视野有无缺损（图5-5）。

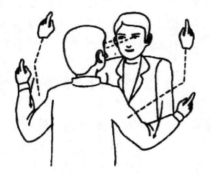 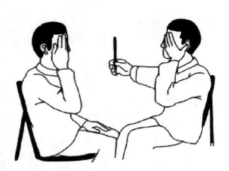

图 5-4　视野双手测定方法　　　　　图 5-5　视野单手测定方法

（3）眼底检查　无须散瞳，否则将影响瞳孔反射的观察。患者背光而坐，眼球正视前方。正常眼底的视盘呈圆形或椭圆形、边缘清楚、颜色淡红，生理凹陷清晰，动静脉管径比例为2：3。

3. 动眼、滑车和展神经　由于共同支配眼球运动，故可同时检查。

（1）外观　观察上眼睑是否下垂，睑裂是否对称，眼球是否前突或内陷、斜视、同向偏斜，以及有无眼球震颤。

（2）眼球运动　手动检查是最简便的复视检查法，患者头面部不动，眼球随检查者的手指向各个方向移动；检查集合动作，注意眼球运动是否受限及受限的方向和程度，观察是否存在复视和眼球震颤。

（3）瞳孔　注意瞳孔的大小、形状、位置及是否对称，正常人瞳孔呈圆形、边缘整齐、位置居中，直径3～4mm，直径<2mm为瞳孔缩小，>5mm为瞳孔扩大。

（4）瞳孔反射　①对光反应：光线刺激瞳孔引起瞳孔收缩。直接光反应是指光线刺激一侧瞳孔引起该侧瞳孔收缩；间接光反应是指光线刺激一侧瞳孔引起该侧瞳孔收缩的同时，对侧瞳孔亦收缩。如受检侧视神经损害，则直接及间接光反应均迟钝或消失。②调节反射：两眼注视远处物体时，突然注视近处物体引起两眼会聚、瞳孔缩小的反射。

4. 三叉神经 属于混合神经。

（1）感觉功能 分别采用圆头针（痛觉）、棉签（触觉）及盛有冷热水（温度觉）的试管检测面部三叉神经分布区域的皮肤，进行内外侧和左右两侧对比。若面部呈葱皮样分离性感觉障碍为中枢性（节段性）病变；若病变区各种感觉均缺失为周围性感觉障碍。

（2）运动功能 患者用力做咀嚼动作时，检查者以双手压紧颞肌和咬肌，感知其紧张程度，观察是否肌无力、萎缩及是否对称等。然后嘱患者张口，以上下门齿中缝为标准判定其有无偏斜，如一侧翼肌瘫痪时，下颌则偏向病侧。

（3）角膜反射 将棉絮捻成细束，轻触角膜外缘，正常表现为双眼的瞬目动作。直接角膜反射是指受试侧的瞬目动作发生；间接角膜反射为受试对侧发生瞬目动作。三叉神经感觉支和面神经运动支病变、三叉神经和面神经病变均可使角膜反射消失。

（4）下颌反射 患者略张口，叩诊锤轻轻叩击放在其下颌中央的检查者的拇指，引起下颌上提现象，脑干的上运动神经元病变时呈增强表现。

5. 面神经 属于混合神经，主要支配面部表情肌的运动和舌前 2/3 的味觉。

（1）运动功能 嘱患者做皱额、皱眉、瞬目、示齿、鼓腮和吹哨等动作，注意额纹、眼裂、鼻唇沟和口角是否对称及有无瘫痪，一侧中枢性面神经瘫痪时引起对侧下半面部表情肌瘫痪；一侧周围性面神经麻痹则引起同侧面部的所有表情肌瘫痪。

（2）味觉检查 以棉签蘸取少量食盐、食糖等溶液，嘱患者伸舌，涂于舌前部的一侧，识别后用手指出事先写在纸上的甜、咸等字之一，其间不能讲话、缩舌、吞咽。每次试过一种溶液后，需用温水漱口，并分别检查舌的两侧以对照。

6. 位听神经 包括蜗神经和前庭神经。

（1）蜗神经 是传导听觉的神经，损害时出现耳鸣和耳聋。使用表声或音叉进行检查，声音由远及近，测量患者单耳时（另侧塞住），辨别能够听到声音的距离。再同另一侧耳相比较，并和检查者比较。必要时使用电测听检测。

（2）前庭神经 损害时主要产生眩晕、呕吐、眼球震颤和平衡失调。常用的诱发试验有。①旋转试验：让受试者坐转椅中，头前倾 30°，两眼闭合，将椅向左旋转 10 次（20s 内）后急停，并请患者睁眼注视远处，正常时可见水平冲动性眼球震颤，其快相和旋转方向相反，持续约 30s，少于 15s 时表示前庭功能障碍。②变温试验：以冷水（通常为 15～20℃）灌洗外耳道，可产生眼球震颤，快相向对侧。眼球震颤停止后，可用温水（35℃左右）灌洗外耳道，也产生眼球震颤，但快相向同侧。眼球震颤在冷、温水灌洗后可持续 1.5～2.0min。前庭受损后反应减弱或消失。

7. 舌咽、迷走神经 因解剖生理上关系密切，常同时受累，一般同时检查。

（1）运动　检查时注意患者有无发音嘶哑和鼻音，询问有无饮水呛咳和吞咽困难。然后令患者张口，发"啊"音，观察两侧软腭是否对称，扁桃体是否居中。一侧麻痹时，该侧软腭变低，发音时扁桃体偏向健侧，同时咽后壁由患侧向健侧运动，称幕布征。声嘶者必要时可用间接喉镜检查声音运动情况。

（2）感觉　主要检查两侧软腭和咽后壁的感觉，常用棉签进行测试。舌后 1/3 味觉为舌咽神经所支配，检查方法同面神经味觉。

（3）咽反射　嘱患者张口，发"啊"音，用压舌板分别轻触两侧咽后壁，观察有无作呕反应。此反射传入和传出均为舌咽及迷走神经，故此两神经损害时，患侧咽反射减退或消失。

8. 副神经　检查方法：检查者加以阻力让患者向两侧分别做转颈动作，比较两侧胸锁乳突肌收缩时的坚实程度和轮廓。斜方肌的功能是将枕部向同侧倾斜，抬肩和旋肩并协助臂部的上抬，双侧收缩时导致头部后仰。检查时在耸肩或头部向一侧后仰时加以阻力。一侧副神经损害时同侧胸锁乳突肌及斜方肌萎缩、垂肩和斜颈，无力或不能耸肩（病侧）及转颈（向对侧）。

9. 舌下神经　观察舌在口腔内的位置及形态，嘱伸舌，有无歪斜、舌肌萎缩和舌肌颤动。一侧舌下神经麻痹时，伸舌向病侧偏斜；双侧舌下神经麻痹时，伸舌受限或不能。

（四）运动系统检查

包括肌容积、肌力、肌张力、不自主运动、共济运动、姿势及步态等。

1. 肌肉容积　观察、触摸肢体、躯干乃至颜面的肌肉有无萎缩及其分布情况，两侧对比。必要时根据股性标志用软尺测量肢体周径如髌、踝、腕骨上下一定距离处两侧肢体对等位置上的周径。

2. 肌力　指肌肉的收缩力。

（1）肌力分级　检查时嘱患者依次做有关肌肉收缩运动，检查者施以阻力，或让患者维持某种姿势，检查者用力使其改变，以判断肌力（附录 10）。

（2）轻瘫检查法　不能确定的轻瘫用以下方法检查。①上肢平伸试验：两臂平伸，手心向上，轻瘫侧上肢逐渐下垂、手掌旋前、掌心向内。②小指征：双上肢平举，掌心向下，轻偏瘫侧小指常轻度外展，正常侧小指内收。③Jackson 征：仰卧位伸直下肢时可见患侧足外旋。④下肢轻瘫试验：患者仰卧，双膝屈由维持 90°姿势，轻瘫痪则小腿渐落下；患者俯卧，嘱患者屈膝使足跟尽量接近臀部，病侧常较差。

3. 肌张力　肌张力指肌肉松弛状态下肌肉的紧张度和被动运动时遇到的阻力。检查时可根据触摸肌肉的硬度及被动伸屈肢体时的阻力来判断。

（1）肌张力减低：表现为肌肉松弛，被动运动时阻力减少，关节运动的范围增大。见于下运动神经元病变、小脑病变及肌原性病变。

（2）肌张力增高：表现为肌肉较硬，被动运动阻力增加，关节活动范围缩小，见于锥体束病变和锥体外系病变。前者表现为痉挛性肌张力增高，上肢的屈肌和下肢的伸肌增高明显，被动运动开始时阻力大、终了时变小（折刀现象）。后者表现为强直性肌张力增高、伸肌和屈肌均等增高，向各方向被动运动时阻力均匀，也称铅管样或齿轮样肌张力增高。

4. 不自主运动　观察患者是否存在不自主的异常动作，如震颤（静止性、姿势性、动作性）、舞蹈样动作、肌束颤动、肌阵挛、颤搐、手足徐动等，注意出现的部位、范围、规律、程度，与情绪、动作、饮酒、寒冷等的关系，注意询问家族史和遗传史。

5. 共济运动　机体任意动作的完成均依赖于某组肌群协调一致的运动（小脑、位听神经、视神经等）。临床可通过以下试验来检查患者是否存在共济失调：指鼻试验、指指试验、轮替试验、跟-膝-胫试验及龙贝格征等。

6. 姿势和步态　观察患者平卧、站立和行走的异常。常见的步态异常有以下几种。

（1）偏瘫步态　患侧上肢内收、旋前，肘、腕、指关节呈屈曲状。下肢伸直并外旋，行走时患侧骨盆部提高，足尖拖地，向外做半圆形划圈动作，又称划圈步态。主要由于一侧锥体束损害引起，见于脑卒中等脑性偏瘫。

（2）痉挛性截瘫步态　行走时双下肢强直内收，交叉呈剪刀样，故又称"剪刀步态"。主要见于先天性痉挛性截瘫和脑性瘫痪等患者。

（3）共济失调步态　行走时两腿分开，因重心掌握困难，故左右摇晃，不能走直线，方向不固定，上下身动作不协调，犹如酒醉，又称"醉汉步态"。小脑半球或前庭病变时向患侧偏斜，直线行走时尤甚。深感觉障碍时可有抬腿过高和落地过重，但睁眼时明显改善。

（五）感觉系统检查

1. 浅感觉检查

（1）痛觉　使用叩诊锤的针尖或大头针轻刺皮肤，询问有无疼痛感觉。

（2）温度觉　使用玻璃试管分别装热水（40～50℃）和冷水（0～10℃），交替接触患者皮肤，让其辨出冷、热感觉。

（3）触觉　使用软纸片或棉签轻触皮肤，询问有无感觉。

2. 深感觉检查

（1）运动觉　嘱患者闭目，检查者的手指夹住患者手指或足趾两侧，上下活动，让患者辨别出移动的方向。

（2）位置觉　嘱患者闭目，检查者将其肢体摆成某一姿势，请患者描述该姿势或用对侧肢体模仿。

（3）振动觉　将振动的音叉柄（128Hz）置于骨隆起处，如手指、桡尺骨茎突、鹰嘴、锁骨、脊椎棘突、髂前上棘、内外踝、胫骨等处，询问并两侧对比有无振动感和持续时间。

3. 复合感觉（皮质感觉）检查

（1）定位觉　患者闭目，用手指或棉签轻触患者皮肤后，请患者指出受触的部位，正常误差为手部＜3.5mm，躯干部＜1cm。

（2）两点辨别觉　患者闭目，使用分开一定距离的叩诊锤的两尖端或钝角双角规接触其皮肤，如感觉为两点，则缩小其间距，直至感觉为一点为止，两点须用力相等，同时刺激；正常值指尖为2～4mm，手背为2～3cm，躯干为6～7cm。

（3）图形觉　患者闭目，用钝针在患者皮肤上画出圆形或三角形，或写出1、2、3等数字，请患者辨出，亦应双侧对照进行。

（4）实体觉　患者闭目，令其用单手触摸常用物品如钥匙、钢笔、纽扣、硬币等，说出物品形状和名称，亦需两手比较。

（六）反射检查

包括深反射、浅反射、阵挛和病理反射等。

1. 深反射　又称腱反射，强弱可用下列来描述：消失（－）、减弱（＋）、正常（＋＋）、增强（＋＋＋）、阵挛（＋＋＋＋）及持续阵挛（＋＋＋＋＋）。包括肱二头肌反射、肱三头肌反射、桡反射、膝反射、踝反射。

2. 浅反射　为刺激黏膜、皮肤、角膜等引起肌肉快速收缩反应。咽反射、软腭反射和角膜反射参见脑神经检查。包括腹壁反射、提睾反射、跖反射、肛门反射。

3. 病理反射

（1）Babinski征　患者平卧，检查者以棉签沿足底外侧，由足跟向前轻划至小趾根部再转向内侧，检查一侧所有足趾屈曲，为正常（阴性）反应；如果患者大趾背屈、其余各趾呈扇形展开，则为阳性反应，提示锥体束受损。一般认为本征为上运动神经元病变的重要征象，但也可见于两岁以下的婴儿和智力发育不全、昏迷、深睡、中毒、严重全身感染、足趾屈曲肌瘫痪、疲劳甚至少数正常人。临床意义需结合其他体征一并考虑（图5-6）。

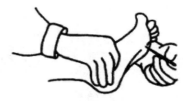

图 5-6　Babinski 征

（2）Chaddock征　用钝针或木签轻划外踝下部和足背外侧皮肤，阳性反应同Babinski征（图5-7）。

（3）Oppenheim征　以拇指和示指沿患者胫骨前面自上而下加压推移，阳性反应同Babinski征（图5-7）。

（4）Gordon征　以手挤压腓肠肌，阳性反应同Babinski征（图5-7）。

（5）Schaeffer 征　以手挤压跟腱，阳性反应同 Babinski 征（图 5-7）。

（6）Gonda 征　紧压足第 4、5 趾向下，数秒钟后再突然放松，阳性反应同 Babinski 征（图 5-7）。

以上六种测试，方法虽然不同，但阳性结果表现一致，临床意义相同。一般情况下，在锥体束损害时较易引出 Babinski 征，但在表现可疑时应测试其余几种以协助诊断。

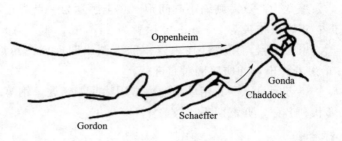

图 5-7　病理反射的各种检查方法

（七）自主神经功能检查

1. 一般观察　包括皮肤黏膜色泽、质地变化，毛发、指甲有无异常，局部或全身出汗情况。

2. 括约肌功能　检查有无排尿障碍如尿急、费力、潴留、充盈性失禁、自动膀胱及排尿困难等，有无膀胱膨胀及其膨胀程度。

3. 自主神经反射　包括竖毛试验、皮肤划痕试验、血压和脉搏的卧立位实验和汗腺分泌发汗试验（碘淀粉法）。

第二节 · 实验室检查

一、血液检查

（一）血液检查的意义

1. 了解血糖、血脂及凝血机制情况，对脑血管病的病因诊断有一定的帮助。

2. 了解血常规情况，如白细胞、红细胞、血小板、嗜酸性粒细胞百分比及嗜伊红细胞指数对脑血管病、脑寄生虫病及颅内感染（或感染性疾病）的病因学追查均有一定价值。

3. 血清肌酶学检查（如碱性磷酸酶、乳酸脱氢酶）对肌肉疾病有诊断意义。

4. 血钾检查对周期性瘫痪以及血清铜蓝蛋白检查对肝豆状核变性均有诊断价值。

5. 血电解质，肝、肾功能等检查可帮助了解全身情况。

（二）正常参考值

常见检验项目正常参考值见表 5-1。

表 5-1 常见检验项目正常参考值

项目	正常参考值
空腹血糖	4.0～6.0mmol/L
糖化血红蛋白	4.0%～6.0%
餐后 2h 血糖	7.8～11mmol/L
血清三酰甘油（TG）	0.80～1.74mmol/L
血清总胆固醇（TC）	1.53～3.49mmol/L
碱性磷酸酶（CPK）	比色法 8～60U/L
乳酸脱氢酶（LDH）	190～310 金氏 U PT＞对照组（11～14s）3s 为异常 PT＞对照组 5s 为明显异常
凝血全套（PT＋APTT）	APPT＞对照组（30～40s）3s 为异常 TT＞对照组（16～18s）3s 为异常
血清铜蓝蛋白	150～600mg/L

二、脑脊液检查

详见第五章第四节"腰椎穿刺及脑脊液检查"相关内容。

三、活组织检查

1. 神经活检 是在人的活体上切取病变外周神经的部分组织，经过特定处理和染色，在光学显微镜或电子显微镜下观察，可以了解外周神经组织微细结构的改变情况。如外周神经的数目、体积、形态及髓鞘的变化，可以用来明确周围神经病变性质和病变程度。

2. 肌肉活检 指在人的活体上切取病变部位肌肉，经过各种病理染色方法处理，在光学显微镜或电子显微镜下观察结果，以帮助了解所检肌肉是否出现异常；进一步明确某些肌肉疾病的病变性质，鉴别神经源性肌萎缩和肌源性损害；并为各种遗传性、炎症性、先天性、代谢性肌肉疾病的诊断与鉴别诊断提供有利依据。

3. 脑组织活检 是采用颅骨环钻钻孔后切开脑膜，然后锥形切取脑组织；或先用小颅骨钻钻孔，然后可穿刺采取脑标本；脑深部病变通常是开颅手术切取标本或在 CT、MRI 的立体定向引导下穿刺活检。脑组织活检主要可用于疑为亚急性硬化性全脑炎、脂质沉积症、脑白质营养不良、阿尔茨海默病、脑寄生虫病及性质不明的颅内占位性病变的诊断。

第三节 · 影像学检查

一、计算机断层扫描

计算机断层扫描（CT）是以电子计算机数字成像技术与 X 线断层扫描技术相结合的一项医学影像技术。其扫描检查方便、迅速、安全，密度分辨率明显优于传统 X 线图像，早期可发现较小病变，对中枢神经系统疾病有重要的诊断价值。目前临床常用有 16 排螺旋 CT、64 排螺旋 CT 等。

（一）临床应用

对于神经系统疾病，CT 扫描主要用于脑出血、脑梗死、脑肿瘤、脑积水、脑萎缩以及某些椎管内疾病的诊断。特殊情况下，还可用碘对比剂增强组织显影，以明确诊断。

1. 脑血管疾病　CT 扫描是脑出血和蛛网膜下腔出血的首选检查，可诊断早期脑出血。脑内血肿的 CT 表现和病程有关。新鲜血肿为边缘清楚、密度均匀的高密度病灶，血肿周围可有低密度水肿带；约 1 周后，高密度灶向心性缩小，周边低密度带增宽；约 4 周后变成低密度灶。脑梗死为低密度病灶，低密度病灶的分布与血管供应区分布一致。继发出血时可见高、低密度混杂。

2. 颅内感染　常需做增强扫描。脑炎在 CT 上表现为界限不清的低密度影或不均匀混合密度影；脑脓肿呈环状薄壁强化；结核球及其他感染性肉芽肿表现为小的结节状强化灶；结核性脑膜炎可因颅底脑池增厚而呈片状强化。

3. 颅内肿瘤　CT 对颅内肿瘤诊断的主要根据：①肿瘤的特异发病部位，如垂体瘤位于鞍内，听神经瘤位于脑桥小脑角，脑膜瘤位于硬脑膜附近等；②病变的特征包括囊变、坏死、钙化等，病灶数目和灶周水肿的大小也是判断病灶性质的依据；③增强后的病变形态是最重要的诊断依据。但某些特殊类型颅内肿瘤的诊断通常需要结合其他检查手段。

4. 颅脑损伤　CT 可发现颅内血肿和脑挫伤，骨窗可发现颅骨骨折。

5. 脑变性疾病　脑变性疾病早期 CT 显示不明显，晚期可表现为不同部位的萎缩，如大脑、小脑、脑干、局限性皮质或基底核萎缩。

6. 脊髓、脊柱疾病　常规 CT 扫描即能显示脊柱、椎管和椎间盘病变，对于诊断椎间盘突出，椎管狭窄比较可靠。CT 平扫和增强还可用于脊髓肿瘤的诊断，但准确性不及 MRI。

（二）护理配合

1. 耐心向患者做好解释，消除紧张心理、配合检查。

2. 告知患者检查前去除身上所有金属物品，如钥匙、硬币、眼镜、打火机、活动义齿、发卡、手机、手表、金银首饰等。

3. 需增强扫描的患者应详细询问患者有无过敏史。行碘显影剂造影者，过敏试验阴性方可接受检查；阳性反应及高危、高龄者宜选用非离子型造影剂。

4. 需增强扫描患者应预先建立静脉通路。

5. 检查前禁食 4~6h，防止注射增强剂时恶心、呕吐致胃内容物反流引起误吸或窒息。

6. 儿童或检查不配合的患者，遵医嘱应用镇静药，以免患者活动产生伪影，使 CT 图像难于诊断。

7. 制订完善的应急抢救预案，备齐抢救物品与器械，以应对误吸、突发病情变化等意外情况发生。

8. 检查时指导患者身心放松、配合检查，昏迷患者予以摆好检查体位。

9. 检查完毕，指导患者在检查室观察 30min，无副反应后方可离开；住院患者可在医务人员陪同下返回病区观察；应指导增强扫描患者多饮水加速对比剂的排泄。

二、磁共振成像

磁共振成像（MRI）是利用原子核在磁场内共振所产生信号经重建成像的一种成像技术，由于它能改变正常组织与病变组织间的信号差别，可用于神经系统病变和病变内部结构的显示，为进一步定性诊断提供更多信息。

（一）临床应用

与 CT 比较，MRI 有如下优势：可提供冠状位、矢状位和横位三维图像，图像清晰度高，对人体无放射性损害，不出现颅骨伪影，可清楚显示脑干及颅后窝病变等。MRI 主要用于脑梗死、脑炎、脑肿瘤、颅脑先天发育畸形等的诊断；同时，MRI 图像对脑灰质与脑白质可产生明显的对比度，常用于脱髓鞘疾病、脑白质病变及脑变性疾病的诊断；对脊髓病变如脊髓肿瘤、脊髓空洞症、椎间盘脱出、脊椎转移瘤和脓肿等诊断更有明显的优势。但 MRI 检查急性颅脑损伤、颅骨骨折、急性出血性病变和钙化灶等不如 CT。

（二）护理配合

1. 检查前向患者介绍检查的经过，减少患者的恐惧心理。

2. 凡做过脑动脉瘤夹闭、装有心脏起搏器、术后体内留有金属异物的患者需由医师明确材质后方可做此检查。严重驼背、特重特胖及不合作患者不宜做此检查。

3. 检查时应嘱患者固定不动，必要时可遵医嘱于检查前给患者适量镇静药。

4. 需做增强的患者，提高备好静脉留置针，检查前禁食水 4h，需家属陪同。

5. 检查前必须除去手表、硬币、手机、磁卡、发卡、眼镜、项链、耳环、活动义齿，胸部检查的女性患者需脱掉胸罩、带子母扣的衣服，腰骶、盆腔检查需脱掉带金属钩的裙裤；带有避孕环的女性患者需要到妇产科取出后再进行检查。

三、数字减影血管造影

数字减影血管造影（DSA）是一项通过计算机进行辅助成像的 X 线血管造影技术，为诊断脑血管病的"金标准"。

（一）临床应用

1. 适应证

（1）颅内外血管性病变，例如动脉狭窄、侧支循环评估、动脉瘤、动静脉畸形、颅内静脉系统血栓形成等。

（2）自发性脑内血肿或蛛网膜下腔出血病因检查。

（3）观察颅内占位性病变的血供与邻近血管的关系及某些肿瘤的定性。

2. 禁忌证

（1）有对比剂、麻醉剂严重过敏者。

（2）严重高血压，舒张压＞110mmHg。

（3）严重肝、肾、肺功能损害；近期内有心肌梗死和严重心肌疾病，以及心力衰竭和心律失常者。

（4）严重出血倾向或出血性疾病者。

3. 血管性病变 DSA 表现

（1）颅内动脉瘤　DSA 可清楚地显示动脉瘤的形状和发生的部位。其形态可分为三种，即囊性动脉瘤、梭形动脉瘤和夹层动脉瘤。造影可发现瘤体周围脑动脉粗细不均，呈痉挛状态。巨大动脉瘤伴血栓形成时，可见瘤体内充盈缺损。

（2）脑动静脉畸形　动静脉畸形的供应动脉可为单一增粗的动脉，也可见多支动脉供血。供应动脉常扩张迂曲，而病变周围的脑动脉可因"盗血"现象而显影很差。

（3）颅内外动脉狭窄　DSA 可清楚地显示其狭窄的部位、程度以及有无溃疡形成。动脉狭窄或闭塞多发生在颈内动脉起始部，可见动脉迂曲，管腔不规则狭窄。出现溃疡时，可见狭窄区有龛影形成。DSA 能准确地评估侧支循环情况，可以用来很好地预测脑卒中患者的病情进展及预后情况。

（4）静脉窦血栓形成　经动脉顺行性造影，不仅能显示各静脉窦的充盈形态、病变静脉窦闭塞程度，还能通过对比剂测定静脉窦显影时间，一般超过 6s 为静脉窦显影延迟。

（5）DSA 对动脉夹层的诊断　DSA 是诊断颈动脉夹层的可靠手段，最常见的表现是线样征（指从颈动脉窦以远开始逐渐变细，通常为偏心且不规则），还有

"珍珠"征（指管腔）、局灶性狭窄、远端扩张为夹层动脉瘤、"火焰"征、管腔内血栓形成、血管"串珠样"狭窄（通常提示存在肌纤维营养不良或其他血管病）。DSA 诊断夹层有一定的局限性，有时需要结合血管壁高分辨磁共振等影像手段明确诊断。

（二）护理配合

详见第十章第二节"蛛网膜下腔出血"相关内容。

第四节 · 腰椎穿刺及脑脊液检查

一、检查目的

腰椎穿刺（简称"腰穿"）是用腰穿针经腰椎间隙刺入椎管内，通过蛛网膜下隙获取脑脊液进行化验检查或向蛛网膜下隙注射药物等所采取的一种诊疗技术。常用于检查脑脊液的性质，对诊断脑炎、脑膜炎、脑血管病变、脑瘤等有重要意义，也可测定颅内压力和了解蛛网膜下隙是否阻塞等，有时也用于鞘内注射药物。

二、检查方法

1. 体位　一般均采用去枕侧卧位，头部向胸前尽量俯屈，下肢尽量向腹部屈曲，使脊背弯成弓状，椎间隙增大到最大程度。如患者意识不清，助手应协助以维持体位。

2. 消毒　严格无菌操作技术，术者戴上无菌橡皮手套，局部用络合碘消毒皮肤，铺盖消毒巾。

3. 穿刺点　先触摸好准备穿刺的椎间隙，一般取 $L_3 \sim L_4$ 或 $L_4 \sim L_5$ 椎间隙（两侧髂嵴最高点的连线与背正中线的交点为第四腰椎棘突）（图 5-8）。

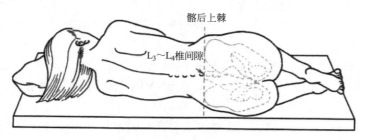

图 5-8　腰椎穿刺定位

4. 麻醉　用利多卡因于穿刺点做一皮丘，然后垂直刺入，浸润皮下及深层组织。

5. 进针　术者以左手拇指尖紧按住此棘突间隙的一端以固定皮肤，右手持穿刺针，由原穿刺点取垂直脊背面稍向头位倾斜的方向刺入，当穿过黄韧带和硬脊膜时，可感阻力突然减小，即进入蛛网膜下隙，然后缓慢抽出针芯，即可见脑脊液外滴。

6. 测压、放液或收集标本　穿刺成功后接上测压管，嘱患者完全放松，平稳呼吸。将头稍伸直，双下肢改为半屈位，接上测压管、先测初压，如压力高时，不可放脑脊液，将针拔出，仅将压力管中脑脊液做细胞计数及蛋白质定性检查；如压力不高，可缓慢放出需要量的脑脊液。标本收集时应让脑脊液滴入无菌试管内，禁止抽吸。收集的液量应限制在最小需要量，通常为 3～4mL，收集足量样本后，插入针芯，拔出穿刺针。穿刺点消毒后覆盖无菌纱布，用胶带固定。

7. 术毕　最好嘱患者俯卧，或者去枕仰卧，把足端的床头垫高 4～6h，以免产生由于脑脊液经穿刺孔漏入硬膜外腔，引起颅内低压所致的腰穿后头痛。

三、腰椎穿刺适应证

1. 鉴别脑震荡、脑挫裂伤和颅内血肿。有蛛网膜下隙出血者，可用作诊断、减压及引流治疗。

2. 出血性脑血管病与缺血性脑血管病的诊断和鉴别诊断。

3. 中枢神经系统感染性疾病。

4. 颅脑手术后检查颅内压及出血情况。

5. 用于椎管内注射药物。

6. 特殊检查，如脊髓造影和放射性核素脑池扫描等。

四、腰椎穿刺禁忌证

1. 凡有脑疝征象（双侧瞳孔不等大、呼吸抑制、去大脑强直）者，属绝对禁忌。

2. 临床诊断为颅内占位性病变，颅内压增高明显者。

3. 穿刺部位的皮肤和软组织有感染者，腰穿易将感染脑脊液带入椎管内甚至颅内。

4. 开放性颅脑损伤或有感染的脑脊液漏，腰穿放出脑脊液时可将感染吸入蛛网膜下隙。

5. 穿刺部位的腰椎有畸形或骨质破坏者。

6. 全身严重感染（败血症）、休克或濒于临床休克者，或躁动不安不能合作者。

7. 高颈段脊髓压迫性病变，腰穿术后易使病情恶化甚至呼吸停止。

8. 血液系统疾病出血倾向者，使用肝素等药物导致的出血倾向者。

五、腰椎穿刺并发症

1. 低颅内压性头痛　是最常见的并发症。发生机制通常是脑脊液放出过多或穿刺部位渗漏，引起颅内压降低牵拉三叉神经感觉支所支配的脑膜及血管所致。大多在穿刺后 24h 出现，严重者可伴恶心、呕吐症状，平卧位可缓解，可持续数天。嘱患者大量饮水，必要时可静脉输入生理盐水。

2. 出血　腰穿出血大多数为损伤蛛网膜或硬膜的静脉所致，通常出血量较少，不引起明显的临床症状，有出血倾向患者出血量可较多。

3. 感染　较少见，见于消毒不彻底或无菌操作不当；或者局部有感染灶，可能导致腰穿后感染。

4. 脑疝　是腰穿最危险的并发症，见于颅内压明显增高的患者。如颅内高压患者必须腰穿才能明确诊断时，一定在穿刺前先使用脱水剂。

六、脑脊液检查

（一）常规检查

1. 性状　正常脑脊液无色透明。如脑脊液为血性或粉红色可用三管试验法加以鉴别，连续用 3 个试管接取脑脊液，如前后各管为均匀一致的血色提示为蛛网膜下隙出血；前后各管的颜色依次变淡可能为穿刺损伤出血。脑脊液呈云雾状，通常是细菌感染引起细胞数增多所致，见于各种化脓性脑膜炎，严重者可呈米汤样；脑脊液放置后有纤维蛋白膜形成，见于结核性脑膜炎。脑脊液蛋白质含量过高时，外观呈黄色，离体后不久自动凝固，称为弗洛因综合征，见于椎管梗阻等。微绿色脑脊液可见于铜绿假单胞菌性脑膜炎和甲型链球菌性脑膜炎。

2. 细胞数　正常脑脊液白细胞数为 $(0\sim5)\times10^6/L$，主要为单核细胞。白细胞增加多见于脑脊髓膜和脑实质的炎性病变；白细胞明显增加且以多个核细胞为主见于急性化脓性脑膜炎；白细胞轻度或中度增加，且以单个核细胞为主，见于病毒性脑炎；大量淋巴细胞或单核细胞增加为主多为亚急性或慢性感染；脑的寄生虫感染时可见较多的嗜酸性粒细胞。

（二）生化检查

1. 蛋白质　正常人脑脊液蛋白质含量为 $0.15\sim0.45g/L$。脑脊液蛋白质明显增高常见于化脓性脑膜炎、结核性脑膜炎、吉兰-巴雷综合征、中枢神经系统恶性肿瘤、脑出血、蛛网膜下腔出血及椎管梗阻等，尤以椎管梗阻时增高显著。脑脊液蛋白质降低见于腰穿或硬膜损伤引起脑脊液丢失、身体极度虚弱和营养不良者。

2. 糖　正常成人脑脊液糖含量为血糖的 1/2～2/3，正常值为 2.5～4.4mmol/L（45～60mg/dL），＜2.25mmol/L 为异常。糖含量明显降低见于化脓性脑膜炎，轻至中度降低见于结核性或真菌性脑膜炎（特别是隐球菌性脑膜炎）以及脑膜癌病。糖含量增高见于糖尿病。

3. 氯化物　正常脑脊液含氯化物 120～130mmol/L，较血氯水平为高，约为血的 1.2～1.3 倍。氯化物含量降低常见于结核性、细菌性、真菌性脑膜炎及全身性疾病引起的电解质紊乱患者，尤以结核性脑膜炎最为明显。高氯血症患者其脑脊液的氯化物含量也可增高。

（三）特殊检查

1. 细胞学检查　正常人脑脊液涂片、培养及动物接种等均无致病菌。脑脊液化脓性感染可见中性粒细胞增多；病毒性感染可见淋巴细胞增多；结核性脑膜炎呈混合性细胞反应；中枢神经系统寄生虫感染以嗜酸性粒细胞增高为主。脑脊液中发现肿瘤细胞对于中枢神经系统肿瘤和转移瘤有确定诊断价值。

2. 蛋白电泳　正常脑脊液蛋白电泳图的条区与血清电泳图相似，正常 γ 球蛋白约 7%、α_1 球蛋白约 4%、α_2 球蛋白约 8%、β 球蛋白约 12%。

3. 免疫球蛋白　正常脑脊液-Ig 含量低，IgG 平均含量为 10～40mg/L，IgA 平均为 1～6mg/L，IgM 含量极微。脑脊液-Ig 含量增高见于中枢神经系统炎性反应（细菌、病毒、螺旋体及真菌等感染）、多发性硬化、中枢神经系统血管炎等。

4. 病原学检查　腰椎穿刺脑脊液检查是诊断中枢神经系统感染最为重要的检查手段，病原学检查可以确定中枢神经系统感染的类型。

七、护理配合

1. 告知患者腰椎穿刺术的目的、过程、配合方法及操作中可能出现的意外，缓解患者的紧张情绪，配合检查。

2. 物品准备　一次性腰穿包、局麻药、注射器，必要时准备急救物品。

3. 操作过程中观察患者的病情变化，如患者出现不适，可嘱患者深呼吸，扶持患者，防止断针等意外发生。

4. 密切观察患者面色、脉搏、呼吸、意识，如有异常及时报告医师。

5. 术后嘱患者去枕平卧 4～6h，并鼓励患者饮水，防止穿刺后低颅内压性头痛。

6. 及时送检脑脊液化验。

7. 指导患者保持穿刺点敷料干燥，观察渗出情况，24h 内不宜沐浴。

第六章

神经外科常见症状及护理

第一节·头痛

疼痛是临床上常见症状之一，也是第五大生命体征。头痛是神经系统疾病常见的临床症状，通常指局限于头颅上半部，包括眉弓至耳郭上缘和枕外隆突连线以上部位的疼痛。各种原因使颅内外神经、血管、脑膜及骨膜、头皮等结构受到刺激均可引起头痛。原发性头痛：偏头痛、丛集性头痛、紧张性头痛、药物过度使用性头痛、低颅压性头痛；继发性头痛：颅内压力改变、颅内外感染等引起的头痛。

一、病因

导致疼痛的原因有很多，如温度刺激、化学刺激、物理损伤、病理改变、心理因素等。神经系统疾病导致头痛的主要原因是。

1. 颅内压增高　如脑肿瘤、颅脑损伤、脑组织水肿、脑脊液增多、脑出血等。

2. 低颅压　如脑脊液漏或腰穿所致的脑脊液大量丢失、脑脊液分泌过少或液体入量过少等。

3. 颅内外感染性头痛　如伤口缝合不良或遗有异物、局部感染、脓肿血肿形成、头皮挫伤或脑炎、脑膜炎等。

4. 颅内外血管扩张或痉挛。

5. 其他　如癫痫间歇性头痛、精神性头痛、颅面神经痛等。

二、临床表现

1. 偏头痛是一种反复发作的血管性头痛，呈一侧或两侧疼痛，常伴恶心和呕吐。偏头痛的发作可与多种因素有关，包括各种理化因素的刺激、精神因素以及体内激素水平变化。

2. 紧张性头痛，约占头痛患者的40%，主要为双侧轻、中度的压迫性或紧束性非搏动性头痛，不伴有恶心呕吐，可伴有或不伴有头部肌群的痉挛性收缩及压痛或肌电图改变。

3. 丛集性头痛是原发性神经血管性头痛之一。其特点为短暂、剧烈和爆炸样头痛，发作位于一侧眼眶、球后和额颞部，伴同侧眼球结膜充血、流泪、鼻塞和（或）Horner 综合征。丛集期持续数周至数月。

4. 低颅内压性头痛是脑脊液压力降低（＜60mmH$_2$O）导致的头痛，多为体位性。患者常在直立 15min 内出现头痛或头痛明显加剧，卧位后头痛缓解或消失。

三、处理原则

处理原则包括对症处理和原发病治疗两方面。

1. 原发性头痛急性发作和病因不能立即纠正的继发性头痛可给予镇痛等对症治疗，以终止或减轻头痛症状，同时亦可针对头痛伴随症状如头晕、呕吐等予以适当的对症治疗。非药物治疗有心理疏导、音乐疗法、理疗（推拿、热疗、针灸、电刺激等）；药物治疗有非甾体抗炎镇痛药、中枢性镇痛药、麻醉性镇痛药。

2. 对于病因明确的继发性头痛应尽早去除病因，如颅内感染应抗感染治疗，颅内高压者宜脱水降颅压，颅内肿瘤需手术切除等。

3. 对不同性质头痛的处理

（1）受伤部位头痛　头痛多局限于受伤局部，也可向邻近部位扩散。在护理或更换敷料中，要仔细观察头部伤口情况，及早发现和处理致病因素，以减轻头痛的程度。

（2）颅内压增高性头痛　应监测患者意识、瞳孔、呼吸、血压、脉搏和颅内压力。计算并记录每日的液体出入量及其种类，病情危重者记录每小时出入水量。防止输液过多过快，导致颅内压的急剧上升形成脑疝。同时也应防止入量过少过慢，而发生高渗性昏迷和基本代谢水量不足等危险。

（3）低颅内压性头痛　脑脊液漏的患者体位至关重要，一旦确诊脑脊液漏，应绝对卧床休息，指导患者避免感冒、用力咳嗽、打喷嚏、大声谈笑等增加腹内压的活动，并保持大便通畅。防止脑脊液逆流入颅内而导致颅内感染。遵医嘱补液，嘱患者每日饮水＞2000mL。

（4）肌缩性头痛　颈部肌肉痉挛而导致的头痛。可在患者后颈部垫一软枕，如病情平稳，可做局部肌肉按摩，以促使肌肉松弛，减轻头痛。如有颈椎骨折或脱位者，应限制颈部活动，必要时可加用颈托保护，避免损伤脊髓及导致呼吸骤停。

（5）血管反应性头痛　以搏动性头痛为主，病侧颞动脉怒张，搏动增强，指压或冷敷患侧颞动脉可使头痛减轻。如伴有血压过高者，可酌情服用短效而温和的降压药，并注意观察血压变化，以防血压下降过快过低，而影响脑部的供血供氧和脑功能的恢复。

四、护理评估

1. 评估内容　疼痛部位、性质、程度、范围、诱因、持续时间等；有无伴随症状；有无规律；了解疼痛有无影响患者的作息时间、活动、情绪等。

2. 评估工具（附录7）　WHO 将疼痛分为四级（表 6-1）。

表 6-1　WHO 疼痛分级

WHO 分级	表现
0 级	无疼痛
1 级	安静平卧时不痛,翻身咳嗽时轻度疼痛,可耐受,不影响睡眠
2 级	安静时疼痛,翻身咳嗽加剧,影响睡眠,不能耐受,要求用镇痛药
3 级	静卧时疼痛剧烈,不能耐受,睡眠严重受干扰,需要用镇痛药

五、护理问题

1. 疼痛　与疾病有关。
2. 睡眠型态紊乱　与头痛有关。
3. 焦虑　与担心疾病预后有关。

六、护理措施

1. 正确评估

（1）根据患者实际情况（年龄、文化程度、理解力）采取适宜的评估方法，耐心听取患者的主诉，仔细检查头痛部位、持续时间、强度、分布区域等。

（2）头痛是一种主观的感觉，是患者的自我认识，自身的体验，因此在对患者进行评估时一定要相信患者的主诉。

2. 体位　抬高床头 15°～30°，以利于颅内静脉回流，减轻脑水肿，预防头痛。

3. 日常生活护理　生活要规律，避免头痛的诱发因素，如精神紧张、睡眠不足以及噪声和强光刺激。避免食用可能引起头痛的饮食物，如酒类、巧克力、大量咖啡因等。

4. 创造良好的治疗环境　保持室内清洁、安静，温度适宜，空气清新，尽量减少人员流动，减少噪声，合理安排治疗时间，护士在执行护理操作时应尽可能以轻柔、熟练的动作来完成。嘱患者卧床休息，避免使患者血压和颅内压升高的刺激性因素，如用力排便，情绪激动。

5. 用药护理　护士应掌握各种镇痛药物的属性、剂量、给药时间以及药物的副作用。务必遵医嘱按时、按量准确服用镇痛药物，禁止自行停药。对头痛剧烈和躁动不安者，根据医嘱合理使用镇痛药、脱水剂、镇静药、解除血管痉挛的药物。用药后，密切观察患者的意识、瞳孔、生命体征的变化、头痛缓解程度。

6. 降温　应用冷敷的人工降温方法，使脑代谢下降，减少氧的需求及脑内代谢产物的蓄积，从而减轻脑水肿，降低颅内压。使用冰帽、冰袋等物理降温措施过程中，应注意对局部皮肤的保护，防止冻伤。

7. 分散注意力　运用音乐分散对头痛的注意力，优美的旋律对减轻焦虑和抑郁，缓解疼痛，降低血压都有很好的效果。

8. 心理护理　加强患者心理疏导，改善患者情绪状态，使患者积极配合治疗和护理。

9. 加强基础护理，保持口腔及皮肤的清洁卫生，注意病房空气流通、无异味。

第二节 · 呕吐

呕吐指胃内容物逆流出口腔的一种反射性动作，常伴恶心症状，多数患者先有恶心继而呕吐。多种原因均可导致恶心、呕吐，如颅内压增高、麻醉、放化疗、阿片类药物等。

一、病因

引起呕吐的因素有很多，常见原因如下。

1. 手术因素　常见于麻醉反应，待麻醉作用消失后症状常可消失。

2. 疾病因素　颅内压增高、胃肠道梗阻、胃肠道刺激、便秘等，其中颅内压增高引起的呕吐常在头痛剧烈时出现，呈喷射性，可伴恶心，与进食无直接联系，呕吐后头痛可有所缓解。

3. 治疗因素　常见的如化疗药物、放疗、细胞毒药物、阿片类药物、环丙沙星类抗生素、单独静脉使用复方氨基酸、脂肪乳剂等。

4. 代谢异常　如高钙血症、低钠血症等。

5. 心理因素　恐惧、焦虑等也可引发呕吐。

二、临床表现

颅内压增高引起呕吐的特点为喷射性并常发生在头痛剧烈时，恶心引起呕吐冲动会有胃内不适感。

三、处理原则

1. 积极处理原发病，做好生命体征及颅内压的监测。

2. 做好术前评估，预防术后恶心、呕吐的发生。

3. 呕吐时做好安全防护，预防误吸发生。

4. 根据病因应用止吐药物。

5. 保证液体平衡，及时给予营养支持。

四、护理评估

1. 评估患者呕吐的原因，是否有过颅脑疾病。

2. 评估患者呕吐时的意识状态，是否为喷射性，有无头痛、瞳孔以及血压、心率、呼吸的变化，是否有颅内压增高的早期表现。

3. 评估患者恶心呕吐发生时间，呕吐的频次，呕吐物的性质、量及颜色，以及有无其他伴随症状。

4. 评估患者相关辅助检查，是否发生电解质紊乱以及营养失调。

五、护理问题

1. 营养失调（低于机体需要量）　与患者恶心呕吐丢失过多营养有关。

2. 活动无耐力　与频繁呕吐导致失水、电解质丢失有关。

3. 有误吸的危险　与患者恶心呕吐有关。

4. 有体液不足的危险　与呕吐、腹泻导致的体液丧失及摄入量不足有关。

5. 有感染的危险　与机体抵抗力下降有关。

六、护理措施

1. 失水征象的监测

（1）生命体征　定时测量和记录生命体征直至稳定。血容量不足时可出现心率加快、呼吸急促、血压降低（特别是直立性低血压）。持续性呕吐致大量胃液丢失而发生代谢性碱中毒，患者呼吸变浅、慢。

（2）准确测量和记录每天的出入水量、尿比重、体重。观察患者有无失水征象，依失水程度不同，患者可出现软弱无力、口渴、皮肤黏膜干燥和弹性减低，尿量减少、尿比重增高，并可有烦躁、神志不清以至昏迷等表现。

（3）动态观察实验室检查结果，例如血清电解质、酸碱平衡状态。

2. 呕吐观察　观察呕吐的特点，记录呕吐的次数，呕吐物的性质、量、颜色、气味。按医嘱应用止吐药及其他治疗，促使患者逐步恢复正常饮食和体力。

3. 积极补充水分和电解质　给予口服补液时，应少量多次饮用，以免引起恶心呕吐。如口服补液未能达到所需补液量时，需静脉输液以恢复机体的液体平衡状态。剧烈呕吐不能进食或严重水电解质失衡时，则主要通过静脉输液给予纠正。

4. 饮食护理　正确的评估是进行营养支持和干预的依据。为预防患者呕吐，在餐前可以吃一些饼干以及烤面包等柔软干燥的食物；为防止食物反流引起患者恶心，指导患者饭后不要过于频繁翻身；嘱咐患者勿进辛辣油腻食物；适宜清淡、易消化、高热量、高蛋白、富含维生素的食物。

5. 用药护理

（1）掌握适宜的用药时间，保证按时准确给药，有效预防和控制症状。

（2）观察止呕药物的不良反应，如锥体外系症状主要见于长期或大剂量应用甲氧氯普胺注射液，特别是年轻人，主要表现为帕金森综合征。在用药过程中做好预防、观察及处理。

6. 生活及安全护理　协助患者进行日常生活活动。患者呕吐时应帮助其坐起或侧卧，头偏向一侧，以免误吸。吐毕给予漱口，更换污染衣物被褥，开窗通风以去除异味，多人间病床之间应以隔帘遮挡，以免互相影响。尽量避免在嗅觉和视觉上让患者感到不适的东西。告知患者突然起身可能出现头晕、心悸等不适。指导患者坐起时动作缓慢，以免发生直立性低血压。

7. 健康教育　实施教育前与患者充分交流，使用患者能理解的语言、文字，采用宣教手册、宣传栏介绍、视频等多种资料，以少量多次的方式，涵盖饮食指导、运动指导、放松疗法等多方面，将治疗过程中有关恶心呕吐治疗原则及护理要点的健康教育覆盖患者治疗的全过程。

第三节 · 发热

发热指机体在致热原作用下，使体温调节中枢的调定点上移而引起的调节性体温升高，超出正常范围，称为发热。发热是手术后患者最常见的症状。发热可分为感染性发热和非感染性发热两大类。

一、病因

（一）非感染性发热

由病原体以外各种物质引起，术后常见于外科手术热，由于手术创伤的反应，术后患者的体温可略升高 0.1～1℃，一般不超过 38℃，术后 1～2 日内逐渐恢复正常。非感染性发热也见于中枢性高热，中枢性高热是下丘脑的体温调节中枢受损后，造成体温调节紊乱，常同时伴有意识障碍、尿崩及上消化道出血等症状，常引起体温明显升高，持续在 38℃以上且抗生素治疗无效。非感染性发热也可因受寒、代谢性或内分泌异常、低血压、肺不张或输血反应等引起。

（二）感染性发热

较多见，主要由病原体引起；术后 3～6 日的发热或体温降至正常后再度发热，常因手术切口感染、颅内感染及肺部感染等引起。

1. 切口感染　多在术后 3～5 天，临床表现为患者感到切口再次疼痛，局部有明显的红肿、压痛及脓性分泌物，头皮所属淋巴结肿大。

2. 颅内感染　多在术后 3～4 天，临床表现为头痛、呕吐、发热、嗜睡甚至出现谵妄和抽搐，脑膜刺激征阳性，腰穿脑脊液浑浊、白细胞增加。

3. 肺部感染　多在术后一周，临床表现为发热、痰多、血象增高，肺部出现干湿啰音，胸部 X 线有助于诊断。肺部感染如不能及时控制，可因高热导致或加重脑水肿甚至发生脑疝。

二、临床表现

1. 体温上升期　主要表现为疲乏无力、皮肤苍白、干燥无汗、畏寒，甚至寒战。

2. 高热持续期　主要表现为面色潮红、皮肤灼热、口唇干燥、呼吸脉搏加快、头痛头晕、食欲下降、全身不适、软弱无力。

3. 退热期　主要表现为大量出汗、皮肤潮湿。体温骤退者易出现虚脱或休克现象。

三、处理原则

1. 术后观察伤口有无渗血、渗液、红肿热痛等，若有应及时更换伤口敷料，保持伤口敷料清洁干燥，避免挠抓伤口，待伤口痊愈后方可洗澡。

2. 保持引流管引流通畅，避免引流液逆流引起逆行感染。

3. 保持呼吸道通畅，定期翻身拍背，协助有效咳嗽排痰，防止呕吐物误吸引起窒息和呼吸道感染。

4. 遵医嘱合理地预防性使用抗生素。

5. 注意休息并加强营养以增强抵抗力。

四、护理评估

1. 评估体温、脉搏、呼吸、血压，注意热型、病程及伴随的症状，观察皮肤有无出疹、出血点、麻疹、黄染等。

2. 评估患者意识状态。

3. 评估患者皮肤的温度、湿度及弹性。

五、护理问题

1. 有体液不足的危险　与出汗有关。

2. 有皮肤完整性受损的危险　与皮肤潮湿有关。

六、护理措施

1. 加强病情观察

（1）观察患者生命体征，定时测量体温。实施降温措施 30min 后应测量体温，并做好记录和交班。一般每日测量 4 次，高热时应每 4h 测量一次，待体温恢复正常 3 天后，改为每日 1～2 次。注意发热类型、程度及经过，及时注意呼吸、脉搏和血压变化。

（2）观察是否出现寒战，淋巴结肿大，出血，肝、脾大，结膜充血，单纯疱疹，关节肿痛及意识障碍等伴随症状。

（3）观察发热的原因及诱因是否消除。

（4）观察治疗效果，比较治疗前后全身症状及实验室检查结果。

（5）观察饮水量、饮食摄取量、尿量及体重变化。

（6）观察四肢末梢循环情况，高热而四肢末梢厥冷、发绀等提示病情加重。

（7）观察是否出现抽搐，给予对症处理。

2. 选择合适的降温方法

（1）物理降温　有局部和全身冷疗两种方法。体温超过 39℃，选用局部冷疗，可采用冷毛巾、冰袋、化学制冷袋通过传导方式散热。头部置冰帽或冰枕的同时，于腋下、腹股沟等大血管处置冰袋；冰敷时注意冰袋装入冰块量不超过 1/2，使之与局部接触良好，并用双层棉布套包裹冰袋后使用，每 30min 左右更换一次部位，防止局部冻伤，注意观察有无皮肤变色、感觉麻木；持续冰敷者及时更换融化的冰块。体温超过 39.5℃，选用全身冷疗，可采用温水擦浴、乙醇擦浴方式，达到降温目的。

（2）药物降温　根据药敏试验结果选用合适抗生素，应注意药物的剂量，用药过程注意加强观察，防止过敏反应、造血系统损害。使用解热药时注意用药适量，防止出汗过多、体温骤降、血压过低，尤其对年老体弱及心血管疾病者更应防止出现虚脱或休克现象。

（3）冬眠低温疗法　详见第八章第一节"冬眠低温疗法护理"相关内容。

3. 补充营养和维持水、电解质平衡　给予高热量、高蛋白、高维生素、易消化的流质或半流质食物。注意食物的色、香、味，鼓励少量多餐，根据病情尽量多饮水，必要时予以静脉输液并补充电解质，以促进致病微生物及其毒素的排出。

4. 促进患者舒适

（1）高热时机体代谢增加而进食减少，尤其是体质虚弱者需绝对卧床休息，以减少机体消耗。低热者可酌情减少活动，适当休息。

（2）口腔护理，防口腔感染。

（3）皮肤护理，退热期因大量出汗，应保持皮肤清洁、干燥。

5. 心理护理　应经常探视患者，耐心解答各种问题，尽量满足患者的需要，给予精神安慰。

第四节·意识障碍

意识障碍是各种原因导致的脑功能紊乱，表现为患者对外界环境刺激缺乏反应，如意识清晰程度下降、意识范围改变，是中枢神经系统损害的客观标志。意识障碍的程度可以直接反映病情的轻重。

一、病因

任何原因导致大脑皮质、皮质下结构、脑干上行网状激活系统等部位损害或功能抑制时，即可引起意识障碍。造成意识障碍的主要原因有以下几点。

1. 中枢神经系统疾病

（1）脑血管性疾病　如脑出血、脑梗死、蛛网膜下腔出血。

（2）感染性疾病　如脑膜炎、脑脓肿、脑炎。

（3）颅内肿瘤　如颅咽管瘤等。

2. 脑损伤　如脑挫裂伤、脑震荡等。

3. 中毒　如一氧化碳中毒，乙醇、药物中毒等。

4. 重要脏器系统疾病　如肝性脑病、肺性脑病、休克、重症感染等。

5. 其他　如糖尿病、高血压、癫痫、中暑、晕厥等。

二、临床表现

当脑干网状结构上的各激活系统被抑制或双侧大脑皮质发生广泛性损害时，即可引起意识障碍。临床根据意识水平（觉醒度）、意识内容、范围改变对意识障碍进行分类。

1. 以意识水平（觉醒度）受损为主的意识障碍嗜睡、昏睡、浅昏迷、中昏迷、深昏迷（附录8）。

2. 以意识内容改变为主的意识障碍

（1）意识模糊　表现为注意力减退，情感反应淡漠，思维活动缺失，定向力障碍，活动减少，语言缺乏连贯性，对外界刺激可有反应，但低于正常水平。

（2）谵妄状态　是一种急性的高级功能障碍，患者对周围环境的认识及反应能力均有下降，表现为认知、注意力、定向、记忆功能受损，思维推理迟钝，语言功能障碍，错觉、幻觉，睡眠觉醒周期紊乱等，表现为紧张、恐惧和兴奋不安，甚至出现冲动和攻击行为。

3. 特殊类型的意识障碍

（1）去皮质综合征　亦称为去皮质僵直，是双侧大脑皮质广泛损害而导致皮质功能丧失。患者表现为对外界刺激无反应，无自发性语言及运动，有无意识睁眼、闭眼或吞咽动作，瞳孔对光反射和角膜反射及睡眠觉醒周期存在。去皮质僵直时患者上肢呈屈曲状、下肢呈伸直姿势；去大脑强直时患者表现为头后仰，四肢强直伸直，上臂内旋，手指屈曲。常见于缺氧性脑病、脑炎、中毒和严重颅脑外伤。

（2）无动性缄默症　又称睁眼昏迷。是由脑干上部或丘脑的网状激活系统受损，但大脑半球及传出通路无损所致。患者表现为眼球能注视周围，貌似清醒，但缄默、无自发语言、不能活动，四肢肌肉松弛，肌张力低，腱反射消失，对任何刺激无意识反应，有睡眠觉醒周期，大小便失禁，无锥体束征。

（3）植物状态　患者无意识，认知功能丧失，呼之不应，能自动睁眼或在刺激下睁眼，有无目的性的眼球跟踪运动，存在吮吸、咀嚼和吞咽等原始反射，有睡眠觉醒周期，大小便失禁。

三、处理原则

1. 保持呼吸道通畅，纠正低氧血症，必要时建立人工气道，并给予机械性辅助呼吸，定时吸痰，防止误吸。

2. 维持循环功能，纠正心力衰竭、休克，心脏骤停时应紧急心肺复苏。

3. 建立静脉通路，纠正酸碱平衡失调和电解质紊乱。

4. 纠正脑水肿与脑疝，准确及时应用脱水剂，根据病情完善术前准备。

5. 急性期降低脑代谢，控制体温，减少脑耗氧量，保护大脑。

6. 其他对症治疗如抗癫痫，预防血管痉挛和再出血，控制高热，营养神经等。

四、护理评估

1. 评估引起患者精神障碍的疾病情况。

2. 评估意识障碍程度　按格拉斯哥昏迷评分表（GCS）对意识障碍的程度进行评估（附录9）。

3. 评估意识障碍对患者的影响　评估患者的生命体征是否平稳，呼吸道是否通畅，四肢活动情况，压力性损伤风险及全身营养状况。

4. 评估社会支持　有无亲属，有无能力照顾患者等。

五、护理问题

1. 自理能力缺陷　与精神障碍有关。

2. 有受伤的危险　与妄想、幻想、躁狂等有关。

2. 清理呼吸道无效　与意识障碍所致咳嗽、吞咽反射减弱或消失有关。

3. 有误吸的危险　与意识障碍所致咳嗽、吞咽反射减弱或消失有关。

六、护理措施

1. 严密观察患者意识、瞳孔、生命体征　观察意识障碍的程度和演变过程。每半小时至一小时观察一次意识、瞳孔变化及脉搏、呼吸、血压等，4～6h测量1次体温。若患者出现病情变化及时报告医师进一步治疗处理。

2. 保持呼吸道通畅，防止窒息

（1）意识障碍患者取侧卧位或平卧头侧位，利于口腔分泌物及呕吐物流出，以免误入呼吸道引起窒息，必要时及时吸痰。

（2）开放气道，取下活动性义齿，及时清除口鼻分泌物及气道分泌物，防止舌根后坠、窒息、误吸和肺部感染。舌根后坠患者使用口咽通气道或行气管插管。

（3）每2h翻身拍背1次，使痰液易排出或吸出。

（4）深度昏迷患者应尽早行气管切开，必要时行机械通气并加强呼吸机应用的护理。

3. 饮食护理

（1）给予高维生素、高热量饮食，补充足够的水分。

（2）意识障碍严重，不可经口进食者，遵医嘱鼻饲流质食物，及时补充营养物质和水分。

（3）鼻饲时摇高床头30°，鼻饲前按需吸痰，鼻饲中及进食后30min保持低半卧位或半坐卧位，尽量避免给患者翻身、吸痰，防止食物反流，引起误吸。

（4）每次鼻饲前回抽胃液，观察患者胃残留量，胃液颜色、性质。若胃内残留量＞100mL提示有胃潴留，应延长鼻饲间隔时间。

4. 做好生活护理

（1）保持口腔清洁　不能经口进食者每天口腔护理2～3次。

（2）皮肤护理　卧气垫床或按摩床，保持床单位整洁、干燥，减少对皮肤的机械性刺激，定时翻身、拍背，按摩骨突受压处，及时清理大小便，保持会阴部皮肤清洁干燥，防止压力性损伤、失禁性皮炎；使用热水袋时防止烫伤。

（3）安全护理　谵妄躁动者适当给予约束并告知患者家属或照顾者，加床挡保护，防止坠床、自伤或伤人。

（4）眼睑闭合不全的护理　患眼滴眼药水每天3次，每晚涂1次眼膏，并用眼罩遮盖，必要时可缝合眼睑。

5. 管道护理　妥善固定各管道，做好管道标识，保持管道通畅；观察引流液颜色、性状、性质；及时准确做好记录。

6. 预防并发症

（1）压力性损伤的预防　详见第十七章第五节"神经外科患者压力性损伤的预防和护理"相关内容。

（2）肺部感染的预防　①保持呼吸道通畅，定时翻身拍背促进痰液的排出，及时清除呼吸道分泌物；②保持口腔清洁；③防误呛误吸；④强化无菌操作观念，防止交叉感染；⑤及时合理地应用抗生素。

（3）尿路感染的预防　插导尿管时严格遵守无菌操作原则；留置导尿管期间做好会阴护理，防止逆行感染；根据病情尽早拔除导尿管，缩短留置导尿管的时间。

（4）废用综合征：肢体保持功能位，每日进行被动运动和肌肉按摩，以防关节僵硬和肌肉挛缩。

（5）下肢深静脉血栓：长期卧床者注意被动运动、抬高肢体，给予气压治疗。

7. 康复护理　病情允许情况下，早期进行康复训练，包括被动运动、主动运动、音乐疗法等。被动运动主要是保持肢体处于功能位，在各关节活动的范围内进行屈曲、伸展、外展等关节活动。

第五节 · 视觉障碍

视觉障碍亦称"视觉缺陷",是由各种原因导致双眼不同程度的视力损失或视野缩小,难以从事普通人所能从事的工作、学习或其他活动。可由视觉感受器至枕叶皮质中枢之间的任何部位受损引起,可以分为两类:视力障碍和视野缺损。

一、病因

1. 缺血和缺血再灌注损伤。

2. 术中损伤 术中由于肿瘤出血,止血时视神经和视交叉的供血动脉电凝损伤而造成缺血,或者是术中操作直接损伤视神经及视交叉或其表面的血管,都可以造成术后视力下降。

3. 颞叶切除后出现严重视觉障碍并发症。

二、临床表现

(一) 视力障碍

1. 单眼视力障碍

(1) 突发视力丧失 可见眼动脉或视网膜中央动脉闭塞。一过性单眼视力障碍,又称一过性黑矇,临床表现为患者单眼突然发生短暂性视力减退或缺失,病情进展快,几秒钟到达高峰,持续 1～5min 后进入缓解期,10～20min 恢复正常,主要见于颈内动脉系统的短暂性脑缺血发作。

(2) 进行性单眼视力障碍 可在数分钟或者几小时内持续进展达到高峰,如治疗不及时,一般可发展为不可逆的视力障碍。多见于以下疾病。①视神经炎:亚急性起病,单侧视力减退,可有复发缓解过程。②巨细胞(颞)动脉炎:本病最常见的并发症是视神经前部的供血动脉闭塞,可导致单眼失明。③视神经压迫性病变:见于肿瘤等压迫性病变,可先有视野缺损,并逐渐出现视力障碍甚至失明;Foster-Kennedy 综合征是一种特殊的视神经压迫性病变,为额叶底部肿瘤引起的同侧视神经萎缩及对侧视盘水肿,可伴有同侧嗅觉缺失。

2. 双眼视力障碍

(1) 一过性双眼视力障碍 多见于双侧枕叶视皮质的短暂性脑缺血发作,起病急,数分钟到数小时可缓解,可伴有视野缺损。由双侧枕叶皮质视中枢病变引起的视力障碍又称皮质盲,表现为双眼视力下降或完全丧失、眼底正常、双眼瞳孔对光反射正常。

(2) 进行性视力障碍 起病缓慢,病情进行性加重,直至视力完全丧失。常见于原发性视神经萎缩、颅高压引起的慢性视盘水肿、中毒、营养缺乏性视神经病（乙醇、甲醇、重金属中毒及维生素 B_{12} 缺乏等）。

（二）视野缺损

1. 双眼颞侧偏盲　多见于视交叉中部病变，由双眼鼻侧视网膜发出的纤维受损，患者表现为双眼颞侧半视野视力障碍而鼻侧半视力正常。常见于垂体腺瘤及颅咽管瘤。

2. 双眼对侧同向性偏盲　视束、外侧膝状体、视辐射及视皮质等病变导致双眼病灶同侧视网膜发出的纤维受损，患者表现为病灶对侧半视野双眼视力障碍而同侧半视力正常。枕叶视皮质受损时，患者视野中心部常保留，称为黄斑回避，其可能原因是黄斑区部分视觉纤维存在双侧投射，以及接受黄斑区纤维投射的视皮质具有大脑前-后循环的双重血液供应。

3. 双眼对侧同向上象限盲及双眼对侧同向下象限盲　双眼对侧同向上象限盲主要由颞叶后部病变引起，表现为病灶对侧半视野上半部分视力障碍。双眼对侧同向下象限盲主要由顶叶病变引起，表现为病灶对侧半视野下半部分视力障碍。常见于颞、顶叶的肿瘤及血管病等。

三、处理原则

1. 积极治疗原发病。

2. 当眼睑闭合不全时，可使用氯霉素、金霉素或氢化可的松等眼药反复交替点眼，或使用油纱布覆盖双眼，保护眼睛。

四、护理评估

1. 目前视觉障碍、视野改变状况是否影响到患者的自理能力及有无发生意外伤害的危险。

2. 评估患者是否伴有进行性颅内压增高及脑疝症状，了解疾病性质、发展程度、辅助检查结果。

3. 心理和社会状况的评估　患者和家属是否了解疾病和手术治疗的相关知识，以及他们的焦虑和恐惧程度、经济承受能力。

五、护理问题

1. 有跌倒/坠床的危险　与视力障碍有关。

2. 有受伤的危险　与视力障碍有关。

3. 部分自理能力缺陷　与视力减退、视野缺损有关。

六、护理措施

1. 入院宣教　患者入院后，责任护士要切实为患者着想，加强与患者沟通，热情主动地向患者介绍医院、科室情况，介绍主管医师及责任护士，使患者对医院、医师、护士充分信任，积极配合医疗、护理工作；视野缺损患者应反复向其宣教物品所摆放的顺序，患者活动之前引导患者了解周围的环境，活动时叮嘱患者增加颈部活动的范围，以增加视野的范围，确保安全。

2. 安全管理　患者视力下降，视野缺损，其对周围事物的观察和判断能力下降，易发生碰伤、跌伤和坠床等意外，所以应加强对患者的安全管理，安放患者于带床挡的病床以防止坠床，并教会患者和家属床档的升降方法；责任护士认真落实责任制整体护理，进行跌倒、坠床的评分并记录，做好交接班；悬挂防跌倒坠床标识；认真做好患者和家属的健康教育，落实一切防跌倒、坠床的措施，离床活动时必须有专人陪护，穿合适鞋，防止碰伤、跌伤。

3. 心理护理　患者容易产生焦虑心理，出现不同程度的焦虑症状，如失眠、多梦易醒、恐惧烦躁、情绪低落等，个别术后效果不佳患者甚至出现伤人、自伤、毁物等极端行为，严重影响患者疾病康复及身心健康。给患者心理上的支持，鼓励患者树立战胜疾病的信心，配合治疗及护理，对促进疾病康复十分重要。

4. 术前教育　耐心倾听患者的讲述，仔细解答患者提出的问题。针对不同年龄、性别、病情的患者，采取多种多样灵活有效的方法，应用简洁易懂的语言，向患者讲解颅脑肿瘤疾病常识，出现视力下降、视野缺损的原因，手术可能达到的治疗效果及可能出现的风险，使患者在一定程度上了解自己的疾病及治疗方法，消除紧张和焦虑情绪，产生安全感。

5. 术后教育　术后视力恢复较好的患者，应避免过于激动；术后效果欠佳甚至病情恶化的患者，应多加巡视，多与之交流，要最大限度地减轻患者的心理负担。必要时请心理科医师会诊，及时给予心理疏导，促进患者的身心康复。

6. 家庭支持　及时与患者家属沟通，给家属讲解疾病相关知识，根据患者心理特点，制订术后康复方法及视力下降、视野缺损患者的生活护理细节，使家属理解患者，科学、合理地配合护理患者，使患者感受到家庭的温暖，心理上得到慰藉，增强康复信心。术后 1 个月内是疾病恢复的关键期，及时干预、科学护理对提高术后视力改善率很有帮助。

第六节·听力障碍

听力障碍是指听觉系统中的传音、感音以及对声音综合分析的各级神经中枢发生器质性或功能性异常，而导致听力出现不同程度的减退。听力障碍又通称为耳聋。正常情况下外界声音经过外耳、中耳、内耳，由听觉神经传入大脑。上述过程中任何部位的病变，均可引起听力障碍。程度较轻的耳聋有时候也称重听，显著影响正常社交能力的听力减退称为耳聋。

一、病因

导致听觉障碍的原因繁多，最受关注的是听觉障碍发生在儿童语言发育前还是发育后。若发生在儿童语言发育前，称为学语前听觉障碍；发生在儿童语言发育后，称为学语后听觉障碍（见表 6-2）。

表 6-2 听觉障碍原因分析

病因	学语前听觉障碍	病因	学语后听觉障碍
遗传	遗传基因、染色体异常	脑膜炎	细菌或病毒感染中枢神经系统，扩散到脑、耳及其他器官
早产或难产		中耳炎	6 岁以下儿童最常见。感染严重或治疗不及时
母体麻疹	女性怀孕前三个月感染麻疹病毒	其他	药物、高热、麻疹、颅脑外伤、听神经瘤等
先天性细胞巨化病毒感染	据估计，听觉障碍儿童中可能有 50% 被细胞巨化病毒感染		

二、临床表现

常见症状有耳鸣、耳聋、听力下降。

三、处理原则

1. 查找原因，积极处理原发疾病，保护脑神经。
2. 在病情平稳后，尽早进行听力训练。
3. 进行心理支持，鼓励患者恢复信心。

四、护理评估

1. 评估目前听力障碍状况是否影响到患者的日常交流及心理状态。
2. 了解疾病性质，发展程度，辅助检查结果。
3. 心理和社会状况的评估　患者和家属是否了解疾病和手术治疗的相关知识，以及他们的焦虑和恐惧程度、经济承受能力。

五、护理问题

1. 语言沟通障碍　与听力下降有关。
2. 有受伤的危险　与听力障碍有关。
3. 个人应对无效　与个体不能与他人进行正常的言语交流有关。
4. 自卑。

六、护理措施

1. 听力障碍患者尽可能同他人一起外出，预防意外发生。

2. 护理人员及时观察患者的听力情况，引导患者正确对待听力下降，公正对待患者，使患者得到准确的诊断，适当有效的治疗。及时检查并备份相关的听力检查资料，帮助患者尽早摆脱不良心态，正确面对可能发生的情况，提高生活质量。

3. 听觉训练　听力障碍诊断明确后，即可进行干预措施，可以开发大脑的可塑性，促进听力恢复。例如：接受不同的刺激和任务，根据循证医学制订个体化的治疗方案。

第七节·言语障碍

言语障碍是指对口语、文字或手势的应用或理解的各种异常。本病在这里指由局限性脑或周围神经病变所致的言语障碍，包括构音困难和失语。

一、病因

神经外科患者言语障碍，主要是局限性脑损伤累及语言功能区所致的言语障碍，包括构音困难和失语。常见病因有脑血管意外、颅内占位性病变、脑组织炎症、血管畸形及颅脑损伤等。

二、临床表现

（一）失语症

1. 运动性失语　又称表达性失语或 Broca 失语。患者能够理解他人言语，能够发音，但言语产生困难，或不能言语，或用词错误，或不能说出连贯的句子而呈电报式语言。患者能够理解书面文字，但读错或不能读出。

2. 感觉性失语　又称听感觉性失语或 Wernicke 失语。患者听力正常，但不能理解他人和自己的言语。不能对他人提问或指令做出正确反应。自己的言语尽管流利，但用词错误或零乱，缺乏逻辑，让人难以理解。

3. 命名性失语　患者对语言的理解正常，自发言语和言语的复述较流利，但对物体的命名发生障碍。表现为能够叙述某物的性状和用途，也能对他人称呼该物名称的对错做出正确判断，但自己不能正确说出该物名称。

4. 失写症　又称书写不能。患者手部运动功能正常，抄写能力保留，但丧失书写的能力，或写出的内容存在词汇、语义和语法方面的错误。多合并运动性和感觉性失语。

5. 失读症　患者并无失明，但不能辨识书面文字，不能理解文字意义。轻者能够朗读文字材料，但常出现语义错误，如将"桌子"念成"椅子"，将"上"念成"下"等。重者将口头念的文字与书写的文字匹配的能力也丧失。

（二）构音障碍

构音障碍为发音含糊不清而用词正确，与发音清楚用词不正确的失语不同，是一种纯语言障碍，表现为发声困难，发音不清，声音、音调及语速异常。

1. 上运动神经元损害　主要表现为双唇、舌、牙承担的辅音部分不清晰，发音和语音共鸣正常。双侧皮质延髓束损害导致咽喉部肌肉和声带的麻痹（假性延髓麻痹），表现为说话带鼻音、声音嘶哑和言语缓慢。伴有吞咽困难、饮水呛咳、咽反射亢进和强迫性哭笑等。

2. 基底节病变　说话缓慢而含糊，声调低沉，发音单调，音节颤抖样融合，言语断节，口吃样重复语言。

3. 小脑病变　表现为构音含糊，音节缓慢拖长，声音强弱不等甚至呈爆发样，言语不连贯，呈吟诗样或分节样。又称共济失调性构音障碍。

4. 下运动神经元损害　可造成迟缓性构音障碍，共同特点为发音费力和声音强弱不等。舌下神经病变时所有舌音不清晰，言语含糊，可伴有舌肌萎缩和舌肌震颤。喉返神经单侧损害时表现为声音嘶哑和复音现象，双侧病变时无明显发音障碍，但可影响气道通畅而造成吸气性哮鸣。迷走神经咽支和舌咽神经损害时引起软腭麻痹，说话带鼻音并影响声音共鸣。膈神经损害时造成膈肌麻痹，使声音强度减弱，发音费力，语句变短。

5. 肌肉病变　肌肉病变表现类似下神经元损害，按原发病不同伴随其他相应的临床症状。

三、处理原则

1. 积极治疗原发病。
2. 在病情平稳后，尽早进行语言训练。
3. 进行心理支持，鼓励患者恢复信心。

四、护理评估

1. 评估患者病史　评估患者的职业、文化水平与语言背景（如出生地、生长地及方言等），以往和目前的语言能力；患者的意识水平、精神状态及行为表现，是否意识清楚、检查配合，有无定向力、注意力、记忆力和计算力等智力障碍；患者的心理状态，观察有无孤独、抑郁、烦躁及自卑情绪。

2. 评估患者身体状况　评估语言障碍的程度和残存能力，障碍的类型和可以接受的方法；有无听觉和视觉缺损；患者是右利手还是左利手，能否自动书写或听写抄写；患者能否按照检查者指令执行有目的的动作；能否对话、看图说话、跟读、物体命名、唱歌、解释单词或成语的意义等。评估口、咽、喉等发音器官有无肌肉瘫痪及共济运动障碍，有无面部表情改变、流涎或口腔滞留食物等。

五、护理问题

1. 语言沟通障碍　与失语症或构音障碍有关。

2. 个人应对无效　与个体不能与他人进行正常的言语交流有关。

3. 自卑。

六、护理措施

1. 合理安排患者，让有言语障碍的患者多与言语正常的患者进行交流。

2. 做好心理护理，允许家属陪伴；多鼓励患者积极面对，克服自卑心理，消除焦虑心理，帮助患者建立信心，能积极主动配合语言功能训练。

3. 指导并鼓励患者大胆地采用各种方式与医护人员和家属表达自己的需求，可以借助笔、纸、提示板、图片、表情或手势等简单明了的方式进行有效的交流。

第八节 · 精神障碍

精神障碍指的是大脑功能活动发生紊乱，导致认知、情感、行为和意志等精神活动出现不同程度的障碍。常见的有情感性精神障碍、器质性精神障碍等。神经外科术后患者常见的精神障碍属于器质性精神障碍中的脑部器质性精神障碍，特点是脑部存在肯定的病理性或损伤性的结构变化。精神障碍的患者，由于思维、行为异常，易发生自身安全问题，并可有攻击他人的行为，对基础疾病的康复产生影响并对社会造成危害。

一、病因

精神障碍的致病因素有多方面：先天遗传、个性特征、体质因素、器质因素及社会性环境因素等。神经外科精神障碍是指大脑遭受外伤、手术、出血、感染等刺激，造成脑组织损伤所致的认知、情感、行为和意志等不同程度精神活动失调，其致病因素包括以下几点。

1. 压迫、损伤　脑组织的坏死、水肿、出血等因素导致的颅内压增高压迫局部从而产生一系列生化循环和电生理变化，这些变化均会导致精神障碍。大脑负责情感的相关部位如额中回后部、颞叶、胼胝体等缺氧、缺血及自由基的损伤也可诱发或加重精神障碍。

2. 电解质紊乱　多发生于鞍区肿瘤术后，常见的引起精神症状的电解质紊乱有低钠血症、高钠血症、低血糖、高血糖等。

3. 心理因素　术前的焦虑、抑郁等情绪如不能很好地疏导，手术后出现并发症或病情出现反复时，会加重精神障碍的发生，表现为易激惹或缄默。

4. 药物影响　有研究发现术后精神障碍的发生与麻醉方式与麻醉时间有关。颅脑肿瘤需要全身麻醉，手术时间长，全麻对中枢神经系统功能有抑制作用。麻醉常用药物环丙烷最容易引起谵妄，氯胺酮易引起情绪反应。而麻醉本身会引起中枢血清素短缺及海马糖皮质激素受体减少等，这些改变可引起患者认知功能受损。

二、临床表现

1. 一般症状　神经外科术后的精神症状并无任何特殊性，通常几个方面均有不同程度的障碍或某一方面较突出，偶见重精神病的征象。一般而言，发展较快的脑部病变易致认知功能紊乱，伴有明显的意识障碍；发展缓慢的较少发生精神障碍，后期可有痴呆综合征或人格改变。

(1) 意识障碍　轻者可见注意范围缩窄、集中困难、近期记忆不良、反应迟钝、思维不连贯、定向障碍及嗜睡，随着病情进展出现意识障碍加重，直至昏迷。早期意识障碍具有波动性，间有意识相对清醒期。

(2) 记忆障碍　早期为近期记忆减退或近事遗忘，后可出现定向障碍。

(3) 智力障碍　表现为痴呆，联想缓慢，思维贫乏，定向障碍，记忆困难，计算、理解和判断不良。

(4) 情感障碍　病变初期由于个体对大脑功能障碍的适应不良而情绪不稳，易激惹。随病情发展出现焦虑，抑郁或欣快。后期则以情感淡漠为主，缺乏主动性，对周围事物不关心，对亲人冷漠。

(5) 人格改变　与以往性格判若两人，表现为主动性丧失，羞耻感消失，低级意向增加，行为幼稚及出现不道德行为。

(6) 癫痫发作　由脑异常放电所致，症状表现各异，大致分为发作性与非发作性精神障碍两种。发作性精神障碍可表现为感觉、知觉、记忆、思维、精神运动性发作，情绪恶劣及短暂精神分裂症发作。非发作性精神障碍则表现为慢性精神分裂样障碍，人格与智力缺陷等。

(7) 其他　可出现如类精神分裂症、暴躁狂抑郁症、类偏执性精神病的临床症状，可有幻视、幻听、幻触及感知综合障碍，妄想的内容简单、肤浅。

2. 神经外科手术不同部位的精神症状

(1) 额叶　精神症状较其他部位多见（约70%）。主要表现为主动性缺乏、情绪障碍、智力障碍、人格改变、括约肌功能失控，其他如言语呐吃、运动性失语、无动性缄默或抽搐发展等神经系统症状。有的出现精神分裂或躁郁症样症状。

（2）颞叶　除出现类似额叶病变的持续性精神症状外，还可有发作性症状，约50％有癫痫发作，或以幻嗅和幻味觉开始，随即出现意识障碍，呈梦吃样状态，谈话或活动中止，双目凝视，可有非真实感、旧事如新症、似曾相识症、感知综合障碍、强迫思维、异常恐怖或突然情绪变化，同时伴有伸舌、舐唇、咀嚼、摸衣等不自主动作。有时可出现感觉性失语。

（3）顶叶　精神症状较少。可有以抑郁为主的情绪改变，其他如主动性减少、思维缓慢、理解困难。此外，作为顶叶症状的有失用与失认。损害在优势侧时，可有Gerstmann综合征（即手指失认、计算不能、书写不能和左右不分），非优势侧的症状有半侧身体失认，疾病失认。

（4）枕叶　精神症状少见。可出现幻视。

（5）胼胝体　常出现严重且多样的精神症状，表现为智力减退、记忆障碍、人格改变等。

（6）间脑　出现精神症状较少，以显著的记忆障碍为主，也可有选择性的认知功能障碍（包括近事遗忘、时间及空间定向障碍，而无全面的智力减退）、痴呆、人格改变、情绪障碍、嗜睡等。

（7）垂体　除内分泌功能障碍外，可有精神迟钝、行为被动、性欲减退、嗜睡等。

（8）幕下（颅后窝）　以意识障碍为主，精神症状少见。

3. 神经系统症状与体征　多有头痛、呕吐、眩晕、痉挛发作、视盘水肿等颅内压增高征象及局限性的定位体征。

三、处理原则

1. 手术后初期　保证生命体征的稳定，以卧床休息和对症处理为主。对兴奋躁动并确诊为非颅内出血所致者，在密切观察患者瞳孔、意识与生命体征的情况下，予以小剂量镇静药。

2. 脱水治疗　常用高渗性和利尿性脱水剂，使脑组织间的水分通过渗透作用进入血循环再由肾脏排出，从而达到缩小脑体积、降低颅内压的目的。临床中常用20％的甘露醇250mL快速静脉滴注。

3. 手术后后期　针对相应神经症状进行治疗，对恐惧与抑郁者选用抗抑郁药治疗，精神症状可选用抗精神病药治疗。对痴呆和人格改变以管理、教育和训练为主或予以行为治疗。神经营养药对智力障碍可获得一定的效果。同时要补充足够的营养物质与维生素，维持机体的水、电解质、酸碱平衡。

四、护理评估

1. 评估健康史 评估患者的发病过程，既往的健康状态，是否接受精神障碍的治疗，患者的用药情况、药物不良反应等，评估患者的受教育情况、性格特点、家族史、既往疾病史、药物过敏史等。

2. 身体状况 评估患者的意识状态、生命体征、营养状况等，患者的生活自理程度、服药、睡眠、饮食、排泄和月经情况等。患者的神经系统检查和阳性体征，有无颅内感染、出血、缺血征象。

3. 认知力和感知觉障碍 评估患者有无错觉及幻觉；思维活动有无妄想；患者的注意力、社交能力、记忆力、定向力情况；情绪有无低落、忧郁、紧张、焦虑或恐惧；对周围环境的反应能力，激惹性的高低等。患者有无兴奋躁动、吵闹不休、伤人毁物、自伤自杀、人格改变等行为。

4. 评估辅助检查结果 血生化检查结果，有无提示水、电解质紊乱；CT 或MRI 检查是否证实颅内出血、气颅、梗死等病变，不同病变部位可出现不同的精神障碍。脑脊液检查的结果有无颅内感染、蛛网膜下腔出血。脑电图检查有无异常脑电波。

5. 社会环境因素 评估患者的家庭环境，患者在家中的地位及是否有人积极地照顾，经济能力。患者的社会支持系统，能否得到理解、关照并正常相处。

五、护理问题

1. 急性、慢性意识障碍 与大脑皮质功能失调有关。
2. 记忆受损。
3. 思维过程混乱。
4. 语言沟通障碍 与大脑皮质功能失调有关。
5. 有受伤的危险 与感知觉障碍、精神运动性兴奋有关。
6. 有对他人/对自己施行暴力的危险 与精神运动性兴奋有关。
7. 有自伤/自杀的危险 与精神运动性兴奋有关。
8. 睡眠形态紊乱 与意识障碍有关。
9. 营养失调（低于机体需要量） 与摄入少、消耗过多有关。

六、护理措施

1. 生命体征的严密观察 监测患者的意识、瞳孔和生命体征情况，及时发现颅内出血、感染、癫痫等并发症，积极协助医师进行治疗。为患者创造良好的环境，房间宽敞、安静、光线柔和、避免激惹。分析原因，给予针对性护理。

2. 对兴奋烦躁的患者，接触患者时尽量镇静、友善、耐心，善于引导患者转移注意力，尽量安抚患者情绪。对极度烦躁、有冲动或有伤人行为的患者，置于单人隔离室，必要时予以约束，协助改变体位，加强生活护理，保持床被平整，以免皮肤擦伤。不能强加约束，捆绑四肢，以免患者过度挣扎使颅内压进一步增高及加重能量消耗。护士勿单独与此类患者接触、交谈及进行护理服务，免遭患者伤害。做好患者的睡眠护理，夜间兴奋者应及时给予安眠处理，以免影响病区他人休息。必要时适当延长患者睡眠时间，有利于控制症状，安定情绪。慎重镇静，不可轻率给予镇静药，以防混淆病情观察，已明确因颅内压增高所致的躁动，可给予适量镇静药，但应密切观察病情变化。

3. 对于消极抑郁的患者，应给予正面的积极的鼓励，将患者安置于正常患者之中，有意识地委托周围患者帮助和照顾，引导谈话，宣泄心中郁闷。护士加强与患者接触、交流，通过适当的文娱活动，唤起患者的自尊和自信。对消极情绪明显的患者，服药时应看服到口，谨防患者藏药或累积后吞服自杀。病室的门窗、设施应完好无损。

4. 对有出走倾向的患者应及时掌握其动向，了解患者出走的原因，协助解决具体问题，不能责难患者。

5. 协助患者做好生活护理，鼓励家属参与。护士要加强家属及其看护者的教育，使他们知道精神症状的出现与脑部疾患造成的脑组织损害有关，只要加强关爱和正确指导，是有恢复健康希望的。护士根据患者的不同精神障碍症状，对家属和看护者进行相关内容的指导，保证患者的生活、安全和心理的康复。

第九节 · 运动障碍

运动有随意运动和不随意运动两类。随意运动是有意识的，能随自己的意志进行的运动，又称自主运动。不随意运动指内脏运动神经和血管运动神经所支配的心肌、平滑肌的运动，是不经意识、不受自己意志控制的运动，如帕金森病患者肢体不受思维意识控制，自然摆动，思维控制运动时，又不能自主性运动。神经外科常见运动障碍一般是随意运动障碍，是一种随意运动兴奋、抑制或不能由意志控制的现象。

一、病因

中枢神经系统病变：脑部肿瘤侵袭、手术、外伤、出血等累及运动神经系统，神经中枢对运动神经元丧失有效控制，肌肉自主收缩困难，从而影响肌肉力量的产生和运动，如长期卧床、肌无力、肌痉挛或者肌肉活动过度等情况，致使肌肉出现适应性、结构及功能上系列的改变。

二、临床表现

随意运动的增多表现为不自主运动及精神运动性兴奋；随意运动的抑制有精神运动性抑制及瘫痪；运动的不协调即为共济失调。神经外科随意运动障碍以瘫痪及共济失调最为常见。

1. 瘫痪　从大脑皮质运动区到骨骼肌整个上下运动神经元任何部位的损害均可引起瘫痪。肌力完全消失者为完全性瘫痪。肌力减退者，即保留一定程度的运动功能者为不完全瘫痪。按照瘫痪的部位可区分为单瘫、偏瘫、截瘫、四肢瘫。单瘫是一侧面部、一个肢体的运动障碍。偏瘫是指左半身或右半身的运动障碍。截瘫是指下半身或双下肢的瘫痪，而两侧上下肢的瘫痪为四肢瘫。

2. 共济失调　运动的协调是通过小脑前庭系统、深感觉、锥体外系统等共同协作的结果。因此，以上结构的损害会导致运动的协调障碍。小脑蚓部病变引起躯干平衡障碍，小脑半球损害引起患侧肢体协同运动障碍、辨距不良、动幅过度和意向性震颤。感觉性共济失调患者不能辨别肢体的位置和运动的方向，从而无法正确执行自主运动。前庭性共济失调以平衡障碍为主。一般大脑性（如额叶性）共济失调的程度不如小脑性共济失调那样严重。

三、处理原则

以去除原发病、康复治疗为原则，一般要在治疗时期和恢复时期做康复训练，多活动，也可以配合针灸疗法治疗。

四、护理评估

1. 评估患者一般情况

（1）基础疾病　了解引起运动障碍的疾病情况。

（2）全身状态　注意有无发热、脱水、低营养状态、低效性呼吸等方面的问题。

（3）意识水平　评价意识状态，确认患者的意识水平是否可配合检查及治疗。

（4）高级脑功能　观察患者认知、行为、注意力、记忆力、情感及智力水平有无问题。

2. 评估运动障碍情况　根据患者的临床表现及体格检查评估患者的运动障碍类型及程度。

（1）徒手肌力测定　常用的是 Lovett 分级法评定标准（详见第五章第一节中"运动系统检查"部分）。评定时注意患者需意识清醒，遵循无伤害原则，施力于被测肌肉的末端。

（2）四肢肌张力检查　检查静息状态下肌肉的紧张度，有无增高或减弱。

（3）不随意运动　观察患者肢体有无震颤、抽搐或摸空状。

（4）共济运动　详见第五章第一节中"运动系统检查"部分

3. 评估患者心理及社会支持情况。

五、护理问题

1. 躯体活动障碍　与瘫痪有关。

2. 有跌倒的危险　与平衡障碍有关。

3. 自理能力缺陷　与瘫痪有关。

六、护理措施

1. 心理支持　给患者提供有关疾病、治疗及预后的可靠信息；鼓励患者正确对待疾病，消除忧郁、恐惧心理或悲观情绪，摆脱对他人的依赖心理；关心、尊重患者，鼓励患者表达自己的感受；避免任何刺激和伤害患者自尊的言行，不要流露出厌烦情绪；正确对待康复训练过程中患者所出现的诸如注意力不集中，缺乏主动性，情感活动难以自制等现象；向患者及家属说明康复是一个长期的过程，必须做好长期艰苦训练的思想准备，贵在坚持，不懈努力，鼓励患者克服困难，增强自我照顾能力与自信心。

2. 生活护理　指导和协助患者洗漱、进食、如厕、穿脱衣服及个人卫生，帮助患者翻身和保持床单位整洁，满足患者基本生活需要；指导患者学会配合和使用便器，要注意动作轻柔，勿拖拉和用力过猛。

3. 安全护理　对于偏瘫或共济失调的患者，在鼓励患者早期活动的同时需警惕跌倒的发生，确保安全。床铺要有护栏；走廊、厕所要装扶手；地面要保持平整、防湿、防滑，去除门槛；呼叫器应置于床头患者随手可及处；患者的鞋最好是防滑软橡胶底鞋；患者在行走时不要在其身旁擦过或在其面前穿过，同时避免突然呼唤患者，以免分散其注意力；行走不稳或步态不稳者，选用三角手杖等合适的辅助工具，并有人陪伴，防止受伤。

4. 康复护理　详见第十九章"神经外科常见病康复护理"相关内容。

第七章

▸▸ 颅内压增高、脑疝和脑水肿

第一节·颅内压增高

颅内压（ICP）是指颅腔内容物对颅腔壁所产生的压力。一般以脑脊液静水压代表颅内压，可通过腰椎穿刺或直接穿刺脑室测定。成人正常颅内压为 $70\sim200mmH_2O(0.7\sim2.0kPa)$，儿童正常颅内压为 $50\sim100mmH_2O(0.5\sim1.0kPa)$。成人颅内压持续高于 $200mmH_2O(2.0kPa)$ 儿童颅内压持续高于 $100mmH_2O$ $(1.0kPa)$，称为颅内压增高。

一、病因

1. 颅腔内容物的体积或量增大

（1）脑组织体积增大　如脑组织损伤、炎症、缺血缺氧、中毒等导致的脑水肿。

（2）脑脊液增多　如脑脊液分泌过多、吸收障碍或脑脊液循环受阻导致脑积水。

（3）脑血流量增加　如高碳酸血症时动脉血二氧化碳分压（$PaCO_2$）增高导致脑血管扩张、颅内静脉回流受阻、过度灌注等。

2. 颅内空间或颅腔体积缩小

（1）颅内占位性病变　如脑肿瘤、颅内血肿、脑脓肿等在颅腔内占据一定体积，使空间相对变小。

（2）先天性畸形　如小脑扁桃体下疝畸形、颅底凹陷症、狭颅症等使颅腔的容积变小。

二、临床表现

颅内压增高分轻度、中度、重度三级，$15\sim20mmHg$ 为轻度增高，$20\sim40mmHg$ 为中度增高，$>40mmHg$ 为重度增高，临床一般以 $20mmHg$ 作为降低颅内压的临界值。临床过程分为代偿期、早期、高峰期与晚期（衰竭期）。各期中有不同的临床表现，也有共同性的症状。

1. 头痛、恶心、呕吐　是颅内压增高的主要症状。头痛是由于颅内压增高使脑膜血管和神经受刺激与牵扯所致。恶心与呕吐常伴随头痛发生，呕吐多为喷射性，呕吐之后头痛也随之有所缓解，呕吐是因为迷走神经中枢及神经受激惹引起。

2. 视盘水肿与视力减退。颅内压增高，传导至硬脑膜与视神经管相邻之处，使视神经受压，眼底静脉回流受阻，引起视盘水肿。

3. 精神与意识障碍及其他症状，颅内压增高可引起头晕、复视（展神经麻痹）、一过性黑蒙、猝倒、意识模糊、精神不安或淡漠，还可发生癫痫。重度颅内压增高时，可出现昏迷。

4. 生命体征变化。中度与重度急性颅内压增高时，常引起呼吸、脉搏、血压方面的改变，即出现 Cushing 综合征，即呼吸、脉搏减慢，血压升高。

5. 良性颅内压增高症眼部症状常见，如短暂性视力丧失、视力下降、复视、视物变形等。其他症状：头痛、耳鸣、展神经麻痹、视盘水肿，其中头痛为最常见的症状。

三、辅助检查

1. 影像学检查

（1）CT 和 MRI　可见脑沟变浅，脑室、脑池缩小或脑结构变形等，通常能显示病变的位置、大小和形态，对绝大多数病变可做出定位诊断，也有助于定性诊断。CT 快速、精确、无创伤，是诊断颅内病变首选检查。

（2）数字减影血管造影（DSA）　用于诊断脑血管性疾病和血运丰富的颅脑肿瘤。

（3）X 线检查　慢性颅内压增高患者，可见脑回压迹增多、加深，蛛网膜颗粒压迹增大、加深，蝶鞍扩大，颅骨的局部破坏或增生等；小儿可见颅缝分离。

2. 腰椎穿刺　可直接测量颅内压力，同时取脑脊液检查。有脑疝征象者，腰椎穿刺有导致枕骨大孔疝的危险，为绝对禁忌。

3. 颅内压监测　观察颅内压增高的动态变化。

4. 眼科检查　可通过眼底检查、光学相关断层扫描（OCT）等观察视盘的形状、大小、色泽，边缘是否清晰，视网膜动、静脉直径和比例等。

四、处理原则

颅内压增高的处理原则为积极治疗原发病，降低颅内压。

1. 非手术治疗

（1）一般处理　①限制液体入量；②避免颅内压增高的诱因，如保持大便通畅，防止便秘；③保持呼吸道通畅，预防呼吸道感染；④给予氧气吸入，有助于降低颅内压。

（2）脱水治疗　适用于颅内压增高原因不明，或虽已查明原因但仍需非手术治疗者，或作为手术前准备。

（3）激素治疗　应用肾上腺皮质激素可稳定血-脑脊液屏障，预防和缓解脑水肿，并能减少脑脊液生成，降低颅内压。

（4）亚低温冬眠疗法　降低脑的新陈代谢率，减少脑的氧耗量，防止脑水肿的发生与发展。

（5）脑脊液体外引流术　穿刺侧脑室缓慢放出过多的脑脊液，以暂时降低颅内压。

（6）巴比妥治疗　大剂量注射可降低脑的代谢，减少氧耗及增加脑对缺氧的耐受力，使颅内压降低。

（7）辅助过度换气　目的是使体内 CO_2 排出。当 $PaCO_2$ 每下降 1 mmHg 时，可使脑血流量递减 2%，从而使颅内压相应下降。

（8）对症治疗　头痛者可给予镇痛药，但忌用吗啡和哌替啶等药物，以防止呼吸中枢抑制；有抽搐发作者，给予抗癫痫药物治疗，烦躁患者在排除颅内压增高持续发展、气道梗阻、排便困难等前提下，给予镇静药。

2. 手术治疗　手术去除病因是最根本和最有效的治疗方法。如手术切除颅内肿瘤、清除颅内血肿、处理大片凹陷性骨折等；有脑积水者行脑脊液分流术，将脑室内的液体通过特殊导管引入蛛网膜下隙、腹腔或心房；脑疝形成时采用减压术。

五、护理措施

（一）一般护理

1. 休息　保持病室安静、舒适；抬高床头 15°～30°，以利于颅内静脉回流，减轻脑水肿；注意头颈不要过伸或过屈，以免影响颈静脉回流。

2. 给氧　保持呼吸道通畅，持续或间断吸氧，根据情况使用辅助过度通气，降低 $PaCO_2$，使脑血管收缩，减少脑血流量，降低颅内压。

3. 饮食与补液　神志清醒者给予普食，不能经口进食者给予鼻饲。成人每日静脉输液量在 1500～2000mL，其中等渗盐水不超过 500mL，保持每日尿量不少于 600mL，应控制输液速度，防止短时间内输入大量液体，加重脑水肿。

4. 避免意外损伤　加强生活护理，适当保护患者，躁动不安者忌强制约束，以免患者挣扎导致颅内压增高。

5. 维持正常体温和防止感染　高热可使机体代谢率增高，加重脑缺氧，应及时给予有效的降温措施。遵医嘱应用抗生素预防和控制感染。

（二）病情观察

观察患者意识、生命体征、瞳孔和肢体活动变化，警惕颅高压危象的发生，监测颅内压变化。

1. 意识状态　意识反映大脑皮质和脑干的功能状态，评估意识障碍的程度、持续时间和演变过程，是分析病情进展的重要指标。

2. 生命体征　密切观察患者体温、脉搏、呼吸、血压的变化，早期急性颅内压增高患者的生命体征常有"二慢一高"现象，即呼吸、脉搏减慢，血压升高。

3. 瞳孔　瞳孔的观察对判断病变部位具有重要的意义，要注意双侧瞳孔的直径是否等大、等圆及对光反应是否正常。

4. 颅内压监护　将导管或微型压力传感器探头置于颅内，导管或传感器另一端与颅内压监护仪连接，动态监测并记录颅内压变化。监护过程中，患者平卧或头抬高 $10°\sim15°$，保持呼吸道通畅；躁动患者适当使用镇静药，避免外来因素干扰监护；防止管道阻塞、扭曲、打折及传感器脱出；严格无菌操作，预防感染，监护时间不宜超过 1 周。

（三）预防颅内压增高

1. 卧床休息　保持病室安静，清醒患者不要用力坐起或提重物。

2. 稳定情绪　避免患者情绪剧烈波动，以免血压骤升而加重颅内压增高。

3. 保持呼吸道通畅　预防呕吐物吸入气道，及时清除呼吸道分泌物；有舌后坠影响呼吸者，及时安置口咽通气管；昏迷或排痰困难者，配合医师及早行气管切开术。

4. 避免剧烈咳嗽和用力排便　剧烈咳嗽和用力排便可加重颅内压增高。预防和及时治疗呼吸道感染，避免咳嗽。

5. 处理躁动和控制癫痫发作　躁动可使患者颅内压进一步增高，及时妥善处理。癫痫发作可加重脑缺氧和脑水肿，遵医嘱按时给予抗癫痫药物，并要注意观察有无癫痫发作。

（四）用药护理

1. 脱水剂　最常用高渗性脱水剂，如 20％甘露醇 250mL，在 30min 内快速静脉滴注完，每日 2～4 次。脱水治疗期间，应准确记录出入水量，并注意纠正利尿药引起的电解质紊乱。使用高渗性液体后，血容量突然增加，可加重循环系统负担，有导致心力衰竭或肺水肿的危险，尤其是儿童、老年人及心功能不全者，应注意观察和及时处理。停止使用脱水剂时，应逐渐减量或延长给药间隔时间，以防止颅内压反跳现象。

2. 糖皮质激素　常用地塞米松 10mg 静脉注射，每日 1～2 次。在治疗中应注意防止并发高血糖、感染和应激性溃疡。

3. 巴比妥类　常用苯巴比妥，但此类药物应用剂量过大时可引起严重的呼吸抑制和呼吸道引流不畅，使用中应严密监测患者的意识、脑电图、血药浓度及呼吸情况。

（五）亚低温冬眠疗法的护理

亚低温冬眠疗法是应用药物和物理方法降低体温，使患者处于亚低温状态。儿童和老年人应慎用，休克、全身衰竭或房室传导阻滞者应禁用。

（六）脑室引流的护理

详见第九章第四节"颅咽管瘤"相关内容。

（七）心理护理

鼓励患者和家属说出其心理感受，帮助接受疾病带来的改变。介绍疾病有关的知识和治疗方法，消除疑虑和误解，指导学习康复知识和技能。

（八）健康教育

1. 生活指导　指导颅内压增高的患者要避免剧烈咳嗽、用力排便、提重物等，防止颅内压骤然升高而诱发脑疝。

2. 康复训练对有神经系统后遗症者，要调动他们心理和躯体的潜在代偿能力，鼓励其积极参与各项治疗和功能训练，如肌力训练、步态平衡训练、膀胱功能训练等，最大限度地恢复其生活自理能力。

3. 复诊指导　头痛进行性加重，经一般治疗无效，并伴呕吐，应及时到医院做检查以明确诊断。

第二节·脑疝

当颅内压增高到一定程度时，尤其是局部占位性病变使颅内各分腔之间的压力不平衡，脑组织从高压力区向低压力区移位，导致脑组织、血管及脑神经等重要结构受压和移位，被挤入小脑幕裂孔、枕骨大孔、大脑镰下间隙等生理性或病理性间隙或孔道中，从而出现一系列严重的临床症状，称为脑疝。脑疝是颅内压增高的严重后果，移位的脑组织压迫脑的重要结构或生命中枢，如不及时救治常危及患者生命。

一、病因

颅内任何部位占位性病变发展到严重程度均可引起脑疝。常见病因有：①外伤所致各种颅内血肿；②各类型脑出血、大面积脑梗死；③颅内肿瘤；④颅内脓肿、颅内寄生虫病及各种肉芽肿性病变；⑤医源性因素，对已有颅内压增高者，处理措施不当，如行腰椎穿刺或放出脑脊液过多过快，使各分腔间的压力差增大，亦可促使脑疝形成。

二、分类

根据移位的脑组织及其通过的硬脑膜间隙和孔道，可将脑疝分为以下常见的 3 类：①小脑幕裂孔切迹疝；②枕骨大孔疝，为小脑扁桃体及延髓经枕骨大孔推挤向椎管内；③大脑镰下疝，一侧半球的扣带回经镰下孔被挤入对侧。

三、辅助检查

CT 检查表现：除颅内血肿、脑挫伤等直接征象外（图 7-1），CT 扫描还有以下间接征象。

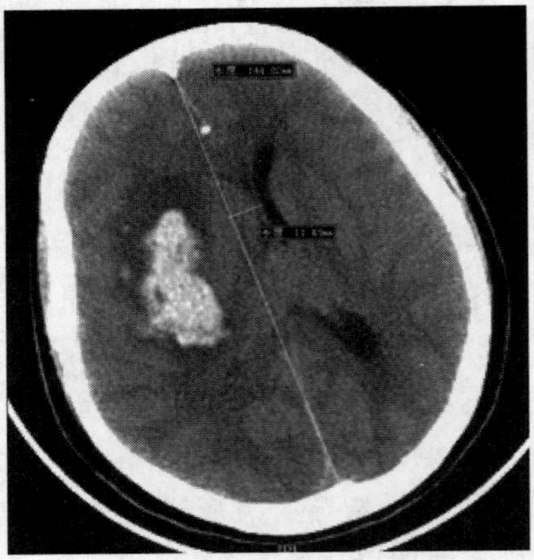

1. 侧脑室及侧裂合并脑基底池（环池、鞍上池、脚间池、四叠体池）受压变窄导致两侧不对称。

2. 仅发现患侧脑室的前角和体部受压变形而无脑基底池的改变。

3. 额叶内侧或前纵裂的脑挫伤所致双侧脑室前角夹角变钝大于 120°，无脑基底池改变。

4. 仅有同侧侧裂受压变窄。

图 7-1　右侧基底节-外囊区脑出血并大脑镰下疝形成 CT

四、临床表现

不同类型的脑疝临床表现各有不同，临床以小脑幕裂孔疝和枕骨大孔疝最多见。

（一）小脑幕裂孔切迹疝

常由一侧颞叶或大脑外侧的占位性病变（如硬脑膜外血肿）引起，因疝入的脑组织压迫中脑的大脑脚，引起锥体束征和瞳孔变化。

1. 颅内压增高症状　剧烈头痛，进行性加重，伴烦躁不安、频繁的喷射性呕吐。

2. 瞳孔改变　早期由于患侧动眼神经受刺激导致患侧瞳孔变小，对光反应迟钝，随病情进展患侧动眼神经麻痹，患侧瞳孔逐渐散大，直接和间接对光反应均消失，并有患侧上睑下垂、眼球外斜。如果脑疝进行性恶化，影响脑干血供时，脑干内动眼神经核功能丧失可致双侧瞳孔散大，对光反应消失。

3. 运动障碍　表现为病变对侧肢体的肌力减弱或麻痹，病理征阳性。脑疝进展时可致双侧肢体自主活动消失，严重时可出现去大脑强直发作，这是脑干严重受损的信号。

4. 意识改变 由于脑干内网状上行激动系统受累，患者随脑疝进展可出现嗜睡、昏睡、浅昏迷至深昏迷。

5. 生命体征紊乱 由于脑干受压，生命中枢功能紊乱或衰竭，可出现生命体征异常。表现为心率减慢或不规则，血压忽高忽低，呼吸不规则，大汗淋漓或汗闭，面色潮红或苍白。体温可高达 41℃ 以上或体温不升。最终因呼吸循环衰竭而致呼吸停止、血压下降、心搏骤停。

（二）枕骨大孔疝

又称小脑扁桃体疝，常因幕下占位性病变，或行腰椎穿刺放出脑脊液过快过多引起。临床上缺乏特异性表现，容易被误诊，患者常剧烈头痛，以枕后部疼痛为甚，反复呕吐，颈项强直，生命体征改变出现较早，常迅速发生呼吸和循环障碍，瞳孔改变和意识障碍出现较晚。当延髓呼吸中枢受压时，患者可突然呼吸停止而死亡。

五、处理原则

脑疝是由于颅内压急剧增高造成的，一旦出现典型症状，应按颅内压增高处理原则，快速静脉输注高渗性降颅内压药物，以缓解病情，争取时间。根据病情迅速完成开颅术前准备，尽快手术去除病因，如清除颅内血肿或切除脑肿瘤等。难以确诊或虽确诊而病因无法去除时，可行姑息性手术，以降低颅内压和抢救脑疝。

六、护理措施

1. 生命体征与神经反射 密切注意患者神志、瞳孔、对光反应、生命体征以及肢体活动情况。患者多神志改变、双侧瞳孔不等大，多伴有对侧肢体活动减弱或瘫痪，应与单纯性动眼神经损伤区别，后者只是一侧瞳孔散大，而无中枢性瘫痪表现。脑外伤后烦躁不安、剧烈头痛及呕吐频繁，或者生命体征中有多项变化如脉搏或呼吸变慢、血压升高，应考虑有颅内血肿的可能。

2. 体位 术后 6h 内去枕平卧，头偏向健侧，去骨瓣处向上，6h 后头部垫枕抬高床头 15°～30°，以利于颅内静脉回流。每 2h 更换体位 1 次。术后 72h 内，取头高半卧位，头部保持中位，避免前屈、过伸、侧转，以免影响脑部静脉回流，尽量避免过度刺激和连续性护理操作。昏迷患者头偏向一侧，以防止舌后坠及呼吸道分泌物增多，造成患者窒息。

3. 呼吸道管理 保持呼吸道通畅，监测患者呼吸及血氧饱和度。定时更换体位，按时翻身叩背或使用振动排痰仪，促进痰液排出，及时清除口、鼻腔及气道内分泌物或血液。防止呼吸道感染。术后常规持续氧气吸入 3～5 天，氧流量 2～4L/min，以供给脑细胞充足的氧。进行动脉血气监测，指导呼吸管理。加强人工气道管理，做好气管插管、气管切开的护理。加强气道湿化与促进排痰，给予雾化吸入等。定期痰培养并做药敏试验，选用有效抗生素。加强营养，提高机体抵抗力，减少探视，避免外来呼吸道疾病的传播引起交叉感染。

4. 引流管的护理 要注意保持引流通畅，避免引流管受到牵连或发生扭曲、受压、滑脱。留置脑室引流管的患者严格掌握引流管的高度和引流量，引流管高于穿刺点 10～15cm 为宜，密切观察引流物的颜色、性质，并做好记录。患者头枕无菌巾，定时更换。需要搬动患者时，夹闭引流管，待患者妥善安置后，再由医师固定并开放引流管。对精神症状、躁动等欠合作患者，给予有效约束，防止管路脱出，并告知家属。引流管夹闭期间应注意观察患者有无头痛等颅内压增高症状。

5. 体温的观察 重型颅脑损伤患者易发生中枢性高热，造成脑功能紊乱，长时间高热持续不退可加重病情，采用正规的亚低温治疗可有效防治高热，也可戴冰帽或冰敷腋窝、腹股沟等处，同时应注意水、电解质和营养的补充。

6. 应激性胃黏膜病变的预防 应激性胃黏膜病变是重型颅脑损伤患者常见的死亡原因之一，早期发现消化道出血，及时处理可提高抢救成功率。因此，应观察患者面色有无苍白，脉搏、血压有无变化。每次鼻饲前抽吸胃液，如发现有咖啡色液应留取标本送检。观察大便的量并做好记录，发现异常及时报告医师处理。

第三节 · 脑水肿

脑水肿系指各种脑病及全身性疾病，如颅脑损伤、颅内肿瘤、脑脓肿、脑炎、脑膜炎、急性心肺功能不全、脑缺氧、高钠血症、脑脊液循环障碍、中毒等所致脑组织细胞内或细胞外的水分异常增多，导致脑组织增大。根据脑细胞血脑屏障（BBB）是否受到损伤可以分为血管源性脑水肿（VEB）和细胞毒性脑水肿。

VEB 的机制是 BBB 通透性增加造成毛细血管内血浆蛋白与水分渗出，引起脑组织细胞外液含量增高，其特点是白质明显重于灰质，其所含的 Na^+ 和 K^+ 血浆将较为一致，表现为 Na^+ 升高而 K^+ 无明显变化。细胞毒性脑水肿则是细胞毒性物质的作用导致脑细胞能量代谢发生障碍。一般认为基底节区脑水肿在 24h 后进行性加重，5 天后逐渐消退。脑水肿在出血灶周围最严重，血肿周围水肿既有血管源性也有细胞毒性，而远离血肿的脑水肿是血管源性脑水肿扩散的结果。

一、脑出血后脑水肿的机制

脑出血后的占位性效应主要发生在两个时间点，即发病后前 2 天和第 2～3 周，前者和血肿继续增大有关，而后者则是由于脑水肿所引起。水肿所占体积大致等于甚至大于血肿的体积。血肿周围脑水肿的机制大致包括：机械性损伤、血脑屏障通透性增高、缺血再灌注损伤及血肿毒性等。

二、临床表现

头痛、呕吐、偏瘫加重、意识障碍加深，甚至出现脑疝。急性脑水肿是比较危险的，发现后要及时进行相对应的处理。

三、治疗原则

早期发现，立即抢救是治疗成功的关键。

（一）高渗脱水剂

20％甘露醇、25％山梨醇等此类药物能提高血浆渗透压，使之高于脑组织渗透压，形成血浆与脑之间的渗透压梯度，水向逆渗透压梯度移动，即从脑向血浆转移，使脑组织脱水，脑体积缩小，颅内压降低。此外血浆渗透压增高又可通过血管的反射功能抑制脉络丛的滤过和分泌功能，使脑脊液产生减少。当药物经肾小球滤出后，在肾小管内仍可保持高渗状态，减少肾小管对水分的重吸收从而产生利尿减轻脑水肿。

（二）利尿药

呋塞米、依他尼酸主要是通过增加肾小球的滤过率，减少肾小管的重吸收和抑制肾小管的分泌，使排尿量增加，而产生脱水作用。强效利尿药还具有抑制钠进入正常和病变的脑皮质及脑脊液的作用，从而减轻脑水肿和降低脑脊液的生成率（下降40％～70％）。伴有心、肾功能不全或有脑疝的患者不宜用高渗性脱水剂，可与其他脱水剂联合应用，以增强脱水剂的作用，并可减少其用量和副作用。

（三）肾上腺皮质激素

临床和实验证实此药是目前治疗脑水肿的重要辅助药物。尤其对血管源性脑水肿效果最显著。

糖皮质激素：其作用机制是多方面的，可抑制组织的炎性反应，降低毛细血管通透性，降低机体对毒性的过敏反应，可稳定血脑屏障的功能，减少蛋白质的漏出，改善水肿区的脑血流，恢复脑血管的自动调节作用，减少液体外渗及调节细胞内、外电解质的平衡，并能减少脑脊液的生成。在几类糖皮质激素中，以地塞米松的抗脑水肿作用最强，故常为首选。

（四）低温疗法

低温可使脑容量减小，从而使颅内压降低。其机制为降低脑的代谢，从而减少对脑的损害，低温可降低收缩压，对减轻脑水肿有益。此外低温尚可缓和机体对毒素的反应过程。但婴幼儿低温疗法有一定危险性，一般不降至32℃以下。主要用物理降温（如冰帽、冰水灌肠等），药物降温次之。

（五）高压氧治疗

高压氧治疗能提高血氧含量，直接纠正脑缺氧，改善由脑缺氧所致的血管和血脑屏障的渗透性改变。此外，高压氧可显著减少脑部血循环，故有治疗脑水肿的作用。

（六）手术治疗

对颅内占位性病变（如肿瘤、血肿、脓肿等）所致的颅内压升高、脑水肿，脱水仅是对症处理，一旦确诊，只要能行手术治疗，应尽早进行，以达到病因治疗的目的。对非占位性病变所致脑水肿所形成的脑疝则可用下列方法缓解或治疗。

1. 腰穿　适用于蛛网膜下腔出血所致的颅内压轻至中度增高而又排除血肿者，为引流血性脑脊液以减轻头痛和减少粘连机会。一般放液量为 10～20mL，术后常规去枕平卧 4～6h，并应用高渗脱水剂。

2. 脑室穿刺引流　简便易行，危险性小，对脑积水，特别是脑疝压迫中脑导水管或压迫延髓所致者，有降颅内压和减轻疝出组织对脑干的压迫。如枕骨大孔疝单独应用脱水剂虽缩小了脑体积，但脑室的脑脊液却未能立即排出，颅内压仍得不到理想的降低，脑疝的脑组织不能迅速还纳（如呼吸不恢复说明脑疝的脑组织未能还纳），此时立即进行脑室或侧脑室引流，亦可同时在腰蛛网膜下隙内推入生理盐水，向上的推力可使嵌顿的脑组织还纳，解除对延髓生命中枢的压迫而得以挽救生命。

四、护理措施

1. 室温保持在 18～21℃，湿度 55％为宜，定时通风换气，保持病房空气流通，为患者提供一个安静、整洁、舒适、安全的治疗康复环境。

2. 做好心理护理，护理人员应做到亲切、热情、耐心地照顾患者，详细了解患者的病情、家庭、社会环境，帮助患者及家属树立起战胜疾病的信心，积极配合治疗。

3. 颅内压增高时严密观察生命体征变化，特别是意识、瞳孔的变化，有无脑疝发生及高颅压三联征（头痛、呕吐、视盘水肿），做好特别护理记录，记出入量。

4. 应用甘露醇降压时一定要快速滴入，在半小时内滴完，不可漏入皮下，以防局部皮肤组织坏死。

5. 预防并发症，颅内压增高时避免搬动，头下垫以软枕头偏向一侧并抬高 15°～30°，及时吸出呼吸道分泌物保持呼吸道通畅，昏迷时注意保护角膜，预防压力性损伤。

6. 危重患者做好抢救器械、药品准备，必要时气管切开。

7. 对症护理，抽搐时通知医师给镇静药，有缺氧指征时吸氧，高热时退热处理。

8. 指导或协助患者做功能训练。

9. 针对疾病病因及康复治疗原则治疗，做好出院指导。

第八章 ▶▶ 颅脑损伤的治疗与护理

第一节 · 概述

颅脑损伤（TBI）是一种常见外伤，单独存在或与其他损伤复合存在。其发生率仅次于四肢伤，占全身损伤的 15％～20％，是 40 岁以下人群死亡和长期病残的主要原因。目前 TBI 的发生率从 67/10 万至 317/10 万不等，病死率也从中度颅脑损伤的 4％～8％到重度 TBI 的大约 50％不等。

一、颅脑损伤疾病的病因与分类

颅脑损伤分类见表 8-1。

表 8-1　颅脑损伤分类

分类	类型	内容
按颅脑解剖部位分类	头皮损伤	头皮血肿、头皮裂伤、头皮撕脱伤
	颅骨损伤	颅盖骨线状骨折、颅底骨折、凹陷性骨折
	脑损伤	脑震荡、弥漫性轴索损伤、脑挫裂伤、脑干损伤
按损伤发生的时间和类型	原发性颅脑损伤	
	继发性颅脑损伤	
按颅腔内容物是否与外界交通	闭合性颅脑损伤	
	开放性颅脑损伤	
按伤情程度	轻	
	中	
	重	
	特重	

二、颅脑创伤疾病的辅助检查

根据伤情和需要，选择合适的检查方式。

（一）X 线平片检查

X 线平片检查包括正位、侧位和创伤部位的切线位平片，有助于颅骨骨折、颅内积气、颅内骨片或异物诊断，但遇有伤情重的患者不可强求。颅骨线性骨折时注意避免与颅骨骨缝混淆。

（二）CT 检查

CT 检查可以快速如实反映损伤范围及病理，还可以动态观察病变的发展与转归，但诊断等密度、位于颅底或颅顶、脑干内或体积较小的病变尚有一定困难。

1. 头皮血肿　头皮软组织损伤的最主要的表现是帽状腱膜下血肿，呈高密度影，常伴凹陷骨折、急性硬脑膜下血肿和脑实质损伤。

2. 颅骨骨折　CT 能迅速诊断线性骨折或凹陷骨折伴有硬脑膜外血肿或脑实质损伤。CT 骨窗像对于颅底骨折诊断价值更大，可以了解视神经管、眼眶及鼻窦的骨折情况。

3. 脑挫裂伤　常见的脑挫裂伤区多在额、颞前叶，易伴有脑内血肿、蛛网膜下腔出血等表现，呈混杂密度改变，较大的挫裂伤灶周围有明显的水肿反应，并可见脑室、脑池移位变窄等占位效应。

4. 颅内血肿

（1）急性硬脑膜外血肿典型表现为颅骨内板与脑表面有一双凸透镜形密度增高影。

（2）急性硬脑膜下血肿表现为在脑表面呈新月形或半月形高密度区。慢性硬脑膜下血肿在颅骨内板下可见一新月形、半月形混杂密度或等密度影，中线移位，脑室受压。

（3）脑内血肿表现为在脑挫裂伤附近或深部白质内可见圆形或不规则高密度或混杂密度血肿影。

（三）MRI 检查

对于等密度的硬脑膜下血肿、轻度脑挫裂伤、小灶性出血、外伤性脑梗死初期及位于颅底、颅顶或颅后窝等处的薄层血肿，MRI 检查有明显优势，但不适于躁动、不合作或危急患者。

（四）脑血管造影

通过查找血管和其发生的偏转或位移，依此诊断占位性病变和脑组织移位，可发现外伤性的血管损伤或动-静脉瘘。

（五）腰椎穿刺

了解脑脊液压力和成分改变，相对已有脑疝表现或怀疑有颅后窝血肿者应视为禁忌。

三、颅脑损伤疾病的治疗

颅脑损伤患者的预后除了取决于损伤的严重程度及年龄等客观因素外，手术时机的掌握、伤后早期呼吸循环紊乱、高血糖、高热以及合并症、并发症的防治均不容忽视。另外，还需要根据受伤原因、损伤阶段及发展趋势对伤者进行有针对性、有重点的救治。

（一）手术治疗

颅脑损伤手术治疗的原则是救治患者生命，恢复神经系统重要功能，降低病死率和伤残率。手术治疗主要针对开放性颅脑损伤、闭合性颅脑损伤伴颅内血肿或因颅脑外伤所引起的合并症或后遗症。常用的手术方式有以下几种。

1. 开颅血肿清除术　手术前已经 CT 检查血肿部位明确者，可直接开颅清除血肿。术前已有明显脑疝征象或 CT 检查中线结构有明显移位者，血肿清除后应将硬脑膜敞开，并去骨瓣减压，以减轻术后脑水肿引起的颅内压增高。

2. 去骨瓣减压术　重度脑挫裂伤合并脑水肿有手术指征时做标准大骨瓣开颅术，敞开硬脑膜并去骨瓣减压，同时还可清除挫裂糜烂及血液循环不良的脑组织作为内减压。

3. 钻孔探查术　伤后意识障碍进行性加重或再昏迷等颅脑外伤患者，因条件限制术前未能做 CT 检查，或就诊时脑疝已十分明显，无时间做 CT 检查，钻孔探查术是有效的诊断和抢救措施。

4. 脑室外引流术　脑室内出血或血肿合并脑室扩大，应行脑室外引流术。

5. 钻孔引流术　慢性硬脑膜下血肿主要采取颅骨钻孔，切开硬脑膜达到血肿腔，置管冲洗清除血肿液，术后引流 2～3 天。

（二）非手术治疗

绝大多数轻、中型及重型颅脑损伤患者多以非手术治疗为主。非手术治疗主要包括颅内压监护、亚低温治疗、脱水治疗、营养支持疗法、呼吸道处理、脑血管痉挛防治、常见并发症的治疗、水电解质与酸碱平衡紊乱处理、抗生素治疗、脑神经保护药物等。

1. 保持呼吸道通畅，维持生命体征稳定　患者由于深昏迷，舌后坠、咳嗽和吞咽功能障碍，以及频繁呕吐等因素极易引起呼吸道机械阻塞，应及时清除呼吸道分泌物，对预计昏迷时间较长或合并严重颌面伤以及胸部伤者，应及时行气管切开，以确保呼吸道通畅。

2. 严密观察病情　伤后 72h 内每半小时或 1h 测呼吸、脉搏、血压一次，随时检查患者意识、瞳孔变化，注意有无新症状和体征出现。治疗期间应监测电解质及肝肾功能，失血较多者还应监测凝血机制。

3. 防治脑水肿，降颅内压治疗，详见第七章第三节"脑积水"相关内容。

4. 预防并发症，加强营养支持，早期康复治疗　早期应以预防肺部和尿路感染、消化道出血为主，晚期则需保证营养供给，防止压力性损伤和加强功能训练等。

四、护理评估

（一）健康史

详细了解受伤过程，患者当时有无意识障碍，其程度及持续时间；有无中间清醒期、逆行性遗忘；是否出现头痛、恶心、呕吐等情况；了解现场急救情况；了解患者既往健康状况。

（二）身体状况

全面检查并结合 X 线、CT 以及 MRI 检查结果判断损伤的严重程度及类型。评估患者呼吸道有无血液、呕吐物、分泌物、异物堵塞或舌根后缀导致的呼吸道梗阻。评估患者损伤后有无神经系统病症及颅内压增高征象；根据观察患者生命体征、意识状态、瞳孔及神经系统体征的动态变化，了解患者的营养状态、自理能力等。

（三）心理和社会支持情况

了解患者及家属对颅脑损伤及其后功能恢复的心理反应，了解家属对患者的支持能力和程度。

（四）伤口情况

评估受伤后局部有无口、鼻、外耳道出血或脑脊液漏发生，眼眶有无皮下淤血，眼球是否突出、搏动，伤口大小和出血量的多少，以判断损伤类型；是否有开放性颅脑损伤或颅底骨折。

五、护理措施

（一）观察病情

颅脑损伤病情变化快，多较危重，应严密观察，并详细记录，一般 3～5 日内，每 1～2h 观察一次，严重者 15～30min 观察一次。

1. 意识情况　意识变化可提示脑损伤的程度及病情演变的情况。使用格拉斯哥昏迷评分法（详见附录 9）进行意识判断。

2. 瞳孔变化　瞳孔变化是脑损伤患者病情变化的重要体征之一。对病情较重者每 15～30min 观察一次，如两侧瞳孔不等大，一侧进行性散大，对光反应迟钝或消失，伴有意识障碍，提示有脑受压及脑疝。如双侧瞳孔散大，眼球固定，对光反应消失，伴深昏迷是患者频危的现象。

3. 体温脉搏、呼吸及血压　定时测量并记录，如血压进行性升高，脉搏先快后慢而有力，呼吸先快后慢而深，提示颅内压增高，警惕有颅内血肿或脑疝形成，须立即处理，若血压下降，脉搏快而弱，呼吸变浅而不规则，是脑干功能衰竭的表现。脑挫裂伤、蛛网膜下腔出血，若有体温升高，一般在 38～39℃。若体温下降又变增高尤其在受伤一周后持续高热，应考虑伤口、颅内、肺部或泌尿系发生感染。

4. 肢体活动

（1）注意观察有无自主活动，活动是否对称，有无瘫痪及程度。

（2）伤后立即出现偏瘫，多为原发性脑损伤。

（3）伤后一段时间出现一侧肢体瘫痪或原有的瘫痪加重，并伴意识障碍加重，多为继发性脑损害所致，脑部病灶多在瘫痪肢体的对侧。

（4）头痛、呕吐：①剧烈头痛、频繁呕吐，常为急性颅内压增高的表现，应警惕发生脑疝的可能。②轻度意识障碍者可因头痛而表现为躁动不安，须注意做好防护，避免发生坠床或损伤。

（二）卧位

1. 无特殊禁忌者应取头高卧位，将床头抬高 15°～30°，以利于颅内静脉回流，减轻脑水肿。

2. 深昏迷者取侧卧或侧俯卧位，利于口腔分泌物排出和防止误咽，并定时翻身。

（三）呼吸道护理

1. 及时吸除口腔及气管内分泌物，脑脊液鼻漏者禁忌从鼻腔吸痰。

2. 舌根后坠阻塞呼吸道时，可用舌钳将舌牵出或放置口腔通气管或气管内插管。

3. 必要时早期行气管切开。

（四）维持营养及体液平衡

1. 呕吐频繁者应禁食，由静脉输液维持营养和水、电解质平衡。

2. 在急性期应限制液体及钠盐输入量，成人每日输入量不超过 1500～2000mL。

3. 输入速度要慢而均匀，每分钟 15～30 滴，以防脑水肿加重，昏迷时间较长者应早期肠内营养支持。

（五）脱水治疗的护理

常用于治疗脑水肿、抢救脑疝及呼吸衰竭等危急患者。常用的药物详见第二十章第一节"脱水药"相关内容。

严重心、肾功能不良或血压过低者，禁用脱水疗法，对长期或多次使用脱水剂者，应注意维持水、电解质平衡，同时监测血糖情况。

（六）冬眠低温疗法护理

1. 常用冬眠合剂

（1）Ⅰ号合剂配方为哌替啶 100mg、异丙嗪 50mg、氯丙嗪 50mg。

（2）Ⅱ号合剂为哌替啶 100mg、异丙嗪 50mg、氢化麦角碱 0.6mg。

2. 用药前应测量生命体征，然后按医嘱将冬眠药物加入 50％葡萄糖液 500mL 静滴。

3. 使用冬眠药 30min 后，患者进入冬眠状态，方可开始物理降温，避免寒冷刺激引起反应。

4. 注射冬眠药物后，半小时内不宜翻身或搬动患者，以防直立性低血压。

5. 冬眠药物后一般 1～2h 测量一次生命体征，如收缩压低于 80mmHg 时应停止给药，降温标准以维持直肠内体温 32～34℃为宜。

6. 冬眠期间注意维持水、电解质及酸碱平衡，加强基础护理。

7. 停止冬眠降温治疗时应先行停用物理降温，后逐渐停用冬眠药物。

（七）对症护理

1. 对昏迷者按昏迷常规护理。

2. 眼睑不能闭合者，应涂眼膏保持角膜湿润。

3. 颅底骨折有脑脊液鼻漏、耳漏者保持耳道和鼻孔清洁，禁填塞、冲洗或滴入药液，禁腰椎穿刺。

4. 对有尿潴留或尿失禁者，需留置导尿，便秘者可用缓泻剂或甘油低压灌肠，禁大量液体灌肠，加强会阴部护理。

第二节·头皮损伤

头皮损伤是因外力作用使头皮完整性或皮内发生改变，是原发性颅脑损伤中最常见的一种，它的范围可由轻微擦伤到整个头皮的撕脱伤，其意义在于医师据此可判断颅脑损伤的部位及轻重。单纯头皮损伤一般不会引起严重后果，因头皮血供丰富，它由对称的血管组成互相连接的血管网，所以头皮抗感染和愈合能力较强，但如果受伤后出血凶猛，加之头皮血管收缩能力差，容易发生休克，年幼者更应该引起重视。此外，但如果头皮受伤后处理不当，可成为颅内感染的入侵门户，有向深部蔓延引起颅骨骨髓炎和颅内感染等继发病变的可能。因此头皮损伤后的重建已越来越受到重视。

一、病因

当近于垂直的暴力作用在头皮上，由于有颅骨的衬垫，常致头皮挫伤或头皮血肿，严重时可引起挫裂伤。斜向或近于切线的外力，因为头皮的滑动常导致头皮的裂伤、撕裂伤，但在一定程度上又能缓冲暴力作用在颅骨上的强度。常见的暴力作用方式为以下几种。

（一）打击与冲撞

打击是运动着的外物击伤头部。因致伤物的速度与大小不同，可造成不同的损伤。

（二）切割与穿戳

切割是由于锋利的物体作用于头皮所致，往往造成边缘整齐的头皮裂伤。穿戳是由于尖锐的外物作用于头部所致，往往造成规则或不规则的头皮裂伤，且常伴开放性颅脑外伤。

（三）摩擦和牵扯

摩擦是由于暴力呈切线方向作用于头部所致，常造成头皮擦伤及挫伤，重者可引起部分头皮撕脱伤。

（四）挤压

是由相对方向的暴力同时作用于头部所致，常见于楼板挤压和产伤。除造成着力部位的头皮挫伤及血肿外，常合并颅骨骨折或脑外伤。

二、分类

（一）头皮擦伤

表皮层的损伤。

（二）头皮挫伤

损伤延及皮下脂肪层，可有头皮淤血及肿胀。

（三）头皮裂伤

常见的开放性损伤，是由钝器打击头部造成的，此类损伤往往都有不规则伤口，且创缘都很薄，伴有挫伤。伤口内多有毛发、泥沙等异物嵌入，容易引起感染。这类损伤常合并颅骨骨折或脑损伤，故应做全面的神经系统检查和 CT 扫描，以明确是否有颅脑损伤。

（四）头皮血肿

多由钝器伤所致，按血肿出现于头皮的不同层次分为皮下血肿、帽状腱膜下血肿和骨膜下血肿。不同的部位和范围有助于损伤机制的分析，并可对颅脑损伤作出初步的估计。

1. 皮下血肿　血肿位于表皮层和帽状腱膜层之间，受皮下纤维纵隔的限制，血肿体积小、张力高、压痛明显。

2. 帽状腱膜下血肿　多由于头皮受到斜向暴力作用，头皮产生滑动，造成此层的血管破裂，引起出血。由于无纤维间隔，故血肿弥散、出血量多，可波及全头颅，张力低，疼痛轻。

3. 骨膜下血肿　多来源于板障出血或骨膜剥离。范围限于骨缝，质地较硬。

（五）头皮撕脱伤

头皮损伤中最严重的一种，几乎都是因为长发被卷入转动的机器中而致。大片甚至整个头皮自帽状腱膜下撕脱，有的连同额肌、颞肌或骨膜一并撕脱。创口可有大量出血，引起出血性休克；暴露的颅骨可因缺血引起感染或坏死。

三、诊断

1. 有直接暴力外伤史。

2. 头皮裂伤　因锐器伤、钝器伤而致，如切割伤或砍伤，高速尖器投射伤，头部撞击伤等。头部有裂伤剧痛，伴有不同程度的出血，由于头皮血管丰富，血管破裂后不易自行闭合，即使伤口不大出血也较多。锐器伤伤口边缘齐整，钝器伤伤口边缘不整齐，可呈直线或不规则形。

3. 头皮血肿　常与头皮挫伤并存或是深面颅骨骨折的一种间接征象。

4. 头皮下血肿　头皮下出血积聚而成，血肿位于表层头皮与帽状腱膜之间，此层内的血肿较局限，因血液浸入周边组织而致水肿隆起，扣诊时酷似凹陷性骨折。血肿部位常在暴力作用点。

5. 帽状腱膜下血肿　血肿位于帽状腱膜与骨膜之间，出血弥漫在帽状腱膜下间隙，不易局限而广泛蔓延，血肿范围广，严重时遍及整个头颅穹隆部。血肿边界与帽状腱膜附着边缘相一致，有时可使整个头皮浮起，触诊有明显波动感，恰似戴了顶帽子；在婴幼儿，出血多时可并发休克。

6. 骨膜下血肿　多见于钝性损伤时头颅发生明显变形之后，常伴有线形骨折，以双侧顶骨区较多，血肿位于骨膜与颅骨外板之间，血肿的边界常止于骨缝。

7. 头皮撕脱伤　头皮多从帽状腱膜下或骨膜下撕脱。全头皮撕脱的边界与帽状腱膜附着边缘相同，前至眼睑及鼻根，后至上项线及发迹，双侧至颞部，由于创面大，出血多，极易发生休克。

四、治疗

（一）头皮裂伤

1. 头皮单纯裂伤　处理的原则是尽早施行清创缝合，即使伤后超过 24h，只要没有明显的感染征象，仍可进行彻底清创并一期缝合，同时应给予抗生素及破伤风抗毒素（TAT）注射。伤后 2~3 天也可一期清创缝合或部分缝合加引流。术后抗菌治疗并预防性肌内注射破伤风抗毒素（TAT）（皮试阴性后）。

2. 头皮复杂裂伤　处理的原则是应及早施行清创缝合，并常规用抗生素及 TAT。

3. 头皮撕裂伤　由于撕裂的皮瓣并未完全撕脱，常能维持一定的血液供应，清创时切勿将相连的蒂部扯下或剪断。

（二）头皮血肿

1. 头皮下血肿　头皮下血肿多在数天后自行吸收，无需特殊治疗，早期给予冷敷以减少出血和疼痛，24～48h 之后改为热敷以促进血肿吸收。

2. 帽状腱膜下血肿　对较小的血肿可采用早期冷敷、加压包扎，24～48h 后改为热敷，待其自行吸收。若血肿巨大，则应在严格备皮和消毒下，分次穿刺抽吸后加压包扎，尤其对婴幼儿患者，须间隔 1～2 天穿刺 1 次，并根据情况给予抗生素。

3. 骨膜下血肿　早期仍以冷敷为宜，但忌用强力加压包扎，以防血液经骨折缝流向颅内，引起硬脑膜外血肿。血肿较大者应在严格备皮和消毒情况下施行穿刺，抽吸积血 1～2 次即可恢复。

（三）头皮撕脱伤

首先应积极采取止血、镇痛、抗休克等措施。用无菌敷料覆盖创面加压包扎止血，并保留撕脱的头皮备用，争取在 12h 内送往有条件的医院清创。根据患者就诊时间的早晚、撕脱头皮的存活条件、颅骨是否裸露以及有无感染迹象而采用不同的方法处理。

1. 头皮瓣复位再植　即将撕脱的头皮经过清创后行血管吻合，原位再植。此仅适于伤后 2～3h，最长不超过 6h，头皮瓣完整、无明显污染和血管断端整齐的病例。

2. 清创后自体植皮　适用于头皮撕脱后不超过 6～8h、创面尚无明显感染、骨膜亦较完整的病例。

3. 晚期创面植皮　头皮撕脱伤为时过久，头皮创面已有感染存在，则只能行创面清洁及交换敷料，待肉芽组织生长后再行晚期邮票状植皮。

五、护理问题

1. 疼痛　与头皮损伤有关。
2. 焦虑　与疼痛、担心预后有关。
3. 自我形象紊乱　与头皮损伤后致头发缺失有关。
4. 知识　缺乏疾病相关知识。
5. 潜在并发症（感染）　与头皮开放性损伤有关。
6. 潜在并发症（出血性休克）　与头皮损伤后引起大出血有关。

六、护理措施

（一）术前护理

1. 病情观察　观察患者意识、瞳孔、生命体征。如患者出现意识改变，一侧瞳孔散大等，提示有硬脑膜外血肿发生，应立即通知医师，及时行 CT 检查确诊。注意观察有无合并颅骨和脑损伤。观察伤口有无渗血、渗液及红、肿、热、痛等感染征象。

2. 饮食护理　予高蛋白、高热量、高维生素、易消化吸收的饮食，以增强机体的抵抗力；限制烟酒、辛辣刺激性食物。

3. 减轻疼痛　评估患者疼痛程度，向患者解释疼痛发生的机制，伤后 48h 内冷敷可减轻疼痛，必要时可适当给予镇痛药物。早期冷敷以减少出血和疼痛，24～48h 后改用热敷，以促进血肿吸收。

4. 抗休克护理　密切监测生命体征，及早发现休克征象。如患者血压下降、脉搏加快、肢端湿冷、面色苍白等，遵医嘱做好开放静脉通路、补液及应用血管活性药物，必要时补充血容量等抗休克治疗。治疗期间，监测出入水量、尿量、脉搏、呼吸、血压、CVP 变化等。

5. 预防感染　严格无菌操作，观察有无全身和局部感染的表现。密切观察患者的感染征象，遵医嘱合理使用抗生素；枕上垫无菌巾，保持伤口敷料干燥、固定，如有渗出、污染及时更换；动态监测体温；告知患者避免挠抓伤口。

6. 心理护理　患者常因意外受伤、局部疼痛、出血较多而产生焦虑、恐惧心理，应热情接待患者，给予及时妥善的治疗，以减轻患者恐惧，认真倾听患者的主观感受，耐心解释所提出的问题，以消除患者的焦虑、紧张心理。加强沟通，指导患者进行自我修饰，保持较好的自我形象。主动把可能给患者带来的不适做适当说明，并给予安全暗示和保证。

（二）术后护理

1. 体位护理　术后体位取健侧卧位，避免压迫创伤局部，必要时取端坐位。头部垫无菌头垫，保持局部清洁，以预防感染。

2. 伤口和皮瓣护理　①观察伤口，注意创面有无渗血、渗液，以及红、肿、热、痛等感染征象，皮瓣有无坏死和感染；②彻底清洗伤口及周围皮肤，保持清洁，协助医师及早行清创缝合；③对出血不止、量较大者行加压包扎，给予止血，必要时行补液、输血处理；④遵医嘱及时使用破伤风抗毒素；⑤保持敷料清洁干燥；⑥持续或间断给氧，改善缺氧，促进伤口愈合；⑦为保证植皮存活，植皮区避免受压。

3. 并发症的预防和护理　血肿加压包扎（嘱患者勿揉搓，以免增加出血），注意观察患者意识状态、生命体征、瞳孔以及有无颅内压增高等表现，警惕合并颅骨骨折及脑损伤。遵医嘱使用抗生素，预防感染。

4. 术后病情观察，饮食护理，心理护理详见术前护理。

（三）健康教育及出院指导

1. 休息与运动　注意休息，避免过度劳累，对于损伤较轻者，勿剧烈活动。

血肿较大或存在复合伤、病情较重者，应卧床休息。头皮撕脱伤早期出现休克的患者严格卧床休息。

2. 饮食指导　进食高蛋白质、高热量、高维生素、易消化饮食，少食多餐，多吃水果、蔬菜，忌暴饮暴食，忌烟、酒，禁浓茶、咖啡及其他辛辣刺激性食物。

3. 用药指导　遵医嘱继续服用止血药、镇痛药物，应用抗生素预防感染。注意药物副作用。

4. 心理指导　加强沟通，协助患者保持较好的自我形象。

5. 康复指导　避免抓挠伤口，伤口愈合后方可洗头，形象受损者可暂戴帽子、假发等修饰。必要时可行整容、美容术。康复期在医师指导下做适当的功能锻炼。

6. 就医指导　如原有症状加重、头痛剧烈、频繁呕吐应及时就诊。按时到医院复诊，如原有症状加重、头痛剧烈、频繁呕吐应立即就诊。

第三节 · 颅骨骨折

颅骨骨折指颅骨受到暴力作用所致颅骨结构改变，大多无须特殊处理。临床意义不在于骨折本身，而在于骨折引起脑膜、脑组织、脑血管和脑神经损伤，可合并脑脊液漏、颅内血肿及颅内感染或引发脑局部受压，造成肢体瘫痪、癫痫。颅骨骨折应根据患者临床症状的不同而有不同处理。

一、病因

（1）开放性颅脑创伤或火器性穿通伤。

（2）不能复位的粉碎性或凹陷性颅骨骨折扩创术后。

（3）严重颅脑损伤或其他类型的颅脑手术因病情所需进行去骨瓣减压术。

（4）小儿生长性颅骨骨折。

（5）颅骨骨髓炎等颅骨本身病变所致穿凿性颅骨破坏或切除颅骨病损的手术所致。

二、分类

颅骨骨折按骨折形态分为线形骨折、凹陷骨折和粉碎性骨折；按其部位分为颅盖骨折与颅底骨折；依骨折部位是否与外界相通分为闭合性骨折和开放性骨折。

三、临床表现

1. 颅盖骨折　线形骨折局部压痛、肿胀，患者可能伴有局部骨膜下血肿；凹陷骨折好发于额、顶部，多为全层凹陷，范围较大者，多可触及下陷区。若骨折片陷入颅内，使局部脑组织受压或产生挫裂伤，临床上可出现相应的病灶症状和局限性癫痫。如并发颅内血肿，可产生颅内压增高症状。凹陷骨折刺破静脉窦可引起致命的大出血。

2. 颅底骨折　大多由颅盖骨折延伸而来，少数可因头部挤压伤或着力部位于颅底水平的外伤所造成。颅底骨折绝大多数为线形骨折。颅底部的硬脑膜与颅骨贴附紧密，故颅底骨折时易撕裂硬脑膜，产生脑脊液漏而成为开放性骨折。依骨折的部位可分为颅前窝、颅中窝和颅后窝骨折，主要临床表现为皮下或黏膜下瘀斑、脑脊液漏、瘀斑和脑神经损伤 3 个方面（表 8-2）。

表 8-2　颅底骨折部位及临床表现

骨折部位	脑脊液漏	瘀斑部位	可能累及的脑神经
颅前窝	鼻漏	眶周、球结膜下（熊猫眼征）	嗅神经、视神经
颅中窝	鼻漏或耳漏	乳突区（Battle 征）	面神经、听神经
颅后窝	无	乳突部、咽后壁	少见

四、诊断

1. 外伤、颅骨本身病变或手术等所致的颅骨缺损病史。
2. 患者查体所见。
3. 颅盖骨折　X 线诊断率为 90% 以上
4. 颅底骨折　根据症状与体征可以明确诊断。
通过上述病史、查体和辅助检查所见，诊断多能明确，无需鉴别。

五、治疗

（一）颅盖线形骨折

本身不需要处理。但如骨折线通过脑膜血管沟或静脉窦时，应警惕发生硬脑膜外血肿的可能。

（二）凹陷骨折

目前一般认为：①骨折凹陷直径超过 1cm；②骨折凹陷直径小于 1cm，但骨折面积大于 5cm 直径，引起颅内压增高；③凹陷骨折片压迫重要功能区，引起神经系统症状和体征；④骨折片刺入脑内；⑤开放性颅骨粉碎性骨折；⑥骨折引起瘫痪、失语等功能障碍或局限性癫痫者，应手术治疗，将陷入的骨折片撬起复位，或摘除碎骨片后做颅骨成形。非功能区的轻度凹陷，或无脑受压症状的静脉窦处凹陷骨折，不应手术。

（三）颅底骨折

本身无需特殊处理，重点观察有无脑损伤及处理脑脊液漏、脑神经损伤，预防颅内感染，有脑脊液漏者预防性使用抗生素，大部分漏口在伤后 1～2 周自愈。脑脊液漏 4 周却未自行愈合者，需行硬脑膜修补术。出现脑脊液漏时即属开放性损伤，应使用 TAT 及抗生素。若骨折片压迫视神经，尽早手术减压。

（四）颅骨缺损

手术治疗以颅骨修补术为主要治疗策略。

1. 手术适应证

（1）颅骨缺损直径＞3cm 或颅骨缺损直径＜3cm，但位于影响美观的部位。

（2）按压缺损处可诱发癫痫者及脑膜-脑瘢痕形成伴发癫痫者。

（3）因颅骨缺损产生颅骨缺损综合征，造成精神负担，影响工作和生活、有修补要求者。

2. 手术禁忌证

（1）颅内或切口曾有感染，治愈尚不足半年。

（2）颅内压增高症状尚未得到有效控制者。

（3）严重神经功能障碍（KPS 评分＜60 分）或估计预后不良者。

（4）头皮瘢痕广泛致头皮菲薄，修补术有引起切口愈合不良或头皮坏死可能者。

3. 手术时机和基本条件

（1）颅内压已得到有效控制并稳定。

（2）伤口完全愈合无感染。

（3）以往多主张在首次术后 3～6 个月修补，目前多主张在首次手术后 6～8 周修补为宜；自体骨瓣埋藏的回植以 2 个月内为宜，帽状腱膜下埋藏的牵拉复位法不应超过 2 周。

（4）5 岁以下因头尾增长较快，不主张颅骨修补；5～10 岁可以修补，宜采用覆盖式修补，修补材料应超出骨缘 0.5cm；15 岁以后颅骨修补与成人相同。

4. 常用修补材料　有高分子材料（有机玻璃、骨水泥、硅胶、钛板）、异体骨质材料（目前已少用）、同种异体材料（如同种异体骨脱钙、脱脂等处理制成骨基质明胶）、自体材料（肋骨、肩胛骨、颅骨等）、新材料（高密度多孔聚乙烯、EH复合人工骨材料），目前以三维重建的塑形钛板最为常用。

六、护理问题

1. 有受伤的危险　与脑损伤引起癫痫、意识障碍、视力障碍有关。

2. 潜在并发症　颅内压增高、颅内压降低、颅内出血、癫痫、感染等。

3. 知识缺乏　缺乏脑脊液漏的护理知识。

4. 焦虑/恐惧　与颅脑损伤和担心治疗效果有关。

七、护理措施

（一）术前护理

1. 病情观察　严密观察患者生命体征，出现头痛、呕吐、生命体征异常、意识障碍等颅内压增高症状常提示骨折线越过脑膜中动脉沟或静脉窦，引起硬脑膜外血肿。偏瘫、失语、视野缺损等局灶症状和体征，常提示凹陷骨折压迫脑组织。存在脑脊液漏者，应注意有无颅内感染迹象。

2. 饮食护理　卧位患者进食时，床头抬高，头偏向一侧，食物不宜过稀，也不宜过硬过稠，指导患者吞咽动作和正确的咳嗽方法，以防误吸。

3. 并发症的护理

（1）骨膜下血肿的护理　线形骨折常伴有骨膜下血肿，注意观察出血量和血肿范围，遵医嘱给予止血、镇痛药。

（2）癫痫的护理　凹陷骨折患者可因脑组织受损而出现癫痫。为避免癫痫进一步加重颅脑损伤，应及时遵医嘱使用抗癫痫药物，注意观察病情和药物作用。发作时注意患者安全，注意保护头部及四肢，保持呼吸通畅。

（3）颅内压增高和脑疝的护理　颅盖骨折患者可合并脑挫伤、颅内出血，继发脑水肿导致颅内压增高。因此，应严密观察患者病情，及时发现颅内压增高及脑疝的早期迹象。一旦出现相应表现，立即给予脱水、降颅内压等治疗，预防脑疝发生。

（4）脑脊液漏的护理　重点是预防逆行性颅内感染。

① 鉴别脑脊液：患者鼻腔、耳道流出淡红色液体，如怀疑为脑脊液漏。则需要鉴别血性脑脊液与血性渗液。可将红色液体滴在白色滤纸上，在血迹外有较宽的月晕样淡红色浸渍圈，则为脑脊液；可根据脑脊液中含糖而鼻腔分泌物中不含糖的原理，用尿糖试纸或葡萄糖定量检测以鉴别血性脑脊液与鼻腔分泌物。有时颅底骨折伤及颞骨岩部，且骨膜及脑膜均已破裂但鼓膜尚完整时，脑脊液可经耳咽管流至咽部进而被患者咽下，故应观察并询问患者是否经常有腥味液体流咽部，以便发现脑脊液漏。

② 体位：取半坐卧位，头偏向患侧，目的是借助重力作用使脑组织移向颅底，形成粘连而封闭脑膜破口，待脑脊液漏停止 3～5 日后可改平卧位。如果脑脊液漏多，取平卧位，头稍抬高，以防颅内压过低。

③ 局部清洁消毒：清洁、消毒鼻前庭或外耳道，每日 2 次，避免棉球过湿导致液体流进颅内；在外耳道口或鼻前庭疏松处放置干棉球，棉球渗湿后及时更换，并记录 24h 浸湿的棉球数，以此估计漏出液量。

④ 预防脑脊液逆流：禁忌堵塞、冲洗、滴药入鼻腔和耳道，脑脊液鼻漏者，禁忌行腰椎穿刺。避免用力咳嗽、打喷嚏和擤鼻涕、抠鼻，避免屏气排便，以免鼻

窦或乳突气房内的空气被压入颅内，引起气颅或颅内感染。

⑤ 用药护理：遵医嘱应用抗生素及破伤风抗毒素或破伤风类毒素，观察有无药物副作用。

（5）颅内低压综合征的护理

① 原因：颅内低压综合征为脑脊液漏过多导致。

② 表现：患者出现直立性头痛，多位于额、枕部。头痛与体位有明显关系，坐起或站立时，头痛剧烈，平卧位则很快减轻或消失。常合并恶心、呕吐、头昏或眩晕、厌食、短暂的晕厥等。

③ 护理：一旦发生颅内低压综合征，应嘱其卧床休息，平卧或头低足高位，遵医嘱多饮水或静脉滴注生理盐水以大量补充水分。

4. 心理护理　向患者介绍病情、治疗方法及注意事项，取得配合，满足其心理、身体上的安全需要，消除紧张情绪。

（二）术后护理

1. 伤口观察及护理　观察伤口有无渗血、渗液，若有，应及时通知医师并更换敷料，观察有无头痛、呕吐等。

2. 疼痛护理　评估患者疼痛情况，头痛的部位、性质，结合生命体征等综合判断。遵医嘱给予镇痛药物或非药物治疗。

（三）健康教育及出院指导

1. 指导患者培养健康的生活行为和方式。

2. 颅骨缺损者应避免局部碰撞，以免损伤脑组织，嘱咐患者在伤后定期随访，根据恢复情况择期手术。

3. 指导患者和家属若出现剧烈头痛、频繁呕吐、发热、意识模糊等，应及时就诊。对于脑脊液漏者，应向其讲解预防脑脊液逆流颅内的注意事项。

4. 加强心理卫生宣教，树立战胜疾病的信心。

第四节·原发性颅脑损伤

原发性颅脑损伤是指暴力作用于头部时立即发生的脑损伤。有时虽然头皮和颅骨已存在开放性创口，但颅腔内容物并未与外界交通。

一、病理

（一）脑震荡的病理机制

研究发现，脑震荡可引起一系列变化，包括：

1. 脑代谢异常　颅脑损伤初期，糖代谢先增后降，可持续 10 天或 1 个月，并常伴有低镁、细胞内持续钙聚集、神经介质活性变化和广泛轴突损伤。

2. 离子代谢异常　伤后兴奋性递质与兴奋性氨基酸受体结合，使神经元去极化，造成细胞钙离子内流、钾离子外流，加剧兴奋，继而广泛神经元抑制。由于恢复细胞离子平衡需要三磷腺苷（ATP）提供能量，后者促使糖代谢。

3. 轴突损伤　表现为轴突肿胀、轴突输送障碍等，可持续数小时至数天。

（二）弥漫性轴索损伤的病理机制

弥漫性轴索损伤病理改变主要位于脑的中轴部分，即胼胝体、大脑镰、脑干及小脑上脚等处，多属挫伤、出血及水肿。镜下可见轴索断裂、轴浆溢出，稍久则可见圆形回缩球及红细胞溶解、含铁血黄素，最后呈囊变及胶质增生。

（三）脑挫裂伤的病理机制

以对冲性脑挫裂伤为例，轻者可见额、颞叶脑表面淤血、水肿，软膜下有点片状出血灶，蛛网膜或软膜常有裂口，脑脊液呈血性。严重时脑皮质及其下的白质挫碎、破裂，局部出血、水肿，甚至形成血肿，受损皮质血管栓塞，脑组织糜烂、坏死，挫裂区周围有点片状出血灶及软化灶，呈楔形伸入脑白质。

（四）脑干损伤的病理机制

原发性脑干损伤的病理改变常为挫伤伴灶性出血，多见于中脑被盖区，脑桥及延髓被盖区次之，脑干受压移位、变形使血管断裂引起出血和软化等继发病变。继发性脑干损伤可表现为脑干水肿、缺血、梗死、继发性出血，较原发性脑干损伤有更高的发生率，其重要的诱因是发生了颞叶钩回疝、脑干受挤压而导致脑干缺血损伤。通常情况下，原发性和继发性脑干损伤同时存在。

二、分类

脑损伤分类如表 8-3。

表 8-3　脑损伤分类

类型	具体分类
弥漫性脑损伤	脑震荡
	弥漫性轴索损伤
局限性脑损伤	脑挫裂伤
	脑干伤

三、临床表现

（一）脑震荡

颅脑外伤后立即出现短暂的意识丧失，历时数分钟乃至十多分钟，一般不超过半小时；但偶尔有患者表现为瞬间意识混乱或恍惚，并无昏迷；也有个别出现为较长的昏迷，甚至死亡。根据症状的不同，一般可将脑震荡分为轻、中、重 3 个等级。目前比较公认的划分标准为：轻度，即无意识丧失，伤后记忆丧失＜30min；中度，即伤后意识丧失＜5min，记忆丧失达 30min 至 24h；重度，即伤后意识丧失＞5min，记忆丧失＞24h。

（二）弥漫性轴索损伤

1. 意识改变　多为伤后立即昏迷，昏迷程度深，持续时间较长，极少有清醒期，此为弥漫性轴索损伤的典型临床特点。

2. 神经系统检查　无明显的定位特征。

3. 瞳孔　无变化或一侧或双侧瞳孔散大，对光反应减弱或消失，双眼向病变对侧偏斜和强迫下视，或眼球向四周凝视等。

4. 颅内压　患者虽然临床症状很重，但颅内压可增高可不增高。

（三）脑挫裂伤

1. 意识障碍　伤后可立即昏迷，昏迷时间由数分钟至数小时、数日、数月乃至迁延性昏迷不等。

2. 头痛、呕吐　头痛症状只有在患者清醒后才能陈述，如果伤后持续剧烈头痛、频繁呕吐，或一度好转后又加重，应究其原因，明确颅内有无血肿。

3. 生命体征　多有明显改变，一般早期有血压下降，脉搏细弱及呼吸浅快。脑挫裂伤患者体温亦可轻度升高，一般 38℃，若持续高热则多伴有丘脑下部损伤。

4. 脑膜激惹征　表现为闭目畏光、卷屈而卧，早期的低热和恶心呕吐也与此有关。颈项抗力约于 1 周逐渐消失。

5. 局灶症状　依损伤的部位和程度而不同，如果仅伤及额、颞叶前端等所谓"哑区"，可无神经系统缺损的表现；若是脑皮质功能区受损时，可出现相应的瘫痪、失语、视野缺损、感觉障碍以及局灶性癫痫等症状。

6. 当丘脑下部受损时，较易引起自主神经功能紊乱。

（四）脑干损伤

1. 意识障碍　原发性脑干损伤患者，伤后常立即发生昏迷，轻者对疼痛刺激可有反应，重者昏迷程度深，一切反射消失。

2. 瞳孔和眼运动　中脑损伤时，初期两侧瞳孔不等大，伤侧瞳孔散大，对光反应消失，眼球向下外倾斜；两侧损伤时，两侧瞳孔散大，眼球固定。脑桥损伤时，可出现两瞳孔极度缩小，对光反应消失，两侧眼球内斜，同向偏斜或两侧眼球分离等症状。延脑损伤多表现为双瞳散大，对光反应消失，眼球固定。

3. 去皮质强直　是中脑损伤的重要表现之一。表现为伸肌张力增高，两上肢过伸并内旋，下肢亦过度伸直，头部后仰呈角弓反张状。

4. 锥体束征　是脑干损伤的重要体征之一，包括肢体瘫痪、肌张力增高、腱反射亢进和病理反射出现等。

5. 生命体征变化

（1）呼吸功能紊乱　脑干损伤常在伤后立即出现呼吸功能紊乱。当中脑下端和脑桥上端的呼吸调节中枢受损时，出现呼吸节律的紊乱，如陈-施呼吸；当脑桥中下部的长吸中枢受损时，可出现抽泣样呼吸；当延髓内吸气和呼气中枢受损时，则发生呼吸停止。在脑干继发性损害的初期，如小脑幕切迹疝的形成时，先出现呼吸节律紊乱，陈-施呼吸，在脑疝的晚期颅内压继续升高，小脑扁桃体疝出现，压迫延髓，呼吸即先停止。

（2）心血管功能紊乱　当延髓损伤严重时，表现为呼吸、心跳迅速停止，患者死亡。较高位的脑干损伤时出现的呼吸循环紊乱常先有一兴奋期，此时脉搏缓慢有力、血压升高、呼吸深快或呈喘息样呼吸，以后转入衰竭，脉搏频速，血压下降，呼吸呈潮式，最终心跳呼吸停止。一般呼吸停止在先，在人工呼吸和药物维持血压的条件下，心跳仍可维持数天或数月，最后往往因心力衰竭而死亡。

（3）体温变化　脑干损伤后有时可出现高热，这多由于交感神经功能受损、出汗功能障碍，影响体热发散所致。当脑干功能衰竭时，体温则可降至正常以下。

（4）其他症状　可出现上消化道出血（为脑干损伤应激引起的急性胃黏膜病变所致）；还有顽固性呃逆；神经源性肺水肿（是由于交感神经兴奋，引起体循环及肺循环阻力增加所致）。

四、辅助检查及诊断

1. 脑震荡一般无阳性体征。

2. X 线平片可了解脑挫裂伤是否合并颅骨骨折，颅内异物的大小、形态和数目，有无生理性或病理性钙化，颅骨缺损的大小、形状。CT 诊断脑挫裂伤严重程度，是否合并各类颅内血肿、脑水肿，异物定位。腰椎穿刺检查脑脊液是否含血，可与脑震荡鉴别，同时可测定颅内压或引流血性脑脊液以减轻症状。但对颅内压明显增高者，禁用腰椎穿刺。

五、治疗

1. 脑震荡卧床休息 5～7 日，适当给予镇静、镇痛药物治疗，多数患者在 2 周内恢复正常。

2. 脑挫裂伤

（1）非手术治疗　包括防治脑水肿，解除呼吸道阻塞，处理出血性休克，加强营养支持，处理高热、躁动和癫痫，做好脑保护、促苏醒和功能恢复治疗。

（2）手术治疗　若经非手术治疗无效或病情恶化出现脑疝征象时，及时手术去除颅内压增高的原因，解除脑受压。常用手术方法包括脑挫裂伤灶清除、额极或颞极切除、去骨瓣减压术或颞肌下减压术。

六、护理问题

1. **清理呼吸道无效** 与脑损伤后意识障碍有关。

2. **意识障碍** 与脑损伤、颅内压增高有关。

3. **营养失调（低于机体需要量）** 与脑损伤后高代谢、呕吐、高热等有关。

4. **躯体移动障碍** 与脑损伤后意识和肢体功能障碍及长期卧床有关。

5. **潜在并发症** 颅内压增高、脑疝。

七、护理措施

（一）术前护理

1. **体位** 低颅压患者取平卧位，防止因头高位时使颅内压降低致头痛加重。颅内压增高时取头高位，以利于颅内静脉回流，降低颅内压。脑脊液漏时，取平卧位或头高位，以减轻脑脊液漏，促使漏口粘连封闭。昏迷患者取平卧且头偏向一侧或侧卧、俯卧位以利口腔与呼吸道的分泌物引流，保持呼吸道通畅。休克时取平卧或头低仰卧位，以保证脑部血氧供给，但时间不宜过长，以免增加颅内淤血。

2. **饮食** 急诊手术者应即刻禁食禁饮，饱胃患者应行胃肠减压，防止麻醉后食物反流引起窒息。

3. **心理护理** 颅脑损伤对患者或家属都是意外打击。家属在患者病情危急时可能会有应对能力不足而产生感伤、无助或过度要求医护人员的举止；意识清醒的患者情绪上也会经历休克、退缩、认知与适应四期。护士应理解患者及家属的行为，安排时间，引导患者及家属，并给予满意的解释。对需要手术者如实向患者及家属介绍手术的必要性及可能出现的问题，鼓励患者及家属面对现实。适当地介绍疾病相关知识。

4. **术前准备** 向患者和家属解释手术治疗的意义和注意事项，取得合作。完善术前检查，协助患者行 X 线片及 CT 检查。术前谈话。备好充足血源，做交叉配血试验、备皮。做好抗生素的过敏试验。术前 30min 按医嘱给予呼吸道干燥剂和镇静药，昏迷及气管切开的患者，彻底清除呼吸道分泌物。

（二）术后护理

1. **体位** 抬高床头 15°～30°以利于颅内静脉回流；意识不清或伴有呼吸道不畅、呕吐、咳嗽、吞咽障碍者，宜取头侧卧位，以利咽喉部及口腔分泌物的引流，防止误吸和窒息。

2. **饮食** ①麻醉清醒后 4～6h 无呕吐，吞咽功能良好者可予流质，并逐渐过渡到普食。②术后 24～48h 未清醒者应尽早给予鼻饲流质，国内外报道均认为尽早实施胃肠营养能维持肠黏膜结构的完整性，防止或减轻高代谢，减少内源性感染。③胃肠内营养不能满足机体需要时，应静脉补充营养，如脂肪乳剂、氨基酸等。

3. 管道护理　对各种管道应妥善固定，保持通畅，加强观察、巡视。

4. 并发症的护理

（1）继发性脑损伤　重度脑挫裂伤患者，常因脑膜、脑实质内血管损伤或术后颅内压增高、缺血缺氧而继发脑水肿、颅内血肿，使原有病情加重，甚至危及生命。术后要加强动态病情观察，观察重点包括意识状态、瞳孔、生命体征、神经系统体征及头痛、呕吐或躁动不安等。重症患者使用颅内压监护仪连续观察和记录颅内压的动态变化，5.3kPa 以上为重度增高，提示有血肿的可能，如经过相应治疗后颅内压仍持续在 5.3kPa 以上，提示预后较差，按高颅压症状护理。观察中若发现有继发性脑损伤征象时，应立即报告医师，对于潜在脑疝危险或已存在脑疝的患者应积极做好再次手术准备，及时手术治疗，以挽救患者生命。

（2）上消化道出血　是脑挫裂伤常见并发症之一，主要病理改变为胃、十二指肠黏膜多发性糜烂或黏膜下出血，对患者生命威胁大。应注意预防出血。鼻饲前抽吸胃内容物时发现有咖啡色液体，或出现柏油样便、腹胀、肠鸣音亢进等说明有上消化道出血，重者则可能有呕血或大量便血，面色苍白，脉搏快速，血压下降等休克征象。观察中若发现上述现象应立即报告医师。遵医嘱应用止血药和抑制胃酸分泌的药物，停用糖皮质激素。经胃管用冰盐水反复灌洗抽吸后，注入氢氧化铝凝胶、云南白药、奥美拉唑等药物止血。必要时行胃肠减压，并做好大量失血的各项抢救准备工作。

（3）感染　重症患者呼吸道分泌物增多及潴留、留置导尿管、机体防御能力降低等因素是引起感染的常见原因。①注意体温变化，定期检测血液、体液常规及分泌物培养检查以及时发现感染征象。②尿潴留者宜先用针刺关元、气海、曲池、三阴交等穴位，并配合按摩膀胱等方法使患者排尿，如仍不能排出或残留尿较多时，可行留置导尿管；导尿过程均需严格无菌操作，并加强泌尿系统护理；留置时间较长者1～2周更换导尿管1次。③尿失禁的男性患者，可用男式接尿器或直接用尿壶接尿；女性患者则应根据排尿规律，经常主动用尿盆接尿或及时更换尿布，不可将留置导尿管作为解决尿失禁的常规方法。④加强口腔护理，及时清除口腔内分泌物，防止发生口腔炎、口腔溃疡及化脓性腮腺炎等并发症。⑤正确放置引流袋高度，避免逆行感染；枕上垫无菌巾，保持伤口敷料干燥固定，如有渗湿、污染及时更换。

（4）肺部并发症　重型颅脑损伤后因肺实质多有淤血、水肿，吞咽、咳嗽反射减弱或消失致误吸、呼吸道内分泌物不能排除，加上侵入性操作和机体免疫力下降等因素极易并发肺部感染，严重肺部感染可导致呼吸功能不全，危及患者生命。详见第十六章第五节"神经外科重症并发症管理"相关内容。

（5）深静脉血栓　详见第十七章第四节"神经外科患者深静脉血栓的预防和处理"相关内容。

5. 心理护理　患者常因存在部分神经功能缺损或不同程度的后遗症，如头痛、头昏、失眠、躯体移动障碍、失语等而产生悲观、焦虑情绪；特别是重症患者恢复时间长，进展缓慢，使患者及家属缺乏信心。护士应多与患者及家属进行沟通，关心体贴患者，及时发现患者情绪变化并进行安慰和开导。对机体的代偿功能和可逆性多做解释，多给予鼓励和支持，帮助患者树立信心；调动一切有利的社会支持系统，解除患者的思想顾虑和对生活、工作的担忧。

（三）健康教育及出院指导

1. 康复训练　对存在失语、肢体功能障碍或生活不能自理者，当病情稳定后即开始康复锻炼。对患者耐心指导，制订合适目标，帮助患者努力完成，一旦康复有进步，患者会产生成功感，树立起坚持锻炼和重新生活的信心。

2. 控制癫痫　有外伤性癫痫者，应按时服药控制症状发作，在医师指导下逐渐减量直至停药，不可突然中断服药。癫痫患者不宜单独外出或做有危险的活动（游泳等），以防发生意外。

3. 生活指导　重度残障者的各种后遗症应采取适当的治疗，鼓励患者树立正确的人生观，指导其部分生活自理；并指导家属生活护理方法及注意事项。去骨瓣减压者，外出时需戴安全帽，以防意外事故挤压减压窗。

4. 出院指导　出院后继续鼻饲者，要教会家属鼻饲饮食的方法和注意事项。

第五节 · 继发性颅脑损伤

继发性脑损伤是指在原发性脑损伤的基础上，随着伤后的组织反应、病理生理改变与出血等因素所发生的水肿、肿胀或颅内血肿。其中颅内血肿是最多见、最严重的继发性、致命性病变，其主要危害是压迫脑组织，引起进行性颅内压增高，形成脑疝，危及患者生命。按伤后至血肿症状出现的早迟可分为：急性血肿、亚急性血肿、慢性血肿；根据血肿所在解剖部位不同又可分为：硬脑膜外血肿、硬脑膜下血肿、脑内血肿。

一、病因病理

1. 硬脑膜外血肿　约占外伤性颅内血肿的 30%，大多属于急性型。可发生于任何年龄，但小儿少见。硬脑膜外血肿与颅骨损伤有密切关系，可因骨折或颅骨的短暂变形撕裂位于骨管沟内的硬脑膜中动脉或静脉窦而引起出血，或骨折的板障出血。

2. 硬脑膜下血肿　约占外伤性颅内血肿的 40%，多属急性或亚急性型。急性和亚急性硬脑膜下血肿的出血来源主要是脑皮质血管，大多由对冲性脑挫裂伤所致，好发于额极、颞极及其底面；另一种较少见的血肿是由于大脑表面回流到静脉窦的桥静脉或静脉窦本身撕裂所致，范围较广。

3. 脑内血肿　比较少见，在闭合性颅脑损伤中，发生率为 0.5%~1.0%。常与枕部着力时的额、颞对冲性脑挫裂伤同时存在，少数位于着力部位。

二、分类

继发性颅脑损伤分类如表 8-4。

表 8-4　继发性颅脑损伤分类

分类方式	内容
按血肿症状出现的时间分类	急性血肿（3 日内出现症状）
	亚急性血肿（伤后 3 日至 3 周出现症状）
	慢性血肿（伤后 3 周以上才出现症状）
按血肿所在部位分类	硬脑膜外血肿
	硬脑膜下血肿
	脑内血肿

三、临床表现

主要表现为头部外伤后，若有原发性脑损伤者，先出现脑震荡或脑挫裂伤的症状，当颅内血肿形成后压迫脑组织，出现颅内压增高和脑疝的表现。但不同部位的血肿有其各自的特点。

1. 硬脑膜外血肿　临床表现可因出血速度、血肿量、血肿部位及患者年龄而不同。①头部直接暴力伤，可发现局部有头皮伤痕或头皮血肿。②根据不同的受伤机制，患者可无意识障碍、短暂昏迷或长时间意识不清。20%~50% 患者出现典型"昏迷—清醒—再昏迷"，即中间清醒期。受伤时由于头部受到冲击而出现意识障碍，意识恢复后由于硬脑膜外血肿扩大、颅内压增高，脑干受压，再次出现昏迷，并可能出现脑疝症状。③大多数患者伤后即有头痛和呕吐，随着血肿量增加，颅内压进行性增高，头痛及呕吐进行性加重，出现烦躁不安或淡漠，定向力障碍，血压升高、脉搏减慢、脉压增大、心率和呼吸减慢等代偿反应。病情进一步恶化则出现血压下降、脉搏细弱和呼吸抑制。④少量急性硬脑膜外血肿可无明显神经系统体征，血肿量扩大出现小脑幕切迹疝，则可观察到瞳孔改变，多为患侧瞳孔先缩小、对光反应迟钝，继之瞳孔进行性扩大，对光反应消失，如病情进行性加重，则对侧瞳孔亦扩大，发生枕骨大孔疝。血肿引起脑疝或血肿压迫运动区还可出现一侧肢体肌力减退，脑疝晚期则表现为去大脑强直。

2. 硬脑膜下血肿　①一侧枕部着力，可能于对侧额、颞部发生脑挫裂伤和硬脑膜下血肿；后枕中线部着力易导致双侧额、颞底部脑挫裂伤和硬脑膜下血肿；前额部受力时，脑挫裂伤和血肿往往都发生于前额部，极少发生于枕部。急性硬脑膜下血肿伤情比较严重，病情发展较快，伤后意识障碍较为突出，常表现为持续昏迷，并呈进行性恶化，较少出现中间清醒期，即使意识障碍程度可能一度好转，也较短暂。主要表现为进行性意识加深，生命体征变化突出，较早出现小脑幕切迹疝。患者早期即可因脑挫裂伤累及脑功能区而出现相应的神经系统阳性体征，如偏瘫、失语、癫痫发作等。观察过程中脑损伤体征明显加重或出现新的阳性体征，应考虑继发性颅内血肿。由于多数硬脑膜下血肿患者合并有较严重脑挫裂伤，蛛网膜下腔出血量较多，故脑膜刺激征常较明显。②慢性硬脑膜下血肿临床表现多样，常出现于伤后 3 周至数月，极少数患者可在伤后数年才出现症状。以慢性颅内压增高为主，表现为头痛；老年患者以智力障碍和精神异常为主，有的患者还可以出现一侧肢体运动障碍、失语等，因此常不能回忆外伤史。

3. 脑内血肿　①位于额、颞前端及底部的血肿与对冲性脑挫裂伤、硬脑膜下血肿相似，除颅内压增高外，多无明显定位症状或体征。②若血肿累及重要功能区，则可出现偏瘫、失语、偏盲、偏身感觉障碍以及局灶性癫痫。③因对冲性脑挫裂伤所致脑内血肿，伤后意识障碍多较持久，且进行性加重，多无中间意识好转期，病情转变较快，容易引起脑疝。④因冲击伤或凹陷骨折所引起的局部血肿，病情发展较缓者，除表现局部脑功能损害症状外，常有头痛、呕吐、眼底水肿等颅内压增高征，尤其是老年人因血管脆性增加，较易发生脑内血肿。

四、辅助检查及诊断

1. 硬脑膜外血肿　CT 表现为颅骨内板与硬脑膜之间的双凸形高密度区，边界锐利。

2. 硬脑膜下血肿　CT 表现为颅骨内板与脑表面之间出现高密度、等密度和混合密度的新月形或半月形影，伴点状或片状脑挫裂伤灶。

3. 脑内血肿　CT 表现为脑内高密度区，周围常伴有点状、片状高密度出血灶以及低密度水肿区。

五、治疗

1. 硬脑膜外血肿

(1) 非手术治疗适应　①意识无进行性恶化，病情稳定。②无继发性神经系统阳性体征出现或原有神经系统阳性无进行加重。③无进行性颅内压增高征。④CT检查示幕上血肿＜40mL，中线结构移位＜1.0cm。常采用脱水降颅内压等药物治疗，并严密观察患者临床表现。

(2) 手术治疗　常用手术方法有颞肌下减压切除骨窗开颅血肿清除术、成形骨瓣开颅血肿清除术或钻孔穿刺血肿抽吸术。手术适应证为：①有明显临床症状和体征；②CT 检查提示明显脑受压；③患者意识障碍进行性加重或出现再昏迷。

2. 硬脑膜下血肿　以手术治疗为主，辅以非手术治疗。手术方法：①钻孔冲洗引流术（适用于血肿呈液状）；②骨窗或骨瓣开颅术（适用于血肿呈凝块状）；

③颞肌下减压或去骨瓣减压术。

3. **脑内血肿**　手术治疗，采用颞肌下减压切除骨窗或成形骨瓣开颅血肿清除术，必要时去骨瓣减压，解除脑受压。

六、护理问题

1. **颅内压增高**　与脑部损伤有关。
2. **意识障碍**　与脑损伤、颅内压增高有关。
3. **清理呼吸道无效**　与脑损伤后意识障碍有关。
4. **潜在并发症**　脑疝、癫痫、再出血、感染。

七、护理措施

（一）术前护理

1. **病情观察**　根据患者的不同情况，应密切观察其意识状态、生命体征和神经系统体征。

2. **心理护理**

（1）应鼓励家属陪伴在身边，同时建立良好的医患关系，减轻患者的恐惧心理。

（2）应主动观察询问患者主观感受，并通过患者的肢体语言理解患者头痛、不适等主观感受。

（3）向患者或家属介绍目前的病情进展、治疗措施、手术的必要性及可能出现的问题，以取得患者或家属的理解和配合。

（4）当患者清醒后，应及时告知目前的状况，并以亲切和蔼的语气进行适当的解释和安慰，以减轻患者的恐惧。

（5）护士应多与患者及家属进行沟通，引导患者说出所担忧的事，并给予满意的答复，运用有利的社会支持系统，以消除其思想顾虑。

（6）让患者及家属参与制订护理计划，调动其积极性。

（7）对机体的代偿功能和可逆性多做解释，经常给予鼓励和支持，帮助患者树立信心。

（二）术后护理

1. **体位护理**　全身麻醉未清醒时取平卧位，头偏向一侧，清醒后血压平稳者可抬高床头 15°～30°，以利颅内静脉回流，降低颅内压。意识不清或伴有呼吸道不畅、呕吐、咳嗽、吞咽功能障碍者，宜取头侧卧位，以利于咽喉部及口腔分泌物的引流，防止误吸和窒息。

2. **饮食护理**　麻醉清醒后 4～6h 无呕吐，吞咽功能良好者可给予流质，并逐渐过渡到普食；术后 24～48h 未清醒者应尽早给予鼻饲流质，国内外报道均认为尽早实施胃肠道营养能维持肠黏膜结构的完整性，防止或减轻高代谢，减少内源性感染。胃肠内营养不能满足机体需要时，应静脉补充营养，如脂肪乳剂、氨基酸等。

3．发热护理　若出现高热的情况，应按下列方法处理：

（1）每 4h 测量 1 次体温，必要时持续体温监测。

（2）根据病情选择适合的降温方法，如物理降温、药物降温、冰液体快速输入、冰盐水保留灌肠、降温毯降温或冬眠低温疗法等。

（3）正确采集血培养标本，及时送检。

（4）嘱患者多饮水，鼓励咳嗽排痰，保持呼吸道通畅，痰液黏稠时予雾化吸入。

（5）记录 24h 出入水量，定时检测电解质，遵医嘱静脉补充丢失的水、电解质。

（6）选择清淡、易消化的高热量、高蛋白流食或半流食。

（7）加强口腔护理及皮肤护理，定时翻身拍背。

（8）必要时遵医嘱予以药物处理。

4．疼痛护理　详见第六章第一节"头痛"相关内容。

5．潜在并发症脑疝的护理

（1）严密观察患者意识、瞳孔、生命体征及肢体活动的变化，及时发现脑疝征象。一侧瞳孔散大，对光反应消失，对侧偏瘫及病理征阳性时常提示小脑幕切迹疝存在；如突然出现呼吸节律改变，呼吸缓慢甚至停止提示枕骨大孔疝。

（2）重视患者主诉和临床表现。当患者头痛剧烈，频繁呕吐或躁动不安时为脑疝先兆，需及时通知医师并遵医嘱予脱水、降颅压处理。

（3）去除引起颅内压骤然增高的不利因素，保持呼吸道通畅，保持大便通畅，控制癫痫发作。

（4）脑疝发生时应迅速处理，大脑半球血肿引起小脑幕切迹疝时应快速静脉滴注 20％甘露醇；颅后窝血肿引起的枕骨大孔疝应首先协助医师行侧脑室前角穿刺外引流，同时静脉滴注 20％甘露醇，并做好急诊手术准备。

（5）再发血肿的护理：①观察患者意识状态、瞳孔变化，注意观察患儿囟门张力情况和情绪变化；②观察神经功能缺损体征有无加重或缓解；③宜采取头低位，卧向患侧，利于脑组织复位和血肿腔闭合；④嘱患者多饮水，不使用强力脱水剂，必要时适当补充低渗液体。

6．呼吸道护理　患者常因意识不清不能有效清理呼吸道而导致呼吸道梗阻，应首先置患者于侧卧位，头后仰托起下颌开放呼吸道，尽快清除口鼻的分泌物、呕吐物、异物、血块等，并立即给患者吸氧；必要时配合医师放置口咽通气道，或行气管插管、气管切开；呼吸减弱和潮气量不足者，应及早准备呼吸机予以辅助呼吸。

7．精神症状的护理　详见第六章第八节"精神障碍"相关内容。

8．硬膜下引流管护理

（1）患者平卧或头低脚高位，以利于体位引流。

（2）引流袋低于创腔 30cm，以较快引流出创腔内液体。

（3）保持引流通畅，观察排液、排气情况，一般高位引流管排气，低位引流管排液，引流液多呈棕褐色，后期引流液减少。

（4）拔管 48h 内注意观察有无颅内压增高表现。

（三）健康教育和出院指导

1. 康复训练　对存在失语、肢体功能障碍或生活不能自理者，当病情稳定后即开始康复锻炼。对患者耐心指导，制订合适目标，帮助患者努力完成，一旦康复有进步，患者会产生成功感，树立起坚持锻炼和重新生活的信心。轻型患者应鼓励其尽早自理生活和恢复活动，注意劳逸结合，瘫痪患者制订具体计划，指导协助肢体功能锻炼，尤其应该注意发挥不全瘫痪部位或肢体的代偿功能，为日后生活自理做准备；静止状态时瘫痪肢体应置于功能位，以防畸形造成日后生活障碍。

2. 控制癫痫　有外伤性癫痫者，应按时服药控制症状发作，指导按医嘱长期定时服用抗癫痫药物，不可突然中断服药，随时携带疾病卡，并教给家属癫痫发作时的紧急处理方法。癫痫患者不宜单独外出或做有危险的活动（游泳等），以防发生意外。

3. 生活指导　重度残障者的各种后遗症应采取适当的治疗，鼓励患者树立正确的人生观，指导其部分生活自理；并指导家属生活护理方法及注意事项。去骨瓣减压者，外出时需戴安全帽，以防意外事故挤压减压窗。

4. 对语言障碍者，有意识、有计划地进行语言功能训练，并教会非语言性沟通的方法。

5. 如原有症状加重，头痛、头昏、呕吐、抽搐、手术切口发炎、积液等应及时就诊。

6. 出院指导　出院后继续鼻饲者，要教会家属鼻饲饮食的方法和注意事项。

第九章 ▶▶ **颅内肿瘤的治疗与护理**

第一节 · 颅内肿瘤概述

颅内肿瘤是中枢神经系统常见病变，分为原发性和继发性颅内肿瘤。原发性颅内肿瘤发生于脑组织、脑膜、脑神经、垂体、血管及残余胚胎组织等，而继发性颅内肿瘤则是指身体其他部位恶性肿瘤转移或侵入颅内的肿瘤。年发病率为1/10 万，无发病特定年龄，但多见于 20～50 岁的青壮年，发病部位常见于大脑半球。

一、病因与分类

1. 颅内肿瘤的病因目前尚不完全清楚，该病的发生、发展受内外环境多种因素影响，是多基因突变、多阶段演进的复杂过程。

2. 诱发颅内肿瘤的可能因素与先天、遗传、物理、化学和生物因素有一定关系。

3. 颅内肿瘤分类参照 2007 年 WHO 分类（表 9-1）。

二、常见的辅助检查

一般体格检查与神经系统体格检查、心电图、B 型超声、眼底、视力、听力、纤维喉镜、脑电图、肌电图、脑干诱发电位等检查。最常见的检查为 CT 与 MRI，可了解肿瘤的部位、大小、脑组织、脑室、脑池及中线移位等变化，腰穿、X 线摄片、实验室检查等也能为临床诊断提供依据。有条件的地方可以做 CTA、MRA，必要时做 DSA。

三、诊断

结合患者的病史，体格检查和必要的辅助检查可以明确诊断。特别是根据 CT 与 MRI 检查结果，可了解肿瘤的部位、大小、脑组织、脑室、脑池及中线移位等变化，腰穿、实验室检查等为临床诊断提供参考。

表 9-1　常见颅内肿瘤分类（2007 年 WHO 分类）

肿瘤分类	亚型	肿瘤分类	亚型
1. 神经上皮性肿瘤	星形细胞肿瘤	4. 淋巴和造血组织肿瘤	恶性淋巴瘤
	少突胶质细胞肿瘤		浆细胞瘤
	少突星形细胞瘤		颗粒细胞肉瘤
	室管膜肿瘤	5. 生殖细胞肿瘤	生殖细胞瘤
	脉络丛肿瘤		胚胎性癌
	其他神经上皮肿瘤		卵黄囊瘤
	神经元及混合性神经元-胶质肿瘤		绒毛膜癌
	松果体实质肿瘤		畸胎瘤
	胚胎性肿瘤	6. 蝶鞍区肿瘤	颅咽管瘤
2. 脑神经和脊旁神经肿瘤	神经鞘瘤		垂体瘤
	神经纤维瘤		成釉细胞瘤
	神经束膜瘤		乳头状型
	恶性周围神经鞘膜瘤		颗粒细胞瘤
3. 脑膜肿瘤	脑膜上皮细胞肿瘤		垂体前叶梭形细胞瘤
	间叶肿瘤	7. 转移性肿瘤	
	原发性黑色素细胞性病变	8. 血管性肿瘤	血管网状细胞瘤
	其他脑膜相关性肿瘤		

四、治疗原则

降低颅内压在颅内肿瘤治疗中处于十分重要的地位，而手术切除肿瘤是最基本、最有效的方法。良性肿瘤预后较好，恶性肿瘤则需辅以放射或化学药物治疗且预后差。血管内治疗、神经内镜、神经导航等临床应用，拓宽了手术治疗的范围。随着微侵袭神经外科的迅速发展，许多脑干、中线部位或颅底肿瘤目前均能全切除。对不能全切除的肿瘤，应争取部分切除加减压术，术后根据病情选择伽马刀治疗、放疗及化疗，可延长患者生命。免疫治疗、基因治疗、中草药治疗等目前仍处于探索研究实验阶段。

五、护理评估

（一）术前评估

1. 健康史

（1）一般情况　评估患者的年龄、性别和职业、本次发病的特点和经过。

（2）既往史　评估患者有无高血压、糖尿病、心脏病，肝、肾、肺功能有无异常。

（3）家族史　评估患者有无肿瘤家族史。

2. 身体状况

（1）症状与体征　评估患者的生命体征、意识状态、瞳孔、肌力及肌张力、运动感觉功能、深浅反射及病理反射等。评估患者有无进行性颅内压增高及脑疝症状，有无神经系统功能障碍，是否影响患者自理能力，有无发生意外伤害的危险，是否有水、电解质及酸碱平衡失调。评估患者营养状况及重要脏器功能。

（2）辅助检查　血液生化检查、X线、心电图、眼底、喉镜、脑电图、肌电图、听力检查，CT、MRI等检查的结果。

3. 心理-社会状况

（1）了解患者及家属有无焦虑、恐惧不安等情绪。

（2）评估患者及家属对手术治疗有无思想准备，对手术治疗目的、方法、预后有无充分了解。

（二）术后评估

1. 手术情况评估　了解患者手术方式、手术体位、手术时间、术中出血量、输液及输血量、肿瘤部位、肿瘤大小、是否全切、术中快速病理学检查等情况。

2. 麻醉情况评估　评估患者麻醉方式、术中麻醉情况、是否留置镇痛泵、是否留置气管插管、麻醉是否完全清醒、有无麻醉后反应，必要时查血气分析。

3. 管道评估　评估留置管道名称、放置位置、引流目的、引流液的量和颜色以及性状。评估引流管是否引流通畅、固定是否妥当、有无管道标识，详细记录留置时间。

4. 全身皮肤评估　评估全身皮肤有无压红、破溃、损伤及皮肤感染情况。

5. 患者病情评估　评估患者意识、瞳孔、生命体征、肢体活动情况、心电监测及血氧饱和度、有无高颅压症状及神经功能定位体征。

6. 护理风险评估　营养评估、日常生活能力、VTE发生风险、跌倒/坠床风险评估、压力性损伤风险评估。

7. 术后药物评估　评估药物名称、了解药物的作用、掌握正确的配置方法、观察药物的不良反应，并做好对患者及家属的用药指导。

8. 并发症观察与评估　脑水肿与颅内出血是最常见的并发症，颅内出血常见于术后24h内，术后72h是脑水肿的高峰期，必须密切观察颅内压增高的先兆症状，及时进行对症处理。

第二节 · 神经胶质瘤

　　胶质瘤系发生于神经外胚层的肿瘤，占颅内肿瘤的44.6%。国外报道该病发生率占颅内肿瘤的22.2%～50.1%，国内报道为18.2%～39.1%。以男性多见，发病高峰年龄为30～40岁。胶质瘤特点如下。①生长方式：多数肿瘤为浸润性生长，无明显边界，有些小脑星形细胞瘤、室管膜瘤或乳头状瘤等呈膨胀性生长，具有较完整的包膜。②生长部位及好发年龄：脑内任何部位均可生长，但不同类型的肿瘤多有一定的好发年龄和生长部位的规律性，髓母细胞瘤常发生于小孩，且多在小脑蚓部生长并伸入第四脑室内；脉络丛乳头状瘤和室管膜瘤多发生于成人，大多位于脑室系统内；松果体瘤位于第三脑室后部，多见于青年。③综合治疗：手术＋术后放疗，也可合并应用化疗或免疫治疗。④脑水肿：肿瘤周围多有不同程度水肿，肿瘤恶性程度高时，脑水肿更明显。⑤转移与复发：一般不向颅外转移，胶质细胞瘤呈浸润性生长，故手术难以完全切除，术后容易复发。

一、病因

1. 遗传因素。
2. 胚胎原基的发育异常。
3. 生物化学因素。

二、肿瘤分类

　　胶质瘤包括：星形细胞瘤、多形性胶质母细胞瘤、少突胶质细胞瘤、室管膜瘤、髓母细胞瘤、松果体瘤、脉络丛乳头状瘤、胶样囊肿及神经节细胞瘤等肿瘤。临床上根据胶质瘤的不同分级（表9-2）采取个性化的综合治疗。

表9-2　胶质瘤分级及特点

分级	肿瘤的组织结构和细胞特点
Ⅰ级	一般为良性以毛细胞型星形细胞留为主,占胶质瘤5%左右,是可以治愈的
Ⅱ级	为一般的星形细胞瘤或星形-少突细胞瘤,占胶质瘤的30%～40%左右,预后可达5～10年甚至更长
Ⅲ级	为间型星形细胞瘤,占胶质瘤的15%～25%左右,一般由Ⅱ级演变而来,平均生存期2～3年左右
Ⅳ级	为胶质母细胞瘤,占胶质瘤的1/3左右,平均生存时间一般为半年到两年左右

三、临床表现

　　癫痫发作为首发症状，常伴有头痛、精神运动性肌无力、明显呕吐与意识障碍。神经系统检查多数患者有视盘水肿与脑神经功能障碍。约 50% 患者可出现肢体肌无力，也有部分患者出现言语困难、感觉障碍、视野改变。

四、辅助诊断

1. CT 扫描上最常见的表现为低密度的脑内病灶，较均匀一致，占位效应不明显，瘤内无出血灶或坏死灶，瘤周无明显水肿影。部分患者 CT 呈等密度。

2. MRI 可明确显示肿瘤影及肿瘤浸润脑组织的程度（图 9-1）。星形细胞瘤在 MRI 上 T1WI 图像呈低信号，T2WI 和 FLAIR 图像呈高信号。增强后肿瘤有周边斑点状轻度强化影。少数患者可表现为囊性或瘤内出血。

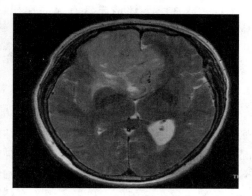

图 9-1　胶质瘤 MRI 表现

五、治疗原则

1. 参照《中国胶质瘤指南》，采取手术加放疗和化疗为主的综合治疗。强烈推荐以最大范围安全切除肿瘤为手术基本原则（Ⅱ级证据），安全是指术后 KPS ＞70 分。推荐不能安全全切肿瘤者，可酌情采用肿瘤部分切除术、开颅活检术或立体定向（或导航下穿刺）活检术，明确肿瘤的组织病理学诊断。肿瘤切除程度与患者生存时间、对放疗和化疗等敏感有关（Ⅰ级证据）。

2. 强烈推荐对局限于脑叶的胶质瘤应争取最大范围安全切除肿瘤（Ⅱ级证据）。基于胶质瘤膨胀、浸润性的生长方式及血供特点，推荐采用显微神经外科技术，以脑沟、脑回为边界，沿肿瘤边缘白质纤维束走向做解剖性切除，以最小限度组织和神经功能损伤获得最大限度肿瘤切除，并明确组织病理学诊断。

3. 对于优势半球弥漫浸润性生长、病灶侵及双侧半球、老年患者（年龄＞65 岁）、术前神经功能状况较差（KPS＜70 分）、脑内深部或脑干部位的恶性脑胶质瘤、脑胶质瘤病、推荐酌情采用肿瘤部分切除术、开颅活检术或立体定向（或导航下穿刺）活检术。

4. 目前认为肿瘤的病理类型、手术切除程度、发病年龄、病程、临床表现均可反映患者的预后。星形细胞瘤预后尚佳，肥大细胞型星形细胞瘤患者预后较差。

5. 肿瘤组织基因检测，通过基因检测找到治疗的靶向药物，找到肿瘤的遗传规律。

六、护理评估

（一）术前评估

1. 健康史

（1）一般情况　患者年龄、职业、民族、饮食营养是否合理，有无烟酒嗜好，有无大小便异常，睡眠是否正常，生活是否能自理、本次发病的特点和经过。

（2）既往史　评估患者有无高血压、糖尿病、心脏病，肝、肾、肺功能有无异常。

（3）家族史　评估有无胶质瘤家族史，胶质瘤的家族发生率很低，但近年来报道有遗传倾向。

2. 身体状况

（1）症状与体征　询问患者起病首发症状是否为癫痫，了解患者是否有头痛、呕吐、视盘水肿等颅内压增高表现。评估患者生命体征、意识、瞳孔、肢体活动情况及神经功能定位体征。如肿瘤压迫视神经致原发性视神经萎缩，可导致患者视力下降。运动区及其附近的肿瘤以及星形细胞瘤和少突胶质细胞瘤引起的癫痫发生率高。肿瘤压迫小脑蚓部，患者表现为身体平衡障碍，走路及站立不稳。

（2）了解辅助检查　①CT 和 MRI 扫描是最有诊断价值的检查项目，能显示肿瘤的部位、性质、大小及与周围组织的关系等。②腰椎穿刺压力增高。③脑电图检查，90％可出现异常脑电波，主要表现为局限性 δ 纹，有的可见棘波或尖波等癫痫波形。④放射性核素扫描，定位显示放射性核素浓集影像，中间可有由于坏死囊变的低密度区。

3. 心理-社会评估　了解患者文化程度或生活环境、宗教信仰、住址、家庭成员，患者在家中的地位和作用，陪护和患者的关系，经济状况及费用支付方式。了解患者及家庭成员对疾病的认识和期望值，了解患者的个性特点，有助于对患者进行针对性心理指导和护理支持。

（二）术后评估

详见第九章第一节"颅内肿瘤概述"相关内容。

七、护理问题

1. 预感性悲哀。

2. 营养失调（低于机体需要量）。

3. 躯体移动障碍。

4. 受伤的危险。

5. 深静脉血栓形成。

6. 潜在并发症（颅内出血）。

八、护理措施

（一）术前护理

1. 心理护理　胶质瘤患者需采取综合性治疗，疗程长。化疗、放疗副作用多，应加强与患者及家属的交流，详细做好健康教育，使患者、家属积极配合，克服费用、家庭琐事带来的困扰。

2. 饮食　进食高蛋白、高热量、高营养、易消化的清淡饮食，以提高机体抵抗力和术后组织修复能力。术前两周戒烟酒，避免烟酒刺激呼吸道黏膜，引起上呼吸道感染，使呼吸道分泌物增加而影响手术和麻醉。术前禁食 6～8h，禁饮 4～6h，以免麻醉后呕吐造成误吸。

3. 活动与休息

（1）术前应保证充足的睡眠，以利于增进食欲，恢复体力，增强机体抵抗力，患者睡眠休息时应尽量减少探视。

（2）颅内压增高患者需绝对卧床休息，卧床时抬高床头 15°～30°，以利于颅内静脉回流，降低颅内压。避免导致颅内压增高的因素，如咳嗽、用力大便、情绪激动等。无颅内压增高患者可取自由卧位。

（3）有癫痫发作史的患者服药不可中断，发作时四肢关节处加以保护以防脱臼、骨折，拉好床挡，以防坠床，间歇期可以下床活动，出现癫痫先兆即刻卧床休息。

（4）训练床上大小便，避免术后因不习惯在床上排便而引起便秘、尿潴留。

4. 症状护理

（1）头痛　是早期常见症状之一。性质多为跳痛、胀痛，呈阵发性或持续性，主要在患侧，多发生于清晨。大多由于肿瘤增长使颅内压逐渐增高所致，余见第六章第一节。

（2）呕吐　是由于延髓呕吐中枢或迷走神经受刺激所致，常伴发于严重头痛时，一般与饮食无关。应注意呕吐时头偏向一侧，及时清除呕吐物防误吸、窒息。

（3）视盘水肿　视盘水肿为颅内压增高所致，持续颅内压增高可致视神经继发萎缩，视力下降。应给予日常生活照顾，防止摔倒。

（4）癫痫　详见第十二章第二节"癫痫"相关内容。

（5）精神障碍　详见第六章第八节"精神障碍"相关内容。

（二）术后护理

1. 心理护理　胶质瘤为恶性肿瘤，术后要及时了解患者的心理状态，针对存在的心理问题，给予心理疏导和精神上的安慰，耐心讲解疾病的有关知识，稳定患者的情绪，鼓励患者增强战胜疾病的信心，使之积极配合治疗。对一些心理适应能力较差者，应重视患者主观感受，在护患沟通时认真倾听、耐心解释、给患者以心理安慰，取得患者的信任与合作。

2. 饮食 早期进食，麻醉清醒后 4～6h，评估患者无吞咽障碍，无呕吐、肠蠕动恢复，即可进食少量流质。术后第一天可由半流质过渡到软食，术后第二天可恢复至正常饮食。在早期患者胃肠功能未完全恢复时，尽量少进牛奶、糖类食物，避免引起肠胀气。饮食以高热量、高蛋白、高营养、易消化食物为主，多食新鲜蔬菜、水果。有意识障碍、吞咽功能障碍者术后 12h 即可留置胃管进行鼻饲流质。

3. 体位 麻醉未清醒前去枕平卧，头偏向健侧，以防呕吐物吸入呼吸道。清醒后，血压平稳者，抬高床头 15°～30°，以利于颅内静脉回流。较大肿瘤切除术后，局部留有较大腔隙时，应禁患侧卧位，以防脑组织移位导致脑疝发生。

4. 症状护理

(1) 精神症状 详见第六章第八节"精神障碍"相关内容。

(2) 营养不良 营养不良是由于颅内压增高引起频繁呕吐与脱水治疗所致。营养不良降低患者对手术的耐受力，并影响组织的修复，从而使手术的危险性增加。胶质瘤是恶性肿瘤，晚期会出现恶病质。因此，手术后应指导患者进食营养丰富、易消化的高蛋白、高热量饮食，如鸡、鱼等，必要时静脉补充营养液，如静脉滴注脂肪乳剂和复方氨基酸等，以增加机体的抵抗力。

(3) 肢体功能障碍 功能区胶质瘤常因为肿瘤组织侵犯、术中牵拉及术后水肿等原因，患者术后表现为偏瘫。详见第六章第九节"运动障碍"相关内容。

(4) 失语 评估患者是否存在失语及失语的类型，尽早联合康复科医师进行言语康复治疗，同时做好患者的心理指导。

(5) 化疗反应 胶质瘤术后行化学药物治疗时，服用替莫唑胺胶囊有胃肠道反应，应指导患者饭后服药，并加强观察，饮食以易消化无刺激食物为宜，要注意治疗前后查血常规及肝肾功能。

5. 头部创腔引流管护理

(1) 术后 24h 引流管平创腔放置，早期禁忌引流过快，必要时适当挂高引流袋，以免导致硬脑膜外或硬脑膜下血肿、瘤腔出血、脑疝形成。24h 后低于创腔平面。

(2) 保持引流通畅，避免扭曲、受压、脱落；躁动患者适当约束四肢。

(3) 观察并记录引流液的量、颜色、性状，若短时间内引出大量血性脑脊液，提示脑室内出血，应及时报告并紧急处理。

(4) 每日观察、记录穿刺处敷料情况，敷料渗湿时及时予以更换并严格无菌操作。应保持置管的密闭性，防止感染。

(5) 搬移患者或拔管时应夹闭引流管，以免管内液体逆流引起颅内感染。

(6) 密切观察病情，如出现颅内压增高症状，立即报告医师处理，并紧急行CT 检查，明确有无脑水肿或颅内出血。

6. 病情观察　密切观察患者意识、瞳孔、生命体征、肢体活动情况、心电监测及血氧饱和度情况，评估有无颅内高压症状及神经功能定位体征表现。脑水肿与颅内出血是胶质瘤患者术后最常见的并发症，颅内出血常发生于术后 24h 内，术后 72h 是脑水肿的高峰期，必须密切观察颅内高压增高的先兆症状。如患者出现躁动不安、意识变差，一侧肢体活动变差、双侧瞳孔不等大，则可能出现了脑水肿或颅内出血，应及时报告医师行 CT 检查，并协助医师进行对症处理。

7. 放射治疗的护理

（1）延迟性高颅压　放射治疗引起颅内压增高是因为治疗对周围正常脑组织损害产生脑水肿，比肿瘤切除后颅内压增高发生时间晚。肿瘤切除术后，脑水肿常在术后 3～4 日出现，而放疗后的患者，产生脑水肿常在术后 8～10 日发生。3～4 周后缓慢消失。应注意观察患者有无头痛、呕吐等高颅压表现。遵医嘱使用脱水疗法。

（2）伤口灼痛　放疗患者切口无红肿，但有头皮肿胀感，甚至疼痛难以忍受，是因为头皮放射性损伤所致。在排除颅内压增高的情况下，应主动关心患者，遵医嘱定时给予镇痛药。

（3）伤口愈合不良　伤口周围皮肤血运变差、愈合不佳，伤口易感染，甚至出现脑脊液漏，是因为放射线对组织损伤。应保持伤口敷料干燥固定，包扎不宜过紧，并注意防止伤口受压，遵医嘱合理使用抗生素。

（4）视力下降　是由于颅内压增高持续时间长，压迫视神经或放射线对视神经的损伤。护理上注意观察患者视力情况，与术前对比，遵医嘱早期采用降颅压措施，以减轻视神经受压与损伤。

8. 潜在并发症的护理　颅内出血的护理。①密切观察患者意识、瞳孔、生命体征、肢体活动情况，如患者出现躁动不安、意识变差，一侧肢体活动变差、双侧瞳孔不等大，则可能出现了颅内出血。②注意观察创腔引流液的性质、颜色和量，如引流液突然增多，颜色鲜红，无血凝块，提示有颅内出血。③一旦发现患者颅内出血应立即报告医师行急诊 CT 检查，根据 CT 检查判断颅内出血量，如出血量＜30mL，无脑中线移位，遵医嘱进行脱水降颅压、止血处理。如出血量＞30mL，有脑中线移位，应积极配合完善术前工作，准备手术清除颅内血肿。

（三）出院指导

1. 心理调适　患者在住院期间受到医护人员全方位的治疗、护理和照护，但出院后，观察病情和自理生活要靠自己，在取得家属的密切配合下，必须对患者进行心理调整，主动适应术后生活；保持积极、乐观的心态，积极自理个人生活。经常鼓励患者树立信心，保持情绪稳定；鼓励患者适当参加社会活动，消除思想顾虑。

2. 饮食　进食高热量、高蛋白（鱼肉、鸡、蛋、牛奶、豆浆等）、富含纤维素（韭菜、麦糊、芹菜等）、维生素丰富（新鲜蔬菜、水果）、低脂肪、低胆固醇饮食。少食动物脂肪、腌制品、辛辣等刺激性食物。限制烟酒、浓茶、咖啡。

3. 活动与休息

（1）适当休息 1～3 个月后可恢复一般体力活动。

（2）坚持体能锻炼（如散步、太极拳等），劳逸结合，避免过度劳累。

（3）肢体活动障碍者，加强肢体功能锻炼：①瘫痪肢体应保持功能位置，防止足下垂；②按摩、理疗患肢，针灸疗法，2 次/d；③练习行走，以减轻功能障碍，防止肌肉萎缩，行动不便者需有人陪伴，防止跌伤。

4. 癫痫相关知识宣教　遵医嘱按时、按量服药，不可突然停药、改药及增减药量，坚持服抗癫痫药 2 年，宜进食清淡饮食，避免过饱；不宜单独外出、登高、游泳、驾驶车辆及高空作业；随身带有疾病卡（注明姓名、诊断、家人及联系方式）；发作时就地平卧，头偏向一侧，解开衣领及裤带，上下齿间放置手帕类物品，不强行按压抽搐肢体，不喂水和食物。

5. 随访　了解患者出院后病情，如原有症状加重；头痛、头昏、恶心、呕吐；抽搐；不明原因持续高热；肢体乏力、麻木；手术部位发红、积液、渗液等需立即就诊。了解患者居家护理情况、饮食情况、活动与休息情况、药物服用及不良反应，告知术后复查的时间等。

第三节·脑膜瘤

脑膜瘤系起源于脑膜的中胚层肿瘤，发生率约 2/10 万，脑膜瘤约占颅内肿瘤的 20%，发病率仅次于胶质瘤。发病高峰为 30～50 岁，男女发病比例约为 2∶1，肿瘤一般为良性，生长慢，恶性少见。脑膜瘤好发于大脑半球矢状窦旁、大脑凸面、蝶骨嵴、鞍结节、颅底中央区、嗅沟、小脑幕等。肿瘤全切除预后良好，部分切除易复发。脑膜肉瘤是脑膜瘤的恶性类型，约占 5%，预后差。

一、发病机制

脑膜瘤的病因迄今不完全清楚。

1. 恶性脑膜瘤由各种致癌因素造成。

2. 脑膜瘤来源于蛛网膜细胞，蛛网膜细胞合成的赖蛋白和粘连分子，能对脑膜的损伤作出直接的纤维修复反应。

二、脑膜瘤分型

按照 WHO 2007 年脑膜瘤分型（表 9-3）。

表 9-3　脑膜瘤分型（WHO 2007 年脑膜瘤分型）

WHO 分级	包含类型	WHO 分级	包含类型
WHO Ⅰ级	脑膜内皮型		化生型
	纤维型	WHO Ⅱ级	非典型
	过渡型		透明细胞型
	砂粒型		脊索瘤样型
	血管瘤型	WHO Ⅲ级	间变型
	微囊型		横纹肌型
	分泌型		乳头状型
	富淋巴浆细胞型		

三、临床表现

脑膜瘤具有下列特点：①通常生长缓慢、病程长，一般为 2～4 年；②肿瘤可以长得相当大，症状却很轻微，当神经系统失代偿，才出现病情迅速恶化；③多先有刺激症状如癫痫、偏瘫、视野缺失、失语或其他局灶症状；④脑膜瘤可发生颅内任何部位，好发部位及其局灶症状见表 9-4。

表 9-4　不同部位脑膜瘤局灶症状

脑膜瘤部位	局灶症状
中央区	可有对侧的中枢性面瘫、单瘫或偏瘫及偏感觉障碍。优势侧半球受累可出现运动性失语；如有癫痫发作，以全身性发作较多,作后抽搐肢体可有短暂瘫痪
额叶	主要表现为精神症状,如淡漠、情绪欣快、无主动性。记忆力、注意力、理解力和判断力减退,大小便不自知。典型病例有强握反射及摸索动作。癫痫发作以全身性为多见
顶叶	感觉障碍为主,以定位感觉及辨别感觉障碍为特征。肢体的位置感觉减退或消失,可能有感觉性共济失调征。优势侧病变可有计算不能、失读、失写,自体失认及方向位置等的定向能力丧失
颞叶	可有对侧同向性象限盲或偏盲。优势侧病变有感觉性失语,癫痫发作以精神运动性发作为特征。有幻嗅、幻听、幻想、似曾相识感及梦境状态等先兆
枕叶	亦有幻视,常以简单的形象、闪光或颜色为主。有对侧同向性偏盲,但中心视野常保留。优势侧病变可有视觉失认、失读及视力变大或变小等症状
岛叶	主要表现为内脏反应,如打呃、恶心、腹部不适、流涎、胸闷、"气往上冲"及血管运动性反应等

四、辅助诊断

1.CT 的典型表现　肿瘤呈圆形或分叶状或扁平状，边界清晰。密度均匀呈等或偏高密度，少数可不均匀和呈低密度，为瘤内囊变或坏死，也可见钙化。增强后密度均匀增高。瘤内钙化多均匀，但可不规则。局部颅骨可增生或破坏。

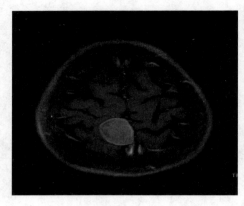

图 9-2　脑膜瘤 MRI 表现

2. MRI 的特点　以硬脑膜为其基底，肿瘤在 T1 加权图像上约 60% 为高信号，30% 为低信号。在 T2 加权图像上，肿瘤呈低至高信号。在 T1 和 T2 加权图像上常可见肿瘤与脑组织之间呈低信号界面。对比增强后，脑膜瘤大都呈明显的边缘较清晰的均匀强化，部分内部坏死囊变的则呈现不均匀明显强化，伴脑膜尾征（图 9-2）。

3. PET 成像　能从多角度反映脑膜瘤病变的代谢功能。PET 被证明用于脑膜瘤良恶性的鉴别、与其他颅内肿瘤的鉴别、预后判断及疗效评估等方面。

4. 血管造影　可显示肿瘤血供，利于设计手术方案、术前瘤供血动脉栓塞以及了解静脉窦受累情况等。血管造影脑膜瘤的特点：①瘤血管成熟，动脉期有增粗的小动脉，毛细血管肿瘤染色，静脉期有粗大静脉包绕肿瘤。②颈外动脉增粗、血流速度加快。血管造影不再作为诊断的常规方法，采用核磁共振静脉造影（MRV）结合肿瘤增强扫描能清楚显示肿瘤对静脉窦的侵犯情况。

5. 虚拟现实技术（VR）　该系统综合 CT、MRI 等影像信息，主要运用于颅内肿瘤、脑血管病、颅底病变等手术的虚拟现实术前计划。

五、治疗原则

决定脑膜瘤处理时应考虑下列因素：①对无症状脑膜瘤应观察 3～12 个月，再决定治疗方案，如扁平脑膜瘤、海绵窦内脑膜瘤、斜坡脑膜瘤等。②肿瘤周围水肿者；有占位效应、伴智力下降者；幕上大脑凸面、矢旁、镰旁脑膜；颅底脑膜瘤如蝶骨嵴、鞍结节、嗅沟、桥小脑角脑膜瘤应早期手术。

1. 外科手术　为首选方法。能做到全切除者应争取做根治性手术，以减少复发。

2. 立体定向放射外科治疗　包括伽马刀、X 刀和粒子刀。适用于术后肿瘤残留或复发、颅底和海绵窦内肿瘤。以肿瘤最大直径＜3cm 为宜。

3. 栓塞治疗　目前只限于颈外动脉供血为主的脑膜瘤。

4. 放射治疗　可作为血供丰富脑膜瘤术前、恶性脑膜瘤和非典型脑膜瘤术后的辅助治疗。

5. 药物治疗　用于复发、残留和不能手术的脑膜瘤。文献报告的药物有溴隐亭、枸橼酸他莫昔芬、米非司酮、曲匹地尔、羟基脲等。

六、护理评估

（一）术前评估

1. 健康史

（1）一般情况 患者年龄、职业、民族、饮食营养是否合理，有无烟酒嗜好，有无大小便异常，睡眠是否正常，生活是否能自理，有无接受知识的能力。

（2）既往史 评估患者有无癫痫发作、过敏史、用药史。询问患者是否有颅脑外伤和病毒感染史。

（3）家族史 评估患者有无肿瘤家族史。

2. 身体状况

（1）症状与体征 ①询问患者起病方式是否以头痛、呕吐、视力减退等为首发症状，因脑膜瘤生长较慢，数年或十余年后当肿瘤达到一定体积时才引起头痛、呕吐及视力改变。②评估患者有无颅内压增高的症状和表现，如头痛、呕吐、视力和眼底改变，头痛可分为阵发性、持续性、局限性和弥散性等不同类型。一般早期为阵发性头痛，病程进展间隔时间短，发病时间延长，最后演变为普遍性。高龄患者可表现为严重眼底水肿，甚至继发视神经萎缩，而无剧烈头痛和呕吐，颅内压增高症状可不明显。③评估患者是否有癫痫发作，颅盖部脑膜瘤经常表现为癫痫，其中额叶较为多见。其次为颞叶、顶叶，为全身阵发性大发作或局限性发作。老年人常为首发症状。④评估患者是否有视野损害，枕叶及颞叶深部肿瘤累及视辐射，从而引起对侧同象限性视野缺损或对侧同向性偏盲。⑤评估患者有无运动和感觉障碍，病程中晚期，随着肿瘤的不断生长，患者常出现对侧肢体麻木和无力，上肢常较下肢重，中枢性面瘫较为明显。感觉障碍为顶叶肿瘤常见症状，表现为两点辨别觉、实体觉及对侧肢体的位置觉障碍。⑥患者有精神症状、痴呆及个性改变提示额叶受累；优势半球肿瘤可表现为命名性失语、运动性失语、感觉性失语和混合性失语等。

（2）了解辅助检查 ①脑血管造影可显示肿瘤周围呈抱球状供应血管和肿瘤染色。②CT 显示脑实质外圆形或类圆形高密度或等密度肿块，边界清楚，瘤内可见钙化、出血或囊变。③MRI 见多数肿瘤与脑灰质等信号或斑点状，少数瘤内有隔，呈特征性轮辐状。

3. 心理-社会评估 详见第九章第二节"神经胶质瘤"相关内容。

（二）术后评估

详见第九章第一节"颅内肿瘤概述"相关内容。

七、常见护理问题

1. 恐惧。

2. 有受伤的危险。

3. 自理缺陷。

4. 潜在并发症（颅内出血、肺部感染、失语）。

八、护理措施

（一）术前护理

1. 心理护理　头痛、呕吐、视力下降使患者自理能力受限，感到痛苦、恐慌，患者多为家中顶梁柱，而手术备血量大，治疗费用高。对疾病知识的缺乏，手术的风险，使患者焦虑、缺乏安全感。应耐心细致与患者沟通，详细介绍脑膜瘤的预后，鼓励安慰患者战疾病，使患者安心接受手术，家属积极配合做好充分准备。

2. 饮食　详见第九章第二节"神经胶质瘤"相关内容。

3. 活动与休息　详见第九章第二节"神经胶质瘤"相关内容。

4. 症状护理

（1）颅内压增高　患者头痛、呕吐时头偏向一侧，应注意呕吐的次数，呕吐物性状、量、色等。颅内压增高出现严重阵发性黑蒙、视力障碍时，必须尽快采取降低颅内压的措施，防止失明，并给予日常生活护理。

（2）癫痫　详见第十二章第二节"癫痫"相关内容。

5. 精神异常　患者出现欣快、不拘礼节、淡漠不语，甚至痴呆、性格改变时，应留陪人，指导陪人守护患者，不让其单独外出，并在患者衣服上贴以特殊标志，包括患者姓名、年龄，所在医院及科室，联系电话等，以防患者走失。

6. 肢体运动障碍　患者出现对侧肢体偏瘫，其发展过程由一侧足部无力开始，逐渐发至下肢，继而上肢，最后累及到头面部，是肿瘤压迫所致。①应加强功能锻炼，被动活动体 3～4 次/d，15～30min/次，防止肢体萎缩。②勤翻身，1 次/2h，防压力性损伤。

7. 术前准备　①皮肤准备：备头皮后，用肥皂水和热水洗净并用络合碘消毒，易术后伤口或颅内感染；天冷时，备皮后戴帽，防感冒。②下列情况暂不宜手术：术前半月内服用阿司匹林类药物、女患者月经来潮，易导致术中出血不止、术后伤口或颅内继发性出血；感冒发热、咳嗽，使机体抵抗力降低，呼吸道分泌物增加，易导致术后肺部感染。③术晨准备：取下活动义齿和贵重物品并妥善保管，指导患者排空大小便，备好术中用药、输血单、输液卡及输液条码、病历等用物；有脑室引流者进手术室前要关闭引流管，进手术室途中不要随意松动调节夹，以免因体位的改变造成引流过量、逆行感染或颅内出血。

（二）术后护理

1. 心理护理　手术创伤、麻醉反应、疼痛刺激、头面部肿胀、监护室无亲人陪伴、担心疾病的预后等使患者产生恐惧、孤独无助感。应主动与患者交流，并针对原因进行护理干预。①头痛时，耐心倾听患者主观感受，告诉患者头痛是因为术后伤口疼痛或暂时性脑水肿所致。遵医嘱使用镇痛药物。颅脑手术后的头痛一般不使用吗啡类药物，因其不仅可使瞳孔缩小，不利于术后的病情观察，更重要的是还有抑制呼吸中枢的作用。可用曲马多100mg肌内注射或地佐辛40mg持续泵入。②呕吐时，指导患者不要紧张，协助患者头偏向一侧，随时清除呕吐物，使患者感觉舒适。③保持环境安静，减少外界不良刺激，适当安排探视，使患者感受到亲人的关心。④头面部肿胀及各种管道的约束，使患者不舒适，应告诉患者各种管道的作用，如头部引流管是为了防止手术部位积血积液，消除患者顾虑。

2. 饮食　详见第九章第二节"神经胶质瘤"相关内容。

3. 体位　详见第九章第二节"神经胶质瘤"相关内容。

4. 症状护理

（1）脑水肿　详见第七章第三节"脑水肿"相关内容。

（2）癫痫　常发生于肿瘤位于或靠近大脑中央前后区的患者，特别是术前有癫痫发作的患者。①术后应给予抗癫痫治疗，术后麻醉清醒前予以丙戊酸钠500mg持续泵入，直至患者能口服抗癫痫药物。②癫痫发作时加强护理、防止意外损伤。

（3）精神症状　患者有精神症状时应适当约束，充分镇静，并妥善保护各种管道、防止患者坠床，自行拔管，自伤或伤人。

5. 创腔引流管护理　详见第九章第二节"神经胶质瘤"相关内容。

6. 潜在并发症

（1）肺部感染　合理使用抗生素，鼓励患者深呼吸、爆发性咳嗽排痰，随时清除患者口及鼻腔分泌物，保持呼吸道通畅。对咳嗽反射减弱或消失，痰多且黏稠不易抽吸的患者，吸痰前先行雾化吸入，机械辅助排痰；对于 $SpO_2 < 90\%$ 的患者，应尽早做气管切开。

（2）颅内出血　详见第九章第二节"神经胶质瘤"相关内容。

（3）失语　详见第九章第二节"神经胶质瘤"相关内容。

（三）出院指导

详见第九章第二节"神经胶质瘤"相关内容。

第四节·颅咽管瘤

颅咽管瘤是一种好发于儿童的颅内先天性肿瘤，曾被称为颅颊囊肿瘤。颅咽管瘤占颅内肿瘤总数的 $4\% \sim 5\%$。从婴儿到 70 岁的老年人均可发病，60% 的肿瘤发生于儿童。颅咽管瘤每年新增的发生率为 $(0.5 \sim 2)/100$ 万人。国内报道本病的发病高峰在 8～12 岁，国外报道发病高峰在 5～15 岁；第 2 个发病高峰在 40～60 岁。性别的差异报道不一，多数报道男性多于女性，但在儿童病例不存在性别差异。目前未明确颅咽管瘤的发病与遗传有关。

一、发病机制

1. 最早的病理学描述提出该类肿瘤可能起源于垂体管或颅颊囊，并认为肿瘤可能来自退化不全的垂体—咽管的胚胎鳞形上皮细胞。

2. 颅颊囊与原始口腔连接的细长管道称为颅咽管，或称垂体管，该管在胚胎发育过程中逐渐退化消失，同时由于蝶骨的形成将垂体与口腔隔开。在退化的颅咽管部位，颅颊囊前壁残留部分，尤其是垂体前叶结节部，有残存的鳞状上皮细胞，是颅咽管瘤发生的最常见部位。Erdheim 认为肿瘤即起源于这些残存的上皮细胞。

二、颅咽管瘤分类

根据颅咽管瘤的临床状态分级类型及评分标准（见表 9-5）。

表 9-5　颅咽管瘤的临床状态分级类型及评分标准（ccss）

类型	评分/分	标准
神经系统	1	没有功能障碍和癫痫
	2	轻度功能障碍(颅神经麻痹、控制良好的癫痫)
	3	中度功能障碍(轻度半身麻痹)
	4	重度功能障碍(中重度半身瘫痪、意识丧失、反应迟钝)
视力	1	视力和视野正常
	2	轻度视力下降或视野缺损
	3	单侧失明、同向偏盲、双侧颞侧偏盲
	4	双眼失明或接近失明
垂体功能	1	垂体前后叶功能正常
	2	垂体前后叶功能轻度异常(需补充 1～2 种激素)
	3	尿崩症或伴有垂体前后叶功能轻度异常
	4	尿崩症或伴有垂体前后叶功能重度异常(需补充 3 种激素以上)
下丘脑功能	1	下丘脑功能正常
	2	肥胖即体质指数(BMI)＞＋2SD,无行为学心理精神症状
	3	肥胖即体质指数(BMI)＞＋2SD,并伴食欲亢进或记忆障碍或体质指数(BMI)＞＋3SD
	4	极度肥胖即体质指数(BMI)＞＋4SD,并伴食欲亢进或行为异常或体温调节、睡眠调节和记忆功能异常

类型	评分/分	标准
教育-职业能力	1	学习优秀或职业成功
	2	学习较好或能维持自己的职业
	3	学习成绩落后，需要特别辅导，或不能维持自己的职业
	4	生活不能自理，IQ<80，严重认知功能障碍

三、临床表现

1. 颅内压增高症状　儿童首发症状表现为头痛、呕吐、视盘水肿、展神经麻痹、精神状态改变等。在儿童骨缝未闭前可见骨缝分开、头围增大、叩击呈破罐声、头皮静脉怒张等。

2. 视神经、视交叉受压症状　成年患者的首发症状表现为视力减退、视野缺损和眼底变化等。鞍上型肿瘤因其生长方向无一定规律致压迫部位不同，视野缺损变化很大，可为象限盲、偏盲、暗点等。儿童患者对早期视野缺损多不注意，直至视力发生严重障碍时才被发现。

3. 内分泌功能障碍　主要是增大的肿瘤压迫垂体和（或）下丘脑所致。垂体功能障碍症状源于垂体前叶四种主要激素［生长激素（GH）、促甲状腺素（TSH）、促性腺激素（GnTH）、促肾上腺皮质激素（ACTH）］的分泌减少。儿童患者 GH 减少可表现为骨骼、牙齿生长迟缓甚至停止，发育障碍，使身材矮小，称为垂体性儒；TSH 减少可出现食欲缺乏、乏力倦怠、活动性少、基础代谢率低下、思想不能集中；GnTH 减少使性器官发育障碍，青春期女孩无月经、乳房不发育，男孩声音仍似幼儿，睾丸小，无阴毛、腋毛；ACTH 减少致应激和抗病力差，活动后易疲劳。其中 GH 和 GnTH 缺少最常见（77%～82%），TSH 和 ACTH 不足占 25%～37%。成年患者女性可有月经失调或停经不孕，男性则有性功能减退。

4. 下丘脑损害症状　可表现为体温偏低、尿崩、嗜睡、脑性肥胖或消瘦、恶病质，其中尿崩者每日尿量可达数千毫升甚至近万毫升，小儿夜间易尿床。这是肿瘤损伤视上核、室旁核、下丘脑-垂体束或垂体后叶引起抗利尿激素（ADH）分泌减少或缺乏所致。另外，下丘脑和垂体柄受损是可致泌乳素抑制因子（PIE）分泌减少，使泌乳素（PRL）水平增高，临床可产生溢乳、闭经。

5. 邻近压迫症状　肿瘤向鞍旁生长者可产生海绵窦综合征；向蝶窦、筛窦生长者可致鼻出血、脑脊液鼻漏等；向颅前窝生长者可产生精神症状，如记忆力减退、定向力差、癫痫、嗅觉障碍等；向颅中窝生长者可产生颞叶复杂性精神运动性癫痫发作；少数患者肿瘤可向后生长而产生脑干症状，甚至长到颅后窝引起小脑症状等。

四、辅助诊断

1. CT 显示肿瘤囊变区呈低密度影，但也有因囊液中蛋白和胆固醇含量呈等、高密度，儿童患者大部分可见钙化灶。肿瘤实质部呈均一密度增高区。肿瘤于鞍上生长者，可使鞍上池消失，第三脑室受压或脑室扩大。

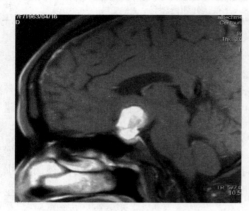

图 9-3　颅咽管瘤 MRI 表现

2. MRI 是诊断颅咽管瘤的首选方法。典型颅咽管瘤因有囊性部分和实质性部分、囊内成分（如胆固醇含量）不同，图像可呈多种信呈影，而钙化部分常不能显示。在 T1 加权图像上表现为高、等或较低信号，T2 加权图像上表现为高信号、信号强度均匀或不均匀（图 9-3）。MRI 三维空间成像较 CT 扫描能更清楚地显示肿瘤向各方向生长的范围，及其与视交叉、漏斗、下丘脑、第三脑室和重要血管的关系。

3. 内分泌检查　颅咽管瘤患者的血清 GH、促黄体激素（LH）、促卵泡素（FSH）、ACTH、TSH、T_3、T_4、皮质醇等均可不同程度低下，因垂体柄受压可有 PRL 的轻中度升高。除此之外也可将 24h 尿量、尿比重、尿和血渗透压、电解质作为最基本的检测项目。

五、治疗原则

1. 手术治疗　伴有视力障碍或颅内压增高的颅咽管瘤均为手术适应证，垂体下丘脑功能障碍明显患者手术应谨慎，失明很久而无颅内压增高患者或意识障碍不能耐受手术者，不宜手术。手术方法：①肿瘤切除术；②切除肿瘤的同时行脑室腹腔分流术，适用于有视力损害和视丘下部功能障碍，以解除视神经压迫和脑室梗阻，达到缓解颅内压增高及脑积水的目的。

2. 放射治疗　手术次全切除肿瘤后，对于残余的肿瘤组织采用放射治疗，以增加患者的存活率，延缓肿瘤的复发时间。最常见的有伽马刀治疗。

3. 化疗　目前尚无有效的药物。应用博来霉素注入肿瘤囊腔，可使囊内的分泌减少、肿瘤细胞退化的作用，近年来还有使用干扰素治疗颅咽管瘤的报道。临床应用药物治疗颅咽管瘤对囊性肿瘤较好，对混合型及实质性肿瘤疗效差。

六、护理评估

（一）术前评估

1. 健康史　详见第九章第三节"脑膜瘤"相关内容。

2. 身体状况

(1) 症状与体征　①询问患者起病方式或首发症状是否出现视力、视野障碍，头痛，多饮、多尿，体重异常。儿童出现轻微视力减退和视野缺损时常因表达能力受限制不被发现，随着病程逐渐进展，出现视物、阅读费力，坐姿改变或频繁眨眼，甚至易摔跤才引起重视。②观察患者有无意识障碍及其程度，瞳孔是否等大等圆，对光反应是否灵敏，颅咽管瘤生长缓慢，早期一般无颅内压增高，而当患者出现剧烈头痛、呕吐、视盘水肿、展神经麻痹，甚至意识障碍时，说明肿瘤累及第三脑室并闭塞室间孔，引起脑积水而导致颅内压增高。巨大肿瘤可沿斜坡向颅后窝发展，伸入额叶或颞叶使脑受压，患者表现为意识障碍，一侧瞳孔散大，对光反应迟钝或消失，呼吸深慢，血压升高。如未及时发现和处理，则可能导致脑疝。

(2) 评估患者有无神经功能受损　①患者有无视力视野障碍、视力减退：视野障碍为肿瘤压近视神经、视交叉或视束可所致，视盘长时间水肿而继发视神经萎缩时引起失明；肿瘤压迫视交叉则导致双颞侧偏盲，压迫一侧视束出现双眼同向性偏盲。②患者有无下丘脑损害：患者出现尿崩症、体温过低或过高、基础代谢率低下、意识淡漠或嗜睡、无月经、泌乳过多，提示下丘脑受压。③患者有无侏儒症：患者身材矮小，貌似成人但体型却如儿童，青春期性器官发育迟缓，第二性征缺乏；成人表现为性功能减退，男性阳痿，女性月经失调或停经等；以上表现为肿瘤压迫腺垂体使分泌的生长激素及促性腺激素不足所致。④患者有无精神异常，步态不稳等表现：患者出现精神异常，眼球运动障碍提示肿瘤累及脚间池，颅后窝受累则出现共济失调，患者表现为步态不稳。

(3) 了解辅助检查结果　①内分泌功能：当肿瘤影响垂体腺时导致肾上腺皮质功能减退、甲状腺功能低下，表现为基础代谢率降低，糖耐量试验呈低平曲线（下降延迟），血胆固醇增高，T_3、T_4、FSH（促卵泡素）、LH（促黄体激素）等降低。②腰椎穿刺脑脊液：蛋白质含量及白细胞数增多，脑脊液压力增高。③影像学检查情况以明确肿瘤的部位、性质、大小，CT 及 MRI 显示鞍上有特征性散在结节钙化，肿瘤囊壁上弧形钙化及囊肿低密度，鞍上池消失。MRI 检查 T1 加权影像呈混杂信号且以低信号为主，T2 加权影像上囊性肿瘤呈高信号。

3. 心理-社会评估　了解患者及家属有无焦虑、恐惧不安等情绪。评估患者及家属对手术治疗有无思想准备及对手术的期望值。颅咽管瘤虽然性质为良性，但手术后患者并发症多，尤其是激素水平的紊乱，影响患者生长发育、第二性征。患者甚至需要终生使用激素替代治疗，给患者家庭造成沉重的经济负担，也给患者造成严重的心理阴影，影响患者的日常生活及社交。

(二) 术后评估

1. 评估患者尿量、颜色、性状及尿比重　颅咽管瘤患者往往存在尿崩情况，如果尿量＞200mL/h，连续 3h 以上，色浅，尿比重＜1.005 要及时处理。

2. 评估患者电解质 颅咽管瘤患者手术易累及下丘脑，导致患者术后高钠、低钠交替出现，及时评估患者血钠、血钾、血糖水平至关重要。

3. 评估患者术后激素水平 患者手术后激素水平是衡量患者手术恢复效果的重要指标，也是激素替代治疗的给药标准，是手术后评估的重点。

4. 其他内容 详见第九章第一节"颅内肿瘤概述"相关内容。

七、护理问题

1. 焦虑。
2. 自我形象紊乱。
3. 体温异常（体温过高）。
4. 预感性悲哀。
5. 潜在并发症（尿崩症、消化道出血、颅内出血、深静脉血栓）。

八、护理措施

（一）术前护理

1. 心理护理 头痛、呕吐、视力下降、幼年身材、第二性征改变、难以承受的医疗费用及手术的风险，这些因素导致患者产生焦虑、恐惧甚至绝望的心理反应。应通过与患者及其家属的交流，观察了解其心理反应，针对不同的原因给予相应的心理干预。同情关心患者并细心的照顾，提供本病治愈病例的相关信息，激发患者的自信心。

2. 饮食与体位 详见第九章第二节"神经胶质瘤"相关内容。

3. 症状护理

（1）视力、视野障碍 视力、视野障碍影响患者的日常生活自理能力，易发生摔倒、烫伤等意外。应做到：①协助患者完成漱口、刷牙、洗脸、如厕等日常生活。除去走道上的障碍物，避免潮湿；将便器放置在患者能取得到的范围内。②不可将日常用物放置于视野障碍患者的盲侧。③指导患者不单独外出，防止摔倒。④患者按红灯呼叫时，应立即接应，并现场查看患者。

（2）头痛、呕吐 详见第九章第二节"神经胶质瘤"相关内容。

（3）尿崩 详见第九章第四节"颅咽管瘤"相关内容。

4. 术前准备

（1）常规术前准备（详见第九章第三节"脑膜瘤"相关内容）。

（2）连续 3 日测量 24h 出入水量及基础代谢率。

（3）检查视力视野，抽血作为内分泌功能检查，小儿测量身高、体重、骨骼、第二性征及性器官发育情况，成人行性腺功能检查，以了解垂体、下丘脑功能是否正常。

（4）常规给予地塞米松 5mg 或氢化可的松片 25mg 口服。

（二）术后护理

1. 心理护理　详见第九章第二节"神经胶质瘤"相关内容。

2. 饮食　外科全麻手术后，患者口渴发生率为 90%～100%，严重影响患者舒适与预后，早期饮水可以缓解渴感。同时根据尿量多少及电解质情况，从静脉补充水分和电解质。避免进食高糖食物与水果，以免引起或加重尿崩。观察患者是否出现腹胀、呃逆、呕吐，呕吐物是否为咖啡色、大便颜色是否正常，防止胃肠道出血。其余内容详见第九章第二节"神经胶质瘤"相关内容。

3. 体位　鼓励并协助患者早期下床活动，下床活动方法为先床上坐 3min，其次床沿坐 3min，再次床旁站 3min，待适应后协助室内走动，以后逐渐增加活动范围。不可突然离床活动，以免引起虚脱等意外。其余内容详见第九章第二节"神经胶质瘤"相关内容。

4. 症状护理

（1）头痛、呕吐　头痛、呕吐常为手术创伤及麻醉反应。患者出现剧烈头痛、呕吐，甚至伴随意识、瞳孔、生命体征的改变，提示脑水肿或继发性颅内出血。应注意：①密切观察患者意识、瞳孔、生命体征及头痛的性质、部位，呕吐是否为喷射性，以及时发现脑危象。②抬高床头 15°～30°，以利于颅内静脉回流。③对于疼痛耐受差者，予以预防性镇痛药，不能耐受头痛者，遵医嘱予以地佐辛 5mg 肌内注射或生理盐水 50mL＋地佐辛 10mg 持续泵入，呕吐频繁者予以昂丹司琼或帕诺斯琼静脉滴注；必要时予以 20% 甘露醇静脉滴注，脱水降低颅内压，密切观察用药后头痛、呕吐是否缓解，必要时配合 CT 检查，以排除颅内血肿形成。

（2）视力、视野障碍　颅咽管瘤手术过程中易损伤视通路，以致术后可遗留视力障碍或原有视力障碍加重。护理的重点是：①向患者解释视力障碍发生的原因以取得理解和配合。②开导患者正视现实，以尽快适应术后生活方式。③协助患者日常个人生活（同术前护理）④对于可能为术后脑水肿引起的暂时性视力障碍，遵医嘱使用甘油果糖 250mL 静脉滴注，2 次/d，并观察患者的视力有无改善。

5. 脑室引流管护理

（1）标识清楚、规范　距脑室引流管末端 2～5cm，使用专用标识，注明引流管名称、脑室引流管留置时间、置管人，脑室引流管置入及外露长度。

（2）保持有效引流　脑室引流管置管时行头皮缝合内固定，视患者情况，必要时二次固定，防止脑室引流管意外脱出。保持引流通畅、避免引流管受压、扭曲。引流袋位置悬挂于床头有刻度固定架上，引流管最高处距侧脑室平面 10～15cm（平卧：外眦与外耳道连线中点的水平面。侧卧：正中矢状面水平）。

（3）病情观察记录　①观察引流液的量、颜色、性质。正常脑脊液无色透明，无沉淀，术后 1～2 日内略带血性，后转为淡黄色。每日引流量不超过 500mL。脑脊液颜色鲜红，提示有脑室内出血。若每小时引流脑脊液超过 15～20mL 时应注意及时补充水、电解质，防止低颅压。如脑脊液引流过少，应警惕堵管或存在高颅压的风险。②观察患者生命体征、意识、瞳孔及头痛情况，至少每 2～4h 一次。③视患者引流量情况更换引流袋，袋满即换。引流量不多的患者可一周更换。

（4）拔管指征及护理　①脑脊液压力恢复正常、颜色清亮、细胞数恢复正常，每日引流量<200mL；②患者生命体征正常，无头痛、呕吐等颅内压升高症状，脑膜刺激征阴性；③CT 扫描示：无脑血管痉挛、脑积水、脑梗死。脑室持续引流一般 7～10 天，不超过 2 周，拔管前 1 日夹闭引流管。

（5）并发症预防与处理　①颅内感染：引流系统必须保持密闭和无菌，伤口敷料应保持清洁干燥，如有渗血、渗液、松脱及时报告医师处理；更换引流袋应严格无菌操作，引流期间遵医嘱使用抗生素；搬动或改变患者体位时应夹闭引流管，防止逆行感染；达到引流目的或试夹引流管 24h 后无不良反应，应尽早拔管；拔管后如切口脑脊液漏，应通知医师及时缝合漏口，以免引起感染。②颅内出血：需严密观察患者生命体征及意识、瞳孔的变化。若引流的脑脊液颜色鲜红，应及时报告医师行 CT 扫描了解患者脑室内出血量。遵医嘱及时脱水、止血治疗，必要时完善术前准备。

（6）引流管异常情况处理　①完全通畅的引流管液面随呼吸、脉搏上下波动，波动幅度为 10mm 左右。脑脊液引流量突然减少提示有可能堵塞，可以通过降低引流系统来检测。如果降低引流系统仍未恢复通畅，再检查引流管远端以排除其他故障。堵塞时用无菌钳夹闭脑室引流管近端，由近至远挤压引流管，松开无菌钳，若无脑脊液流出，应立即报告医师处理。②一旦发生引流管滑脱立即予以无菌纱布覆盖引流口，防止气颅；协助指导患者保持平卧位或健侧卧位，避免大幅度活动；立即报告医师、安慰患者及家属；观察患者神志、瞳孔、生命体征的变化；协助、配合医师重新置管或终止引流；保留脱落引流袋，记录引流液的性状、颜色、量；根据患者病情适当使用约束装置；做好护理记录，加强巡视，严密交接。③引流管意外断开时立即夹闭引流管近端，防止脑脊液过度引流；引流管遭到污染，应完全更换所有远端部分。

（7）健康教育　①告知患者和家属脑室引流的目的及重要性、留置的时间及置管期间的注意事项。②卧床时，指导患者适当限制头部活动范围，随床头抬高或降低，引流袋适当抬高或降低。③翻身时，保证引流管长短适宜，避免牵拉，防止引流管脱出，确保引流管最高处距侧脑室平面 10～15cm。④外出检查时，夹闭脑室引流管，妥善固定，引流袋置于床上患者头侧，防止滑脱。

6. 潜在并发症

（1）尿崩症　尿崩症常因肿瘤或手术操作累及下丘脑或视上核到神经垂体的纤维束所致。应准确记录 24h 出入水量，当患者连续 2h 每小时尿量超过 300mL/h（儿童超过 150mL/h）、尿密度<1.005 时，应通知医师并遵医嘱用药、观察用药后效果，以及时控制尿崩症。常用加压素 12U 深部肌内注射或垂体后叶素 12～15U

加入 500mL 液体中静脉滴注，低钠血症时，鼓励患者多饮盐开水及含钾、钠高的食物，以补充丢失的钠和水分。禁止经胃肠道或静脉摄入高糖类物质，以免血糖增高，产生渗透性利尿，加重尿崩。密切观察患者意识、生命体征及皮肤弹性，保持静脉输液通畅，以及早发现及防止脱水。当患者出现意识淡漠时，及时抽血检测血生化，以了解是否出现高钠血症或低钠血症，及时补充水分或电解质，鼓励并指导低钠血症患者饮盐开水，高钠血症患者喝白开水。同时正确记录 24h 的出入水量，监测尿密度。

（2）中枢性高热　下丘脑严重损伤时，可引起中枢性体温调节失常，患者表现为高热，体温可超过 40℃。高热增加脑耗氧代谢，加重脑水肿，应及时采取物理或药物降温。

（3）垂体功能低下　注意保暖，防止受凉感冒，遵医嘱给予激素治疗，并观察用药后的反应，指导患者应严格遵医嘱按时服用甲状腺素等激素类药物，不可自行停药、改药、以免加重病情。

（4）颅内出血　详见第九章第二节"神经胶质瘤"相关内容。

（5）深静脉血栓　因肿瘤靠近视觉通路、下丘脑、垂体、垂体柄等重要颅脑解剖结构，手术后患者易出现内分泌功能障碍及水和电解质平衡紊乱，需长期激素替代治疗，极易发生深静脉血栓。护理上注意：①密切观察患者神志、瞳孔和生命体征的变化，观察有无继发性颅内出血等症状，有无血氧饱和度下降、呼吸困难、咳嗽、咯血、躁动、昏厥等疑似 PTE 症状；②急性期（14 天内）患者绝对卧床，患肢制动，并且抬高 15°～30°，禁止按摩、推拿和热敷，每班测量患者的大腿周径，密切观察患肢的皮肤颜色和温度变化；③观察患者抗凝注射部位有无出血点，观察患者排泄物的颜色，卧床期间每日行足背屈伸运动（每个动作保持 10s，10min/次，10 次/天）；④密切观察患者尿量及颜色的变化，控制出入量平衡，动态监测血钠水平，至少每日 1 次，并根据结果及时增加监测次数，定时监测尿比重，及时发现并调节水、电解质失衡，出现高钠症状时，停止盐分的摄入，并每小时胃管鼻饲 200mL 温开水，及时补充糖皮质激素，同时监测血糖水平，若存在血糖升高，加重患者高渗状态，则选择用胰岛素降糖；⑤指导合理的营养支持，除静脉营养补充外，应指导家属准备高蛋白、高维生素、高膳食纤维、低盐、低脂、少糖、清淡易消化食物胃管鼻饲。

（三）出院指导

1. 心理指导　与患者沟涌交流时委婉告诉其遗留的视力障碍、生长迟缓、性器官发育不全等不能完全恢复，但通过锻炼或药物治疗可部分改善，亲友应加强心理开导，鼓励患者积极主动地进行康复训练，建立健康的人格，以提高生活质量，树立生活信心。

2. 进食高蛋白、富含营养饮食以增强机体抵抗力，促进康复。

3. 劳逸结谷，加强体育锻炼，以促进骨骼的生长发育，增强体质。

4. 视力障碍者，注意防止烫伤、跌倒。

5. 垂体功能障碍者，遵医嘱坚持激素替代治疗，不可随意漏服，更改剂量及间隔时间，更不可因症状好转而自行停药。

6. 出现原有症状加重或头痛、呕吐、抽搐、肢体麻木、尿崩症等异常反应及时就诊。

7. 指导患者术后 3～6 个月应到门诊行 CT 或 MRI 复查。

8. 指导患者加入科室专病全病程管理，对患者出院后居家护理通过互联网＋护理进行"一对一"医护线上、线下指导。

第五节 · 垂体瘤

垂体腺瘤是指起源于蝶鞍内脑垂体细胞的良性肿瘤。人群发病率为 16.7％，占颅内肿瘤的 10％～15％，仅次于脑膜瘤和胶质瘤，位居第三位。男女比例无明显差异，好发年龄为青壮年。肿瘤向鞍旁和视丘下部生长，甚至可达第三脑室累及海绵窦，伸入颅中窝，长入脚间池，进入蝶窦内鼻咽部。少数肿瘤血运丰富，容易发生出血，成为垂体卒中。垂体瘤对患者生长发育、劳动能力、生育功能及社会心理影响较大。国内外资料统计显示，垂体瘤术后病死率为 0.4％～2％，术后复发率为 7％～35％。

一、发病机制

垂体瘤的发病机制仍不清楚，长期以来一直存在分歧，多数学者认为垂体腺瘤是下丘脑调节功能异常造成的，垂体瘤的发病机制存在两种假说：①垂体细胞自身缺陷机制即单克隆起源学说，认为垂体瘤的发病源于垂体自身的病变或基因缺陷；②下丘脑调控失常机制即肿瘤是下丘脑、垂体功能失调的表现形式之一，下丘脑的促激素和垂体内的分泌因子可能在垂体瘤形成的阶段起促进作用。抑制因素的衰退对垂体肿瘤发生也起着促进作用。

二、垂体瘤分类

垂体瘤有多种分类方法：按功能分类（表 9-6），按大小分类（表 9-7），按是否侵袭分类（表 9-8），按照免疫组化分类（表 9-9）。

表 9-6 按功能分类

A. 功能性腺瘤	激素分泌过多致血液激素水平上升,有相应临床表现
B. 无功能性腺瘤	激素分泌不足,无相应临床表现

表 9-7　按大小分类

A. 微腺瘤	直径＜10mm
B. 腺瘤	直径≥10mm
C. 大腺瘤	直径≥30mm

表 9-8　按是否侵袭分类

A. 非侵袭性腺瘤	对周围组织以推挤为主,侵袭、破坏不明显
B. 侵袭性腺瘤	肿瘤表现生物学恶性行为,侵犯海绵窦硬脑膜、蝶骨、蝶窦、浸润血管壁、静脉窦或脑组织

表 9-9　腺垂体肿瘤的免疫组化分类

主要免疫反应	继发免疫反应
A. GH	PRL,α-亚单位(f),TSH,
B. PRL	FSH,LH(i)α-亚单位(i)
C. ACTH	LH,α-亚单位(i)
D. FSH/LH/α-亚单位	PRL,GH,ACTH(i)
E. TSH	α-亚单位 GH(f),PRL(i)
F. 混合激素分泌	
G. 特殊的激素分泌组合(嗜酸干细胞腺瘤、泌乳生长素细胞腺瘤)	
H. 无免疫反应(无功能)	

三、临床表现

1. 头痛　垂体瘤早期表现,其发生原因为肿瘤直接刺激硬膜或鞍膈感觉神经所致巨大腺瘤造成室间孔和中脑导水管梗阻使颅内压增高,患者突发剧烈头痛,并伴有其他神经系统损伤表现,提示垂体卒中。

2. 视神经受压症状　视力、视野障碍,双颞侧偏盲,为肿瘤压迫视交叉所致视功能障碍的表现,单眼偏盲或全盲多为偏向一侧生长的肿瘤的表现。视力、视野障碍提示肿瘤向鞍后上方发展,晚期肿瘤时视神经萎缩将导致严重视力障碍。

3. 邻近压迫症状

(1) 向外发展　压迫或侵入海绵窦,可产生第Ⅲ、Ⅴ对脑神经及三叉神经第一支的障碍,其中以动眼神经最常受累,引起一侧眼睑下垂、眼球运动障碍。肿瘤沿颈内动脉周围生长,可使该动脉管腔渐变狭窄或闭塞,而产生偏瘫、失语等。肿瘤长入三叉神经半月节囊中,可产生继发性三叉神经痛;长到颅中窝可影响颞叶,有钩回发作,出现幻嗅、幻味、轻偏瘫、失语等。

(2) 向前方发展　可压迫额叶而产生精神症状,如神志淡漠、欣快、智力锐减、健忘、癫痫发作,以及单侧或双侧嗅觉障碍及产生精神症状。

(3) 向后方发展　可长入脚间窝,压迫大脑脚及动眼神经,引起一侧动眼神经麻痹、对侧轻偏瘫表现，甚至可向后压迫导水管而引起阻塞性脑积水。

（4）向上方生长　影响第三脑室，可产生下丘脑症状，如多饮、多尿、嗜睡，以及精神症状如近事遗忘、虚构、幻觉、定向力差、迟钝和视盘水肿，昏迷等。

（5）向下方生长　可破坏鞍底长入蝶窦、鼻咽部，产生反复少量鼻出血、鼻塞及脑脊液鼻漏等。

（6）向外上生长　可长入内囊、基底节等处，产生偏瘫、感觉障碍等。

四、辅助诊断

1. 内分泌检查　可分为垂体激素储备评估和高分泌功能性垂体瘤内分泌检测。

2. 脑血管造影　以排除脑部动脉瘤或了解肿瘤供血及血管受压移位的情况。对疑有空蝶鞍者或有脑脊液鼻漏者可采用 MRI T2 加权像、脑脊液流动试验或碘水 CT 脑池造影检查。

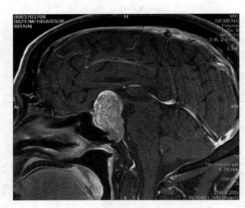

图 9-4　垂体腺瘤 MRI 表现

3. MRI 扫描　是目前诊断垂体瘤的首要方式，肿瘤呈低信号灶，垂体上缘膨隆，垂体柄向健侧移位，瘤内出血可呈高信号灶（图 9-4）。大腺瘤者可显示肿瘤与视神经、视交叉及与周围其他结构如颈内动脉、海绵窦、脑实质等的关系。

4. CT 扫描　微腺瘤的典型表现为垂体前叶侧方的低密度灶或少许增强的圆形病灶，向肿瘤对侧偏移，以及鞍底局部骨质受压下陷变薄，肿瘤常均匀强化，有时瘤内可出血、坏死或囊性变，该区域不被强化。鞍区 CT 扫描可以观察垂体瘤对蝶鞍骨质的破坏。另外，还可以显示蝶窦内的结构，特别是骨性结构，对指导经鼻垂体瘤切除手术的入路很有意义。

五、治疗原则

垂体瘤的治疗方法包括药物治疗、手术治疗、放射治疗以及观察随访。由于垂体肿瘤的大小、类型不同，患者年龄、性别、症状、一般情况、治疗需求也不同，故目前提倡针对不同患者实行个体化的治疗。

1. 目前对 PRL 和 GH 腺瘤首选药物治疗已达成共识，药物治疗可抑制激素过度分泌、缩小或局限肿瘤，减少肿瘤血供的作用。因此，即使患者必须接受手术治疗，术前也应当给予相应药物；对于上述肿瘤术后残留，药物治疗亦有控制肿瘤生长、延缓复发的作用。

2. 手术适用于各种体积较大或侵袭性生长、已有视神经及其他压迫症状、出现下丘脑反应和脑积水的垂体瘤；微腺瘤中的 ACTH 瘤、无法承受药物治疗的 GH 瘤以及不耐受或治疗不敏感的 PRL 和 GH 瘤亦可采取手术治疗。

3. 无功能型术后肿瘤残留的患者、不愿意手术且药物治疗无效的患者、高龄且一般情况较差，无治疗需求的患者，均可采取保守观察及随访。

4. 放射治疗　在垂体腺瘤的治疗中，放射治疗或可作为手术治疗或药物治疗的辅助疗法，也可作为一种确定的治疗方法。

5. 伽马刀治疗　应用立体定向外科三维定位方法，一次性或分次毁损靶灶组织，而周围正常组织因射线剂量锐减可免受损害。

六、护理评估

（一）术前评估

1. 健康史　详见第九章第三节"脑膜瘤"相关内容。

2. 身体状况

（1）症状与体征　①评估患者起病方式、首发症状：是否出现视力、视野改变，是否有头痛、呕吐、尿崩症、癫痫、下丘脑功能障碍、闭经、泌乳或性功能低下，是否有肢端肥大、巨人症及库欣症，以了解肿瘤的类型及脑组织和神经受损的程度。②患者有无颅内压增高表现：垂体瘤早期约 2/3 患者有头痛，其发生原因为肿瘤直接刺激或颅内压增高导致鞍膈受压所致。头痛剧烈，伴有呕吐，为巨大腺瘤造成室间孔和导水管梗阻使颅内压增高所致。突发剧烈头痛，并伴有其他神经损伤表现提示垂体卒中。③患者有无视力、视野障碍：双颞侧偏盲为肿瘤压迫视交叉所致视功能障碍的表现，占垂体瘤的 $60\%\sim80\%$。当肿瘤不断增大可依次出现颞侧下、鼻侧下、鼻侧上象限受累以致全盲。单眼偏盲或全盲多为偏向一侧生长的肿瘤的表现。视力、视野障碍提示肿瘤向鞍后上方发展。晚期肿瘤使视神经萎缩将致严重视力障碍。

（2）评估内分泌功能　不同类型肿瘤具体表现各异。①闭经、溢乳、不育为 PRL 型肿瘤表现。②巨人症、成人肢端肥大症提示 GH 型腺瘤。③高血压、向心性肥胖、满月脸提示 ACTH 型肿瘤。④饥饿、多食多汗、畏寒、情绪易激动是 TSH 型腺瘤表现。⑤促性腺激素细胞瘤表现为性欲下降。

（3）患者有无其他神经和脑损害　尿崩症和下丘脑功能障碍提示肿瘤压迫垂体柄和下丘脑；精神症状、癫痫及嗅觉障碍说明肿瘤侵犯额叶；脑脊液漏、鼻出血等提示肿瘤向下突入蝶窦、鼻腔和鼻咽部。

（4）了解辅助检查情况　①内分泌检查：应用内分泌放射免疫检查测定垂体和下丘脑多种内分泌激素，以确定肿瘤性质、判定疗效及预后。②脑血管造影：当肿瘤突破鞍膈时，可见颈内动脉向外推移等改变。③CT：多数表现为鞍内低密度区

＞3mm 的直接征象，少数呈高密度或等密度的微腺瘤；间接征象提示垂体高度超过 7mm 且鞍膈饱满，不对称。垂体卒中者，瘤内可见出血灶。④MRI：鞍内垂体腺瘤常为短 T1 及长 T2，清晰可见周边的海绵窦、大血管、视神经、视交叉、脑实质、鞍上池、脑脊液等结构。

3. 心理-社会评估 详见第九章第四节"颅咽管瘤"相关内容。

（二）术后评估

详见第九章第四节"颅咽管瘤"相关内容。

七、常见护理问题

1. 知识缺乏（特定的）。
2. 自我形象紊乱。
3. 潜在并发症（脑脊液漏、继发性颅内出血、尿崩症）。

八、护理措施

（一）术前护理

1. 心理护理 当患者出现头痛、呕吐、视力障碍、容貌和体型改变时，患者产生恐惧、自卑心理，而难以接受的医疗费用及手术的风险又加重患者的恐惧，甚至产生绝望的心理。应主动关心安慰患者，与患者及家属及时交流，了解患者的心理反应。针对不同的原因给予相应的心理干预，如提供本病治愈病例的相关信息，激发患者治愈疾病的信心。对患者出现的不适感，给予相应的治疗护理，以减轻不适反应。

2. 饮食 详见第九章第四节"颅咽管瘤"相关内容。

3. 体位 详见第九章第四节"颅咽管瘤"相关内容。

4. 症状护理 详见第九章第四节"颅咽管瘤"相关内容。

5. 术前准备 96％的垂体瘤患者均可经鼻腔-蝶窦手术切除，术前 3 日应用抗生素液（0.25％氯霉素）滴鼻 1 次/4～6h，复方氯己定含漱 3 次/d，术前 1 日剪鼻毛。

（二）术后护理

1. 心理护理 同术前。

2. 饮食与体位 详见第九章第二节"颅咽管瘤"相关内容。经蝶窦手术患者或有脑脊液鼻漏者，全身麻醉清醒后，采用半坐卧位，防止脑脊液反流导致颅内感染。

3. 症状护理

（1）精神症状 巨大肿瘤侵犯额叶手术后常伴有精神症状，患者可出现兴奋易激怒、欣快等表现。①交待家属陪伴且不让患者独处，防止单独外出、走失。②患者周围无伤人物品，防止自伤或伤人。③必要时口服富马酸喹硫平片 25mg，

2 次/d，或者氟哌啶醇 10mg 肌内注射。④避免频繁干扰或刺激患者，让患者心情平静。

（2）其他　详见第九章第四节"颅咽管瘤"相关内容。

4. **腰椎置管护理**

（1）目的　主要用于放出脑脊液，降低颅内压，防止脑脊液漏，促进伤口愈合；引流炎性或血性脑脊液，减轻血液对脑膜、脑室的刺激，减少感染、粘连的可能性，降低颅内感染的发生。

（2）护理注意事项　①评估患者有无腰椎置管的禁忌证，如患者穿刺部位感染、脑脊液漏、有明显的颅内压增高应禁止腰椎置管。患者极度烦躁不安、不合作时予以充分镇静治疗后行腰椎置管。②完善操作前准备，患者了解腰椎穿刺术的目的、过程、配合方法、意义及操作中可能出现的意外，愿意配合操作并签署同意书；指导患者排空大、小便。③操作过程中关心患者，并鼓励患者配合，消除恐惧心理，指导患者在穿刺过程中维持侧卧、头屈、颈向下弯曲、双腿屈曲使大腿紧贴腹部、双手抱膝，成弓状的姿势。术中扶持患者，防止断针等意外发生。④密切观察患者面色、脉搏、呼吸、意识，如有异常及时报告操作者。⑤压力过高时，放液不可太快，防止椎管内压力突然降低引起脑疝。⑥术后协助与指导患者全身放松，去枕平卧，妥善固定腰椎置管，保持引流管通畅，防止引流管扭曲、打折。引流袋放于适当位置。⑦密切观察记录引流脑脊液的量、颜色、性状，班班交接并做好记录。⑧指导患者保护局部敷料干燥，防止潮湿、污染，24h 内不宜淋浴，以免引起局部感染。⑨做好患者健康教育，交待患者翻身、起床、外出检查时保护好引流管，防止腰椎置管脱出。

5. **潜在并发症护理**

（1）尿崩症、高钠血症/低钠血症　尿崩症易诱发高钠血症/低钠血症。①应准确记录 24h 出入量，当患者连续 2h 尿量＞300mL/h（儿童＞150mL/h）、尿密度＜1.005，应通知医师并遵医嘱用药控制尿量。②区分不同类型的水、电解质平衡紊乱。丘脑下部-垂体型主要表现为脑性盐耗综合征与尿崩症即低钠血症＋高钠尿症。脑性盐潴留综合征多为反复降颅压药及利尿药的使用所致，即高钠血症＋低钠尿症。③观察患者皮肤弹性。④严密观察意识、生命体征变化。患者表现为意识淡漠，系因出现低钠血症/高钠血症所致。⑤鼓励低钠患者进食含钠高的食物，如喝盐开水；高钠患者多饮白开水，利于钠离子排出。⑥按时输液，禁止摄入含糖液体，防止渗透性利尿，加重尿崩症。

（2）脑脊液漏　经鼻蝶窦手术或肿瘤侵犯硬脑膜时易发生脑脊液鼻漏。①密切观察脑脊液鼻漏量、性质、颜色，并及时报告医师处理。②病情允许时，抬高床头 30°～60°，使脑组织移向颅底封闭漏口。③及时以盐水棉球擦洗鼻腔血迹，不冲洗鼻腔防止逆行感染。④指导患者保暖，避免咳嗽、打喷嚏，防止高压气流的冲击加重漏口损伤。⑤避免用力排便，以免使颅内压升高。⑥防止感染，监测体温 6 次/d，口腔护理 2～3 次/d，限制探视人员，遵医嘱合理使用抗生素。

（3）颅内出血　详见第九章第二节"胶质瘤"相关内容。

（三）出院指导

详见第九章第四节"颅咽管瘤"相关内容。

第六节·听神经瘤

听神经瘤又称前庭神经瘤，是起源于前庭神经鞘膜的一类良性肿瘤。听神经瘤约占颅内神经鞘瘤的 90％以上，占颅内肿瘤的 8％～11％，占脑桥小脑角肿瘤的 75％～95％。成年人多见，发病年龄高峰为 30～49 岁，平均发病年龄为 37.2 岁，男女比例为 0.8∶1。听神经瘤平均分布于左、右两侧，大多数位于一侧，少数为双侧。

一、发病机制

听神经瘤起源于外胚层，由前庭神经的鞘膜细胞增生瘤变，逐渐形成肿瘤。研究显示，60％前庭神经瘤的 NF2 基因（一种抑癌基因）突变和编码蛋白质 merlin 失活。双侧听神经瘤是神经纤维瘤，为常染色体显性遗传的系统性疾病，可伴其他颅神经瘤、脊髓和皮肤神经瘤、脑和脊髓脑膜瘤、胶质瘤、错构瘤或青少年晶状体浑浊等。

二、听神经瘤分类/分期

由于听神经瘤临床表现的演变与肿瘤的大小发展有关，故常将肿瘤的表现分为 4 期。

第 1 期：肿瘤直径＜1cm，仅有听神经受损的表现，除眩晕、耳鸣、听力减退和眼球震颤外，无其他症状。

第 2 期：肿瘤直径＜2cm，除听神经症状外出现邻近脑神经症状，如三叉神经、小脑半球症状，一般无颅内压增高，内听道可扩大。

第 3 期：肿瘤直径在 2～4cm，除上述症状外可有后组脑神经（第Ⅸ、Ⅹ、Ⅺ对脑神经等）及脑干推移受压症状，并有不同程度的颅内压增高，脑脊液蛋白质含量增高，内听道扩大并有骨质吸收。

第 4 期：肿瘤直径＞4cm，上述症状更趋严重，语言及吞咽明显障碍，可有对侧脑神经症状，有严重的梗阻性脑积水，小脑症状更为明显，可出现意识障碍，甚至昏迷、呼吸骤停。

三、临床表现

1. 首发症状　主要是前庭耳蜗神经症状，包括头昏、眩晕、单侧耳鸣和耳聋等。

2. 邻近各脑神经的刺激或麻痹症状 其症状的演变取决于肿瘤的生长部位和速度，以及是否囊变、出血等；肿瘤长出内听道压迫三叉神经可引起患侧面部麻木、疼痛，可有角膜反射迟钝或消失；侵及展神经，可出现复视，眼球外展受限。肿瘤向下生长压迫舌咽神经、迷走神经及副神经而产生吞咽困难、进食呛咳、呃逆、声音嘶哑等。

3. 小脑脚受压 可引起同侧的小脑性共济失调。肿瘤向内侧扩张可推移脑干，使其在对侧岩骨受压，出现特征性同侧肢体的轻瘫和锥体束征。

4. 颅高压症状 肿瘤压迫第四脑室或中脑导水管可导致慢性脑积水，长期慢性的颅内压增高使视神经纤维继发性萎缩而引起视力减退甚至失明。

四、辅助诊断

1. CT 扫描 表现为均匀不等或低密度占位性病灶，少数为略高密度，增强CT 扫描肿瘤表现为脑桥小脑角的高密度区，呈均匀或不均匀强化，中间可有不规则的低密度区，约有 80% 的病例可出现瘤周的水肿带。CT 扫描的骨窗位可显示双侧内听道宽度及有无骨质破坏，51%～85% 的病例可见内听道扩大呈漏斗状，可以指导术中磨除内听道的范围。同时还可了解乳突气房的发育情况，对于防止术后脑脊液漏非常重要。

2. MRI 检查 在 T1 加权像上为略低信号或等信号，呈边界清楚的占位性病灶；T2 加权像则为明显高信号，肿瘤边界可与水肿带混淆。肿瘤信号可呈均匀一致，也可以有囊变，其囊变区在 T1加权像显示为明显低信号（图 9-5）。

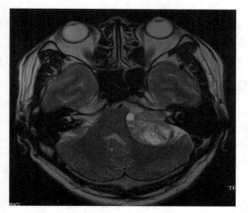

图 9-5 听神经瘤 MRI 表现

3. 听力试验 主要用于区分传导性或感音（神经）性聋。传导性聋为中耳病变，感音性聋为耳蜗或第Ⅷ对脑神经病变。肿瘤局限于内听道内时，该类检查具有早期诊断价值。

4. 前庭功能试验

（1）冷热水（变温）试验 可发现患侧的前庭功能消失或减退，是诊断前庭神经瘤的常用方法。

（2）前庭神经直流电刺激试验 用于鉴别迷路病变与前庭神经病变，用于早期诊断鉴别前庭神经瘤和耳蜗病变。直流电刺激前庭系统时可引起平衡失调及眼球震颤，眼球震颤的快相总是指向阴极一侧，迷路病变该反应存在，而前庭神经病变则反应完全消失。

5. 脑干听觉诱发电位（BAEP） 用短声反复刺激双耳，从头皮电极可记录到一组由连续的七个波形组成的电位活动。在前庭神经瘤中最具特征性的 BAEP 表现是患侧 I-V 波的波间潜伏期延长和两耳 V 波的潜伏期差异的扩大，据此可明确区别耳蜗病变和耳蜗后病变，并可发现直径＜1cm、普通 CT 扫描难以显示的小型前庭神经瘤。同时，BAEP 也可用于术中听力保护的监护手段。

6. 面神经功能试验 由于面、听神经同位于内听道内，较小的神经瘤即可影响面神经的功能；如味觉定量试验和流泪试验：患侧的味觉减弱和流泪减少均有助于前庭神经瘤的早期鉴别诊断。

7. 听性脑干反应测定（ABR） 是较灵敏的听觉检查，对于听神经瘤的诊断尤为重要。可以详细地记录听觉刺激引起的耳蜗神经和听神经活动，灵敏度 71%～98%，特异度 74%～90%。ABR 可用于听神经瘤的早期诊断，也可用于术前评估听力保留可能性。

五、治疗原则

前庭听神经瘤是良性肿瘤。因药物治疗还处于探索阶段，目前治疗原则首选手术治疗，应尽可能安全、彻底地切除肿瘤，避免周围组织的损伤。多数学者认为在达到肿瘤全切除后，可获得根治。部分小型前庭神经瘤（直径＜2cm）和大型前庭神经瘤术后残留者均可使用伽马刀和射波刀治疗，在肿瘤控制和神经功能保留等方面可获得满意疗效。因此，在手术切除和立体定向放射外科治疗、肿瘤全切除和神经保留等问题上可以综合考虑、制订个体化治疗方案。

1. 手术治疗 早期诊断及应用显微手术可望全切除肿瘤，又能保存面、听神经及脑干功能，根据肿瘤大小、生长方向行肿瘤切除术。

2. 伽马刀治疗 对于直径在 2.5cm 以下的听神经瘤，应首选伽马刀治疗，有关报道有效率可达 91%，面神经保存率 100%，听力保存率 75%。

六、护理评估

（一）术前评估

1. 健康史 详见第九章第三节"脑膜瘤"相关内容。

2. 身体状况

（1）症状与体征 ①了解患者起病方式或主要症状：听神经瘤的首发症状多为患侧耳鸣、听力下降或眩晕，耳鸣为高音性，持续性。前庭、耳蜗的功能障碍为肿瘤压迫内耳道内的耳蜗神经及内听动脉所致。脑桥小脑角综合征表现为听力障碍、颜面疼痛及感觉障碍、面神经周围性麻痹、后组脑神经功能障碍、共济失调及锥体束征。②评估有无剧烈头痛、呕吐、复视及视盘水肿等高颅压症状，肿瘤增长压迫第四脑室引起脑脊液循环受阻常引起上述症状。

（2）评估有无邻近脑神经受损 ①面肌瘫痪，眼睑闭合不全，口角偏向健侧，同侧舌前2/3味觉丧失，为面神经受损引起的周围性面瘫，面神经功能评价分级（表9-10）。②患侧颜面部麻木、疼痛，角膜反射消失或减退，咀嚼无力，提示三叉神经损害。③声音嘶哑，吞咽困难，咳嗽反射减弱或消失，提示舌咽、迷走神经损害。

表 9-10 常用的面神经功能评价分级系统（House-Brackmann 分级法）

级别	程度	描述特征	测量法	功能/%
Ⅰ	正常	面部所有区域功能正常	8/8	100
Ⅱ	轻度	总体:仔细观察时可察觉到轻微的面肌无力,可有很轻微的联带运动 静态:对称性和张力正常 运动:额中度以上的良好运动 眼微用力能完全闭拢 口轻微不对称	7/8	76～99
Ⅲ	中度	总体:两侧差别明显,但无损面容,可察觉到并不严重的联带运动挛缩和(或)半面痉挛 静态:对称性和张力正常 运动:额轻至中度的运动 眼用力能完全闭拢 口使劲时轻微力弱	5/8～6/8	51～75
Ⅳ	中重度	总体:明显无力和(或)毁容性不对称 静态:对称性和张力正常 运动:额部无 眼不能完全闭拢 口使劲时不对称	3/8～4/8	26～50
Ⅴ	重度	总体:刚能察觉到的运动 静态:不对称 运动:额部无 眼不能完全闭拢 口轻微的运动	1/8～2/8	1～25
Ⅵ	完全麻痹	无任何运动	0/8	0

（3）评估有无动作不协调、走路不平衡、小脑性共济失调，肿瘤压迫小脑易出现上述症状。

（4）评估营养状况是否低于机体需要，患者因头痛、呕吐、进食呛咳、吞咽困难等因素可导致营养摄入不足。

3. 了解辅助检查结果 ①听力检查：Bekesy 听力测验，第Ⅲ、第Ⅳ型提示听神经受损；音衰退阈试验，如果音调消退超过 30dB 为听神经障碍。②前庭神经功能检查：早期采用冷热水试验，患侧反应完全消失或部分消失。③脑干听觉诱发电位：阳性所见多为 Ⅴ 波延迟或缺失。④CT 及 MRI 检查：表现为圆形或分状的低密度病灶，边界清楚；内听道多呈锥形或漏斗形扩大，第四脑室受压，变形并向对侧移位或完全闭锁，其上方脑室有不同程度的扩大。CT 增强扫描多明显强化，强化区内有大小不等的低密度区，代表囊性变或坏死部分；MRI 表现为长 T1，长 T2 信号。

4. 心理-社会评估　详见第九章第三节"脑膜瘤"相关内容。

（二）术后评估

1. 评估患者听力情况　评估术后听力有无改善，或听力障碍是否加重（方法：用手机打电话或听手机声音）。

2. 评估患者面神经功能　询问患者有无面部麻木、疼痛。嘱患者做皱额、闭眼、龇牙、鼓腮、吹哨五个动作，观察有无额纹变浅、患侧眼睑闭合不全、口角歪斜，判断患者面神经功能的级别。

3. 评估患者的咳嗽、吞咽功能　术后 4～6h，患者麻醉清醒即可进行吞咽功能的评估，评估方法：操作者将右手示指放于患者喉结上，嘱患者做空吞咽动作，观察患者喉结是否上下移动。嘱深呼吸，咳嗽。观察患者是否咳嗽有力，是否声音嘶哑。

4. 其他内容　详见第九章第一节"颅内肿瘤概述"相关内容。

七、常见护理问题

1. 有误吸、窒息的危险。
2. 营养失调（低于机体需要）。
3. 有受伤的危险。
4. 预感性悲哀。
5. 潜在并发症（角膜溃疡、口腔黏膜改变、脑脊液漏、颅内出血）。

八、护理措施

（一）术前护理

1. 心理护理　由于病程较长，症状明显，易使患者产生紧张、焦虑及恐惧心理，故应劝慰患者面对现实，正确对待疾病；耐心向患者及家属解释手术的必要性，可能出现的并发症及治疗效果，指导家属共同解除患者的思想顾虑及悲观失望心理。

2. 饮食　选择患者喜爱的食物，并注意色、香、味俱全，提供良好的进食环境，促进患者食欲，给予营养丰富、易消化吸收、不易误咽的糊状饮食，必要时静脉补充营养，改善患者的全身营养状况，以提高患者对手术的耐受能力。

3. 体位　颅内压增高者取头高位，床头抬高 15°～30°。

4. 症状护理

（1）头昏、眩晕、平衡障碍 ①尽量卧床休息。②不单独外出，叮嘱陪护不让患者独处。③病房设置简洁，并保持地面干燥，以防患者跌倒或碰伤。④避免大幅度摆动头部。

（2）耳鸣、听力下降 ①保持环境安静，减少或避免噪声。②关心、安慰患者，主动与其进行交流。③帮助患者正确评价自己的听力水平。④与患者交谈时应有耐心，尽量靠近患者，并站在健侧，必要时重复谈话内容。

（3）颅内压增高 ①严密观察病情变化，监测患者意识、瞳孔、生命体征 1次/1～2h，有恶化趋势立即报告医师及早处理，防止发生脑危象。②控制液体摄入量，成人每日输液量不超过 2000mL，遵医嘱按时使用脱水剂，应保持尿量每日不少于 600mL。③防止感冒、呼吸道感染，避免剧烈咳嗽；防止便秘，必要时给予轻泻剂或开塞露，不可用力排便或高压灌肠，以免加重颅内压增高。

5. 术前准备 常规术前准备详见脑膜瘤。巨大听神经瘤已引起颅内压增高者，术前 2～3 日预先做脑室持续引流。经迷路手术者，做好耳郭、外耳道皮肤的清洁处理。

（二）术后护理

1. 心理护理 及时告知手术效果，传达有利信息，以增强患者康复的信心。帮助患者缓解疼痛等不适，使患者减轻恐惧、抑郁反应。主动解释可能存在的并发症、后遗症，及其发生原因和预后情况，鼓励患者积极对待人生，坦然接受现实。

2. 饮食 术后患者麻醉清醒 6h 后，评估患者吞咽功能，吞咽功能正常、听诊有肠鸣音，无呕吐者可少量进食流质。由于术后胃肠功能未完全恢复，宜先进食米汤，不宜进食牛奶等产气食物，以免引起肠胀气，逐渐过渡到汤类、牛奶，半流、软食、普食。一般术后第二天可恢复正常饮食。手术后意识障碍、吞咽困难者，早期予以留置胃管鼻饲流质，以保证机体营养供给并注意察胃液，以及时发现并处理应激性溃疡。

3. 体位 术后取仰卧位，头偏向健侧，或取侧卧位和侧俯卧位，以利于呼吸道分泌物排出，防止呕吐物误吸。肿瘤较大，切除后残腔大的患者，术后 24～48h 禁止患侧卧位。麻醉清醒，生命体征平稳者可抬高床头 15°～30°。

4. 症状护理

（1）头痛 ①耐心听取患者的诉说，恰当地解释疼痛是因为伤口疼痛或术后反应性脑水肿使脑膜、血管、神经受到牵拉、刺激所致，理解患者的痛苦并安慰患者。②去除诱发或加重头痛的因素，营造安静的休息环境，保持大便通畅，减少或避免咳嗽、进气、大幅度转头、突然的体位改变。③对疼痛强度突然改变，严重的持续疼痛的患者，应慎重对待，以防发生器质性改变。④分散患者注意力，如听收音机、聊天、看电视等，以降低机体对疼痛的感受性。⑤及时更换体位，早期预防性应用镇痛药。

（2）面瘫　①观察患者能否完成皱眉、上抬前额、闭眼、露齿、鼓腮、吹哨等动作、并注意双侧颜面是否对称。②根据患者不良心理特征，做好耐心解释和安慰工作，缓解其紧张的心理状态。③加强眼部保护，防止暴露性角膜炎。④勿用冷水洗脸，避免直接吹风。⑤予生姜末局部敷贴（30min）或温湿毛巾热敷面瘫侧（2～3次/d），以改善血液循环。⑥加强口腔护理，保持口腔清洁，随时清除口角分泌物，防止口腔感染。⑦指导患者进行自我按摩，表情动作训练，并配合物理治疗，以促进神经功能恢复。⑧规范化的吞咽功能训练。⑨药物治疗，常用静脉用药有依达拉奉，常用口服用药有尼莫地平、复方丹参滴丸、复合维生素 B、三磷腺苷等。

（3）平衡功能障碍　①嘱患者不要单独外出，防止跌倒、摔伤。②主动关心、照顾患者，给予必要的解释和安慰，加强心理护理。③保持房间地面清洁、干燥，清除障碍物，避免摔伤。④指导患者进行平衡功能训练，应循序渐进，从坐位→站立平衡→行走训练，并给予支持和鼓励，增进患者康复的信心。

（4）吞咽功能障碍　吞咽功能评价通常采用洼田饮水试验（附录 10），评估方法：让患者端坐，喝下 30mL 温开水，观察所需时间和呛咳情况。洼田饮水试验 1～2 级可以经口进食，3 级及以上患者需留置胃管鼻饲。

5. 管道护理

（1）创腔引流管护理　详见第九章第二节"神经胶质瘤"相关内容。

（2）脑室引流管护理　详见第九章第四节"神经颅咽管瘤"相关内容。

6. 潜在并发症

（1）角膜炎、角膜溃疡　眼睑闭合不全，角膜反射减弱或消失，瞬目动作减少及眼球干燥为面神经、三叉神经损伤所致，如护理不当可导致角膜溃疡，甚至失明。故护理上应注意：①眼睑闭合不全者用眼罩保护患侧眼球，或用蝶形胶带将上、下眼睑黏合在一起，必要时行上下眼睑缝合术。②白天按时用氯霉素眼药水滴眼，晚间睡前给予四环素或金霉素眼膏涂于上、下眼睑之间，以保护角膜。③指导患者减少用眼和户外活动，外出时戴墨镜保护，坚持使用眼药水滴眼及睡前涂眼膏。

（2）肺部感染　造成肺部感染多因咳嗽反射减弱或消失，呼吸道分泌物不能有效排除，以及进食呛咳、误吸、卧床所致。具体防治措施包括：①鼓励咳嗽排痰，协助患者定时翻身、叩背，机械辅助排痰，取侧卧位或侧俯卧位体位排痰。②不能有效清理呼吸道分泌物者，应定时负压抽吸，必要时行气管插管或气管切开，以利于保持呼吸道通畅。③痰液黏稠者可行雾化吸入，不主张常规气管内滴药，近几年国外许多研究证明气管内滴药对患者不但没有明显的有利作用，而且增加了感染和吸入性肺炎的危险。④不要用吸管进食饮水，以免误入气管。⑤加强口腔护理，保持口腔清洁，以免口咽部细菌误吸入下呼吸道造成感染。

（3）误吸、窒息　吞咽、咳嗽反射减弱或消失为肿瘤压迫或手术损伤舌咽、迷走神经所致，应避免误吸、窒息，做到：①观察患者的吞咽、咳嗽反射有无减弱或消失，用压舌板轻触患者咽部能否引起呕吐反射，声音有无嘶哑，进食有无呛咳。②进食时宜取坐位或半坐位，选择不易出现误咽的果冻样或糊状食物，吞咽与空吞咽交互进行，以防误咽、窒息。③出现呛咳时，患者应腰、颈弯曲，身体前倾，下颌抵向前胸，以防止残渣再次侵入气管。④发生窒息时，让患者弯腰低头，治疗者在患者肩胛骨之间快速连续拍击，使残渣排出。或站在患者背后，手臂绕过胸廓下，双手指交叉于剑突下，对横面施加一个向上猛拉的力量，自此产生的一股气流经过会厌，以排出阻塞物。

（4）脑干损伤和水肿　脑干缺血性梗死和水肿为手术直接牵拉、损伤脑干，或因损伤、结扎与脑干有供血关系的动脉所致。护理上应注意：①动态监测生命体征，尤其是呼吸频率、节律和血氧饱和度以及二氧化碳分压的变化，以及时判断脑干功能状态是否受到明显干扰。②翻身时应做到用力均匀，动作协调呈轴位翻身，术后48h内禁患侧卧位，防止脑干移位。③呼吸缓慢、不规则者遵医嘱使用呼吸兴奋剂并密切监测呼吸变化，准备好气管插管或气管切开用物于床旁，调试呼吸机处于备用状态。④及时处理中枢性高热，常采用物理降温法，如冰敷、降温毯降温、冰液体静脉滴注等。⑤昏迷患者应加强呼吸道管理及皮肤、五官护理。

（5）脑脊液切口漏　发生原因可能与硬脑膜不缝合或缝合不严密，乳突小房封闭不严有关。护理上应做到：①枕上垫无菌垫巾，保持清洁、干燥，头部敷料如有渗湿，应及时报告医师予以更换，以防止感染。②卧床休息，床头抬高$15°\sim30°$，耳漏患者头偏向患则，维持到脑脊液漏停止后$3\sim5$日，其目的是借重力使脑组织贴近硬脑膜漏孔处，促使漏口粘连封闭。③于鼻孔或外耳道口安放干棉球，浸透后及时更换，及时清除鼻前庭或外耳道内污垢，用生理盐水棉球擦洗，乙醇棉球消毒，防止液体引流受阻而逆流。④观察体温，1次/$(4\sim6)$h，至脑脊液漏停止后3日，遵医嘱按时使用抗菌药物。⑤禁忌做耳鼻道填塞、冲洗、滴药，脑脊液鼻漏者严禁经鼻插胃管或鼻导管。

（三）出院指导

1. 加强营养，进食高热量、高蛋白，富含纤维素、维生素饮食，避免食用过硬、不易咬碎或易致误咽的食物，不要用吸管进食饮水，以免误入气管。

2. 合并神经功能缺损者，术后半年至1年可有部分恢复，可选择必要的辅助治疗，如高压氧、针灸、理疗、中医药等。

3. 听力障碍者尽量不单独外出，以免发生意外，必要时可配备助听器或随身携带纸笔。

4. 步态不稳者继续进行平衡功能训练，外出需有人陪同，防止摔伤。

5. 遵医嘱按时滴用氯霉素眼药水。眼睑闭合不全者，外出戴墨镜或眼罩保护，以防阳光和异物的伤害，晚间睡觉时可用干净湿手帕覆盖或涂眼膏，以免眼睛干燥。

6. 并发面瘫、声音嘶哑而产生悲观心理者，家属应鼓励其正视现实，并安慰、开导患者，鼓励患者参加社会活动，消除负性心理。

7. 术后 3～6 个月门诊复查。

第七节 · 颅内转移瘤

颅内转移瘤是指由身体其他部位的恶性肿瘤转移到颅内的肿瘤。其发生率因不同时期、不同人群、不同年龄、不同检查方法等而差别较大，颅内转移瘤的发生率约为 30％。在各种肿瘤中肺癌、胃肠道癌、乳腺癌致死数和发生颅内、脑内转移数最多。以肿瘤发生颅内和脑内转移的频率看则依次为黑色素瘤、乳腺癌和肺癌。好发颅内转移的原发肿瘤依次为白血病、淋巴瘤、骨肿瘤、横纹肌或平滑肌肉瘤、类癌、肾肉瘤、卵巢癌等。颅内转移瘤好发于 40～60 岁。男性多见于女性。颅内转移瘤的临床表现明显、严重，不治者多迅速死亡。

一、发病机制

1. **肿瘤转移的步骤**　癌细胞从原发肿瘤上脱落并侵犯瘤周组织，经血或淋巴等途径播散，在靶器官内生存、增殖和增大。上述步骤相互衔接和交错，并受许多因素影响。常见转移途径为血行播散和直接浸润，淋巴和脑脊液转移较少见。

2. 转移灶在脑内的分布与脑血管的解剖特征有关。由于脑血管在脑灰白质交界处突然变细阻止癌细胞栓子进一步向前移动，因此转移灶多位于灰白质分水岭（即脑内大血管分布的交界区）。

3. 转移灶的分布部位与中枢神经系统各分区的体积和血液供应有关。许多研究发现有 80％～85％的转移灶分布于大脑半球，10％～15％分布于小脑半球，约 5％位于脑干。除以上最常见的脑内转移外，转移灶还可以分布在脑神经、脑内大血管、硬脑膜、静脉窦及颅骨内板等处。

4. **转移瘤的数目和分布**　可分单发性、多发性和弥漫性三种，大部分脑转移瘤是多发性的，单个转移灶较少见，弥漫性更少见。

二、转移瘤分类

（一）按起病方式分类

1. **急性起病**　占 40％～60％。首发症状分别为癫痫、脑卒中、蛛网膜下腔出血、感觉异常、语言障碍、动眼神经麻痹，以及舞蹈样手足徐动、尿崩、眩晕等。

2. 慢性进行性起病　占 50%～60%。首发症状为头痛，精神障碍。

（二）按病程分类

1. 急性进展　约占 46.6%。常卒中样起病，在 1～2 天内迅速昏迷和偏瘫，病情进展恶化，病程一般不超过两周，多见于绒毛膜上皮癌、黑色素瘤脑转移伴出血、多发性脑转移瘤、癌栓塞或脑血管急性受压，以及转移灶位于重要功能区。

2. 中间缓解期　约占 21.4%。即急性起病后经过一段时间的缓解期，颅内占位性病变引起的症状复出并进行性加重。其原因可能是癌栓塞引起急性起病后由于血管运动障碍逐步减轻或出血吸收，临床表现逐步缓解，以后由于肿瘤体积增大和伴随的脑水肿使症状再次加重。中间缓解期一般为一周至数周，个别可长达 4 年或 8 年。少数患者可表现为短暂性脑缺血发作（TIA）样，历时数周或数月。

3. 进行性加重　约占 32%，急性或慢性起病，并呈进行性加重，历时 3～4 个月。

三、临床表现

临床表现因转移出现的时间、病变部位、数目等因素而不同。有的患者在发现原发肿瘤的同时即可出现脑转移瘤的症状，但常见的是脑转移瘤的症状迟于原发肿瘤。

1. 颅内压升高症状　头痛为早期最常见的症状，常出现于晨间，开始为局限性头痛（与脑转移瘤累及硬脑膜有关），后发展为弥漫性头痛（与脑水肿和肿瘤毒性反应有关），此时头痛剧烈并呈持续性，伴恶心、呕吐。由于脑转移瘤引起的颅内压增高发展迅速，因此头痛和伴随的智力改变、脑膜刺激征明显，而视盘水肿、颅内高压变化不明显。

2. 常见体征　根据脑转移瘤所在的部位和病灶的多少，可出现不同的体征。常见偏瘫、偏身感觉障碍、失语、脑神经麻痹、小脑体征、脑膜刺激征、视盘水肿等。

3. 神经、精神症状　见于额叶和脑膜弥漫转移者中，可为首发症状。表现为痴呆、攻击行为、智力和认知障碍。

4. 脑膜刺激征　多见于弥漫性脑转移瘤的患者，尤其是脑膜转移和室管膜转移者。有时因转移灶出血或合并炎症反应也可出现脑膜刺激征。

5. 癫痫　各种发作形式均可出现，以全面性强直阵挛发作和局灶性癫痫多见。早期出现的局灶性癫痫具有定位意义，如局灶性运动性癫痫往往提示病灶位于运动区，局灶性感觉发作提示病变累及感觉区。

6. 其他　全身虚弱，癌性发热为疾病的晚期表现，并很快伴随意识障碍。

四、辅助诊断

1. MRI 检查　已作为首选检查，脑转移瘤的 MRI 信号无特异性，多为 T1 加

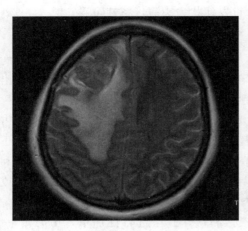

图 9-6 转移瘤 MRI 表现

权像为低信号，T2 加权像为高信号。由于转移瘤周围脑水肿明显（图 9-6），因此小转移灶在 T1 加权像难以显示，但在 T2 加权像则显示清晰。

2.CT 检查　目前常在无 MR1 设备或患者禁忌行 MRI 检查（体内有心脏起搏器或其他带磁植入物）时，才考虑做 CT 检查。脑转移瘤 CT 的典型表现为边界清楚、圆形、低密度肿块，增强后可有不均匀强化。如肿瘤囊变或出血，可出现"环征"，似脓肿，但这种强化环的壁较厚且不规则，有时可见瘤结节。脑转移瘤出血时，则呈非钙化性均匀高密度影或高密度影中央伴低密度区（囊变），有时可见液平，增强后呈弥漫性密度增高或环状或结节状增强。转移灶周围脑水肿明显。

3.X 线检查　由于肺癌是最常见的原发肿瘤，对怀疑脑转移瘤的患者应常规做胸部 X 线检查。

4.脑脊液检查　是脑膜转移瘤诊断的一种主要方法，对有颅内压升高的患者应在静脉给予脱水剂后小心操作。其应用价值为：①寻找肿瘤细胞，需反复多次检查，以提高阳性率（一般阳性率为 80%）。②脑脊液常规和生化检查出现白细胞增多、糖降低、蛋白质增高等异常情况。③迄今虽没有诊断本病的特异性生化指标，但下列一些指标在脑膜转移瘤时可增高：组织多肽抗原、葡萄糖磷酸异构酶（GPI）、碱性磷酸酶（AKP）、肌酸激酶-BB 等。β-GR 和 β-微球蛋白在 80% 的淋巴瘤或脑膜播散者中增高；癌胚抗原（CEA）和 GPI 在半数脑膜转移中增高；组织多肽抗原和肌酸激酶-BB 在乳腺癌脑膜转移中大多增高；AKP 在肺癌脑膜转移中增高。④绒毛膜促性腺激素测定对绒毛膜癌脑转移诊断有价值。

5.CTA、MRA 和 DSA　虽然 CT 和 MRI 在诊断脑转移瘤上已取代脑血管造影，但在某些转移瘤如甲状腺癌或肾细胞癌转移，为了解肿瘤血供，或者在某些出血性转移灶与其他出血病变鉴别时，CTA、MRA 和 DSA 有时还是重要检查方法。

6.立体定向穿刺活检　对经以上各种检查仍不能明确诊断者，可行立体定向活检术明确肿瘤性质。

7.放射性核素检查　放射性核素成像在转移瘤部位可见放射核素浓集区，对鉴别诊断有一定帮助。

五、治疗原则

1.采用综合治疗　重视综合治疗优于单一种治疗，有助于提高疗效，延长生命。重视一般治疗，为以手术和放疗等为主的综合治疗提供条件。

2. 根据病程和病情确定先治疗脑转移瘤还是原发肿瘤。

3. 根据患者的具体情况选择治疗方案即个体化治疗。

4. 观察原发肿瘤和转移灶的治疗情况，并监测新转移灶。若出现新脑转移灶，应根据具体情况进一步选择合适的治疗。常用治疗措施包括：类固醇激素、外科手术、放疗、立体定向放射外科、肿瘤内治疗和化疗等。

六、护理评估

（一）术前评估

1. 健康史 详见第九章第二节"神经胶质瘤"相关内容。

2. 身体评估

（1）症状与体征 ①了解患者是否在短期内出现症状，并呈逐渐加重的趋势。由于肿瘤生长迅速，脑组织反应严重，病程一般相当短，若发生肿瘤出血、坏死，病情可突然加重，也可呈卒中样发病。早期表现为晨起头痛，20～30min 后自行缓解，次日仍痛，日渐加重。了解患者是否出现癫痫发作和局灶性症状如偏瘫、失语、眼球震颤等表现。②意识、瞳孔、生命体征的评估：由于脑转移瘤的患者肿瘤生长迅速，需对意识、瞳孔、生命体征的监测，以及时发现脑疝的征象。③评估神经功能：患者是否出现精神异常、癫痫发作、运动性失语等症状，注意评估患者的四肢肌力是否对称，有无一侧肢体力弱，语言表达是否流畅等，颅内转移瘤多位于幕上大脑半球，额叶最多见，顶叶次之。

（2）了解辅助检查结果 ①CT 检查对怀疑脑转移瘤的患者首选 CT 检查，可显示肿瘤的部位、数量、范围和周围脑组织水肿及移位情况，从而判断肿瘤的种类。转移瘤病变呈圆形，为高密度和混杂密度，中心时有坏死、囊变，增强后多数呈团块状或环状强化，周围水肿明显，相邻结构受压移位。②MRI 扫描显示 T1 加权像为低信号灶，T2 加权像呈高信号和与灰质信号相仿。③X 线平片表现为颅内压增高征，对颅内转移瘤的诊断价值较大。

3. 心理-社会评估 详见第九章第二节"神经胶质瘤"相关内容。

（二）术后评估

详见第九章第一节"颅内肿瘤概述"相关内容。

七、常见护理问题

1. 有外伤的危险。

2. 自理缺陷。

3. 焦虑。

4. 潜在并发症（脑疝、癫痫）。

八、护理措施

（一）术前护理

1. 心理护理　一旦确诊为转移瘤，患者承受疾病的折磨与面临死亡威胁的双重打击，产生恐惧、绝望的心理反应。应向患者耐心讲解疾病相关知识，传达积极的疾病信息，告诉患者此类肿瘤对放射治疗非常敏感，增加患者配合治疗的信心。讲述手术前的必要准备，介绍患者与同室手术后病友交流，使患者对神经外科手术有初步的感性认识。指导亲友多陪伴、安慰患者，使患者感受到亲人的关怀，珍惜生命。

2. 饮食与体位　详见第九章第二节"神经胶质瘤"相关内容。

3. 症状护理

（1）颅内压增高　①严密观察患者意识、瞳孔、生命体征的变化，及时发现脑疝早期征象。②将床头抬高 15°～30°，给予半坐位，减轻脑水肿，降低颅内压。③遵医嘱按时给予脱水剂。甘露醇脱水效果明显，但可出现一过性头痛、眩晕、视物模糊，偶见肾毒性反应；呋塞米易诱发电解质紊乱，应注意观察用药后反应。

（2）运动障碍　①观察四肢肌力的变化及共济失调的改变，以了解肿瘤所在部位及病变程度。②对病房内、走廊、卫生间的安全设施进行检查，患者外出时有专人陪送，防止肢体运动障碍或共济失调造成外伤的发生。③一侧肢体严重瘫痪的患者，由于患侧支撑力的降低，常向患侧卧位或挫动，极易出现压力性损伤或挫伤，应随时注意患者的卧位，协助患者翻身，1 次/2h。

（3）失语　教会失语的患者使用肢体语言进行生活需要的表达，耐心解决患者日常生活。

（二）术后护理

1. 心理护理　手术后患者身体极度虚弱，产生强烈的无助感，急需亲情般的关怀。护士应亲切地与患者进行交谈，讲述其手术经过以及家人的态度。在治疗允许的情况下允许家属探视，家属探视时只限一人，需穿好隔离衣，预防隔离病房的污染。指导亲友不在患者面前流露悲伤情绪，以免加重患者的心理压力。

2. 饮食　详见第九章第二节"神经胶质瘤"相关内容。

3. 体位　详见第九章第二节"神经胶质瘤"相关内容。

4. 症状护理

（1）颅内压增高　①患者麻醉未清醒时，每 15～30min 观察一次意识、瞳孔、血压、脉搏、呼吸变化，清醒后观察 1 次/(1～2)h，并及时记录。②其余参见术前护理相关内容。

（2）偏肢体功能障碍或瘫　①加床档，保护患者的安全，躁动患者适当约束四肢。②翻身、叩背，1 次/2h，防止压力性损伤及肺部感染的发生。③联合康复团队早期干预患者肢体康复锻炼，鼓励患者积极配合进行肢体的锻炼，协助患者早期下床活动，促进身体的康复。④患者进行肢体锻炼时借助拐杖、扶手等辅助工具，示范正确的行走姿势，嘱患者穿鞋底摩擦力较大的鞋，专人陪伴保护，防止摔伤等意外发生。⑤防止深静脉血栓形成：动态监测患者血 D-二聚体，观察患者偏瘫肢体是否肿胀，每天测量偏瘫肢体周径并与正常侧进行比较，将测量结果记录在护理单上，如患者三天未下床活动，需常规行偏瘫肢体 B 超检查，发现血栓及时处理。被动活动偏瘫侧肢体每天 3 次，每次 20min。持续 24h 气压治疗。必要时，根据患者情况行预防性抗凝治疗。

5. 管道护理　详见第九章第三节"脑膜瘤"相关内容。

6. 潜在并发症　术后并发症与肿瘤所在部位密切相关，不同部位的转移瘤术后并发症及观察要点不同。

（三）出院指导

详见第九章第二节"神经胶质瘤"相关内容。

第八节 · 脑干肿瘤

脑干肿瘤是指发生于脑干的具有占位效应的病变。包括海绵状血管瘤、血管网状细胞瘤、室管膜瘤及星形细胞瘤，前三种多发生于成年人，而后一种易发生于儿童及青年。预后与肿瘤的性质、部位及其他因素有关。脑干由上向下分为中脑、脑桥和延髓三部分，中脑上端与间脑相接，延髓下端在枕骨大孔处延续为脊髓，是生命中枢，主管呼吸、心跳、意识、运动、感觉等。脑干内部结构即分散存在的若干灰质核团和分布于灰质间的白质纤维极为复杂，灰质和白质以外的细胞体和纤维相互混杂分布的部分称为脑干网状结构。网状结构分布广泛，有许多重要的生命中枢，其作用可归为四类：①对躯体运动的作用；②对自主神经和内分泌功能的作用；③对感觉冲动在中枢传导影响的作用；④对睡眠、觉醒和意识的影响。

本节以脑干胶质瘤为例。

一、发病机制

详见第九章第二节"神经胶质瘤"相关内容。

二、肿瘤分类

（一）按照肿瘤生长方式

1. 局灶性脑干胶质瘤　绝大多数为低度恶性的星形细胞瘤。局灶性中脑肿瘤，无论是否增强，或是否位于导水管旁，多为低度恶性的星形细胞瘤。

2. 弥漫性脑干胶质瘤　不管活检结果表明肿瘤是否为低度恶性或高度恶性。

该类肿瘤患者的预后均差。

（二）按照肿瘤的生长部位

1. 中脑肿瘤有两种表现　无强化的导水管旁胶质瘤和有强化表现的胶质瘤。无强化的导水管旁胶质瘤患者，表现为渐进性加重的头痛和脑积水。有强化表现的胶质瘤患者表现为单侧动眼神经麻痹、对侧偏瘫和脑积水。

2. 局灶性生长的延髓肿瘤可局限于延髓，或可向下延伸至颈髓。临床上有食欲减退、反复上呼吸道感染、吞咽困难、呕吐、声音嘶哑、偏瘫或四肢瘫、反射亢进和共济失调等表现。

3. 背侧外生性生长　将该类肿瘤归型为脑干胶质瘤。表现为呕吐和脑神经麻痹，3 岁以下儿童可表现为发育障碍。

4. 脑桥局灶性生长　该类肿瘤（内生性）少见。患者表现为单侧面瘫，面肌肌纤维颤动，一侧听力减退或单纯动眼神经麻痹。

三、临床表现

脑干胶质瘤的临床症状可分为一般症状和局灶性症状两类。

1. 一般症状　①以头痛最常见，多为后枕部痛。②儿童常有性格改变，由温和变为倔强、固执，检查不合作，情绪急躁，兴奋性增高，不想睡觉。少数成年患者可出现无故哭笑。少数患者伴有腹痛、心悸等自主神经功能紊乱症状。③颅内压增高常不是脑干胶质瘤的首发症状。

2. 局灶性症状　随肿瘤的部位而异，主要表现为脑神经麻痹和脑干长束损伤症状和体征。弥漫性脑干胶质瘤患者典型症状表现为共济失调、脑神经麻痹（复视和面瘫多见）和偏瘫。神经系统检查可有阳性体征，并以双侧受累为主。

四、辅助诊断

1. CT 检查　表现为低密度灶，较少为等密度灶，脑桥弥漫性增粗并将第四脑室向后推挤移位。增强扫描后有强化表现，因肿瘤内有凝固性坏死，所以多为不规则强化和周边强化。肿瘤在 CT 上的特征性表现与患者的预后有关。肿瘤在 CT 上表现为弥漫性生长，低密度灶的儿童预后明显差。

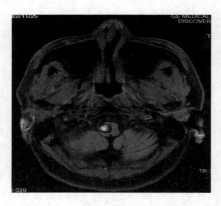

图 9-7　脑干肿瘤 MRI 表现

2. MRI 检查　T1 加权像上多表现为低信号，脑桥弥漫性增粗并伴有邻近中脑和延髓的低信号改变，T2 加权像为高信号，增强扫描无明显强化（图 9-7）。目前，几乎所有脑干胶质瘤患者根据其在 MRI 上的特征性表现即可明确诊断和制订治疗方案。

五、治疗原则

脑干胶质瘤主要治疗方法为手术、放疗和化疗。不同类型的脑干胶质瘤可以寻求不同的治疗方法。手术切除脑干肿瘤是主要治疗方式。术后可根据肿瘤的性质进行放射治疗或化学药物治疗。有些学者提倡对所有脑干胶质瘤进行活检手术，虽然这种方法的致残率极低，无术后死亡，但是其结果尚值得进一步研究。

六、护理评估

（一）术前评估

1. 健康史　详见第九章第二节"神经胶质瘤"相关内容。

2. 身体状况

（1）症状与体征　①了解患者出现症状的时间、表现有无头痛、吞咽困难、饮水呛咳，是否出现呼吸困难、耳鸣、面肌麻痹、感觉功能减退及运动困难，有无嗜睡、心动过速的表现。②评估呼吸功能：脑桥和延髓为呼吸、心血管、吞咽等重要中枢。延髓下端的前内侧部和后外侧缘与呼吸运动相关。刺激内侧部产生吸气，刺激后外侧缘产生呼气，两部位交替刺激时，产生正常型呼吸。呼吸功能障碍提示延髓出现损伤，需认真评估呼吸的频率、节律、幅度，尤其注意有无睡眠呼吸的存在。③评估意识状态：患者意识障碍甚至出现昏迷是肿瘤发展造成脑干网状结构受累的表现。

（2）神经功能的评估　患者早期出现复视是由于中脑肿瘤累及动眼神经和滑车神经核团所致；患者出现眼球外展运动障碍、面神经周围性瘫和面部感觉减退，提示脑桥肿瘤累及展神经核团、滑车神经核、面神经核和部分三叉神经核；当病变累及前庭神经时，出现听力减退、眼球震颤和眩晕；延髓肿瘤可累及后组脑神经核，出现声音嘶哑、吞咽困难和舌肌瘫痪的表现；当肿瘤向脑干腹侧发展时，出现脑干长束损伤的症状，表现为对侧肢体瘫痪。吞咽功能评估见听神经瘤。

（3）辅助检查　对脑干病变最有效的检查手段是 MRI 检查。

3. 心理-社会评估　了解患者患病后的心理应激反应，家人的关爱程度，家庭成员的关系是否融洽，患者在家庭、工作单位所处的地位。家庭居住环境、工作环境是否存在有空气、水源的污染，有无流行病的接触史。家庭的经济状况，支付医疗费用的方式，高额的医疗费用对于患者是否造成巨大的压力。

（二）术后评估

详见第九章第六节"听神经瘤"相关内容。

七、常见护理问题

1. 恐惧。

2. 清理呼吸道低效。

3. 低效性呼吸。

4. 误吸、窒息的危险。

5. 躯体移动障碍。

6. 潜在并发症（呼吸障碍、上消化道出血）。

八、护理措施

（一）术前护理

1. **心理护理** 脑干是机体生命中枢所在，患者对疾病本身以及手术后的效果产生顾虑与恐惧。应耐心的讲解脑干疾病相关知识，向患者传达积极的疾病信息，如介绍相关的病例，寻找相同疾病手术后的患者互相进行交流，使患者对显微外科技术有初步的感性认识。讲述手术前后准备的必要性以及重要性，使患者理解和配合。

2. **意识、吞咽功能障碍** 需严格限制饮食的范围，以流质及半流质为主。必要时给予鼻饲饮食。

3. **体位** 当患者存在有严重的呼吸障碍时，指导患者抬高床头 15°～30°，头颈在同一轴线上去枕或低枕卧位，保持呼吸道的通畅。

4. **症状护理**

（1）颅内压增高 ①严密观察患者意识、瞳孔、生命体征的变化，尤其是呼吸节律、幅度、频率的变化，注意患者皮肤黏膜的颜色，判断血氧饱和度是否正常。②遵医嘱及时给予脱水剂并观察使用后的效果。

（2）其他 详见第九章第六节"听神经瘤"相关内容。

（二）术后护理

1. **心理护理** 术后并发症多、恢复时间漫长给患者造成巨大的压力，患者往往表现为烦躁不安甚至拒绝治疗。护士在为患者进行精心护理的同时，要鼓励患者增强战胜疾病的决心。通过严密观察病情变化，积极预防和处理并发症，指导患者进行手术后的康复，逐渐恢复其生活自理能力，使病情出现好的预后，增加患者的信心。

2. **饮食**

（1）早期吞咽功能评估 脑干手术后由于肿瘤的影响及手术的创伤造成后组脑神经麻痹或损伤，患者可能存在有吞咽困难及咳嗽反射降低，易出现严重的误吸甚至窒息，加之手术当日麻醉药物的作用，造成患者的呕吐，更加重了误吸的危险性，患者术后麻醉清醒，生命体征平稳，胃肠功能恢复且无呕吐时即对患者进行吞咽功能评估。评估方法有：①患者自评：患者将自己的示指放于喉结上，做空吞咽动作，感觉喉结是否随吞咽动作上下移动；②洼田饮水试验（附录11）；③护士评估：患者吞咽安全有效性测试即容积-黏度测试：运用增稠剂，将水调制成不同的黏度来评定患者吞咽的安全性和有效性。

（2）胃管鼻饲流质　对于吞咽功能障碍患者，应及早给予鼻饲饮食，以提高机体的抵抗能力，促进身体的早日康复。由于颅脑手术后的应激性反应，易导致消化道溃疡及出血，要严格限制鼻饲饮食的范围。①先试喂少量米汤，形成对胃黏膜的保护，不可鼻饲牛奶以免造成腹泻与肠胀气的发生。②第3～4日试喂牛奶进行观察，以后可逐渐增加鼻饲食物的类型。③目前临床广泛使用的胃肠内营养液含多种营养物质，可以通过肠道直接吸收，对疾病的恢复极为有利。④手术后可造成胃肠蠕动的减慢，食物潴留于胃内，再次鼻饲时可出现返流，造成误吸。在进行鼻饲操作时，必须回抽胃液，若胃潴留量大于前次喂食量的50%不可喂饮食。⑤开始鼻饲时不可在短时间灌入大量食物，应遵循少量多餐、循序渐进的原则，先喂50～100mL，2h后无消化不良及胃潴留方可逐渐增加饮食量及次数。

（3）自行进食　对于症状较轻或吞咽反射恢复者，指导患者掌握进食的每一步骤，即患者进食时采取坐姿进食，头部自中线向前弯曲45°，进食时不可说话，注意力集中，将食物吞咽完再进食第二口食物，要观察患者的整个吞咽过程，检查食物是否完全吞咽。进食后保持坐姿10～15min。

（4）术后应激性溃疡　常发生于手术48h以后，应密切观察患者是否出现恶心、呕吐、腹胀及呕吐物与大便的颜色，以及时发现应激性溃疡出血。

3．体位　患者手术伤口在后枕部，最佳体位为侧卧位。为患者摆放卧位时，于患者肩下放一软枕，使颈部伸直，以保持呼吸道的通畅，减少呼吸困难。翻身时保持头、颈、躯干在同一水平线上，防止扭曲颈部，使患者呼吸困难或停止。协助患者翻身，1次/1～2h，防止压力性损伤形成。

4．症状护理

（1）呼吸道梗阻　①观察患者呼吸频率、幅度，注意患者皮肤、黏膜的颜色，有无发绀，初步判断血氧含量，必要时遵医嘱留取血气分析标本，检测血氧分压变化。②保持呼吸道通畅，由于咳嗽反射差，加之手术后气管插管、麻醉药物的刺激引起呼吸道分泌物增多，患者不能自行排痰，极易导致窒息的发生。应加强吸痰，及时清除口、鼻腔分泌物，吸痰时避免长时间刺激，导致气管痉挛而出现低氧血症，加重呼吸困难。③翻身叩背，1次/（1～2）h，以刺激痰液排出。④常规给予持续吸氧，防止低氧血症的发生，如出现三凹征、嘴唇青紫等需及时吸痰并加大给氧量4～6L/min。⑤血气分析结果，$PaCO_2$>5.98kPa（45mmHg）、PaO_2<7.98kPa（60mmHg）时，应嘱患者深呼吸，加大氧流量，给予面罩吸氧。患者出现自主呼吸浅快或浅慢，需采用间断呼吸机辅助通气，并根据血气分析 PaO_2 及 $PaCO_2$ 水平，调整给氧浓度，加强排痰措施，有效防止 CO_2 潴留。⑥当延髓血管中枢受损时，可出现血压下降、脉搏细数，呼吸浅而慢，应同时密切监测耗氧量。

（2）吞咽功能障碍　吞咽功能障碍患者实行集束化管理。患者术后麻醉清醒，生命体征平稳，胃肠功能恢复且无呕吐时即对患者进行吞咽功能评估。①患者自评：患者将自己的示指放于喉结上，做空吞咽动作，感觉喉结是否随吞咽动作上下移动。②护士评估：吞咽安全有效性测试即容积-黏度测试，评定患者的吞咽安全性和有效性。③双向预警：将风险筛查为误吸高危患者通过醒目标识进行双向预警（包括医护人员与患者预警）。在护士站最醒目的位置标注误吸高危患者的床号，使各个班次知晓（尤其是晚夜班及低年资值班护士），便于患者出现异常情况时的处理及针对性进行饮食宣教，医护晨交班时将高危患者误吸风险筛查情况向全体医务人员进行通报，在患者床旁挂"预防误吸"的预警标识，留置胃管患者在胃管上用红色不干胶标识标注禁止经口进食，反复进行宣讲并签署知情同意。④程序化进食监护方案：根据患者吞咽功能级别，建立程序化进食监护方案（表9-11），绿色预警为护士关注患者进食情况，黄色预警为护士指导患者进食，红色预警为护士落实患者进食及吞咽功能训练。⑤吞咽功能训练：指导吞咽功能Ⅲ级及以上者进行吞咽功能康复操训练。第一节：吞咽肌群按摩（按摩患侧面部、按摩患侧颈部、手指敲击唇周、牙刷刺激面部）；第二节：吞咽肌群运动（吹口哨、鼓腮、吹吸管、放松下颌发音）；第三节：舌肌运动（舌部水平运动、舌部侧方运动、舌部前伸运动、舌部后缩运动）；第四节：头部运动（左旋转运动、右旋转运动、低头运动、后仰运动）。⑥健康教育：教会患者暴发性咳嗽训练。让患者先做好深吸气使声带关闭，随之胸腹肌骤然收缩，随之一声将气流冲出，保持患者呼吸道通畅，保持患者头部抬高$15°\sim30°$，口腔护理每天2次，进食后及时漱口，保持口腔清洁，防止口腔感染。

表 9-11　程序化进食监护方案

吞咽功能级别	预警级别	程序化进食监护方案
Ⅰ级	绿色	1. 可经口进食 2. 进食时少说话、缓慢进食、少食多餐 3. 不要平躺在床上进食,可抬高床头大于30°或坐位 4. 食物种类不限 5. 注意进食过程中有无不适感受
Ⅱ级	黄色	1. 在护士指导下经口进食 2. 进食时少说话、缓慢进食、少食多餐 3. 可抬高床头大于30°或坐位,进食时头前倾位 4. 食物以糊状、果冻状、半流质食物或添加食物增稠剂 5. 进食后注意口腔清洁并进行吞咽功能训练
Ⅲ级及以上	红色	1. 留置胃管进食,由护士执行胃管鼻饲 2. 严禁经口进食 3. 注意前保持呼吸道通畅,抬高床头30°以上 4. 食物以高蛋白、高热量,富含维生素、纤维素的流质饮食 5. 保持口腔清洁并进行吞咽功能训练

（3）肢体功能障碍　肿瘤造成交叉性麻痹，即病变侧的脑神经损害，对侧长束功能障碍，患者一般卧床时间长，易出现肌力减退、肌肉萎缩以及深静脉血栓。护理时要做到以下方面：①术后第二日即可进行肢体功能锻炼，活动大小关节 3～4 次/d，每次 15～30min。②卧位时肢体保持功能位。③对于能够下床活动进行康复锻炼的患者，叮嘱其穿橡胶底的布鞋，增加摩擦力，防止滑倒受伤。④检查病房、走廊、卫生间内扶手的牢固性，保持地面的整洁、干燥，清洁地面时嘱患者待地面干燥后方可下地活动。外出检查需有专人陪同。

（4）面神经麻痹　患者表现为眼睑闭合不全、口角歪斜等症状。应评估面神经麻痹的程度，采用物理疗法帮助面神经功能恢复，如使用无光型红外线照射、电刺激、脸部按摩等。患侧眼睑闭合不全，无眨眼反射，易引起眼睛干涩、角膜炎等，应指导并协助患者交替使用眼药水、眼药膏，并用纱布覆盖，严重者用蝶形胶布将上下眼睑黏合。

（5）语言交流障碍　与患者交谈时尽量减少室内噪声，利用书写、接触或手势帮助交流。

5. 管道护理　加强气管内插管或气管切开套管、呼吸机插管、鼻饲管等管道的护理。

（1）气管切开护理　尤其是延髓肿瘤患者，术后存在呼吸困难、咳嗽反射降低或消失，及早行气管切开术，可降低肺部感染的发生率。①雾化吸入，1 次/4h。②气管湿化，以防结痂的痰液堵塞套管。湿化液为注射用水＋生理盐水混合成 0.45％ 的浓度，24h 持续湿化，根据痰液黏稠度决定湿化的程度。③保持气管切开处敷料清洁、干燥。若有污染及潮湿，随时进行伤口换药。④放置人工鼻（湿化球）增加呼吸道的湿润度，并定期更换。⑤保持呼吸道通畅，随时吸痰，吸痰顺序为气管-口腔-鼻腔。⑥患者取左右侧卧位，抬高床头 30°～45°，每 2h 改变体位、叩背一次，有条件的医院予以机械辅助排痰，4 次/d。

（2）鼻饲管护理　术后吞咽困难的患者，需放置鼻饲管给予胃肠内营养，并固定好鼻饲管，在进行鼻饲前检查管道是否移位。叮嘱患者不能擅自拔管，必要时约束患者双上肢，防止自行拔管。

6. 潜在并发症

（1）呼吸障碍　脑干是重要的呼吸中枢，肿瘤浸润及手术的牵拉损伤可造成呼吸功能障碍，患者表现为呼吸慢而浅，从而导致缺氧。在护理过程中，需严密监护呼吸及血氧分压的变化。当患者呼吸出现异常或血氧分压降低时，应嘱患者进行深呼吸，或给予间断的人工辅助呼吸。尤其是术后前几日内，由于夜间迷走神经兴奋，可导致睡眠呼吸障碍，应立即给予纠正。严重呼吸障碍的患者，若呼吸不规律，潮气量不足则应用呼吸机进行机械辅助呼吸。在呼吸机辅助呼吸期间要加强呼吸机管理。

（2）胃肠道出血　患者出现消化道溃疡出血，常为手术应激性反应，可发生于术后 24h 内，多数患者在术后 4～5d 出现。轻者 24h 左右自动停止出血，重者可持续 2～3 个月，严重者因大出血导致休克或胃穿孔死亡。护理时要做到以下几点：①为防止胃肠道出血的发生，术后常规给予抑制胃酸分泌的药物，如奥美拉唑注射液 40mg 静脉滴注，每日 1～2 次，以氢氧化铝凝胶 30～50mL 灌胃保护胃黏膜。②应密切观察消化道情况，如患者出现恶心、呕吐、腹胀，甚至呕吐物及大便颜色为咖啡色或鲜血样应立即报告医师。③病情观察：密切观察患者生命体征，尤其是血压、脉搏、心率变化，注意患者有无面色苍白、冷汗、烦躁不安等失血性休克的表现，观察患者胃管引流液、呕吐物及大便的颜色、量和性质，注意有无出血，准确判断和记录出入量，观察胃内容物的性状与 pH 值，以及时发现出血征象。④胃肠减压：给予患者胃肠减压，一方面可以引流出胃内容物减轻胃内张力和胃黏膜出血，利于胃黏膜修复；另一方面可以观察胃液的颜色、性质、量，以判断出血是否停止。⑤营养支持：患者手术后早期可进碱性流质食物，如米汤等，若发生出血则需要禁食，给予肠外营养，出血停止 24h 后可给予温凉清淡、易消化的高蛋白、高热量、富含维生素的食物，忌酸辣、生冷、油炸、浓茶等刺激性食品。⑥保持呼吸道通畅：患者出血呕吐时应将患者头偏向一侧，防止呕吐物吸入呼吸道引起窒息，预防肺部并发症。⑦基础护理：患者卧床休息，保持室内清洁，减少外界环境等因素的刺激，注意保暖，避免受凉，防止交叉感染。呕血者要加强口腔护理，排黑粪者要加强肛周皮肤护理。

（三）出院指导

1. 心理指导　出院时护士首先要祝贺患者疾病得到了很好的治疗能够顺利出院，同时指导并鼓励患者保持健康的心态，利用各种方式调节自己的精神、情绪，积极进行康复锻炼，逐步增强自理能力，提高生活质量。

2. 带鼻饲管出院者，指导患者家属进行鼻饲以及选择营养丰富、高蛋白、高维生素的鼻饲食物，如牛奶、鸡汤、鱼汤、新鲜的果汁等。

3. 遵医嘱定时服药，不可擅自停药、改药，以免加重原有症状。

4. 指导患者家属做好家庭安全保护，防止患者摔倒等意外的发生。

5. 应带好疾病的相关资料，进行放射治疗。

6. 若出现吞咽困难、呼吸困难、肢体运动障碍、构音障碍等症状加重的现象及时到医院就诊，避免延误病情。

7. 术后 3～6 个月到医院进行复查。

第十章 ▶▶ 脑血管疾病的治疗与护理

第一节 · 概述

脑血管疾病是指各种原因导致的一个或多个脑血管病变引起的短暂性或永久性神经功能障碍，分为缺血性脑血管疾病和出血性脑血管疾病两大类。脑血管疾病因脑血管破裂或缺血等意外状况，引起患者出现头痛、头晕、偏瘫、失语等，严重者会影响工作、学习和日常生活，甚至危及生命，与恶性肿瘤、心血管疾病构成人类死亡的三大病因。

一、脑血管疾病的病因

1. 心血管系统和其他器官的病变，累及脑血管和循环功能，如动脉粥样硬化、高血压性动脉改变、心源性栓塞等所致的脑部血管狭窄、闭塞等。

2. 颅内血管发育异常、创伤、肿瘤等，如颅内动脉瘤、脑动静脉畸形、手术创伤等。

3. 危险因素　高血压病、糖尿病、高脂血症、肥胖、酗酒、吸烟、遗传因素等。大量研究证明，减少脑血管疾病危害最有效的方法是重视一级预防，即针对脑血管疾病的危险因素积极进行早期干预管理。ESSEN（表 10-1）是脑卒中复发风险评估表，可以用来作初步筛查。

表 10-1　ESSEN

危险因素	分值/分
＜65 岁	0
65～75 岁	1
大于 75 岁	2
高血压	1
糖尿病	1
既往心肌梗死	1
其他心血管疾病（除心房颤动和心肌梗死外）	1

危险因素	分值/分
外周动脉疾病	1
吸烟	1
既往缺血性脑卒中/TIA 史	1
最高分值	9

注：0～2分为脑卒中低风险，3～6分为脑卒中中风险，7～9分为脑卒中高风险。

二、脑血管疾病的辅助检查

主要为影像学检查。对于缺血性脑卒中，脑血管造影可发现病变的部位、性质、范围及程度。脑卒中后 24～48h，头部 CT 可显示缺血病灶。磁共振血管造影（MRA）可显示不同部位脑动脉狭窄、闭塞或扭曲。颈动脉超声检查和经颅多普勒超声探测有助于诊断颈内动脉起始段和颅内动脉的狭窄、闭塞。对于急性脑出血首选 CT 检查。

三、脑血管疾病的治疗

1. 缺血性脑血管疾病　包括手术治疗和非手术治疗。一般先行非手术治疗，包括卧床休息、扩张血管、抗凝、血液稀释疗法、扩容治疗及溶栓等。手术治疗包括取栓、外科手术搭桥等。

2. 出血性脑血管疾病　脑出血患者要绝对卧床休息、控制血压、止血、脱水降颅压等非手术治疗，病情仍继续加重时应手术。对出血破入脑室及内侧型颅内血肿患者，手术效果欠佳；若病情过重如深昏迷、双侧瞳孔散大、年龄过大、伴重要脏器功能不全者，不宜手术治疗；出血性脑血管疾病患者尽早病因治疗，如开颅动脉瘤夹闭、脑动静脉畸形切除及介入治疗等。

四、护理评估

（一）术前评估

1. 健康史

（1）一般情况　评估患者的年龄、性别和职业。本次发病的特点和经过。

（2）既往史　评估患者有无高血压、脑动静脉畸形、颅内动脉瘤、动脉粥样硬化、创伤等病史。

（3）家族史　评估有无高血压、脑血管疾病家族史。

2. 身体状况

（1）症状与体征　评估患者的生命体征、意识状态、瞳孔、肌力及肌张力、感觉功能、深浅反射及病理反射等。评估患者有无进行性颅内压增高及脑疝症状，有无神经系统功能障碍，是否影响患者自理能力，有无发生意外伤害的危险；有无水、电解质及酸碱平衡失调；评估营养状况及重要脏器功能。

（2）辅助检查 了解脑血管造影、CT、MRI 等检查的结果。

3. 心理-社会状况 了解患者及家属有无焦虑、恐惧不安等消极情绪。评估患者及家属对手术治疗有无心理准备，对手术治疗方法、目的和预后是否充分了解。

（二）术后评估

评估手术方式、麻醉方式及术中情况；评估伤口及伤口引流管放置的位置、目的及引流情况；评估患者术后全身情况，积极预防相关并发症的发生。

第二节·蛛网膜下腔出血

蛛网膜下腔出血（SAH）是由各种病因引起颅内和椎管内血管突然破裂，血液流至蛛网膜下隙而出现的一组症状。临床上可分为自发性蛛网膜下腔出血和外伤性蛛网膜下腔出血两类。其中自发性蛛网膜下腔出血中最常见的原因是动脉瘤性蛛网膜下腔出血。可见于任何年龄段，30～60 岁者好发动脉瘤，女性多于男性。青少年患者多见于脑血管畸形者，50 岁以上发病者以动脉硬化多见。

一、病因

颅内动脉瘤破裂是自发性蛛网膜下腔出血的首要病因，占 75%～80%，脑动静脉畸形占 4%～5%，其他原因还包括动脉粥样硬化、脑底异常血管网病（烟雾病）、动脉闭塞、脑肿瘤性卒中、硬脑膜静脉窦血栓、血液病及口服抗凝血药物等。有 14%～22%患者不能确定出血原因。

二、蛛网膜下腔出血分级

为便于判断蛛网膜下腔出血患者的病情，选择脑血管造影和手术的时机，评价治疗的效果，国际常采用蛛网膜下腔出血分级方法有四种，比较常用的是 Hunt-Hess 分级法和 WFNS 分级法（表 10-2）。

表 10-2 蛛网膜下腔出血分级法

分级	Hunt-Hess 分级法	WFNS 分级法
Ⅰ级	无症状或轻度头痛和轻微颈项强直	GCS 评分 15 分，无运动功能障碍
Ⅱ级	中度或严重头痛，颈项强直，可有颅神经麻痹，但无神经功能障碍	GCS 评分 13～14 分，无运动功能障碍

续表

分级	Hunt-Hess 分级法	WFNS 分级法
Ⅲ级	轻度意识障碍,如嗜睡、昏睡或有轻度局限性神经功能障碍	GCS 评分 13~14 分,有运动功能障碍
Ⅳ级	昏迷,有中度或严重偏瘫,可存在早期去大脑强直,自主神经功能紊乱	GCS 评分 7~12 分,有或无运动功能障碍
Ⅴ级	深昏迷,去大脑强直,濒死表现	GCS 评分 3~6 分,有或无运动功能障碍

1. Hunt-Hess 分级法　是动脉瘤性蛛网膜下腔出血最常用的分类方法。

若有严重的全身性疾病（高血压、糖尿病、重度动脉硬化、慢性阻塞性肺疾病等），或造影上显示有严重的血管痉挛则加 1 级。临床对Ⅰ~Ⅲ级的患者，建议一旦诊断为动脉瘤应立即手术治疗，防止动脉瘤再次破裂出血；对Ⅳ~Ⅴ级的患者，则建议先保守治疗，待分级好转后再进行手术治疗。CT 等提示颅内有危及生命的血肿，则应积极手术治疗，挽救生命。

2. 世界神经外科学会联合会/世界神经外科医师联盟（WFNS）委员会的蛛网膜下腔出血分级　该分级中对意识水平的评估是借用 Glasgow 昏迷评分（GCS）。

三、临床表现

1. 出血症状　自发性蛛网膜下腔出血多起病急骤，可有先兆症状，主要表现为突发性剧烈头痛、恶心呕吐、面色苍白、全身冷汗、眩晕、项背痛或下肢疼痛。半数患者出现精神症状，如烦躁不安、意识模糊、定向力障碍等。部分患者出现一过性意识障碍，严重者可出现昏迷，甚至发生脑疝而死亡。出血后 1~2 日内脑膜刺激征阳性。动脉瘤破裂后，如患者未得到及时治疗，部分可能会在首次出血后 1~2 周再次出血，约 1/3 患者死于再出血。20%~30%患者出血后合并脑积水。

2. 神经功能损害　可以发生局限性的脑神经功能障碍。以一侧动眼神经麻痹常见，占 6%~20%，表现为患侧的上眼睑下垂，眼球向内、向上及向下活动受限而出现外斜视和复视，并有瞳孔散大等，常为同侧颈内动脉-后交通动脉瘤或大脑后动脉瘤压迫动眼神经所致。颈内动脉海绵窦段或眼动脉段巨大动脉瘤也可因压迫周围的神经，而出现视力和视野缺损、复视和三叉神经分布区疼痛和麻木。出血后约 20%的患者出现偏瘫，常常是由于病变或出血累及运动区皮质及传导束所致。

3. 癫痫　约 3%患者在出血急性期发生癫痫，以大发作为主。5%患者手术后近期出现癫痫，5 年内癫痫发生率占 10.5%，尤其是大脑中动脉瘤夹闭术后。

4. 迟发性脑缺血　一般发生在蛛网膜下腔出血 3~4 天以后，表现为短暂性或进展性功能障碍，如出现肢体或语言的功能不全，甚至出现意识水平下降，一般持续 1~2 周，严重可以持续 3~4 周，甚至造成永久性功能障碍，这是因蛛网膜下腔出血后发生脑血管痉挛（CVS）所致，脑血管造影显示脑血管痉挛变细。脑血管痉挛是蛛网膜下腔出血后死亡的主要原因之一，发生脑血管痉挛后两周内的病死率较没有血管痉挛者增加 1.5～3 倍。

5. 心律失常 一半患者有心电图改变，T 波增宽倒置，S-T 段升高或降低，高大正 U 波与负 U 波，肢体或胸导联可出现 Q 波。心电图改变机制尚不清楚，可能与下丘脑缺血，交感神经兴奋性提高、冠状动脉反射性缺血有关。

6. 视力、视野障碍 蛛网膜下腔出血可沿视神经鞘延伸，眼底检查可见玻璃体膜下片块状出血。出血量过多时血液浸入玻璃体内，引起视力障碍。巨大动脉瘤压迫视神经或视放射时，患者出现双颞偏盲或同向偏盲。

7. 其他 部分蛛网膜下腔出血发病后数日可有低热。

四、辅助检查

对临床怀疑蛛网膜下腔出血的患者，首选的检查是头部 CT 平扫，如果 CT 检查阴性或可疑，建议行腰椎穿刺检查脑脊液，以确诊或有助于鉴别诊断。

1. 头部 CT 扫描 在蛛网膜下腔出血后 48h 内，CT 诊断率大于 95%。头部 CT 平扫显示脑沟和脑池密度增高，出血量大者则形成高密度的脑池铸型（图 10-1）。同时可能见脑（室）内血肿、脑积水、脑梗死和脑水肿等。根据 CT 显示的出血部位，有助于临床医师判断动脉瘤的位置，特别有助于多发性动脉瘤确定责任动脉瘤的位置。静脉增强 CT 扫描可显示颅内动静脉畸形（AVM）、海绵状血管畸形或脑肿瘤影像。出血 1 周后蛛网膜下隙的出血逐渐吸收，CT 可能显示不清，可以进行脑脊液检查。

2. CT 血管造影（CTA） 对于蛛网膜下腔出血的患者，可以进行 CTA 检查。CTA 是快速静脉推注碘增强剂后行 CT 扫描而获得

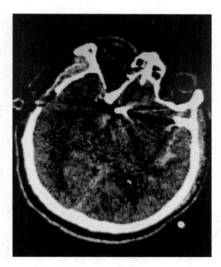

图 10-1 蛛网膜下腔出血 CT 片

的影像。CTA 具有快速、便捷和风险低的优点，CTA 发现直径 2.2mm 的动脉瘤敏感性达 95%，特异性达 83%。CTA 可以显示动脉瘤位置、大小和同载瘤动脉的三维解剖关系等，对邻近颅底的动脉瘤可以同时显示动脉瘤同颅底骨性结构的关系，有助于手术方案的确定。对于一些简单的颅内动脉瘤，如果 CTA 提示的动脉瘤位置和 CT 显示的出血位置相符，可以考虑直接外科干预，对复杂性、多发性动脉瘤，或出血位置和动脉瘤位置不符的患者建议进一步行全脑血管造影。

3. 磁共振和磁共振血管成像 急性蛛网膜下腔出血后 24～48h 内 MRI 很难查出，可能由于出血少或经血液、脑脊液稀释，去氧血红蛋白表现为等信号所致。但

MRI 对确定颅内或脊髓内 AVM、海绵状血管畸形和颅内肿瘤十分有帮助。磁共振血管成像（MRA）是无创脑血管成像方法，二维，特别是三维 MRA 可以显示动脉瘤和载瘤动脉的解剖关系。

4. DSA　是确定蛛网膜下腔出血病因的"金标准"，应尽早实施。对判明动脉瘤的位置、数目、形态、内径、瘤蒂宽窄、有无血管痉挛、痉挛的范围及程度和确定手术方案等十分重要。对蛛网膜下腔出血患者应常规行双侧颈内动脉和双侧椎动脉四根血管造影，必要时应加行双侧颈外动脉造影。多方位投照，特别是 3D-DSA，可避免遗漏多发动脉瘤和微小动脉瘤的存在。同时，造影影像应包括动脉期、毛细血管期、静脉期和窦期，以便临床医师全面判断和评估蛛网膜下腔出血的病因。怀疑脊髓脑动静脉畸形者还应行脊髓动脉造影。

5. 腰椎穿刺　是诊断蛛网膜下腔出血最敏感的方法。对头部 CT 检查阴性，而怀疑蛛网膜下腔出血患者可行腰椎穿刺做脑脊液检查。但要注意因穿刺损伤而出现的假阳性。颅内压增高者应慎用。

五、治疗

动脉瘤性蛛网膜下腔出血致残和致死的主要原因是动脉瘤再次破裂出血和脑血管痉挛。所以一旦确诊为蛛网膜下腔出血，特别是动脉瘤性蛛网膜下腔出血，在进行外科干预之前，防止动脉瘤再次破裂出血至关重要，其次是在短时间内及时稳定和改善患者病情，防治脑血管痉挛，为下一步外科干预提供一个良好的状态。

1. 一般性治疗

（1）保持生命体征稳定　SAH 确诊后有条件应争取监护治疗，密切监测患者生命体征和神经系统体征的变化；保持气道通畅，维持稳定的呼吸、循环系统功能。

（2）出血急性期应卧床休息 2～4 周，头部抬高，严密观察病情。有明显意识障碍患者（Hunt-Hess Ⅳ～Ⅴ级），应当送往重症监护病房。头痛剧烈者给予镇痛药、镇静药，保持大便通畅，避免用力咳嗽、喷嚏、情绪因素和劳累等，注意营养支持，预防深静脉血栓等并发症。

（3）伴颅内压增高时，应用甘露醇脱水治疗，给予激素减轻脑水肿。合并脑室内出血或脑积水伴意识水平下降的患者，可考虑行脑室穿刺外引流。

（4）对症治疗　烦躁者予镇静药，头痛予镇痛药，注意慎用阿司匹林等可能影响凝血功能的非甾体消炎镇痛药物或吗啡、哌替啶等可能影响呼吸功能的药物。痫性发作时可以短期采用抗癫痫药物如地西泮、卡马西平或者丙戊酸钠。

2. 防治再出血　再出血是蛛网膜下腔出血致命的并发症。出血后一个月内再出血的危险性最大，两周内再发率占再发病例的 54%～80%，再出血的原因多为动脉瘤破裂，多在病情稳定情况下，突然再次出现剧烈头痛、呕吐、抽搐发作、昏迷，甚至去大脑强直，复查脑脊液再次呈鲜红色。防止动脉瘤再次破裂出血的最佳方法就是在患者病情允许下，及时进行血管影像学检查（CTA、DSA）以明确诊断，早期进行外科干预，手术或介入栓塞治疗。

3. 蛛网膜下腔出血后低钠血症 蛛网膜下腔出血后经常发生低血容量和低钠血症，同尿钠增多和利尿有关。对低血容量患者可以积极输入晶体、浓缩红细胞或胶体；对低钠的纠正可以用高渗盐溶液（3%）。氢化可的松可以减少尿钠的排泄，降低低钠血症的发生率。

4. 脑血管痉挛（CVS） 脑血管痉挛可以造成迟发性脑缺血（DCI）和早期脑损伤（EBI），是动脉瘤破裂后患者致死和致残的主要因素之一。入院时，Hunt-Hess 分级同脑血管痉挛发生率相关。同时 CT 上出血量与脑血管痉挛的严重程度相关。脑血管痉挛是由平滑肌收缩引起，但具体发病机制不明确。脑血管痉挛现在还没有有效的预防措施。动脉瘤的早期手术不能预防血管痉挛，但是可以通过清除蛛网膜下隙的血凝块，减少其分解产物所造成的血管痉挛。再就是破裂动脉瘤的有效夹闭，为高动力疗法提供了可能。

5. 脑积水 急性脑积水于发病后一周内发生，与脑室及蛛网膜下腔中积血量有关。血凝块阻塞室间孔或中脑导水管，引起急性梗阻性脑积水，导致意识障碍；合并急性脑积水者占 15%，如有症状应行脑室引流术。

六、护理评估

1. 评估患者有无导致出血性疾病的相关因素，导致出血和再出血的诱因有无情绪激动、环境因素、剧烈运动、吸烟、排便费力、搬动和妊娠等。

2. 评估患者有无颅内出血史，颅内动脉瘤是蛛网膜下腔出血的首要原因。

3. 评估患者有无头痛、呕吐、视盘水肿、癫痫发作等情况。

4. 评估患者有无局部神经功能障碍及机体功能障碍的表现。

5. 评估患者全身情况及有无其他高血压、糖尿病、心脏病、呼吸道感染等疾病。

6. 评估患者心理、家庭及社会支持情况。

七、护理问题

1. 潜在并发症 〔颅内出血（再出血）、脑血管痉挛、癫痫、下肢深静脉血栓〕。

2. 便秘 与卧床活动量少有关。

3. 焦虑 与担心疾病出血有关。

八、护理措施

本节重点描述蛛网膜下腔出血患者一般护理措施、脑血管造影前后护理等。其他护理措施详见第十章第三节"颅内动脉瘤"相关内容。

（一）一般护理措施

1. 出血急性期，绝对卧床休息，吸氧，控制血压，遵医嘱用止血剂。

2. 头痛剧烈者，遵医嘱给予镇痛、镇静药等。

3. 嘱患者生活规律，避免剧烈运动、情绪激动、暴饮暴食、吸烟、酗酒，保持大便通畅，以防颅内压增高引起颅内出血。

4. 伴颅内压增高者遵医嘱使用甘露醇溶液脱水治疗。对癫痫发作者，遵医嘱按时服用抗癫痫药。尽早病因治疗，如开颅动脉瘤夹闭、脑动静脉畸形或脑肿瘤切除等。

（二）DSA 检查前后护理

1. 检查前　①做好健康知识宣教，告知患者及家属 DSA 检查的必要性，患者提前训练在床上咳嗽及大小便。②做好心理护理，缓解患者紧张及恐惧情绪。③全麻前禁食 6h、禁饮 4h，术前 30min 排空大小便，建立静脉通道（一般左侧）和留置导尿管，穿刺侧腹股沟部位备皮。④发热、休克、极度衰弱、女患者月经期间、出凝血时间不正常等情况不宜行此检查。

2. 检查后　①检查后予纱布卷及胶带"8"字形固定、加压包扎穿刺处。先用手压迫 20～30min，再用 1kg 沙袋按压穿刺点 6～8h，按压力度要适宜，以不出血及不影响下肢血液循环为宜。②检查后卧床休息。穿刺侧的下肢伸直，适当用约束带固定，不能行屈肢活动，以免造成活动性出血。制动 2h 后，穿刺侧肢体可在床面行左右平移及踝泵运动。协助患者翻身时，应向患侧翻身 60°或向健侧 20°～30°，翻身时勿屈曲髋关节，穿刺侧肢体保持伸直制动 6～12h，术后 12～24h 才能下床。具体制动时间根据患者具体情况决定，与穿刺技术、患者血管基础、体重等有关。③监测双侧足背动脉搏动情况，每 30min 测量一次，连续测 4 次。④观察穿刺部位有无皮下淤血、皮下血肿，及时发现有无下肢动脉栓塞。⑤观察穿刺侧肢体的颜色、温度及动脉搏动情况，有无疼痛，与健侧相比较，有无明显差异。⑥观察并记录患者的生命体征，包括有无头痛、恶心、呕吐等全身症状，以及失语、肌力下降、癫痫等神经系统症状，若有异常及时报告医师，遵医嘱给予脱水、解痉、扩血管药物等治疗。⑦脑血管造影术后建议给予"水化"以促进对比剂排泄，嘱患者多饮水，注意观察有无皮肤等过敏反应。⑧术后 24h 拆除敷料。指导患者术后 1～2天内穿刺部位不宜水浴，不要抓挠伤口，以免引起感染。

第三节·颅内动脉瘤

颅内动脉瘤为颅内动脉壁瘤样异常突起，是造成蛛网膜下腔出血的首位病因，在脑血管意外中，仅次于脑血栓和高血压脑出血。好发于 40～60 岁，约 2% 的动脉瘤在幼时发病，颅内动脉瘤大多发生颅底动脉环（Willis 环）上，前循环多见。

一、发病机制

动脉瘤发病原因尚不十分清楚。通常认为存在先天性的易发因素，同时后天性因素也起作用。管壁中层缺少弹力纤维、平滑肌较少、管壁的中层有裂隙、胚胎血管的残留、先天动脉发育异常或缺陷（如内弹力板及中层发育不良）都是动脉瘤形成的重要因素。先天动脉发育不良不仅可发展成囊性动脉瘤，也可演变成梭形动脉瘤。动脉壁在上述先天因素、动脉硬化、感染或外伤等破坏的基础上，加上血流的冲击是动脉瘤形成的原因。

二、动脉瘤分类

1. 根据形态　可分为囊状动脉瘤、梭形动脉瘤、夹层动脉瘤。
2. 根据大小　直径≤0.5cm 为小型动脉瘤；0.5cm＜直径＜1.5cm 为一般动脉瘤；1.5cm≤直径＜2.5cm 为大型动脉瘤；直径≥2.5cm 为巨型动脉瘤。
3. 根据部位可分为前交通动脉瘤（最常见的）、后交通动脉瘤、大脑中动脉分叉部动脉瘤、基底动脉顶端动脉瘤等。

三、临床表现

分为出血症状、局灶症状、缺血症状、癫痫和脑积水五组。

1. 出血症状　无症状未破的动脉瘤年出血的概率为 1%～2%，有症状未破的动脉瘤年出血的概率约为 6%。小而未破的动脉瘤无症状，出血倾向与动脉瘤的直径、大小、类型有关。直径 4mm 以下的动脉瘤蒂和壁均较厚，不易出血。90% 的出血发生在动脉瘤直径大于 4mm 的病例，巨型动脉瘤内容易在腔内形成血栓，瘤壁增厚，出血倾向反而下降。

多数动脉瘤破口会被凝血封闭而出血停止，病情逐渐稳定。未治的破裂动脉瘤中，24h 内再出血的概率是 4%，第一个月里再出血的概率是每天 1%～2%；3 个月后，每年再出血的概率是 2%。死于再出血者约占本病的三分之一，多发生在 6 周内，也可发生在数月甚至数十年后。

2. 局灶症状　大于 7mm 的巨型动脉瘤可出现局灶症状。动眼神经最常受累，其次为展神经和视神经，偶尔也有滑车神经、三叉神经和面神经受累。动眼神经麻痹常见于颈内动脉-后交通动脉瘤和大脑后动脉瘤，首先出现提睑无力，几小时到几天达到完全不能提睑的地步，表现为单侧眼睑下垂、瞳孔散大、内收、上、下视不能，直接、间接光反应消失。海绵窦段和床突上动脉瘤可出现视力、视野障碍和三叉神经痛。

大脑中动脉瘤出血形成颞叶血肿；或因脑血管痉挛、脑梗死，患者可出现偏瘫和语言功能障碍。前交通动脉瘤一般无定位症状，但如果累及下丘脑或边缘系统，则可出现精神症状、高热、尿崩等情况。

基底动脉瘤和小脑前下动脉瘤表现为不同水平的脑桥压迫症状，如 Millard-Gubler 综合征（一侧展神经、面神经麻痹伴对侧锥体束征）和 Foville 综合征（除 Millard-Gubler 综合征外，还有同向偏视障碍）、凝视麻痹、眼球震颤等。巨型动脉瘤压迫第三脑室后部导水管，可出现梗阻性脑积水症状。

3. 癫痫　因蛛网膜下腔出血或脑软化，有的患者可发生抽搐，多为大发作。

4. 迟发性缺血性障碍（DID）　又称症状性脑血管痉挛，发生率为 35%，致死率为 10%～15%。脑血管造影或经颅多普勒（TCD）显示有脑血管痉挛者不一定有临床症状，只有伴有脑血管侧支循环不良，局部脑血流量测定（rCBF）每分钟<18～20mL/100g 时才引起 DID。DID 多表现为：①前驱症状，蛛网膜下腔出血的症状经过治疗或休息而好转后，又出现或进行性加重，外周血白细胞数持续升高、持续发热。②意识由清醒转为嗜睡或昏迷。③局灶神经体征出现。上述症状多发展缓慢，经过数小时或数日到达高峰，持续 1～2 周后逐渐缓解。

5. 脑积水　动脉瘤破裂出血后，因血凝块阻塞室间孔或中脑导水管，引起急性脑积水，导致意识障碍；合并急性脑积水者占 15%，如有症状应行脑室引流术。由于基底池粘连也会引起慢性脑积水，需行侧脑室-腹腔分流术，但可能对部分病例有效。

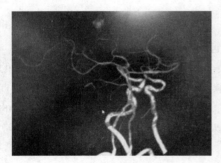

图 10-2　颅内动脉瘤 CTA

四、辅助检查

1. 确定有无蛛网膜下腔出血（SAH）　详见第十章第二节"蛛网膜下腔出血"相关内容。

2. 血管影像检查　包括无创检查和有创检查，无创检查包括 CTA（图 10-2）和 MRA，目前 CTA 和增强 MRA 几乎可以和脑血管造影媲美。动脉瘤性蛛网膜下腔出血程度的评估通常采用 Fisher 分级（表 10-3），分级越高，脑血管痉挛的发生率越高。目前诊断动脉瘤的金标准是数字减影脑血管造影（DSA），能够明确动脉瘤位置、大小、形态、数目、是否存在血管痉挛以及最终手术方案的确定。首次造影阴性，应在 3～4 周后重复造影。

表 10-3　头部 CTA 表现的 Fisher 分级

分级	表现
Ⅰ级	蛛网膜下隙未见血液
Ⅱ级	纵裂、脑岛、脑池等各扫描层面有薄层血液,厚度<1mm,或血液弥漫分布于蛛网膜下隙
Ⅲ级	蛛网膜下隙有局限血凝块,或垂直各层面血块厚度≥1mm
Ⅳ级	脑内或脑室内有血块,无或有弥漫性蛛网膜下腔出血

五、治疗

（一）颅内动脉瘤破裂出血后的非外科治疗

1. 防止再出血　绝对卧床，包括大小便均在床上，保持大小便通畅，必要时予以缓泻剂。清淡易消化饮食。使患者保持安静，避免情绪激动。维持目标血压平稳，在动脉瘤处理前，控制血压是预防和减少动脉瘤再次出血的重要措施之一，但血压降得过低会造成脑灌注不足而引起损害。遵医嘱镇痛、镇静等。

2. 降低颅内压　蛛网膜下腔出血后如有颅内压增高，可以用甘露醇脱水治疗。

3. 脑室引流　出血急性期在脑表面及脑内可有大量积血使颅内压增高，有的因小的血肿或血凝块阻塞室间孔或中脑导水管，引起急性脑积水而出现意识障碍，需做紧急的脑室引流。

4. 防治脑血管痉挛　迟发性血管痉挛是导致患者死残的原因之一，最新理念表明，微小血管痉挛在出血的早期就已经存在，出血后3～4天开始出现症状，7～10天达到高峰，10～14在开始消退。目前脑血管痉挛的治疗主要围绕三个方面进行：早期使用钙离子拮抗药；清除血性脑脊液；适当地提升血压。

（二）针对动脉瘤的治疗

1. 保守治疗　对于比较小的动脉瘤，或者年龄较大而未破裂的动脉瘤患者，可以定期观察随访，根据随访结果采取不同策略，对于没有变化的动脉瘤可以持续观察。

2. 手术治疗　包括开颅手术和血管内介入治疗，手术的目的就是防止动脉瘤出血或者再出血，同时解除对周围神经结构压迫等占位效应。

（1）开颅手术　包括几种术式，根据病变不同采取不同术式。①动脉瘤颈夹闭或结扎：是最常用的方式，手术目的在于阻断动脉瘤的血液供应，重建正常血管。②动脉瘤孤立术：是把载瘤动脉在瘤的远端及近端同时夹闭，使动脉瘤孤立于血液循环之外，对于血管代偿不好的，可以同时采用搭桥结合动脉瘤孤立术。③动脉瘤包裹术：采用不同的材料加固动脉瘤壁，虽瘤腔内仍充血，但可减少破裂的机会，目前临床应用的有筋膜和棉丝等。

（2）血管内介入治疗　随着介入技术和材料学的发展，在经济发达的地区，超过半数的动脉瘤治疗采取这样的方式。血管内介入治疗的目的是在瘤囊内填塞栓塞材料，防止血液进入，同时应用一些辅助措施，尽可能地对血管塑形，重建血管壁结构。根据不同的方式，分为单纯瘤囊内栓塞、支架辅助栓塞、球囊辅助栓塞、血流导向装置、覆膜支架等。

六、护理评估

1. 询问患者症状出现的时间及原因　小而未破裂的动脉瘤无症状，但有71%

的患者发生颅内出血，表现为突起头痛、呕吐、意识障碍、癫痫发作、脑膜刺激征等。32%的患者出血前有运动、情绪激动、排便、咳嗽、头部创伤、性交或分娩等明显的诱因，在向患者了解疾病发生的原因时，应详细询问患者是否因以上原因造成症状的出现。

2. 意识、瞳孔、生命体征的评估　大多脑动脉瘤都因为破裂引起急性蛛网膜下腔出血才发现此病，颅内出血或部分巨大动脉瘤本身的占位效应可造成颅内压的增高，严重者可出现脑疝，威胁患者生命安全。通过对意识、瞳孔、生命体征的监测可以对疾病发展以及患者现在的病情变化有所了解。

3. 神经功能的评估　少数出血的动脉瘤因影响到邻近的神经或脑部结构而产生特殊的综合征，主要的神经损害与动脉瘤的部位有着密切的关系，常见的症状有眼眶、额部的疼痛、复视、双侧瞳孔不等大、垂体功能不全、视力及视野障碍、言语困难、动眼神经麻痹等。进行体查评估时应判断患者出现了哪些中枢神经受损的症状，进而能够初步了解到患者病变的部位，便于进行针对性的观察及处理。

4. 询问患者既往是否患有原发性高血压、糖尿病、心脏病等慢性病及肝炎、结核等传染性疾病。有无手术、外伤及住院史，有无药物、食物的过敏史。患者家族成员中有无患有同类疾病的人员。

5. 了解患者一般情况　有无特殊嗜好与宗教信仰，饮食、睡眠、排便习惯，评估患者自理能力。

6. 了解辅助检查结果。

7. 心理社会评估　患者家庭生活是否和谐，亲戚间是否亲密，家庭成员对患者关爱程度。患者对卫生及疾病知识期望了解的程度，患病后患者的心理应激反应。患者是否对支付医疗费用在经济上感到难以承受。

七、护理问题

1. 知识缺乏　缺乏颅内动脉瘤及破裂出血诱因相关知识。

2. 潜在并发症　［颅内出血（再出血）、颅内压增高、脑疝、脑梗死等］。

3. 头痛　与颅内压增高、脑血管痉挛、腰穿及脑室引流过度引起低颅压等有关。

八、护理措施

（一）术前护理

1. 预防出血或再次出血

（1）卧床休息　抬高床头 15°～30°，以利于颅内静脉回流，减少不必要的活动。保持病房安静，尽量减少外界不良因素的刺激，稳定患者情绪，保证充足睡眠，预防再出血。

（2）控制颅内压　颅内压波动可诱发再出血。①预防颅内压骤降：颅内压骤降会加大颅内血管壁内外压力差，诱发动脉瘤破裂，应维持颅内压在 $100mmH_2O$ 左右；应用脱水剂时，控制速度，不能加压输入；行脑脊液引流者，引流速度要慢；脑室引流者，引流瓶（袋）位置不能太低。②避免颅内压增高的诱因：如便秘、咳嗽、癫痫发作等。

（3）控制血压　动脉瘤破裂可因血压波动引起，应避免引发血压骤升骤降的因素。由于动脉瘤出血后多伴有动脉痉挛，如血压下降过多可能引起脑供血不足，通常使血压下降10％即可。密切观察病情，注意血压的变化，避免血压偏低造成脑缺血。

2. 术前准备　除按术前常规准备外，介入栓塞治疗者还应双侧腹股沟区备皮。动脉瘤位于 Willis 环前部的患者，应在术前进行颈动脉压迫试验及练习，以建立侧支循环。实施颈动脉压迫试验，可用特制的颈动脉压迫装置或手指按压患侧颈总动脉，直到同侧颞浅动脉搏动消失。开始每次压迫 5min，以后逐渐延长压迫时间，直至持续压迫 20～30min 患者仍能耐受，不出现头晕、眼黑、对侧肢体无力和发麻等表现时，方可实施手术。

（二）术后护理

1. 体位　待患者意识清醒后抬高床头 15°～30°，以利于颅内静脉回流。介入栓塞治疗术后穿刺点加压包扎，患者卧床休息 24h，术侧髋关节制动 6h。颅后窝手术患者为其翻身时，应扶持头部，使头颈部成一直线，防止头颈部过度扭曲或震动。

2. 病情观察　密切监测生命体征，其中血压的监测尤为重要。注意观察患者的意识、瞳孔、神经功能状态、肢体活动、伤口及引流液等变化，观察有无颅内压增高或再出血迹象。介入手术患者应观察穿刺部位有无血肿，触摸穿刺侧足背动脉搏动及皮温是否正常。

3. 一般护理

（1）保持呼吸道通畅，给氧。

（2）饮食　术后当日禁食，评估无吞咽功能障碍后，次日给予流质或半流质饮食，昏迷患者经鼻饲提供营养，根据患者情况给予高蛋白、高维生素、低脂肪、清淡易消化饮食。

（3）用药护理　遵医嘱使用扩血管药物、脱水药、激素药、抗癫痫药物等，注意观察药物并发症。输液时注意有无输液外渗。

（4）保持大便通畅，必要时给予缓泻剂。

（5）做好基础护理，加强皮肤护理，定时翻身，避免发生压力性损伤。鼓励患者在床上进行肢体功能锻炼，尽早下床活动，预防深静脉血栓的发生。

4. 疼痛护理　严密观察患者生命体征、神志、瞳孔变化，观察患者疼痛时的表现，有无恶心、呕吐，有无强迫体位，如果有异常立即报告医师。提供安静舒适的休养环境，病情允许时可抬高床头 15°～30°；减少外界刺激，分散患者注意力，如听音乐、深呼吸等；预防感冒，戒烟，以减少呼吸道分泌物，减少咳嗽；减轻疼痛，鼓励患者多吃新鲜水果、蔬菜、多饮水，避免用力排便增加疼痛。耐心倾听患者的感受，并给予同情，解释疼痛原因，与患者共同确认引发或增强疼痛的因素，与患者及家属一起制订减轻疼痛的措施。低颅压时嘱咐患者卧床休息，腰椎穿刺后嘱患者去枕平卧 4～6h，进行翻身等护理操作时，动作轻柔，避免碰撞患者，使疼痛增加。对患者选择的正确镇痛方法给予支持，遵医嘱按时给予药物治疗，观察并记录镇痛效果。

5. 并发症的护理

（1）脑血管痉挛　①原因：动脉瘤栓塞治疗或手术刺激脑血管，易诱发脑血管痉挛。②表现：一过性神经功能障碍，如头痛、短暂的意识障碍、肢体瘫痪和麻木、失语症等。③护理：早期发现及时处理，可避免脑缺血、缺氧造成不可逆的神经功能障碍；临床上使用钙离子拮抗剂（尼莫地平）可以改善微循环；用药期间观察患者有无胸闷、面色潮红、血压下降、心率减慢等不良反应。

（2）脑梗死　①原因：由术后血栓形成或血栓栓塞引起。②表现：患者出现一侧肢体无力、偏瘫、失语甚至意识障碍等。③护理：嘱患者绝对卧床休息，遵医嘱予扩血管、扩容、溶栓治疗。

（3）穿刺点局部血肿：常发生于介入栓塞治疗术后 6h 内。①原因：可能因动脉硬化、血管弹性差，或术中肝素过量、凝血机制障碍，或术后穿刺侧肢体活动频繁、局部压迫力度不够所致。②护理：介入栓塞治疗术后穿刺点加压包扎，患者卧床休息 24h，术侧髋关节制动 6h。

（三）出院指导

1. 指导患者注意休息，合理锻炼，循序渐进，以不感到劳累为原则。

2. 合理饮食，多食蔬菜、水果，保持大便通畅。

3. 遵医嘱定时监测血压、血糖等，按时、按量服用降压药物、抗癫痫药物，不可随意减量或停药，注意监测血常规、肝肾功能及血药浓度，根据复查结果及时调整用药。

4. 注意安全，不要独处或锁门洗澡，以免发生跌倒等意外时影响抢救。

5. 注意伤口观察，保持头部清洁，避免用手抓伤口，防止伤口感染。愈合不良及时就医，带管者要做好宣教防止导管脱出。

6. 定期复查　复查时带好住院期间的所有影像学检查结果，如 CT、MRI、DSA 及本次住院开具的出院总结等，动脉瘤术后应定期复查；患者如出现头痛、呕吐、发热、意识障碍、语言肢体活动障碍等应及时就近诊治。

第四节·脑动静脉畸形

脑动静脉畸形（CAVM）是由一支或几支发育异常供血动脉、引流静脉形成的病理脑血管团，是先天性中枢神经系统血管发育异常所致畸形中最常见的一种类型，由于其内部动脉与静脉之间缺乏毛细血管结构，动脉血直接流入静脉，由此产生一系列血流动力学改变，出现相应的临床症状和体征。多在40岁以前发病，男性稍多于女性。

一、发病机制

一般认为脑动静脉畸形是胚胎期血管生成的调控机制发生障碍所致。除先天性因素外，后天性的特殊情况如能引发病理性脑血管生成机制也有可能成为脑动静脉畸形的病因。

二、分级

目前临床常用的脑动静脉畸形分级系统主要为1986年提出的Spezler-Martin分级（SM分级），主要内容包括：①CAVM直径＜3cm为1分，3～6cm为2分，＞6cm为3分；②CAVM位于非功能区0分，位于功能区1分；③CAVM表浅静脉引流0分，深部静脉引流1分。根据CAVM大小、是否位于功能区、有无深部静脉引流三项得分相加的结果数值定级，级别越高手术难度越大。

三、临床表现

1. 出血　是比较常见的临床表现，30％～65％的CAVM首发症状是出血，高发年龄为15～20岁，可表现为蛛网膜下腔出血、脑（室）内出血或硬脑膜下出血。发病较突然，往往在患者作体力活动或有情绪波动时发病，出现剧烈头痛、呕吐，有时甚至意识丧失，颈项强硬，Kernig征阳性。单支动脉供血、体积小、部位深以及颅后窝的脑动静脉畸形容易急性破裂出血。妇女妊娠期脑动静脉畸形出血的危险高。

2. 癫痫发作　40％～50％的病例有癫痫发作，其中约半数为首发症状，多见于较大的、有大量"脑盗血"的脑动静脉畸形患者。额、颞部脑动静脉畸形的青年患者多以抽搐为首发症状，可在颅内出血时发生，也可单独出现。癫痫大发作与局灶性癫痫发生率几乎相等，精神运动性发作和小发作较少出现。脑动静脉畸形发生癫痫主要有两种学说，一种为动静脉短路使脑组织局部缺血，邻近脑组织胶质样变；另一种为脑动静脉畸形对脑组织的刺激作用，即点火作用。

3. 头痛　60％以上的患者有长期头痛史，为局部或全头痛，间断性或迁移性，可能与供血动脉、引流静脉及静脉窦扩张有关，或与小量出血、脑积水及颅内压增高有关。常局限于一侧，类似偏头痛，头痛的部位与病变的位置无明显关系。脑动静脉畸形出血时头痛的性质即有改变，变得比原有的头痛更为剧烈，且多伴有呕吐。

4. 进行性神经功能障碍　主要表现为运动或感觉性障碍，约见于40％的病例，其中有10％左右为脑动静脉畸形的首发症状。引起神经功能障碍的主要原因为：①"脑盗血"引起的短暂脑缺血发作，常见于较大的脑动静脉畸形病例中，多于患者活动（如跑步、驾车等）时发作，历时短暂，但随着发作次数增多，神经功能障碍历时越来越长，瘫痪程度亦越趋严重。②由于脑水肿或脑萎缩所致的神经功能障碍，见于较大的脑动静脉畸形，特别当病变有部分血栓形成时，这种瘫痪常长期存在，且随着时间进行性加重，临床上有时可疑为颅内肿瘤。③由于出血所引起的脑损害或压迫，多出现于一次出血之后，当出血逐渐吸收，瘫痪可逐步减轻甚至完全恢复正常。

5. 智力减退　见于巨大型脑动静脉畸形中，由于"脑盗血"的程度严重，导致脑的弥漫性缺血及脑发育障碍。有时因癫痫的频繁发作，患者受到癫痫样放电及对抗药物的双重抑制的影响，亦可使智力衰退。轻度的智力衰退在脑动静脉畸形切除后常可逆转，但较重的智力衰退则不能逆转。少数病例以痴呆为首发症状就诊。

此外，脑动静脉畸形的临床表现还包括颅内杂音，三叉神经痛，颅内压增高，眼球突出，精神症状，婴儿和儿童可因颅内血管短路出现心力衰竭等。

四、辅助检查

1. 头部CT　CAVM在平扫CT表现为等密度或稍高密度区，加强扫描CAVM可以明显强化，表现为不规则的混杂高密度区，大脑半球中线结构无移位，无明显的占位效应。出血急性期，CT可以确定出血部位及程度。

2. CT血管造影（CTA）　因操作简便、快速和创伤性小，而在CAVM的诊断方面，特别是在急性颅内出血诊断中有一定的应用价值。

3. 头部MRI　断层影像中，磁共振成像为脑动静脉畸形诊断与治疗所需的重要检查手段。其能够更清晰地显示复杂畸形血管团与毗邻神经血管结构关系，这是脑血管造影图像所不具备的。

4. 脑血管造影（DSA）　是确诊CAVM的金标准。DSA可以确定畸形血管团位置、大小、范围、供血动脉、引流静脉、血流速度、是否合并动脉瘤或静脉瘤和盗血现象。CAVM的DSA是最具特征性的（图10-3）。在动脉期摄片中可见到一堆不规则的扭曲着的血管团，有一根或数根粗大而显影较深的供血动脉，引流静脉早期出现于动脉期摄片上，扭曲扩张，导入颅内静脉窦。病变远侧的脑动脉充盈不良或不充盈。

5. 经颅多普勒超声检查 根据病变性质不同，血流速度可以加快或减慢。

6. 脑电图检查 有癫痫发作的患者在病变区及其周围可出现慢波或棘波。癫痫患者术中脑电图监测，切除癫痫病灶，可减少术后抽搐发作。

五、治疗

脑动静脉畸形治疗的主要意义在于降低破裂出血风险，部分以控制癫痫发作及局灶神经功能障碍进展为目的。CAVM 的主要治疗方式包括保守或对症治疗、显微外科手术

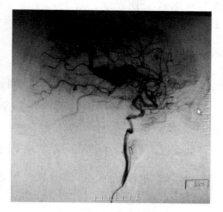

图 10-3 脑动静脉畸形 DSA

治疗、立体定向放疗、介入栓塞治疗及多种方式联合治疗。对 CAVM 的治疗方式选择可根据患者的年龄、全身状况、既往出血史、病灶分级、病灶弥散程度、是否合并动脉瘤、血流量的高低、治疗获益及风险比和患者的意愿等多方面进行综合评估。手术治疗是最根本的治疗方法，可以去除病灶出血危险，恢复正常脑的血液供应。对位于深部重要功能区的脑动静脉畸形，不适宜手术切除。直径小于3cm 或手术后残存的颅内动静脉畸形可采用立体定向放射治疗或血管内治疗，使畸形血管形成血栓而闭塞。各种治疗后都应复查脑血管造影，了解畸形血管是否消失。

六、护理评估

1. 了解患者症状出现的时间及原因 由于脑动静脉畸形所产生的症状主要是出血症状和与畸形及血肿压迫部位有关的症状，了解患者发病初期有无持续、反复发作的头痛，是否出现癫痫及运动、语言、听力、感觉等神经系统功能障碍的表现。

2. 意识、瞳孔、生命体征的评估 通过对患者意识、瞳孔、生命体征的监测，及时发现和处理脑动静脉畸形出血导致的颅内压增高以及威胁患者生命的脑疝。

3. 神经功能的评估 有无肢体偏瘫、失语、幻视、幻嗅等特定部位功能损伤表现，是否出现震颤、不自主运动、肢体笨拙等基底核损害的症状，以及共济失调、听力减退、呼吸障碍等脑桥及延髓病变的表现。

4. 了解患者的一般情况，既往饮食、睡眠、排便习惯，自理能力与心理状态。患者及其亲友对于疾病知识了解程度，家庭经济状况及费用支付方式。

5. 了解辅助检查结果。

6. 个人史与心理社会评估 患者家庭生活是否和谐，亲戚间是否亲密，家庭

成员对患者关爱程度。患者对卫生及疾病知识期望了解的程度，患病后患者的心理应激反应。是否对支付医疗费用在经济上感到难以承受。

七、护理问题

1. 知识缺乏　缺乏脑动静脉畸形相关知识。
2. 头痛　与畸形血管团压迫脑组织、出血等有关。
3. 意识障碍　与颅内出血有关。
4. 潜在并发症（癫痫发作、颅内出血、脑疝等）。

八、护理措施

（一）术前护理

保持病房安静，卧床休息，避免各种不良刺激，保持情绪稳定。患者意识水平是反映病情轻重的重要指标，严密观察患者意识、瞳孔及生命体征的变化，注意有无癫痫发作、肢体功能障碍及失语等症状，必要时复查头部 CT，以便掌握病情变化，及时发现出血和再出血的体征，如脉搏慢而有力、瞳孔不等或散大、呼吸由快变慢、血压升高等，因此要加强巡视，保证患者安全。

（二）术后护理

1. 预防出血及意外发生　加强呼吸道管理，保持呼吸道通畅，及时清理呼吸道分泌物，床头抬高 15°～30°并将头偏向一侧，改善脑缺氧。加强翻身拍背，促进患者咳嗽排痰。密切观察血压及颅内压变化情况，遵医嘱控制血压和颅内压，预防颅内出血及再出血。伴有癫痫发作者，遵医嘱应用抗癫痫药物，保持呼吸道通畅，防止舌咬伤等意外发生。观察临床症状的改变，如视、听、运动等功能有逐渐下降趋势提示脑出血或脑水肿。注意观察有无一过性运动性失语、脑内出血等正常灌注压突破综合征的表现，即由于脑动静脉畸形盗血，造成畸形血管周围的正常脑组织供血不足，而使畸形血管周围的血管扩张，失去自动调节能力，当手术切除畸形血管后，原来被盗取的血液重新流入病理性扩张的血管，导致血管源性脑水肿、脑实质出血的表现。

2. 心理护理　向患者讲述手术的过程，以及术后的确切诊断，告诉患者手术后可得到治愈，消除其思想顾虑。向患者讲解手术后的康复及神经功能恢复的知识，鼓励患者坚持进行锻炼，逐步达到生活的自理，最终回到工作岗位。

3. 癫痫　详见第十二章第二节"癫痫"相关内容。

4. 介入栓塞治疗护理　患者介入栓塞治疗术后卧床休息 24h，术侧髋关节制动6h，观察足背动脉搏动、肢体温度、伤口敷料有无渗血等情况，如需肝素化，则严密观察有无出血情况。

5. 其他护理措施　详见第十章第三节"颅内动脉瘤"相关内容。

（三）出院指导

1. **心理指导**　鼓励患者早日并坚持进行康复训练，保持乐观的情绪和心态的平静，不可因某种事情而烦恼。无功能障碍或轻度功能障碍的患者，尽量从事一些力所能及的工作，不要强化患者角色。

2. 遵医嘱按时按量服药，如抗癫痫药物，不可擅自停药、改药，以免加重病情。

3. 若再次出现头痛、呕吐、神经功能障碍、伤口愈合不佳等情况，应及时就诊。

4. 每 3～6 个月复查 1 次。

第五节·烟雾病

烟雾病又称脑底异常血管网病，为双侧颈内动脉末端慢性进行性狭窄和闭塞，脑底出现异常纤细网状血管，因脑血管造影形似烟雾而得名。随着影像学发展和普及，我国烟雾病检出率逐渐提高，甚至成为儿童缺血性卒中常见原因。烟雾病好发于日本及其他亚洲国家，据日本 1995 年报道患病率及发病率分别为 3.16/10 万和 0.35/10 万。本病女性稍多，女：男≈1.8：1。种族易感性及家族聚集性等现象提示遗传因素可能在烟雾病的发病中起着重要作用。

一、病因

烟雾病的病因和发病机制尚不明确，遗传和免疫因素是目前研究的关注点。

1. **遗传因素**　烟雾病好发于亚裔人群，其中 6%～12.1% 有家族史，同卵孪生同时罹患烟雾病的概率为 80%，烟雾病患者同胞及其后代罹患烟雾病的风险较一般人群分别要高 42 倍和 34 倍。基因组扫描已经发现了多个基因位点与家族性烟雾病相关。近几年，全基因组测序（GWAS）发现了一个新的易感基因环指蛋白 213（RNF213），该基因与烟雾病发病高度相关。日本的一项研究在 95% 的家族性烟雾病和 80% 的散发烟雾病病例中发现了 RNF213 基因位点突变。国内学者同样发现国人烟雾病患者 RNF213 基因位点突变。

2. **免疫因素**　烟雾病可同时伴发有其他免疫系统疾病，相关研究表明烟雾病可能与自身免疫功能异常有关。研究发现烟雾病患者自身抗体如甲状腺自身抗体、抗心磷脂抗体等抗体水平较正常人明显增高；烟雾病病变血管的内弹力膜中有免疫复合物沉积，提示免疫介导的病理改变可能参与了烟雾病的发病过程。最近的高通量蛋白芯片技术发现多种自身免疫抗体在烟雾病患者中表达异常，这一发现再次提示烟雾病的发病可能与免疫功能异常相关。

二、分型

临床分型采用 Matsushima 等提出的分型标准进行烟雾病临床分型（表 10-4）。

表 10-4　烟雾病临床分型

临床分型	分型标准
Ⅰ型（TIA 型）	短暂性脑缺血发作(TIA)或可逆性神经功能障碍(RIND)发作每个月≤2 次，无神经功能障碍，头颅 CT 无阳性发现
Ⅱ型（频发 TIA 型）	TIA 或 RIND 发作每个月>2 次，但无神经功能障碍，头颅 CT 无阳性发现
Ⅲ型（TIA-脑梗死型）	脑缺血频发并有后遗神经功能障碍，头颅 CT 可见低密度梗死灶
Ⅳ型（脑梗死-TIA 型）	脑梗死起病，以后有 TIA 或 RIND 发作，偶然可再次出现脑梗死
Ⅴ型（脑梗死型）	脑梗死起病，可反复发生梗死，但无 TIA 或 RIND 发作
Ⅵ型（出血型或其他）	侧支烟雾血管破裂出血或者微小动脉瘤破裂出血，以及无法归纳为上述各型者

三、临床表现

烟雾病有两个发病年龄高峰，5～10 岁的儿童和 35～45 岁成人。儿童和成人烟雾病的临床表现各异。大多数儿童患者表现为短暂性脑缺血发作或脑梗死，约 30%成人患者首发症状为颅内出血。

1. **缺血症状**　颈内动脉和大脑中动脉支配区域缺血引起相应症状，偏瘫、构音障碍、失语及认知功能障碍较常见，癫痫发作、视野缺损、晕厥或性格改变等症状也可出现。儿童常因紧张或过度换气（如吹奏乐器、哭喊）出现症状。

2. **出血**　颅内出血常见于成人烟雾病，儿童患者很少见。脑出血是目前烟雾病死亡最主要原因，研究报道的首次出血病死率为 4%～10%，再出血病死率高达 17%～28%。出血部位位于脑室内、脑实质（通常为基底节区）及蛛网膜下隙，其中以脑室出血铸型最为典型。出血原因主要为扩张的烟雾样血管及动脉瘤破裂。根据不同出血部位，可表现为意识障碍、肢体瘫痪、言语障碍或精神异常。大多数患者症状能恢复，或遗留神经功能缺损。

3. **无症状烟雾病**　烟雾病最初病理改变为颈内动脉末端狭窄，如侧支循环能够代偿缺血脑组织血流时，患者早期不会出现临床症状。

4. **其他非特异症状**　认知损害，详细的神经心理学测试可检测到 2/3 的患者存在认知损害，易疲劳（有时伴有学习成绩下降，可能是儿童认知损害的预警信号）。运动功能失调，常表现为突发的舞蹈病样不自主运动。癫痫发作，尤其是局灶性发作。头痛是烟雾病特别是儿童患者较为严重的症状，常为额部或偏

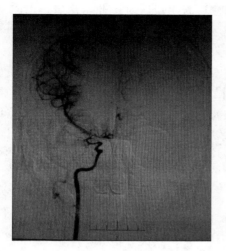

图 10-4 烟雾病 DSA

头痛。

四、辅助检查

1. 数字减影血管造影（DSA） DSA 是诊断烟雾病的金标准。通过造影可以选择性地观察颈内动脉、椎动脉、颈外动脉，可以清楚地看到颈内动脉的闭塞程度和代偿血管的起源，DSA 也是术前评估必不可少的检查。烟雾病的典型造影表现为双侧颈内动脉末端、大脑前动脉、大脑中动脉狭窄或闭塞，且烟雾样血管出现（图 10-4）。约 25％烟雾病者出现大脑后动脉近端狭窄或闭塞。Suzuki 根据脑血管造影表现将烟雾病分为 6 期（表 10-5）。

表 10-5 烟雾病脑血管造影表现分期

时期	脑血管造影发现
1	鞍上颈内动脉(C1-2)狭窄,通常为双侧
2	颈内血管狭窄进一步加重,颅底异常血管网初步形成(烟雾样血管)
3	颈内动脉进重度狭窄,大脑前和大脑中动脉闭塞,烟雾样血管明显增多,茂密
4	烟雾病血管开始减少,狭窄累及大脑后动脉,颅外侧支循环建立
5	颅外侧支循环增多,烟雾样血管减少,大脑后动脉闭塞
6	颈内动脉完全闭塞,烟雾样血管消失,颅内血供完全依靠颈外血管代偿

2. 计算机断层扫描（CT） CT 可显示脑出血、脑梗死和脑萎缩。在脑卒中发作或出血急性期应首选 CT 检查。脑缺血造成的低密度区常局限于皮质或皮质下，倾向多发和双侧，多见烟雾病患儿的大脑后动脉供血区域。约 40％缺血症状的烟雾病患者 CT 检查正常。

CTA 技术是烟雾病 DSA 外最常见脑血管评估手段，和 DSA 相比，CTA 的检查费用低，可行性和实用性更高。目前 64 排及以上 CTA 可以清楚显示颈内动脉闭塞或狭窄，对烟雾病血管也可以良好的显示，对于可疑烟雾病患者首先 CTA 检查。同时，CTA 也是血管重建术后复查的常规检查，可评价旁路血管的通畅程度。

3. 磁共振成像 磁共振弥散加权成像（DWI）可早期（＜1h）诊断脑梗死，磁共振 T2 加权像可明确大脑 Willis 环闭塞血管部位及扩张的烟雾样血管。磁共振 T1 加权像能明确基底节区及丘脑部位扩张的烟雾样血管；磁共振 T2 加权像能观察到 15％～44％成人患者无症状性微出血，微出血可能是烟雾病出血性脑卒中的重要预测因素。

磁共振血管造影（MRA）是重要的无创性诊断手段。对于儿童患者，MRI及MRA检查符合以下标准，也可诊断为烟雾病：颈内动脉末端、大脑前动脉及中动脉起始段狭窄或闭塞；基底节区异常血管网形成；双侧受累。

4. 脑电图　脑电图在成人无特异性。在少儿患者休息时可见高电压慢波，主要在枕叶和额叶。过度换气可产生一种单相慢波，过度换气20～60s后恢复正常。一半以上病例在慢波之后出现一个二相的慢波（这种特征性的表现被称为"重组波"），该二相慢波还可能与前一个慢波相延续，且比早期的慢波更不规则、更慢，通常在10min内恢复正常。Kodama等发现烟雾病特征性脑电图改变，并称为"慢波再现现象"，认为其可作为诊断指标。

五、治疗

烟雾病的治疗包括药物治疗和外科手术治疗两大类。用于烟雾病治疗的药物有血管扩张药、抗血小板药物及抗凝血药等，癫痫患者可予使用抗癫痫药物。目前尚无有效的药物能够降低烟雾病患者出血率。烟雾病手术治疗疗效明显优于药物治疗，目前绝大多数的烟雾病患者是采用外科手术治疗，因此诊断明确后即应手术。

由于烟雾病病变仅局限于颈内动脉系统，目前的外科治疗多通过建立颈外动脉系统至大脑皮质的侧支血供从而达到重建血运的目的，改善脑供血，恢复正常神经功能。血运重建分为直接血运重建（即血管搭桥法）以及间接血运重建。直接血运重建通常直接将颞浅动脉与皮质动脉吻合，而间接血运重建则是从颈外动脉供血区游离一部分带蒂组织，贴敷于大脑皮质，进而产生新的侧支循环向受累区域供血。常见的间接血运重建术有颞肌贴敷术、脑-硬膜-动脉贴敷术、脑-硬膜-动脉-肌肉贴敷术、硬膜劈开重建。目前，直接血运重建多用于成年患者，其优点在于可以快速改善缺血区域血供，有利于降低术后早期TIA发生。但由于未成年患者脑血管直径过细，手术风险明显增加，同时血管搭桥术中需要阻断受体动脉，增加缺血和梗死风险，还有部分成年患者接受血管搭桥术后颈内动脉狭窄加剧，直接血管重建术常选取颞浅动脉与大脑中动脉皮质支行颅内外血管旁路移植术。一次手术只能治疗一侧半球，且需要配合抗血小板治疗，而间接血运重建手术难度低，术中不需要阻断皮层动脉。直接血管重建术和间接血管重建，两者可单独或联合应用。

最佳术式选择取决于许多因素，包括：①年龄；②供血管的直径（特别是颞浅动脉）；③如果已自发形成来源于颈外动脉的侧支代偿，则这些血管不能作为直接吻合的供血血管，否则会破坏已形成的侧支代偿；④病程，直接血管重建术可立即改善局部脑血流量。

六、护理问题

1. 知识缺乏　缺乏烟雾病相关知识。

2. 焦虑 与担心疾病预后有关。

3. 潜在并发症 （颅内再出血、再发脑梗死等）。

七、护理措施

（一）术前护理

1. 加强心理护理

（1）由于患者对治疗不了解，产生焦虑、恐惧心理。应了解患者的详细病情，向患者及家属介绍血运重建的方法、优点、目的及术前、术中、术后的配合，消除顾虑。

（2）建立良好的沟通方式。患者语言沟通障碍，情绪容易激动，情绪刺激可以影响局部脑血流量，激动时，通气增加，引起脑血管收缩，脑血流量减少，因此给患者以关心、理解和安慰，使之产生亲近感和信任感，告诉患者手术对功能恢复有帮助，使其对手术充满信心。

（3）介绍相同疾病治愈的病例，让同种病例康复患者谈术后感受和体会，提高患者的自信心，使其密切配合治疗和护理。

2. 严密观察病情变化 严密观察患者的生命体征、意识状态、瞳孔、肢体活动、语言及认知功能等，定时监测体温、脉搏、呼吸、血压、意识及瞳孔变化，并做好记录。嘱患者卧床休息，保持病室安静、光线柔和，尽量减少对患者的搬动和刺激。保持呼吸道通畅，必要时吸痰，清除口、鼻分泌物，给予中心吸氧。观察患者有无大小便失禁及肢体功能障碍等变化。注意有无消化道出血的征象。

3. 抗脑血管痉挛药物治疗 术前遵医嘱予以尼莫地平、右旋糖酐-40 等。尼莫地平能直接扩张脑血管，增加脑血流量；右旋糖酐-40、丹参能改善脑微循环，减少血黏稠度，从而防止或逆转延迟缺血性神经功能缺失。

（二）术后护理

1. 术后应严密观察患者生命体征、意识、瞳孔、认知功能、智力及语言功能等。对于间接颅内外血管重建术后患者，术后血压应高于基础血压 10％左右，也不应过高，防止出血。对于联合颅内外血管重建术后患者，术后血压维持在基础血压左右，上下波动在 10％范围内为最佳，以防脑梗死，但也不应过高，防止脑出血。发现患者意识障碍、瞳孔变化、神经功能障碍，应立即通知医师处理，复查颅脑 CT 并做好再次手术的准备。

2. 血气分析、电解质情况 术后二氧化碳分压应维持在基础值之上，一般不高于 50mmHg。二氧化碳分压低于基础值时，可以予以面罩给氧，并根据二氧化碳分压适当调节氧流量，患者应避免吵闹、剧烈咳嗽等过度通气。

3. 吻合血管的搏动情况 吻合区域伤口不能包扎过紧。观察手术切口有无渗血、渗液，保持切口干燥、清洁。发现切口有渗血、渗液时及时报告医师处理，并更换敷料。由于颞浅动脉位于头皮皮下组织，位置表浅，一旦受到压迫，易造成吻合血管闭塞及血管内血栓形成，临床表现为颞浅动脉搏动减弱，故避免切口部位受压尤为重要。

4. 为防止吻合口血栓形成，术后常规给予抗血小板治疗。每 2h 观察并记录移植血管搏动情况，位置为耳屏前相当于颞浅部位。如搏动减弱，则考虑有血栓形成的可能，需及时告知医师。抗血小板药的应用可引起颅内或其他部位出血，抗血小板治疗期间护理中各项操作要轻柔，密切观察血管穿刺点、皮肤、牙龈、伤口等部位，观察有无肉眼血尿及镜下血尿，有无腹痛、血便等情况。特别警惕胃肠道、颅内出血，因此定期查血红蛋白、血小板、凝血功能、血栓弹力图、阿司匹林抑制试验，可参考血栓弹力图、阿司匹林抑制试验决定用药选择。

5. 预防并发症

（1）颅内出血　是本病术后最严重的并发症，多发生在术后 24～72h。颅内出血与患者呼吸不畅、躁动、呕吐，或异常血流动力学压力所致使侧支血管破裂有关。若患者麻醉清醒后逐渐嗜睡、反应迟钝甚至昏迷、肢体活动障碍、瞳孔不等大、血压持续升高等，应警惕并发颅内出血的可能。及时通知医师，行头颅 CT 检查进行确诊。

（2）TIA 和脑梗死　是最常见并发症。患者因手术、麻醉、术后疼痛等应激及卧床、输液、行动受限等所致的焦虑情绪均有可能加重或诱发其缺血性症状的发作。要加强巡视，观察患者头痛、意识、肢体活动及感觉，严密监测血压变化，发现问题及时通知医师处理；加强健康宣教，消除患者紧张、恐惧心理，树立战胜疾病的信心。严格控制探视，创造安静、舒适的休养环境；密切观察生命体征，防止低脑灌注状态下引起脑梗死。

（3）颜面部水肿　是烟雾病术后常见的并发症，常发生在术后 48h 内。患者术区颜面部甚至整个颜面部出现水肿，严重时双眼不能睁开。要做好患者的安全护理，防止跌倒和坠床。通过抬高床头，调整伤口敷料的松紧度，促进局部血液循环，减轻水肿。

（4）应激性溃疡　是烟雾病常见并发症，原因是积血刺激下丘脑导致交感神经兴奋，神经功能紊乱引起胃肠黏膜缺血、缺氧、糜烂、出血。因此需密切观察有无腹胀、胃内容物及大便颜色，出血量多的患者应禁食，出血停止后可逐步进食流质、半流质，逐步过渡到普食。避免各种刺激性食物。

（5）术后感染　颅脑手术因血脑屏障破坏易发生颅内感染，如患者出现头痛加重、呕吐、高热、意识障碍、脑膜刺激征、腰穿脑脊液浑浊、白细胞数增高，应首先考虑颅内感染。如患者手术切口疼痛、红、肿及有脓性分泌物，应先考虑切口感染。患者长期卧床，肺部分泌物增多，咳痰无力，易发生肺部感染，护理中应根据患者的具体情况针对性给予降温、降颅压、抗感染、镇痛治疗，保持呼吸道通畅，给予患者翻身、叩背，以利痰液排除，加强基础护理。

（三）出院指导

1. 对出院患者做好心理指导　保持心情舒畅，避免情绪激动，保持情绪稳定。

2. 注意劳逸结合　加强语言与肢体功能锻炼，保持充足的睡眠，避免剧烈运动。

3. 用药指导　按时按量遵医嘱服药，不要随意停药或减量，同时向患者介绍口服抗血小板药的注意事项，了解出血的临床表现及体征。

4. 加强营养　给予高蛋白、富含维生素的饮食，饮食宜清淡，多食新鲜水果、蔬菜，少吃维生素 K 含量高的食物如韭菜、菠菜、香菜等。忌烟酒，养成定时排便的习惯。

5. 定时复查　掌握复查时间及自查方法（是否感觉头晕、头痛、手足麻木等）。发生蛛网膜下腔出血时，不宜搬动患者，避免咳嗽、喷嚏和屏气排便等增加胸腔或腹腔压力的动作。应向患者及家属讲明术后 1～3 个月内避免剧烈体育运动。一般认为颅内外血管建立良好的侧支循环需要 6～8 个月，故要定期复查。

6. 术后 6～8 个月避免术侧颞浅动脉受压而影响向颅内供血，告诉患者睡觉时避开手术侧、戴眼镜时去除术侧眼镜腿等。告知患者及家属因颅外血管移向颅内可能会影响同侧头皮供血而影响术后头皮生长。特别告知家属要严防头部外伤，防止引起颅内血管受伤、断裂，因供血通路中断，造成脑组织不能供血而造成患者脑卒中、偏瘫甚至昏迷等严重后果。教会患者及家属简单的症状护理和康复锻炼方法，早期进行康复训练能够达到脑功能区的转移或重组，创造损伤神经修复或代偿的条件，使遭到破坏的运动反射在良好的条件刺激下重新建立起来，加强患者的自我护理能力，尽早、最大限度地恢复功能，以恢复工作能力，回归社会。

7. 随访　告知随访的目的，取得患者及家属的配合。随访目的包括：①识别提示 TIA 或脑卒中、头痛、运动障碍、癫痫发作和认知障碍的神经系统症状；②监测提示多发性硬化的任何非神经系统临床征象；③监测其他血管危险因素（尤其是高血压）并考虑预防因素；④评估每种治疗方法的耐受性和适应证（特别是抗血小板药和抗高血压药）；⑤评估认知和运动功能状态，可考虑物理治疗和康复医学专家会诊；⑥评估患者心理和医疗社会负担，必要时实施教育和（或）职业适应措施。

第六节 · 海绵状血管畸形

海绵状血管畸形（CM），也称海绵状血管瘤，是指由众多薄壁血管组成的海绵状异常血管团。这些畸形血管紧密相贴，血管间没有或极少有脑实质组织。它并非真性肿瘤，按组织学分类属于脑血管畸形，在中枢神经系统的血管畸形中占第二位，仅次于脑动静脉畸形，占所有脑血管畸形的 5％～16％。脑内海绵状血管畸形多发生在 20～50 岁，女性多见。

一、病因

迄今尚不清楚，有下列学说。

1. 先天性学说　婴儿患者和家族史支持先天性来源的假说。

2. 后天性学说　认为常规放疗、病毒感染、外伤、手术、出血后血管性反应均可诱发海绵状血管畸形。

二、临床表现

脑内 CM 可以分成静止期和活跃期，处于静止期的病灶可以长期处于稳定状态，轻微头痛可能是唯一主诉，不发生出血；处于活跃期病灶可在短时间内反复出血，病灶不断增大而产生临床症状。CM 主要症状有癫痫、出血、头痛、进行性神经功能障碍（占位效应）。

三、辅助检查

1. 头部 CT　显示病变呈圆形或类圆形、边界清楚的混杂性高密度影，病灶周围一般无水肿和占位表现。病灶合并出血时可有占位表现。血肿可占据病灶的部分或全部。病灶常伴钙化，严重者可全部钙化形成"脑石"。增强扫描多有强化，少数病灶不强化。病变内血栓程度轻、钙化不明显时强化明显。

2. 头部 MRI　MRI 是诊断 CM 最敏感的方法（图 10-5）。T1 加权像 CM 大部分呈等信号，也可呈低信号；在 T2 加权像呈高信号。流空效应不明显。无明显占位效应。如近期瘤内有出血，信号可出现变化，并可有占位效应。亚急性出血在 T1 加权像上呈高信号，T2 加权像上在高信号的外缘往往有一环行低信号区，为含铁血黄素沉积所致。

3. 脑血管造影　脑血管造影往往不显影，原因可能是供血动脉太细或已栓塞，病灶内窦腔太大、血流缓慢使对比剂被稀释。个别情况，脑血管造影可见无血管区，或造影晚期可见静脉染色。MRI 可明确诊断，不需脑血管造影。

4. 正电子放射扫描（PET）　PET 可供与脑肿瘤鉴别。脑肿瘤对放射性核素的吸收程度很高，而 CM 的吸收度很低。

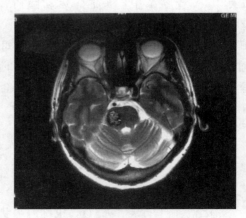

图 10-5　海绵状血管畸形核磁共振

5. 脑电图检查　有癫痫的患者，特别是多发 CM 患者，手术前应行脑电图检查确定责任 CM。

四、治疗

治疗包括保守治疗、手术治疗和放射治疗。

1. 保守治疗　对偶然发现、无症状 CM 应进行临床观察，定期随访。建议 6 个月复查一次 MRI。如病变稳定则以后每年复查一次。下列情况建议保守治疗：①患者无临床症状；②伴有药物可控制的癫痫，可选择先行药物控制，目前尚缺乏对比早期手术与药物控制癫痫治疗效果的临床试验；③多发病变，且不能确定症状是由哪个病变产生；④患者高龄、身体虚弱且症状不严重。保守处理的患者应随访，3～6 个月后再行 MRI 头部扫描，如病变发展应及时手术治疗。

2. 手术治疗　海绵状血管畸形手术治疗可以切除病灶预防出血、去除占位效应、消除或减少癫痫发作。

手术适应证：①具有临床症状，手术容易到达切除的 CM；②病变出血，或具有明显临床症状的深部 CM；③CM 诱发癫痫，尤其是药物治疗无效的顽固性癫痫，推荐早期切除；④病变增大，占位效应明显；⑤部分无症状、非功能区、容易切除的 CM，手术切除可降低出血率，减少患者心理负担与随访经济负担；⑥脑干 CM 出现第二次出血，或病情进展快。

3. 放射治疗　立体定向放射（SRS）治疗 CM 效果仍存争议，而且放射线有诱发海绵状血管畸形的可能。因此仅对位于重要功能区或手术残留的病灶才辅助放疗。

五、护理问题

1. 知识缺乏　缺乏海绵状血管畸形相关知识。

2. 头痛　与血性脑脊液刺激、颅内占位效应有关。

3. 潜在并发症（脑出血、癫痫、神经功能障碍等）。

六、护理措施

（一）术前护理

1. 卧床休息，密切观察患者病情，神志、瞳孔及生命体征有改变及时报告医师处理。

2. 向患者及家属介绍病室环境，讲解疾病相关知识，指导患者保持积极乐观的心态。

3. 保持大小便通畅，多吃蔬菜水果，避免一切能够引起颅内压增高的因素。

4.头痛患者给予疼痛综合评定，耐心倾听主诉，引导患者用深呼吸、听轻音乐等方法转移注意力，从而缓解头痛，上述方法无效时及时告知医师查看患者，遵医嘱用药并观察效果。

（二）术后护理

1.预防脑出血及脑缺血　密切观察患者生命体征、神志、瞳孔及颅内压的变化，遵医嘱控制血压和颅内压，注意患者的语言功能及四肢活动能力，如有变化及时告诉医师处理。

2.心理护理　向患者讲述手术的过程，以及术后的确切诊断，告诉患者手术后疾病可得到治愈，消除其思想顾虑。向患者讲解手术后的康复及神经功能恢复的知识，鼓励患者坚持进行锻炼，逐步达到生活的自理，最终回到工作岗位。

3.饮食与体位　术后麻醉清醒，血压平稳者抬高床头 15°～30°，以利于颅内静脉血液回流。术后当天禁食，术后第二天评估吞咽功能无障碍后指导流质饮食，逐步过渡到普食。

4.癫痫发作的处理　详见第十二章第二节"癫痫"相关内容。

5.其他护理措施　详见第十章第四节"脑动静脉畸形"相关内容。

（三）出院指导

详见第十章第四节"脑动静脉畸形"相关内容。

第七节·颈内动脉海绵窦瘘

颈内动脉海绵窦瘘（CCF），一般是指海绵窦段的颈内动脉壁或颈内动脉海绵窦段的分支发生破裂，以致与海绵窦之间形成异常的动静脉沟通。由于颈内动脉血液涌入海绵窦内，致海绵窦内压力升高，引起在正常情况下本应回流至海绵窦的静脉反流，且静脉窦充满压力高的动脉血液，它们沿眼上下静脉逆流入眶，沿皮质静脉逆流入颅后窝小脑皮质，甚至形成静脉湖，而引起一系列临床表现。

一、病因

CCF 根据病因分为外伤性和自发性 CCF。外伤性 CCF 多为直接瘘、高流瘘，自发性 CCF 包括海绵窦硬膜动静脉瘘、海绵窦段颈内动脉瘤破裂、各种遗传病如马方综合征、Ehler-Danlos 综合征、纤维肌发育不良（FMD）等。根据血流动力学可分为高流瘘（大多数外伤性 CCF 及海绵窦颈内动脉瘤破裂）及低流瘘。外伤性和自发性 CCF 比较见表 10-6。

表 10-6 外伤性和自发性 CCF 比较

外伤性	自发性
1. 钝性损伤	1. 后天性
(1)颅底骨折、骨片刺伤、血管撕伤	(1)继发于海绵窦炎症、血栓形成
(2)血管损伤、继发性动脉瘤破裂	(2)继发于药物
(3)外伤致颅内压力变化、血管破裂	(3)海绵窦段颈内动脉瘤破裂
	(4)遗传性疾病：FMD、神经纤维瘤病、马方综合征、Ehler-Danlos 合征
2. 穿通伤(多见于儿童和妇女)	2. 先天性 脑动静脉畸形
3. 医源性	

二、临床表现

CCF 的临床表现有以下几点：搏动性突眼、颅内血管杂音、眼结膜充血水肿、眼球运动受限、视力减退、神经系统功能障碍及蛛网膜下腔出血、头晕头痛、致命性鼻出血。

三、辅助检查

具有典型症状的 CCF 患者诊断并不困难。缓慢发展的和症状不典型的病例可造成延误诊断。诊断方法如下。

1. 眼眶部听诊可听到血管杂音，压迫颈动脉可使杂音消失或减弱。

2. CT 扫描 CCF 的 CT 表现为：①眼上静脉增粗；②眼球突出；③眼内肌群弥漫性增厚；④鞍旁密度增高；⑤眼球边缘模糊；⑥结膜肿胀及球结膜水肿。

3. MRI 静脉引流至皮质时出现脑组织水肿。

4. DSA 是 CCF 诊断的金标准（图 10-6）。通过 DSA 可见海绵窦内一团对比剂阴影，远端脑血管充盈较差。CCF 患者行 DSA 的目的是明确脑膜支参与供血的情况；掌握瘘口的位置，寻找最佳的治疗方法和途径；了解引流静脉的大小及引流方向。

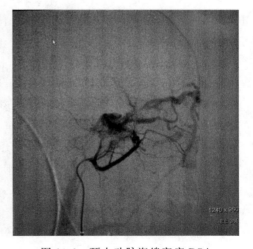

图 10-6 颈内动脉海绵窦瘘 DSA

四、护理评估

1. 询问患者症状出现的时间及体征 患者常因突眼、眼球搏动而就诊。由于眼静脉无瓣膜，高压的动脉血流入海绵窦，再流向眼静脉，使眼部血液回流障碍及充血，以致病侧或双侧眼球突出，多可见与脉搏一致的眼球搏动，球结膜及眼睑高度水肿出血或外翻。了解患者是否出现眼部视力降低、复视，询问患者是否感到颅内杂音，由于瘘口血流的原因，患者颅内出现轰隆样或吹风样的杂音，严重可导致患者失眠。

2. 意识、瞳孔、生命体征的评估　意识、瞳孔、生命体征的监测了解疾病发展以及患者现在的病情。

3. 神经功能的评估　评估患者的视力，进行性视力障碍常因眼静脉淤血、静脉压升高以及眼动脉供血不足所致。评估有无第Ⅲ、第Ⅳ、第Ⅵ对脑神经损害的症状，如眼球固定、复视等。观察患者是否出现眼球突出并随着脉搏搏动，触诊眼球是否存在震颤，听诊眼球、额眶部及颞部有无与脉搏跳动一致的杂音，压迫病变侧颈总动脉杂音有无减弱或消失。有无由于原发损伤造成的脑神经损伤的症状，如脑损伤遗留的肢体瘫痪、失语等。

4. 了解患者出现症状后进行过何种检查和治疗，现在患者存在有哪些不适的感觉。询问患者既往是否患有高血压、糖尿病、心脏病等慢性病及肝炎、结核等传染性疾病。有无手术、住院史，尤其需要特别注意患者有无颅脑外伤史。有无药物、食物的过敏史。患者家族成员中有无患有同类疾病的人员。

5. 了解辅助检查结果。

6. 心理社会评估　了解患者文化程度或生活环境、宗教信仰、住址、家庭成员，患者在家中的地位和作用，陪护和患者的关系，经济状况及费用支付方式；了解患者及家庭成员对疾病的认识和期望值；了解患者的个性特点；有助于对患者进行针对性心理指导和护理支持。

五、护理问题

1. 有外伤的危险　与视力下降、视物模糊有关。
2. 焦虑　与担心疾病预后有关。
3. 自我形象紊乱　与疾病引起突眼有关。
4. 潜在并发症（角膜溃疡、颅内出血、球囊移位脱落等）。

六、护理措施

（一）术前护理

1. 密切观察病情变化　遵医嘱监测患者意识、瞳孔、生命体征、肢体活动，及时发现病情变化。

2. 防止颅内感染　遵医嘱每日用眼药液滴眼，晚间涂眼膏，必要时用无菌纱布覆盖眼睑，以防止颅内感染及角膜干燥。

3. 心理护理　缓解患者不良情绪。因自身形象改变，担心旁人议论或嘲笑自己，患者有自卑感，缺乏自信。责任护士应多关心患者，多和患者沟通。交流中鼓励患者表达自己的情感，多倾听患者的情绪表达。鼓励患者不强化也不漠视自身的形象改变，淡然处之，使心态平和。此外，因外伤住院手术，现再次因 CCF 入院，加上相关知识的缺乏，担心治疗后颅内血管杂音不能消除、凸出的眼球不能回缩甚至导致失明，患者对此次治疗的效果及整个疾病的预后极度担心，且对血管内栓塞治疗的恐惧，感到非常紧张焦虑。责任护士应加强疾病知识宣教，向患者讲解血管内栓塞治疗是 CCF 的首选治疗方法，具有创伤小、无须开颅、疗效确切、成功率高等优点，简单介绍 DSA 及血管内栓塞治疗的操作过程，说明紧张对疾病的不良作用及心情舒畅对疾病预后的积极影响，并介绍成功病例，缓解患者的紧张情绪，树立战胜疾病的信心。

4. 防止受伤　患者因视物模糊且有重影，在日常生活中容易受伤。护理中注意事项：①与患者或家属签高危跌倒告知书，床头有防跌倒警示标识；②24h 留陪护，患者不单独外出，行走时有人搀扶；③日常生活用品固定放置在患者容易取放的地方，锐器及热水等危险物品应远离患者；④地面应有防滑设置，浴室卫生间及病室走廊应有扶手及紧急呼叫器；⑤睡觉时上床档。

5. 颈总动脉压迫训练　颈内动脉海绵窦瘘血管内栓塞术的目的是阻断颈内动脉瘘口的血流。为了保证患侧颈动脉阻断后不发生脑缺血，治疗前需进行颈总动脉压迫训练，即为了促进患侧颈动脉对结扎术的耐受性，一旦在治疗过程中阻断患侧入颅血供仍可通过健侧血供代偿，保证患侧大脑生理功能所必需的最低供血量，以防止偏瘫等脑缺血并发症。应教会患者用对侧的手压迫患侧颈总动脉。压迫时应注意：①不可压在第六颈椎横突，以防止压迫椎动脉；②压迫时若出现患侧视力障碍、失语、对侧肢体麻木无力甚至意识障碍等急性脑缺血症状时应立即停止压迫；③初次压迫时可能会出现头晕目眩、恶心，向患者解释此为正常反应且会逐渐适应；④第一次压迫时间为 5～10min，耐受力差者 30s 至 3min，以后逐渐延长压迫时间，达到压迫 30min 而不出现脑缺血症状则表示侧支循环代偿性供血能力良好。在多普勒监测下压迫患侧颈内动脉颅外段观察前后交通侧支循环，循环良好且患者耐受压颈试验时方能行栓塞术。

6. 症状护理　颈内动脉或其分支破裂后，动脉血进入海绵窦，使窦内血压升高，眼静脉回流受阻，从而导致突眼。眼球突出度可达 22～26mm，并可见到与脉搏同步的搏动，因海绵窦内压力增高，眼静脉回流不畅，组织液吸收不良可引起结膜充血水肿，严重者可导致眼睑外翻。护理时应注意：①做好心理护理；②加强眼部护理以防止角膜溃疡及结膜炎。白天用眼药液滴眼，嘱患者平卧，头后仰，眼向上看，将下眼睑向下方牵拉，便于药液滴入结膜囊内，滴药后嘱其闭目 2～3min，以利于药物充分发挥作用，再覆盖无菌纱布。晚上涂红霉素眼膏并覆盖无菌盐水湿纱布；③平时不用手随意揉搓眼部，眼内分泌物应用无菌棉签拭去。已有球结膜感染患者，应先用生理盐水清洗分泌物再滴药水。

7. CCF 患者最危急的情况是致命性鼻出血。当患者同时伴有假性动脉瘤并侵蚀破入蝶窦或筛窦时，将会因动脉瘤破裂发生致命性鼻出血。每次出血可达 300～800mL，如不及时抢救，患者可因休克或窒息而死亡。致命性鼻出血的预防及处理措施如下。

（1）患者绝对卧床休息，保持病房安静，光线暗淡，避免一切外来的刺激引起情绪激动。

（2）密切监测患者生命体征、意识及瞳孔的变化。遵医嘱控制性降血压时应监测用药效果与反应，一般将收缩压降低 10％～20％即可，降压时波动范围不宜过大。

（3）防止便秘，观察排便情况，必要时根据医嘱给予缓泻药。

（4）预防感冒，避免患者咳嗽、打喷嚏等。

（5）积极完善相关检查，等待栓塞治疗，危重患者做好紧急术前准备。

（6）患者一旦发生鼻出血，应积极配合医师进行抢救，如进行鼻腔填塞、防止窒息、抗休克治疗。

（二）术后护理

1. 严密观察病情变化，及时发现颅内出血或缺血表现。遵医嘱监测患者生命体征及意识、瞳孔、神经系统体征、肢体活动情况。观察双侧足背动脉搏动、皮肤温度、颜色及末梢血运情况，应注意连续动态观察，严格床旁交接班，发现异常立即报告医师，并配合处理或抢救。

2. 穿刺部位观察　密切观察伤口或穿刺点敷料有无渗血、渗液，注意观察穿刺部位有无红肿，若有应及时通知医师。患者手术结束 6h 后拔除鞘管时，局部先徒手按压 15～30min，然后用绷带包扎，并用沙袋压迫止血，手术侧肢体制动 6～8h，卧床休息 24h。

3. 预防过敏反应　患者行介入治疗后持续输液，促进排尿，以尽快排出对比剂，减少刺激，密切观察有无对比剂过敏现象，观察有无皮肤红疹、呼吸困难、高血压及小便异常等现象，发现异常及时报告医师做好急救处理。

4. 体位与活动　全麻术后回病房，患者清醒后抬高床头 15°～30°，以利于颅内静脉回流。每 2h 翻身一次，鼓励患者自行翻身，但需保持穿刺侧肢体平直，勿弯曲，同时协助拍背，可有利痰液排出。体位应以患者舒适为宜，如果是被动体位应注意保持患者肢体的功能位置。加强四肢功能锻炼，避免头部剧烈活动，避免剧烈咳嗽，预防球囊移位，必要时进行气压治疗。

5. 饮食　麻醉未清醒时禁食。清醒后 4～6h 无呕吐且吞咽功能良好则可予以流质饮食，如各种清淡的汤类，并逐渐过渡到普食。避免进食产气多的食物，如甜品及奶制品。保持大便通畅，鼓励患者多饮水，以促进对比剂排出。

6. 眼部护理　湿纱布覆盖，保持眼部清洁，注意眼部卫生，每日按时滴眼药液及涂眼药膏，日间外出用眼罩遮盖。

7. 预防皮肤并发症　及时翻身，保持全身皮肤清洁，注意防止头部、骶尾部及足跟等部位受压，必要时使用波动式防压疮气垫床及皮肤减压敷贴。

8. 使用肝素抗凝时应重点关注患者有无出血症状。

（1）口腔护理时动作应轻柔，止血钳不接触患者黏膜，观察患者有无牙龈出血。

（2）观察患者注射部位有无出血点，注射后压迫止血是否较前困难。

（3）观察患者有无鼻出血，指导患者不挖鼻、不用力擤鼻涕。

（4）患者如有呕吐，观察呕吐物或留置胃管观察胃液情况，以判断有无胃出血。

（5）观察患者大便颜色，以初步判断有无下消化道出血。

（6）观察患者意识、瞳孔、生命体征及脑神经功能，及时发现颅内出血征象。

（7）遵医嘱留取血标本动态检测各项相关实验室指标。

9. 其他并发症

（1）穿刺部位血肿　特别是在应用较粗的导管导入大号球囊时，压迫止血不当，可能形成穿刺部位血肿或形成假性动脉瘤。

（2）脑神经瘫痪　因海绵窦内血栓形成或球囊直接压迫脑神经所致。

（3）假性动脉瘤　多见于用对比剂充盈球囊者，当球囊迅速缩小时在海绵窦内形成一个与球囊大小相同的空腔与动脉相通。球囊自然缩小得越慢假性动脉瘤形成的可能性越小。无症状的假性动脉瘤无须处理，一般不会增大或再次形成 CCF，而且有可能自行闭合，有症状者可试用弹簧圈栓塞。

（4）球囊过早脱离造成脑栓塞　瘘口大且血流速度快的患者有可能出现。此时可适当压迫患侧颈动脉，或应用带球囊的双腔导引导管以减慢血流速度，并小心操作。

（5）患侧半球的脑过度灌注　当球囊闭塞住了瘘口又保留了颈内动脉通畅时，患者患侧半球骤然增加了血流量。可引起患者头痛、眼胀等症状，严重时可发生颅内出血。

（三）出院指导

1. 饮食指导　进食高热量、优质蛋白、富含纤维素及维生素的食物，如鱼、肉、蛋、奶、新鲜水果和蔬菜，以增强机体抵抗力，促进组织修复，有利康复。但不要盲目进补，以免适得其反。平时日常饮食中注意对血管的保护，如少吃动物油脂、动物内脏及蛋黄，戒烟控酒等。

2. 休息与活动　鼓励其尽可能自理日常生活，并进行力所能及的活动，注意劳逸结合，日常作息要健康、有规律。

3. 用药指导　遵医嘱按时按量服用药物，不要随意停药或减量，漏服应及时补上。如带有抗凝药物，出院应指导患者注意观察有无出血倾向，可定期复查出凝血时间。

4. 心理指导　有患者在栓塞治疗后突眼并没有立即回缩，应鼓励患者积极建立健康的人格，告知患者疾病恢复有一定的过程。指导患者进行眼部护理，外出戴有色眼镜，增强自信心，并指导亲友关心鼓励患者，让患者树立康复的信心，提高生活质量。

5. 安全护理　外出需要有人陪同，对有复视者可戴单侧眼罩以减轻症状，眼球干燥时可用眼药液，多数颈内动脉海绵窦瘘继发于外伤，故患者应积极改善外伤引起的其他症状。

6. 复诊指导　术后 3 个月、6 个月、1 年后分别复查，复查时应携带影像学资料及病历。如原有症状未改善或加重，或出现新的症状如头痛、呕吐、抽搐、伤口流液流脓、肢体麻木、乏力等均应及时来院就诊。

7. 如果患者出院时有偏瘫，除常规的出院指导外，应着重注意肢体康复的指导。制订康复计划，鼓励患者进行肢体的功能锻炼，锻炼时应循序渐进，避免幅度过大，同时应坚持锻炼不要因疼痛或效果不明显而放弃。强调患者的日常生活尽可能自理，家属可给予一定的协助，避免家属完全包干而致患者产生依赖，以致出现肢体肌肉的废用性萎缩。有条件的患者可进行辅助性的治疗如高压氧、超声波理疗、针灸、电针等。

第八节 · 颈动脉狭窄

颈动脉狭窄是指颈动脉血管内腔管径缩小，好发于颈总动脉分叉处。动脉粥样硬化是导致中老年患者颈动脉狭窄最常见的病因。颈动脉粥样硬化是一组颈动脉发生粥样硬化改变的非炎性病变，主要病变特征是颈动脉内膜下脂质沉积，并伴有平滑肌细胞和纤维基质成分的增殖，逐步发展形成动脉粥样硬化性斑块。

一、病因

通常情况下，颈动脉狭窄被认为是老年疾病，高龄是最重要的独立危险，男性发病率高于女性，常合并其他外周血管硬化。其他独立危险因素还有：高血压、糖尿病、冠心病、高脂血症、吸烟、久坐（缺乏锻炼）等。

二、分级

目前评价颈动脉狭窄程度的方法主要有两种，分别是欧洲颈动脉外科试验法（ECST）和北美症状性颈动脉内膜剥脱试验法（NASCET）。两者采用相同的狭窄分度方法，根据血管造影图像将颈内动脉的狭窄程度分为四级。

1. 轻度狭窄　动脉内径缩小<30%。
2. 中度狭窄　动脉内径缩小 30%～69%
3. 重度狭窄　动脉内径缩小 70%～99%。

4. 完全闭塞　闭塞前状态 NASCET 测量狭窄度＞99％。

三、临床表现

颈动脉狭窄患者可以完全无症状，于体检或检查无意中发现，也可以表现为脑组织灌注不足所致的脑缺血症状。

患者既往 6 个月内无颈动脉狭窄所导致的一过性黑蒙、短暂性脑缺血发作（TIA）、脑卒中及其他相关的神经系统症状，或只有头晕或轻度头痛等临床表现可视为无症状性颈动脉狭窄。而患者既往 6 个月内有一过性黑蒙、TIA、狭窄侧轻度或非致残性脑卒中症状中的一种或多种症状发作称为有症状性颈动脉狭窄。

四、辅助检查

1. 彩色双功能超声　作为无创检测手段，通过多普勒血流测定和 B 超实时成像检测颈动脉的狭窄程度和形态学特征，具有安全、简便和费用低等特点。

2. 数字减影血管造影（DSA）　DSA 是诊断颈动脉狭窄的"金标准"，但随着 CTA 和 MRA 技术的进步，已不作为首选检查方法，但它在判定狭窄的部位、范围、程度上仍有一定优势。对于合并有颈内动脉远端串联狭窄和管腔纤细的患者，DSA（图 10-7）相比于 CTA 和 MRA 能提供更为准确的信息。缺点是有创操作，术中有斑块和（或）血栓脱落、动脉痉挛等风险。

3. CT 血管造影（CTA）（图 10-8）和磁共振血管造影（MRA）　借助特殊的计算机软件对目标血管进行三维重建和成像，提供颈动脉狭窄病变的解剖学和形态学信息，亦可通过颅内脑动脉系统显像了解颅内血管和脑实质病变，在临床上可部分替代 DSA 检查。

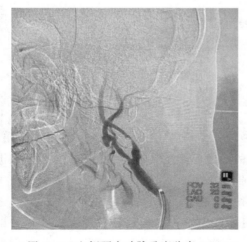

图 10-7　左侧颈内动脉重度狭窄 DSA

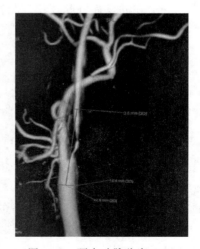

图 10-8　颈内动脉狭窄 CTA

五、治疗

颈动脉狭窄的治疗包括药物为主的内科治疗和颈动脉内膜剥脱术（CEA）或颈动脉支架血管成形术（CAS）（图 10-9）的外科治疗。2014 年的国际指南已明确药物治疗方案主要有三个层面：抗血小板治疗、他汀类降脂药治疗和危险因素控制。

颈动脉内膜剥脱术是切除增厚的颈动脉内膜粥样硬化斑块，以预防由于斑块脱落引起的脑卒中。有症状性颈动脉狭窄，且无创检查颈动脉狭窄度≥70%或血管造影发现狭窄超过 50%是绝对指征。

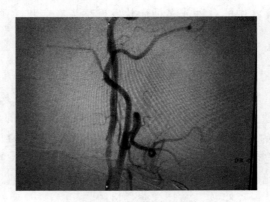

图 10-9　颈动脉支架血管成形术后 DSA

六、护理问题

1．脑组织灌注异常　与长期缺血区域自动调节功能未恢复有关。

2．潜在并发症（脑梗死、脑神经损伤、术区血肿）。

3．有误吸的危险　与术中损伤喉上神经内侧支有关。

4．焦虑。

七、护理措施

（一）术前护理

1．心理护理　颈动脉狭窄导致脑供血不足，患者出现肢体轻瘫和短暂失语，这些症状的发生会给患者带来恐惧、焦虑的心理，可能引起烦躁、失眠、食欲减退等情况。医务人员要与患者多沟通交流，告知疾病的一些相关知识，耐心讲解手术的意义、手术过程等，减轻患者的担忧，使患者积极主动地配合手术。

2．详细了解患者的年龄、跌倒史、自理能力，若患者有过肢体乏力等短暂脑缺血的表现，责任护士要进行跌倒危险因素的评估，对家属及患者进行防跌倒宣教，签相关告知书。对患者要加强巡视，提高防护，正确使用床挡等护具，外出检查时专人看护。

3. 遵医嘱每日测量血压 4～6 次，观察并记录基础血压的变动情况，作为术后控制血压的数据基础，指导患者遵医嘱服用抗高血压药控制血压。

4. 遵医嘱予以抗血小板药物，并监测血液黏稠度、出凝血时间，能有效地预防术后脑血栓的发生。

5. 指导患者注意保暖，避免感冒；进行深呼吸锻炼，改善呼吸功能，练习床上大小便。

6. 加强营养，给予低脂、低胆固醇饮食，多吃水果、蔬菜等高纤维素食物，提高机体免疫力，保持大便通畅。

7. 告知患者戒烟，烟碱和尼古丁可引起血管痉挛，加重脑缺血的症状，戒烟可降低脑卒中发生的危险。

8. 完善各项检查，包括各种血液检查、尿常规、粪常规、胸部 X 线片、心电图、彩超、CTA、TCD 定位等。

（二）术后护理

1. 预防脑出血或脑缺血

（1）术后严密观察患者的神志、瞳孔、生命体征、肌力、肢体活动情况、精神状态及有无狂躁、语言障碍等，及时行头颅 CT 检查，明确判断，尽早采取有效的措施。

（2）重点监测血压并维持血压的稳定，遵医嘱严格进行个体化血压管理。患者目标血压值应低于术前基础血压的 10%，或根据患者术中 TCD 变化时相应血压调整值指导术后血压的管理，必要时应使用药物维持血压，根据血压高低随时调节药物泵入速度，降压过程要平缓，避免血压忽高忽低，必要时加用口服抗高血压药物。对于术后伤口疼痛、情绪紧张、大小便不畅等引起血压升高的因素及时处理。

（3）遵医嘱给予抗凝治疗、抗血小板等药物来减少脑卒中风险。注射抗血小板药物时有别于常规注射方法，注射结束停留 10s，按压时间 6min，按压深度 1cm；口服药物做好药物宣教，严格遵医嘱服药，不漏服不多服。注意观察患者局部伤口和全身有无出血倾向，比如针眼、牙龈、皮肤、黏膜、鼻腔等处有无异常出血，观察大小便颜色，女性患者警惕月经量有无增多，严重者有颅内出血的表现。偶有药物过敏反应，如寒战、发热、荨麻疹、哮喘等，发现后遵医嘱停药。定期检查凝血功能及肝肾功能，监测患者出凝血时间。

（4）在患者病情稳定的前提下，提倡早期下床活动，但早期活动幅度不宜太大，避免用力，以患者不觉劳累为宜，防止颅内压突然增高。患者术后需常规服用阿司匹林等药物，会加大脑血肿发生的概率。术后早期颈部制动，更换体位时动作幅度不可过大，嘱患者不能用力咳嗽、打喷嚏等，以免增加颈部的压力诱发出血，并床边备好气管切开包，以防窒息的发生。严密观察伤口敷料有无渗血，伤口有无红肿、渗液，保持伤口敷料干燥整洁，切忌抓挠伤口，避免伤口感染。注意颈部皮下引流液的颜色、性质和引流量，引流管切勿打折、扭曲，伤口周围有无局部肿胀和包块形成，注重患者主诉，询问患者有无疼痛、呼吸困难、说话含糊等气管压迫症状，警惕皮下血肿形成，如有异常，应立即汇报医师，及时探查伤口，一般术后24～48h拔除伤口引流管。

(5) 饮食清淡、易消化，少食多餐，防呛咳。保持大小便通畅。

2. 颈动脉周围神经丰富，脑神经的损伤可能与手术牵拉水肿有关，包括舌下神经、喉上神经和迷走神经损伤等。术后可指导患者说话及饮水，观察有无呛咳及声音嘶哑，进而判断有无喉上神经及喉返神经损伤；观察患者有无伸舌困难、唇沟变浅等面神经、舌下神经损伤的表现，如有上述症状应及早处理。这类症状多为暂时性，一般在术后1～2周好转，个别患者可能延续到术后6个月，永久性损伤相对少见。皮神经损伤一般很难避免，术后患者出现下颌周围或耳后麻木，但不会造成其他影响，一般在术后6个月左右会有不同程度改善。患者及家属对于突发症状会产生紧张情绪，医护人员应注重患者主诉，做好解释及教育。

3. 脑过度灌注综合征是颈动脉内膜剥脱术后少见但病死率高的并发症，一般多发生于颈动脉重度狭窄、长期低灌注的患者。临床表现包括额颞部、眼眶周围的搏动性头痛，眼面部的疼痛，恶心、呕吐、意识障碍、认知障碍和患侧神经功能损害等。在颈动脉内膜剥脱术中，术侧的颈内动脉被开放，血流量突然增加，血流速度增快，部分患者可通过脑血管自主调节机制，颅内的小动脉收缩，术侧血流速度在一定时间内恢复正常，但是有部分颈动脉狭窄的患者，由于大脑半球长期处于低灌注，脑血管自主调节机制受损，血流速度无法恢复，反而持续升高，导致一侧大脑半球处于高灌注状态，颅内压增高，患者持续剧烈头痛，血压持续升高，这样的状态反过来又加重脑组织高灌注，于是形成恶性循环，最终导致脑出血。脑过度灌注综合征的观察及护理要点在于积极预防和及时发现并进行救治，有效监测并控制血压，严密观察患者意识、生命体征和四肢肌力变化情况，加强与患者的交流沟通，听取患者主诉，对出现的症状高度重视，保持警觉，如出现异常情况应立即通知上级医师紧急处理。

(三) 出院指导

1. 出院后监测血压，将其严格控制在合理范围内。

2. 饮食以高蛋白、低盐、低胆固醇、低脂肪、易消化食物为主，少食多餐，不要食用过酸、过辣等刺激性食物和油腻性食物。

3. 指导患者遵医嘱用药，告知患者服用抗血小板药、抗凝药、降脂药物、抗高血压药的重要性，养成按时按量用药的习惯，增强依从性，避免随意加量、减量、停药现象的发生，并且鼓励患者家属参与患者的用药监督。

4. 保持起居规律，睡眠充足，情绪稳定。

5. 坚持戒烟，避免剧烈运动，禁饮浓茶或咖啡等刺激性饮料。

6. 告诫患者出院后定时复查凝血功能以便调整药物剂量，指导患者自我检查有无皮肤出血点或瘀斑、牙龈出血、血便和血尿等出血倾向，术后 2～3 个月复查颈部血管多普勒彩超。

7. 告诫患者若出现任何异常症状，比如伤口红肿痛、头晕头痛、原有症状加重等，及时去医院就诊。

第九节 · 高血压脑出血

高血压脑出血是由于高血压病伴发的脑小动脉病变在血压骤升时破裂所致，称为高血压性脑出血。其原发于脑实质，为非外伤性自发性出血，出血也可扩展至脑室或蛛网膜下腔。

一、流行病学

每年全球 200 万～300 万人发生脑出血，占所有新发脑卒中的 10％～15％，脑出血全球总发病率为 24.6/（10 万·年）。在我国，脑出血发病率为 60～80/（10 万·年），该数据远远高于西方国家和其他亚洲国家。脑出血中原发性脑出血占 80％～85％，原发性脑出血合并高血压者占 50％～70％。尽管脑出血约占脑卒中发病的 20％，但其致死和致残率却远高于后者。

二、病理学

高血压脑出血的发病原因是脑内小动脉在长期高血压刺激发生慢性病变基础上破裂所致。由颅内大动脉直接发出小动脉的直径为 100～200μm 的穿通血管，包括豆纹动脉、丘脑穿通动脉以及基底动脉的脑干穿通支等。这些微小动脉的慢性病变主要包括脑小动脉硬化、脑血管脂肪透明样变性以及粟粒状动脉瘤等。

粟粒状动脉瘤又称微动脉瘤，主要指脑内小动脉某些局部呈纺锤样扩张，好发于基底核、丘脑、脑干等部位，是高血压脑出血的可能原因。出血多在脑实质，出血到一定程度形成血肿。血肿形成后，随时间进展而呈现不同的病理特点。

三、临床表现

脑出血患者多长期伴有高血压史，少部分为隐匿性高血压。导致出血的诱因包括血压突然升高，如剧烈运动、情绪波动、用力咳嗽排便等，也有休息、睡眠等安静状态下发病。部分患者可在发病前数小时或数天前有先兆，如头晕、头痛、恶心、呕吐、精神恍惚、视物模糊。起病突然，进展迅速。多数是突然发作剧烈头痛、呕吐，很快出现意识障碍和神经功能缺失。出血量少的患者可清醒，但多数有意识障碍，轻者嗜睡，重者迅速昏迷。少部分以癫痫发作或大小便失禁为首发症状。脑血肿可出现对侧偏瘫和偏身感觉障碍，优势半球出血可有失语。如病程进展快，发生脑疝，可出现肌张力增高，病理征阳性等。眼底可能有视网膜出血或视盘水肿。部分患者可发生急性消化道出血，呕吐咖啡色胃内容物。出血部位不同，其临床特点各异。

1. **基底核出血**　最常见部位，约占所有脑出血半数以上。出血尤以壳核为最好发部位，因为血肿主要位于内囊外侧，故称外侧型，出血来源多为豆纹动脉外侧组。出血常始于壳核后半部分，可向不同方向扩散，累及放射冠，或占据岛叶，甚至扩至颞叶皮质下。相对的位于内囊内侧（丘脑）的血肿，则称内侧型。主要临床表现除了头痛、呕吐、意识障碍等一般症状外，因为内囊受压或被破坏而表现为对侧肢体偏瘫，偏身感觉障碍和同向偏盲，即所谓"三偏"征象。出血如果破入脑室，可使病情迅速加重，因为血液对脑干丘脑的刺激以及血块引起急性脑积水可令患者出现不同程度的意识障碍，甚至迅速昏迷。此外，还可能有双眼向病灶侧凝视。优势半球出血可有失语表现。

2. **丘脑出血**　占脑出血的 10％～15％。丘脑出血的源动脉为供应丘脑的穿动脉，主要为供应丘脑外侧核的丘脑膝状体动脉和供应丘脑内侧核的后丘脑穿动脉。临床表现视血肿大小和范围而有不同。当血肿较小且局限在丘脑本身时，可出现嗜睡及表情淡漠、对侧偏身感觉障碍，如病变累及脑干背侧可出现双眼向上凝视、瞳孔大小不等，累及内囊则可有不同程度的"三偏"，下丘脑出血会出现高热、昏迷、脉搏加快、血压升高以及内环境紊乱等反应。

3. **脑干出血**　脑桥是脑干出血的常见部位。占脑出血的 10％以上。出血源动脉为基底动脉发出的供应脑干的穿支。临床表现为起病急骤，突发剧烈头痛、呕吐，可以立即出现意识障碍，甚至迅速陷入深昏迷。针尖样瞳孔常是脑桥出血特征性改变，四肢瘫以及核性面瘫，双侧锥体束征阳性。脑桥出血还常有中枢性高热和呼吸节律紊乱。如出血量较大，累及全脑干甚至丘脑，或出血破入脑室系统，预后极差。

4. **小脑出血**　约占脑出血 10％，多位于一侧小脑半球齿状核及其附近。出血源动脉主要为小脑上动脉和小脑下前动脉及小脑下后动脉分支。主要表现为突发剧烈呕吐、枕部头痛、眩晕，以及因共济失调而摔倒。查体可能有颈项强直、眼球震颤以及构音不清。如出血量较大致第四脑室受压，或者血肿破入脑室引起梗阻性脑积水时，可致颅内压迅速增高，甚至发生急性枕骨大孔疝，出现生命体征紊乱，严重者可迅速死亡。

5. **脑叶出血**　脑白质和脑皮质下出血，约占所有脑出血 10％。额、颞、顶、枕叶均可发生。出血源动脉多为脑皮质和软脑膜发生淀粉样变性小动脉。不同脑叶出血表现：额叶，可出现高级神经活动障碍，精神异常，抽搐发作，对侧偏瘫，优势半球出血有失语；颞叶，可出现部分性偏盲，癫痫发作以及感觉性失语；顶叶，可出现偏身感觉障碍，失语，失用；枕叶，可出现出血对侧视野同向偏盲。

6. 脑室出血　脑实质内出血破入脑室所致。临床表现为脑膜刺激症状和脑脊液循环阻塞引发高颅压症状，以及出血部位脑组织损伤或受压引起神经功能障碍。

7. 多发性出血　脑内多部位同时发生出血者较少，但有时脑出血可在对称部位发生，即所谓镜像现象。其临床表现除了高颅压进展更快外，还出现双侧损害表现。

四、辅助检查

1. 实验室检查　可发现血白细胞增高、尿蛋白增高、血尿素氮增高及电解质紊乱。

2. 头部 CT　快速诊断脑出血最有效检查，显示血肿大小、形态、出血部位和范围，了解周围脑组织受压情况、脑水肿严重程度、是否合并脑积水等。随时视病情变化重复检查，动态观察出血变化。对于继发性高血压脑出血和缺血性脑卒中 MRI 较 CT 检查有优势。如果怀疑血管结构异常，可行 CTA 或 MRA 检查，必要时可行全脑血管造影检查。

急性期脑出血 CT 表现为质地均匀高密度肿块。随着时间推移，血肿溶解吸收，血肿从周边开始密度逐渐降低，直至形成低密度的软化灶。血肿吸收速度取决于血肿大小、出血部位和患者年龄。脑室内出血吸收速度快于脑实质内出血吸收速率，前者多在 2～3 周内能完全吸收，而较大的脑实质内血肿可在 6～7 周后方可彻底消散。

MRI 血肿信号强弱受血肿内红细胞铁离子影响。诊断急性期脑出血 MRI 信号缺乏特征性，检查时间长，价值不如 CT。出血后期、脑干和小脑少量出血，MRI 有其优越性。

五、外科治疗

对高血压脑出血的外科治疗尚有争议，应根据患者全身情况，血肿部位、大小及病情的演变等情况进行具体分析。

1. 手术适应证　患者全身情况、年龄、意识状态、血肿量、出血部位、是否合并脑积水等进行综合评估。意识清醒的少量出血患者不需手术。而深度昏迷、双瞳散大甚至生命体征不稳定者，手术效果不佳。脑叶和基底核出血，可行开颅手术清除血肿；丘脑出血的手术治疗应更慎重，破入脑室者可行脑室钻孔引流；脑干出血多以内科治疗为主；对小脑出血应比较积极，如血肿超过 10mL 或压迫第四脑室形成脑积水者，应尽早手术。

2. 手术时机　手术指征明确应尽早手术。出血后 6h 内、甚至更早手术，在血肿周围脑组织出现不可逆损害之前清除血肿，有望更好地挽救神经功能。

3. 手术方法　①根据血肿部位设计手术入路，开颅直视下清除血肿，充分减压（必要时去骨瓣）；②神经内镜辅助清除脑内血肿，是在立体定向引导下，将内镜导入血肿腔，通过反复冲洗抽吸清除血肿。可有效止血，并对可疑组织进行活检；③情况紧急或不能耐受全麻手术者，可以钻孔引流血肿的液性成分。局部使用尿激酶或链激酶等溶栓剂促进血肿溶解以利引流，此法减压不彻底；④脑室出血或颅后窝出血引发梗阻性脑积水者可行脑室穿刺引流。

六、护理评估

1. 询问患者是否以急性意识丧失、失语、肢体瘫痪为首发症状，了解患者症状出现的时间及表现，患者有无一侧肢体偏瘫、言语障碍、突发性眩晕、头痛、躯体共济失调等表现。高血压脑出血患者的症状与出血的部位有着密切的关系。

2. 意识、瞳孔、生命体征的评估　评估患者的意识状态，高血压脑出血的患者由于出血对中枢神经系统的损伤，造成患者的意识障碍。观察双侧瞳孔是否等大等圆，对光反应是否灵敏。血液进入蛛网膜下隙会造成患者高热，延髓受累造成呼吸循环逐渐衰竭，血压增高是致病的主要原因，要特别注意对生命体征的监测。同时应了解患者意识障碍的程度，以判断病情轻重，因意识状态直接反映脑实质受累的程度。临床上将出血后意识状态分为 5 级（表 10-7）。

表 10-7　脑出血后意识状态分级

分级	意识状态	主要体征
Ⅰ级	清醒或嗜睡	不同程度偏瘫或失语
Ⅱ级	嗜睡或朦胧	不同程度偏瘫或失语
Ⅲ级	浅昏迷	偏瘫、瞳孔等大
Ⅳ级	昏迷	偏瘫、瞳孔不等大
Ⅴ级	深昏迷	去大脑强直或四肢软瘫，一侧或双侧瞳孔散大

3. 神经系统功能的评估　患者常见有意识障碍、偏瘫、失语、头痛、呕吐、抽搐、尿失禁等神经功能障碍的表现。高血压脑出血造成的神经功能的损伤与出血部位、出血量及出血的发展速度有密切的关系。

4. 详细了解患者既往史　有无原发性高血压，病程及具体的血压数值，使用哪些药物控制，服药后的效果等，血压增高是造成该病的主要原因，有无手术、外伤及住院史，有无药物、食物的过敏史。了解患者家庭中有无患有同类疾病的人员。

5. 了解辅助检查结果。

6. 心理社会评估　患者家庭生活是否和谐，亲戚间是否亲密，发病有无明显诱因。患者或家属对疾病与健康知识是否了解，是否期望了解。患者支付医疗费用方式，是否存在因经济上的拮据造成心理负担。

七、护理问题

1. 意识障碍。

2. 躯体移动障碍。

3. 潜在并发症（再出血、窒息等）。

八、护理措施

（一）术前护理

1. 密切观察病情　遵医嘱上心电监护仪，监测患者意识、瞳孔、生命体征、血氧饱和度、肢体活动等情况，注意有无颅高压的表现，及时发现病情变化，报告医师并及时处理。

2. 体位　绝对卧床休息，抬高床头 30°，保持头、颈、躯干呈一直线，不扭曲和压迫颈静脉，有利于增加颅内静脉回流，降低颅内压，减轻脑水肿。应尽量避免右侧卧位，患肢摆放功能位，合理利用足下垂防治枕防止足下垂的发生。颅内压增高呕吐时侧卧位或平卧头偏向一侧，防止呕吐物误吸。

3. 吸氧　遵医嘱予以吸氧，增加血氧含量，减轻头部的水肿。

4. 饮食　给予高蛋白、高维生素、低脂、低盐的清淡食物，选择软饭、半流质或糊状、冻状的黏稠食物，需手术时遵医嘱禁食。

5. 心理护理　安慰患者，使用点头、手势、写字板或护患沟通图耐心地与患者进行沟通，获得患者的信任，创造良好的护患关系，鼓励家属关心患者，满足患者的需求，向患者进行个性化、有针对性的健康宣教，消除患者的紧张、焦虑、恐惧感，保持情绪稳定，增加患者的安全感。

6. 用药护理　老龄患者，应严格控制输液速度，避免急性肺水肿的发生；记录 24h 出入水量，保证出入水量平衡；按时准确执行各项医嘱；应用抗高血压药时，使用输液泵或静脉注射泵，严密观察血压的变化，并根据血压情况及时调控抗高血压药的速度，避免血压波动过大及低血压的发生。

7. 症状护理　肢体运动障碍的患者，应翻身、拍背每 2h1 次，垫气垫床，防止压力性损伤及肺部感染的发生，鼓励清醒患者主动做肢体运动，患者意识较差或肌力下降时，进行肢体被动活动，以恢复肢体的运动功能，保证患者的生活质量。

8. 安全及基础护理　保持床单位平整、干燥，保持皮肤清洁和干燥；及时修剪指（趾）甲；口腔护理每日 2 次以上，呕吐时及时清洁患者的口腔、面部及污染的衣服和床单。使用脱水利尿药物时严密观察尿量，行会阴抹洗 2 次/天，使用床挡，避免坠床的发生。

（二）术后护理

1. 患者予以平卧位，头偏向一侧，防止呕吐物误吸；生命体征平稳、无呕吐后，抬高床头 15°～30°，利于颅内静脉回流，以减少颅内血流量，降低颅内压，减轻脑水肿；如上呼吸机，抬高床头 30°～45°。

2. 病情监测

（1）术后 24h 内容易出现颅内再次出血，当患者意识障碍继续加重、呼吸变慢、脉搏慢而有力、血压升高、突然出现鼾式呼吸等，应考虑颅内再次出血可能，应及时报告医师处理。

（2）瞳孔是反映脑出血患者术后病情变化的窗口，对判断病情和及时发现颅内压增高危象非常重要，瞳孔变化时应结合意识状态进行判断。护士应密切观察患者双侧瞳孔是否等大等圆、对光反应是否存在。术后瞳孔再次增大是颅内再次出血的征象，或者术后缩小的瞳孔再度散大、对光反应消失，说明可能有再次出血或脑疝形成，均应立即通知医师及时处理。

（3）高血压脑出血患者血压往往较高，加之术后脑水肿，有时血压可达 200mmHg 以上，血压高不仅加重脑水肿，还将诱发颅内再出血，要密切注意血压变化，及时应用抗高血压药物控制血压。如术后血压本已降至正常的范围又突然呈阶梯状升高，脉搏慢而有力，说明颅内压增高，应及时报告医师处理。

（4）如呼吸变慢或骤停，应立即开放气道，清理呼吸道分泌物，报告医师及时处理，必要时给予气管插管，予以呼吸机辅助等抢救措施。避免呼吸骤停后脑缺氧过久加重脑损伤，脑疝致死病例中往往呼吸首先停止，因此，应严密观察呼吸的变化。

（5）持续性高热不仅造成机体过度消耗，增加脑的耗氧量造成乳酸堆积，还可加重脑水肿，导致全身衰竭。因此，术后患者发热应遵医嘱予以物理降温或药物降温，如乙醇浴、输入冰液体或在大血管位置放置冰袋、头戴冰帽、使用亚低温治疗仪等。放置冰袋时用毛巾或双层布包裹，定时更换部位，注意观察降温部位，防止冻伤。如体温高于 39℃，建议使用亚低温治疗仪，同时使用冰帽和冰毯对患者进行降温处理，使患者体温尽快恢复正常，以降低脑细胞的代谢和耗氧量，防止或减轻脑水肿，减轻脑损伤的继发性病理损害，以促进神经功能恢复。如体温下降后再度升高或高热持续不退，应警惕颅内感染的发生。

3. 呼吸道护理　意识障碍重的患者，咳嗽及吞咽反射减弱或消失，存在误吸风险，又长期卧床，可引起坠积性肺炎，加之机体免疫能力低下，易发生肺部感染。所以保持呼吸道通畅、预防肺部感染是围术期护理的重要措施之一。每两小时翻身拍背一次，机械深度排痰 2～4 次/日。加强气道湿化，雾化吸入每日 3～4 次，动态评估痰液黏稠度，痰液黏稠时及时报告医师并根据情况及时调整湿化方案。保证供给足够的氧气，提高血氧浓度，预防和纠正缺氧。遵医嘱按时按量使用抗生素并定时做痰培养＋药物敏感试验。根据药物敏感试验结果选用敏感的抗生素。严格病房管理，限制探视，减少人员流动，注意手卫生，控制交叉感染。吸痰时应严格无菌操作。

4. 做好留置管道的护理 妥善固定、规范标识、定期更换；严密观察引流液的颜色、性质、量及敷料情况；落实好各项措施，预防感染的发生；避免管路打折、扭曲、受压，保持引流管通畅；规范操作，必要时予以约束、镇静、专人守护，防止管道脱出；异常时及时报告医师，遵医嘱处理。

5. 安全及基础护理 长期卧床的患者，应使用气垫床，保持床单位清洁干燥，定期翻身、拍背，温水擦浴 1～2 次/天，预防压力性损伤的发生。加强口腔护理和会阴护理，对排便困难者，应按医嘱给予缓泻药、开塞露塞肛或灌肠。及时修剪指甲，避免抓伤，必要时使用约束带、拉床挡，避免非计划性拔管及坠床的发生。做好深静脉血栓的评估并落实各项预防措施，防止深静脉血栓的发生。

6. 并发症预防与护理

（1）消化道出血 高血压脑出血术后易发生应激性溃疡而引起上消化道出血，多发生于术后 3～4 天，表现为呕吐或胃内抽出咖啡色液体，并有柏油样便。早期应使用胃黏膜保护药，如兰索拉唑。鼻饲前抽吸胃液观察有无胃出血，如有出血应及早控制，可用云南白药、凝血酶、磷酸铝凝胶（吉胃乐）等从胃管内注入，夹闭 2h 后放开。

（2）控制高血糖和加强营养支持 高血压脑出血患者的血糖升高是人体的一种保护性反应，利于身体对危重病变的对抗，但由于脑组织缺血缺氧，大量葡萄糖经无氧酵解使组织细胞能量生成减少及能量代谢障碍，影响细胞功能，乳酸生成增多，直接损伤脑组织，增加 CO_2 的生成，因而脑出血急性期即可使用胰岛素治疗。有文献报道胰岛素治疗越早期用药效果越好，可使肢体瘫痪恢复时间提前，肢体瘫痪恢复程度提高，后遗症较轻，病死率明显降低，生存质量提高。高血压脑出血术后易发生应激性溃疡，肠内营养可保护胃黏膜，利于肠内功能的恢复，提高机体免疫力，减少感染，从而减少应激性溃疡的发生，因此，患者应尽早行肠内营养。

（3）应使用足下垂防治枕防止足下垂，生命体征平稳后尽早进行肢体康复治疗。

（4）落实好各项措施，预防肺部感染、导管相关性血流感染、尿路感染、足下垂、窒息、静脉血栓等的发生。

7. 用药护理 严格控制输液速度，匀速输液，避免急性肺水肿的发生。遵医嘱按时按量使用脱水药，记录患者的出入水量；输液时要加强巡视，以防液体外渗造成局部组织的损伤；脱水药是提高血浆渗透压通过渗透性利尿达到脱水降颅压的效果，但是增加肾脏的负担，因此要注意患者尿量的变化，同时监测渗透压及肾功能。

8. 饮食护理 留置胃肠营养管进行肠内营养时，鼻饲前，检查气管切开导管气囊压力是否正常，吸尽痰液，仔细观察胃管有无移位或滑脱、是否在目标位，有无胃出血。

（1）间断注入法：注意温度 38～40℃，间隔时间≥2h，量≤200mL，每次鼻饲前测定胃潴留量并用温开水冲洗管道，鼻饲后用温开水冲洗管道，30min 内尽量不吸痰。因条件所限才采用此法进行肠内营养。

（2）续滴入法：注意测定胃潴留量并冲洗管路，每 4h 一次，使用肠内营养泵从小剂量开始匀速泵入，注意输入的速度、浓度。指南推荐使用营养泵输注肠内营养。

（3）动态评估患者血流动力学、吞咽功能、胃肠功能、营养风险、误吸风险、肠内营养耐受性、目标热量、实际摄入热量、目标蛋白量、实际摄入蛋白量、肠内营养制剂、速度等是否合适，及时与医师沟通并及时根据医嘱调整营养治疗方案。当患者意识清楚、吞咽正常后要鼓励患者从口进食，尽早拔除胃肠营养管，从流质慢慢过渡到普食。

9. 做好症状护理　当患者出现头痛、呕吐、高颅压、意识障碍、瘫痪、高热、尿崩、电解质及酸碱平衡紊乱、癫痫、脑疝等，按相应的护理常规进行护理。

（三）出院指导

1. 合理饮食　以低脂肪、低热量、低盐饮食为主，保证高蛋白、高纤维素的摄入，饮食清淡，多食蔬菜水果，限制腌制类食物，不宜药补。

2. 休息与活动　鼓励其尽可能自理日常生活和做些力所能及的活动，注意劳逸结合。教会患者或家属进行肢体活动与体能锻炼，制订康复计划，要求患者每天由易到难按计划完成康复计划，家属鼓励、协助按时完成。

3. 用药指导　遵医嘱按时按量服药，特别是抗高血压药，不要随意停药或减量，要定期测量血压，根据血压及医嘱及时调整药物及剂量。

4. 头部伤口　根据伤口情况，若恢复良好，一般拆线一周后可以洗头。

5. 心理指导　委婉地告诉患者，通过药物治疗、理疗及锻炼，瘫痪肢体有可能改善，鼓励患者正视现实，树立生活信心。

6. 复诊指导　将主管医师的门诊时间、科室的电话告知患者及家属，复诊前电话联系、预约挂号。3～6 个月后携影像学资料及病历来院复诊。如有症状出现或加重，如头痛、呕吐、抽搐、手术部位流液流脓等，应及时来院就诊。

第十一章 ▶▶ 脊髓脊柱疾病的治疗与护理

第一节 · 概述

脊柱是躯干的支柱。脊髓是脑干向下的延伸部分，位于椎管内，由内含神经细胞的灰质和上、下行传导束的白质组成。脊髓自上而下共有 31 个节段，其中颈髓 8 节、胸髓 12 节、腰椎 5 节、骶髓 5 节、尾髓 1 节。脊髓为中枢神经系统的初级中枢，是脊髓节段性反射中心，还具有传导功能。

一、病因病理与分类

（一）病因病理

脊髓病变的主要临床表现为运动障碍、感觉障碍和自主神经功能障碍，治疗上以手术切除病变为主。

（二）分类

脊柱脊髓疾病是神经外科的重要分支之一，治疗范围主要包括椎管内肿瘤、脊柱退行性疾病（颈椎病、腰椎间盘突出症、腰椎管狭窄等）、脊髓空洞症、颅颈交界区先天畸形、椎管内血管畸形、脊柱脊髓损伤、脊髓栓系综合征等。

二、辅助检查

（一）实验室检查

脑脊液检查：包括脑脊液一般性状检查、显微镜检查、脑脊液化学检查。

（二）影像学检查

1. CT 检查　根据是否需要注入对比剂、检查目的（观察某些解剖部位结构或组织器官病理生理学特征）等可具体分为 CT 平扫、CT 增强、CT 血管成像（CTA）、CT 灌注成像（CTP）等。

2. MRI 检查　是一种多方位、多参数、多序列的成像技术，因此不仅可以提供高分辨率的结构信息（如形态、白质纤维束走行等），而且还可以提供功能、生化代谢（如脂肪、水、出血以及代谢产物）等更多信息。

3. DSA 检查　通过选择性或超选择性插管造影，可显示小管径血管及小病变。经动脉注入对比剂后，对比剂流经不同的血管，根据对比剂在动脉、脑实质及静脉内显影可分为动脉期、实质期及静脉期。在中枢神经系统主要用于血管狭窄或闭塞、动脉瘤、血栓形成、血管发育异常及动脉夹层等诊断及治疗，以及肿瘤血供、范围显示和经血管肿瘤介入治疗等。但对于静脉 DSA，特别是外周静脉的成像质量差。DSA 本身属于有创检查、辐射剂量大，少数患者可出现碘对比剂不良事件。

（三）神经系统检查

1. 运动检查

（1）肌力检查　肌力是肢体随意运动时肌肉的收缩力。检查时以关节为中心检查肌群的伸屈、外展、内收、旋前和旋后等功能。先观察自主活动时肢体动度，再用做对抗动作的方式测试上、下肢伸肌和屈肌的肌力，双手的握力和分指力等。须排除因疼痛、关节强直或肌张力过高所致的活动受限。

① 轻瘫检查方法

a. 上肢平伸试验：双上肢平举，手心向下，数分钟后可见轻瘫侧上肢逐渐下垂和旋前（掌心向外）。

b. Barre 分指试验：相对分开双手五指并伸直，两手相合，数秒钟后轻瘫侧手指逐渐并拢屈曲。

c. 小指征：双上肢平举，手心向下，轻瘫侧小指常轻度外展。

d. 数指试验：嘱患者手指全部屈曲，然后依次伸直，做计数动作，轻瘫侧动作笨拙或不能。

e. 手指肌力试验：令患者拇指分别与其各指连成环状，检查者以一个手指快速将其分开，测试手指肌力。

f. Jackson 征：仰卧位双腿伸直，轻瘫侧下肢常呈外旋位。

g. 下肢轻瘫试验（Mingazini 试验）：仰卧位，双膝、髋关节均屈曲成直角，轻瘫侧小腿逐渐下落。

h. Barre 下肢第一试验：令患者俯卧，膝关节成直角，数秒钟后轻瘫侧下肢逐渐下落。

i. Barre 下肢第二试验：令患者俯卧，尽量屈曲膝部，并使足跟接近臀部，轻瘫侧踝部及足趾运动不全，使踝、趾关节不能用力跖屈。

② 肌力分级：按六级分法记录，肌力的减退或丧失，称为瘫痪。肌力分级见附录 10。

（2）肌张力检查　肌张力指肌肉的紧张度。除触摸肌肉测试其硬度外，还测试完全放松的肢体被动活动时的阻力大小，并进行两侧对比。检查时嘱患者肌肉放松，触摸感受肌肉的硬度或紧张程度（静止肌张力），肌张力减低肌肉柔软弛缓，肌张力增高肌肉坚硬，或用叩诊锤轻敲受检肌肉听其声音，如声调低沉则肌张力低，声调高而脆则肌张力高；然后被动屈伸肢体感知阻力，肌张力降低时阻力减低或消失，关节活动范围较大，肌张力增高时阻力增加，关节活动范围缩小。可用头部下坠试验、肢体下坠试验、膝部下坠试验、上肢伸举试验和下肢摆动试验等辅助方法检查肌张力。肌张力判断方法可采用改良的 Ashworth 分级法（表 11-1）。

表 11-1 肌张力分级（改良的 Ashworth 分级）

级别	判断标准
0	正常肌张力
1	肌张力略微增加：受累部分被动屈伸时，在关节活动范围之末时呈现最小阻力或出现突然卡住和突然释放
1+	肌张力轻度增加：在关节活动后 50%范围内出现突然卡住，然后在关节活动范围后 50%均呈现最小阻力
2	肌张力明显增加：通过关节活动范围的大部分时，肌张力均较明显增加，但受累部分仍能较容易被移动
3	肌张力严重增加：被动活动困难
4	僵直：受累部分被动屈伸时呈现僵直状态，不能活动

① 肌张力减低：常见于以下情况。

a. "牵张反射弧"中断时，如下运动神经元性瘫痪和后根、后索病变等。

b. 上运动神经元性瘫痪的休克期。

c. 小脑病变。

d. 某些锥体外系病变，如舞蹈症等。

② 肌张力增高

a. 痉挛性肌张力增高：见于锥体束病变，系牵张反射被释放而增强所致。上肢屈肌张力增高呈"折刀状"，下肢伸肌张力增高。

b. 强直性肌张力增高：见于锥体外系病变，如震颤麻痹等，伸、屈肌张力均增高，"铅管样"或"齿轮状"。

此外，脑干前庭核水平以下病变还可见去大脑强直，表现为四肢呈现强直性伸直。皮质广泛病变可见去皮质强直，表现为上肢屈曲内收，双臂紧贴胸前，下肢强直性伸直。

2. 感觉检查 感觉检查要求患者清醒、合作，并力求客观。先让患者了解检查的方法和要求，然后闭目，嘱受到感觉刺激后立即回答。可取与神经径路垂直的方向（四肢环行，躯干纵形），自内向外或自上向下依次检查；各关节上下和四肢内外侧面及远近端均要查到，并两侧对比。

（1）浅感觉检查 脊髓节段性感觉支配及其体表检查部位（表 11-2）。检查包括以下几点。

表 11-2　感觉检查部位

节段性感觉支配	检查部位	节段性感觉支配	检查部位
C_2	枕外隆突	T_8	第 8 肋间
C_3	锁骨上窝	T_9	第 9 肋间
C_4	肩锁关节的顶部	T_{10}	第 10 肋间（脐水平）
C_5	肘前窝的桡侧面	T_{11}	第 11 肋间
C_6	拇指	T_{12}	腹股沟韧带中部
C_7	中指	L_1	T_{12} 与 L_2 之间上 1/3 处
C_8	小指	L_2	大腿前中部
T_1	肘前窝的尺侧面	L_3	股骨内上髁
T_2	腋窝	L_4	内踝
T_3	第 3 肋间	L_5	足背第 3 跖趾关节
T_4	第 4 肋间（乳头线）	S_1	足跟外侧
T_5	第 5 肋间	S_2	腘窝中点
T_6	第 6 肋间（剑突水平）	S_3	坐骨结节
T_7	第 7 肋间	$S_{4\sim5}$	肛门周围

① 痛觉：用大头针轻刺皮肤，嘱答"痛"与"不痛"，"痛轻"或"痛重"。如果发生局部痛觉减退或过敏，嘱患者比较与正常区域差异的程度。检查应从痛觉减退区向正常部位移动，不要反复刺激一个部位，用力要均匀，针刺频率应每秒 1 次，以免因累积效应产生过度疼痛，如有痛觉减退或丧失应确定范围及障碍类型。

② 触觉：用棉絮轻划皮肤，嘱答"有"或"无"，也可以说"1，2，3"数字表示。

③ 温度觉：分别用盛冷水（5～10℃）和热水（40～45℃）的玻璃试管接触皮肤，嘱患者报告"冷"或"热"。

（2）深感觉检查

① 关节运动觉：嘱患者闭眼，检查者轻握足趾或手指，向上、下移动 5° 左右，嘱患者说出运动方向。如果患者判断移动方向有困难，可加大活动的幅度。如果患者不能感受移动，可再试移动较大的关节，如腕、肘、踝、膝关节。

② 位置觉：嘱患者闭眼，检查者移动患者肢体至特定位置，嘱患者报告所放位置，或用对侧肢体模仿移动位置。

③ 震颤觉：用振动的音叉柄（C128 或 C256）置骨隆起处，嘱回答有无震动感。两侧对比，注意感受的程度和时限。

3. 反射检查　反射是对感觉刺激的不随意运动反应，通过神经反射弧完成。反射由感受器、传入神经（感觉神经）、反射中枢（脑和脊髓）、传出神经（运动神经）和效应器（肌肉、腺体等）组成，并受大脑皮质的易化和抑制性控制，使反射活动维持一定的速度、强度（幅度）和持续时间。反射检查比较客观，但仍须患者合作，肢体放松，保持对称和适当位置。叩诊锤叩击力量要均匀适当。检查时可用与患者谈话或嘱患者阅读、咳嗽或两手勾住用力牵拉等方法，使其精神放松，以利反射的引出。

（1）深反射检查　是刺激肌腱、骨膜引起的肌肉收缩反应，因反射弧通过深感觉感受器，又称腱反射或本体反射。

① 肱二头肌腱反射（颈5~6，肌皮神经）：患者肘部屈曲呈直角，检查者左拇指或左中指置于患者肘部肱二头肌腱上，用右手持叩诊锤叩击左指甲，反射为肱二头肌腱收缩，前臂屈曲。

② 肱三头肌腱反射（颈6~7，桡神经）：患者上臂外展，肘部半屈，检查者托其肘部，叩击鹰嘴突上方肱三头肌腱，反射为肱三头肌收缩，引起前臂伸展。

③ 桡骨膜反射（颈5~8，桡神经）：患者前臂半屈半旋前位，检查时叩击桡骨茎突，反射为肱桡肌收缩，肘关节屈曲，前臂旋前可伴有手指屈曲。

④ 膝腱反射（腰2~4，股神经）：患者取坐位，两小腿自然悬垂或足着地；或仰卧位。检查者左手托起双膝关节，使小腿屈成120°，叩击髌骨下缘股四头肌肌腱，反射为股四头肌收缩，小腿伸直。

⑤ 跟腱反射（骶1~2，胫神经）：患者取仰卧位，屈膝90°，检查者用左手使足背屈成直角，叩击跟腱，反射为足跖屈；或俯卧位，屈膝90°，检查者用左手按足跖，再叩击跟腱；或患者跪于床边，足悬于床外叩击跟腱，反射为腓肠肌和比目鱼肌收缩而致足跖屈。

腱反射的活跃程度以"＋"号表示，正常为（＋＋），减低为（＋），消失为（0），活跃为（＋＋＋），亢进或出现阵挛为（＋＋＋＋）。腱反射减低、消失提示反射弧受损或中断，亦见于神经肌肉接头或肌肉本身疾病，如重症肌无力、周期性麻痹等。麻醉、昏迷、熟睡、脊髓休克期、颅内压增高，尤其颅后窝肿瘤，深反射也降低或消失；腱反射亢进多见锥体束病变，昏迷或麻醉早期也可出现，系对脊髓反射弧的抑制解除所致；亦见于手足搐搦、破伤风等肌肉兴奋性增高时。癔病或其他神经官能症深反射也常亢进。正常人深反射也可亢进，老年人跟腱反射可消失，故反射的不对称比增强或消失更有意义。

（2）浅反射检查　为刺激皮肤、黏膜引起的肌肉收缩反应。

① 腹壁反射（上：胸7~8；中：胸9~10；下：胸11~12，肋间神经）：患者仰卧，双下肢略屈曲松弛，用钝针或叩诊锤柄沿肋弓下缘（胸7~8）、脐孔水平（胸9~10）和腹股沟上（胸11~12）平行方向，自外向内轻划两侧腹壁皮肤，反应为该侧腹肌收缩，脐孔向刺激部分偏移，分别为上、中、下腹壁反射。

② 提睾反射（腰1~2，生殖股神经）：以叩诊锤柄由上向下轻划大腿上部内侧皮肤，反应为同侧提睾肌收缩使睾丸上提。

③ 跖反射（骶 1～2，胫神经）：竹签轻划足底外侧，自足跟向前至小趾根部的隆起处转向内侧，反射为足趾跖屈。

④ 肛门反射（骶 4～5，肛尾神经）：竹签轻划肛门周围皮肤，反射为肛门外括约肌收缩。

浅反射减退、消失见于反射弧中断时。但腹壁和提睾反射减退或消失，亦可见于锥体束损害，因其除脊髓反射弧外，尚有皮质通路。此外，深睡、麻醉、昏迷、新生儿等，腹壁反射也常消失。震颤麻痹综合征或其他锥体外系疾病时，偶见浅反射尤其腹壁反射中度亢进，系损伤中脑抑制浅反射的中枢所致。精神紧张和神经官能症时，腹壁反射也可有不同程度的亢进。

4. 病理反射

（1）巴宾斯基征

① 颈部征：患者仰卧，屈颈时引起双侧髋、膝部屈曲为阳性。

② 面颊部征：压迫双侧面颊部时，出现双上肢外展、肘部屈曲。

③ 耻骨联合征：叩击耻骨联合时出现双侧下肢屈曲和内收内。

④ 下肢征：一侧下肢膝关节屈曲，检查者使该侧下肢向腹部屈曲，对侧下肢亦发生屈曲。

（2）脊髓自主反射　脊髓横贯性病变时，针刺病变平面以下皮肤引起单侧或双侧髋、膝、踝部屈曲（三短反射）和巴宾斯基征。若双侧屈曲并伴腹肌收缩、膀胱及直肠排空，以及病变以下竖毛、出汗、皮肤发红等，称为总体反射。

三、治疗与预后

（一）治疗

原则上进行对症治疗，以手术切除病变为主，功能康复锻炼为辅，及时恢复脊柱的完整性和稳定性，解除脊髓压迫，缓解患者疼痛，避免一切不良刺激，最大程度的恢复肢体功能，给予患者有效的心理支持，鼓励或协助患者适当活动，预防并发症。

（二）预后

视疾病的种类与严重程度预后效果有所差异。

四、护理评估

（一）评估是否有感觉功能障碍

1. 疼痛　询问有无刺激性疼痛，疼痛的程度，是否影响休息与睡眠。由于肿瘤刺激神经后根、传导束以及硬脊膜受牵引所致。疼痛可因咳嗽、喷嚏、大便用力而加重。有"刀割样""针扎样"疼痛感。有的患者表现为平卧疼，因平卧后脊髓延长，改变了神经根与脊髓、脊柱的关系所致。

2. 感觉异常 表现为感觉不良如麻木、蚁走感、针刺、烧灼、冷等；感觉错乱如触为疼，冷为热。

3. 感觉缺失 相应的神经根损害，有轻触觉和位置觉的缺失，部分感觉缺失表现为割伤、烧伤后不知疼痛，当发现后才被意识。

（二）评估有无运动障碍

肢体无力，颈段脊髓肿瘤时上肢不能高举，握物不稳，不能完成精细的动作，下肢举步无力、僵硬、易跌，甚至肌肉萎缩与瘫痪（偏瘫、全瘫、高位瘫、低位瘫）。

（三）评估有无反射异常

肿瘤所在的平面由于神经根和脊髓受压使反射弧中断而发生反射减弱或反射消失。在肿瘤所在节段以下深反射亢进、浅反射消失，并出现病理反射。

（四）评估有无自主神经功能障碍

1. 膀胱和直肠功能障碍 表现为尿频、尿急、排尿困难甚至尿潴留、尿失禁，大便秘结、失禁。

2. 排汗异常 汗腺在脊髓的前神经元受到破坏，化学药物仍起作用，表现为少汗或无汗。

（五）评估营养状况

关节磨损、萎缩和畸形常因关节的痛觉缺失所致，表现为关节肿大，活动度增加，运动时有摩擦音而无痛觉。在痛觉缺失区域，表皮烫伤及其他损伤可以造成顽固性溃疡及瘢痕形成。病变节段可有出汗功能障碍，出汗过多或出汗过少。晚期可以有神经源性膀胱以及大小便失禁现象。

（六）了解辅助检查结果

1. 腰穿及脑脊液检查 ①压力常较正常为低。②颜色改变：呈黄色，肿瘤部位愈低颜色越深。③蛋白质增加：完全阻塞、梗阻部位越低、肿瘤位于硬脊膜内者，蛋白质含量越增高。④细胞数增加：主要为淋巴细胞也有肿瘤脱落细胞。

2. X线检查 椎弓根间距增宽，椎间孔扩大，椎体变形、破坏及肿块。

3. 脊髓造影 可以确定肿瘤平面与硬脊膜和脊髓的关系。

4. CT 脊髓明显局限性增粗，对称性或非对称性；瘤组织多呈等密度。

5. MRI 可清晰显示肿瘤的形态、大小及与邻近结构的关系，其信号依肿瘤的性质不同而变化。

（七）个人史询问

患者一般情况，包括患者年龄、职业、民族、饮食营养是否合理，有无烟酒嗜好，有无大小便异常，睡眠是否正常，生活是否能自理，有无接受知识的能力。评估患者的既往有无癫痫发作、家庭史、健康史、过敏史、用药史。询问患者有无颅脑外伤和病毒感染史。

（八）心理社会评估

了解患者文化程度或生活环境、宗教信仰、住址、家庭成员，患者在家中的地位和作用，陪护和患者的关系，经济状况及费用支付方式。了解患者及家庭成员对疾病的认识和期望值。了解患者的个性特点。有助于对患者进行针对性心理指导和护理支持。

第二节·脊髓空洞症

脊髓空洞症是脊髓的一种慢性、进行性病变。其特点是脊髓内形成囊肿样改变，这种囊肿随时间由内向外不断扩大，压迫并损伤脊髓神经组织，导致四肢力量逐渐减弱，背部、肩部、手臂及腿部僵硬，并出现慢性疼痛；也可出现头痛、温感觉消失、膀胱及括约肌功能丧失等表现。大部分患者呈缓慢进展，但也可能因咳嗽或紧张导致急性症状。脊髓空洞症以颈胸段为多发。其中不少患者的病变范围可达到上颈髓，甚至延髓处。其病因目前尚不清楚，多数学者认为其属于脊髓本身的进行性缓慢发展的退行性变。脊髓空洞症的主要病理解剖特点是脊髓中央管内积水和胶质组织增生。

一、病因病理与分类

（一）病因

发病原因至今仍不清楚，目前主要存在三种学说。

1. 先天性发育障碍　由于本病可伴发脊柱裂、椎管狭窄、扁平颅底等先天性畸形，因此有些学者认为本病可能由于胚胎期神经管关闭不全所引起。

2. 机械性压迫　引起第四脑室出口不畅的机械性因素，包括扁平颅底、延髓小脑扁桃体下疝等畸形。

3. 损伤性因素　各种波及延髓的外伤，由于局部外伤性渗出及出血所继发的纤维化，后期又因瘢痕组织收缩而导致脊髓局部出血、软化及坏死，最后在脊髓中央管处形成空腔，并逐步扩大。

4. 其他　如脊髓肿瘤囊性变、损伤性脊髓病、放射性脊髓病、脊髓梗死软化、脊髓内出血、坏死性脊髓炎等。

（二）病理

大体上看，脊髓可能轻度梭形变，脊髓内出现一个或多个病理性腔隙，内有积水。少数患者脊髓可出现萎缩，于中央管处形成扩张状，内为黄色、淡黄色或正常脑脊液。管壁为环状排列的胶质细胞及纤维组织构成，表面多呈不规则状。

（三）分类

1. 交通型　指空洞与脑脊液循环系统相交通，本型症状较轻，主要是空洞中的积液可以流动，从而减轻了病变的程度和症状。

2. 非交通型　指空洞不再与蛛网膜下隙的脑脊液相通，因此残留的脑脊液多较浓，色泽黄，蛋白质含量高，并多有粘连形成。

二、临床表现与诊断要点

（一）临床症状

1. 一般特点　发病年龄大致在 20～50 岁，以颈胸段多见，以 20～30 岁多发，儿童和老年人少见，男多于女，曾有家族史。脊髓空洞症的临床表现有三方面，症状的程度与空洞发展早晚有很大关系，一般病程进展较缓慢，早期出现的症状多呈节段性分布，最先影响上肢，当空洞进一步扩大时，髓内的灰质和其外的白质传导束也被累及，于空洞腔以下出现传导束功能障碍，因此，早期患者的症状比较局限和轻微，晚期症状则表现广泛甚至出现截瘫。

2. 感觉障碍　根据空洞位于脊髓颈段及胸上段，偏于一侧或居于中央，出现单侧上肢与上胸节之节段性感觉障碍，常以节段性分离性感觉障碍为特点，痛觉、温度觉减退或消失，深感觉存在，该症状也可为两侧性。

3. 运动障碍　颈胸段空洞影响脊髓前角，出现一侧或两侧上肢松弛性部分瘫痪症状，表现为肌无力及肌张力下降，尤以两手的鱼际肌、骨间肌萎缩最为明显，严重者呈现爪形手畸形；三叉神经下行根受影响时，多发生同侧面部感觉呈中枢型痛、温度觉障碍、面部分离性感觉缺失形成所谓"洋葱样分布"，伴咀嚼肌力弱；若前庭小脑传导束受累，可出现眩晕、恶心、呕吐、步态不稳及眼球震颤；而一侧或两侧下肢发生上运动元性部分瘫痪，肌张力亢进，腹壁反射消失及巴宾斯基征阳性，晚期病例瘫痪多加重。

4. 自主神经损害症状　空洞累及脊髓（颈 8 颈髓和胸 1 胸髓）侧角之交感神经脊髓中枢，出现 Horner 综合征，病变损害相应节段，肢体与躯干皮肤可有分泌异常，多汗或少汗症是分泌异常的唯一体征。少汗症可局限于身体的一侧，称为"半侧少汗症"，而更多见于一侧的上半身，或一侧上肢或半侧脸面，通常角膜反射亦可减弱或消失，因神经营养性角膜炎可导致双侧角膜穿孔；另一种奇异的泌汗现象是遇冷后排汗增多，伴有体温降低，指端、指甲角化过度，萎缩，失去光泽，由于痛觉、温度觉消失，易发生烫伤与创伤，晚期患者出现大小便障碍和反复性泌尿系感染。

5. 其他　如空洞波及延髓，可出现头面部症状，严重时可危及生命中枢。

（二）诊断要点

1. 症状特点　其临床表现与脊髓型颈椎病相似，但后者少有感觉分离现象，且本病运动功能障碍较轻，多在发展到一定程度时才会出现。

2. 影像学检查

（1）X 线片　可观察颅底及颈椎有无畸形，排除颈椎管狭窄、颈椎病等相似疾病。

（2）CT 及 MRI　CT 与 X 线作用相似，MRI 为本病首选检查，MRI 特点：①纵向单个囊腔或多个相连的囊性空洞，T1 为低信号，T2 为高信号。②脊髓可增粗、变细或正常，如囊腔较大压迫周围脊髓，可使其变薄如纸。③位于囊腔上方的脊髓由于神经胶质增生、水肿或软化，T2 可表现为高信号（图 11-1）。

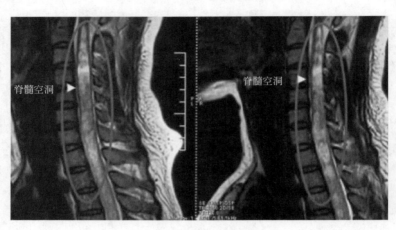

图 11-1　脊髓空洞

三、治疗

（一）非手术治疗

1. 除传统的 X 线照射法外，口服碘 131 具有一定疗效。

2. 采用神经营养药物，过去曾试用放射治疗，但疗效皆不确切。鉴于本病为缓慢进展性，以及常合并环枕部畸形及小脑扁桃体下疝畸形，而且这些又被认为与病因有关，因此在明确诊断后应采取手术治疗。

（二）手术疗法

对于脊髓空洞伴 Chiari 畸形的患者，主要治疗目标是解除小脑扁桃体疝的压迫，恢复脑脊液的正常流动。手术的理论依据是。

1. 进行颅颈交界区域减压，处理该部位可能存在的畸形和其他病理因素，消除病因，预防病变发展与恶化。

2. 做空洞切开分流术，使空洞缩小，解除内在压迫因素，以缓解症状。

（三）其他治疗

包括 B 族维生素、血管扩张药、神经细胞代谢功能活化剂等，均可应用。尚可根据病情采用体疗、理疗、针刺疗法，以促进术后神经功能恢复。

四、护理

（一）护理评估

1. 评估感觉是否异常　最早症状常表现为单侧的痛觉、温度觉障碍，提示空洞于中央管背侧灰质的一侧或双侧后角底部，患者常在手部发生灼伤或刺、割伤后才发现痛觉、温度觉的缺损。随着病情进展，痛觉、温度觉丧失范围可以扩大到双上肢、胸、背部，且呈短上衣分布。

2. 评估有无运动障碍　手部小肌肉及前臂尺侧肌肉萎缩软弱无力，与前角细胞受累有关，严重者呈爪形手畸形，且有肌肉颤动，逐渐波及上肢及其他肌肉，肩胛带以及一部分肋间肌。患者腱反射及张力减弱。

3. 评估营养状况　关节磨损、萎缩和畸形常因关节的痛觉缺失所致，表现为关节肿大，活动度增加，运动时有摩擦音而无痛觉。在痛觉缺失区域，表皮烫伤及其他损伤可以造成顽固性溃疡及瘢痕形成。病变节段可有排汗功能障碍，出汗过多或出汗过少。晚期可以有神经源性膀胱以及大小便失禁现象。

4. 询问病史、病程进展程度　发病可能与某些先天性发育畸形因素及后天继发因素如损伤、肿瘤有关。

5. 了解辅助检查结果

（1）CT 扫描　表现为髓内边界清晰的低密度囊腔。

（2）MRI　矢状图像能清晰地显示空洞全貌，T1 加权像表现脊髓中央低信号的管状扩张，T2 加权像上空洞内液呈高信号。

6. 了解患者一般情况与心理社会状况。

（二）护理问题

1. 有感染的危险　与手术切口、引流管有关。

2. 有受伤的危险　与肢体感觉、运动障碍有关。

3. 躯体移动障碍　与肢体感觉、运动障碍有关。

4. 体温过高　与感染有关。

5. 有皮肤完整性受损的危险　与患者痛觉、温度觉丧失有关。

6. 有废用综合征的危险　与肢体感觉、运动障碍有关。

7. 尿潴留　与自主神经损害有关。

8. 便秘　与自主神经损害有关。

9. 潜在并发症（呼吸异常）。

（三）护理措施

1. 术前护理

（1）心理护理　由于疼痛、感觉障碍、肢体活动受限或大小便障碍等，患者承受躯体和心理痛苦，产生悲观心理。

① 应主动关心患者、耐心倾听患者的主官感受、协助患者的日常生活。

② 介绍手术经过及术后康复的病例，鼓励其以乐观的心态配合治疗与护理。

③ 遵医嘱使用镇静药物促进睡眠，增进食欲，提高机体抵抗力。

（2）饮食　术前 1～2 日进流质或半流质饮食，减少粪便形成，避免手术区因麻醉后肛门括约肌松弛被大便污染。手术前晚及术日晨各行清洁灌肠 1 次。

（3）体位　睡硬板床适当休息，保证充足睡眠，以增进食欲，提高机体抵抗力；训练床上大小便；肢体活动障碍者勿单独外出，避免摔倒。

（4）症状护理　感觉障碍者，观察患者的痛觉、温度觉、触觉、肌张力及营养状况。痛觉缺失者防止烫伤或冻伤，严格掌握热水袋、冰袋使用指征，耐心细致的指导患者正确使用热水袋或冰袋并详细交代注意事项，洗澡时有人陪同，防止烫伤。

2. 术后护理

（1）心理护理　术后麻醉反应、手术创伤，伤口疼痛及脑水肿，使患者出现呕吐等表现，加之伤口引流管、导尿管、静脉输液等各种管道限制了患者的躯体活动，使患者产生孤独、恐惧的心理反应。

① 及时了解患者的孤独恐惧心理。

② 指导患者正确配合，如呕吐时头偏向一侧，排出呕吐物，避免呕吐物进入气管或反流入胃内加重呕吐。

③ 术后早期安排家人或亲友探视，必要时陪护患者，指导其亲友鼓励、安慰患者，分担患者的痛苦，使之消除孤独感。

④ 减少插管、穿刺等物理刺激给患者造成的恐惧，并宣教各种管道的自我保护法。

（2）饮食　术后无呕吐及吞咽功能障碍者，6～8h 后方可进食少量流质饮食，以后逐渐增加量。给予高蛋白、高热量、易消化、多纤维的食物，补充维生素及水分，以促进机体康复。

（3）体位

① 睡硬板床以保持脊柱的功能位置。

② 术毕平卧 4～6h 后按时翻身。呈卷席样翻身，保持颈、躯干在同一个水平，防止扭转造成损伤，受压部进行按摩。翻身时动作须轻柔、协调，杜绝强行的拖拉动作，减轻伤口疼痛，保持床单平整、干燥、清洁；防止继发损伤。

③ 慎用热水袋，因患者皮肤感觉障碍，易导致烫伤。

④ 颈部手术者保持头部中立位，输氧并注意呼吸情况。

（4）症状护理

① 呼吸困难：密切观察呼吸情况，呼吸困难提示脊髓颈段手术后，影响呼吸中枢或与呼吸肌有关的神经支配。应注意：a. 床旁备呼吸机及气管切开包；b. 呼吸困难时予以持续吸氧改善缺氧；c. 呼吸困难严重导致 $SPO_2 < 90\%$ 时，及时给予

气管切开辅助呼吸；d. 加强呼吸道管理，及时吸痰，保持呼吸道通畅。

② 感觉障碍：a. 观察患者痛觉、温度觉、触觉、肌力情况，并与术前相比较，了解术后是否有改善；b. 参见本节术前护理。

③ 功能康复锻炼：

a. 脊髓空洞症伴有上肢周围性瘫或下肢中枢性瘫：可给予局部按摩，可用 5% 的乙醇按摩颈肩部肌肉、双上肢和下肢，有利于萎缩肌肉的恢复。上肢的按摩顺序为肩关节、上臂肌肉、肘关节、前臂肌肉、腕关节、手部；下肢的按摩顺序为髋关节、大腿肌肉、膝关节、小腿肌肉、足跟部。

b. 被动运动：被动运动一般从近端到远端，如肩关节被动运动为肩屈曲伸展、肩外展内收、肩内外旋；肘关节为肘屈曲、伸展、前臂旋后、前臂旋前；腕关节为腕屈曲、伸展；指关节为屈曲、伸展、拇指对掌对指运动。下肢被动运动同样从髋关节到脚趾各关节的各个方向运动。一般 2 次/日，每个关节做 20 遍。因年轻患者肌肉、韧带弹性好，易恢复，在保护范围内，活动以力量型多次重复为好；老年人因骨质疏松，肌肉、韧带力量差，应少量多次，逐渐增强强度为主。

c. 主动运动：鼓励患者进行主动运动，从手的功能练起，指导患者用手做捏、握、抓的练习，如对指、捏皮球、面团、握棍，拣核桃、火柴杆、花生米，拧瓶盖等。当上肢有一定肌力时，即开始进行进食、洗漱的训练，还可做拉弹簧、举哑铃等动作。下肢可根据肌力情况做徒手抗阻力训练和加重物抗阻力训练。

④ 便秘：便秘是由于脊髓损伤使神经功能障碍或卧床、进食不当、不适应床上排便等因素所致。促进肠蠕动的护理措施有：a. 合理进食，增加纤维素、水果摄入，补充足够水分；b. 指导并教会患者顺肠蠕动方向自右下腹→右上腹→上腹→左上腹→左下腹由轻而重，再由重而轻按摩腹部；c. 指导患者病情允许时活动肢体及做收腹运动；d. 督促患者养成定时排便的习惯；e. 必要时用润滑剂、缓泻剂通便，灌肠等方法解除便秘。

⑤ 压力性损伤：压力性损伤发生与瘫痪平面以下失去知觉，骨突起处皮肤持续受压有关。护理措施有：a. 勤翻身，防止局部长时间受压；b. 常按摩骨突部位，以改善局部血液循环；c. 加强支持疗法，包括增加蛋白质和维生素摄入量，适量输血，调整水、电解质平衡，应用抗生素，增强受压局部的抵抗力。

（5）留置导尿管护理

① 尿道口每日用清水/生理盐水清洁，女患者月经期随时保持会阴部清洁。

② 不长期开放导尿管，避免膀胱挛缩。

③ 训练膀胱功能，每 4h 开放导尿管 1 次，30min/次。

④ 膀胱高度充盈时不能完全排空膀胱，避免膀胱内压力突然降低而引起充血性出血。

⑤ 使用气囊导尿管者更换导尿管 1 次/月，并注意无菌操作。

⑥ 怀疑有泌尿系统感染时，以生理盐水 250mL 膀胱冲洗，2 次/d，冲洗前排空膀胱，冲洗后保留 30min 再开放。

⑦ 对尿失禁男患者用男士接尿器或尿袋接尿，女患者可用接尿器。

（6）潜在并发症（感染）　感染常与伤口感染、留置导尿管和引流管等因素有关。

（四）健康指导

1. 饮食　合理进食以提高机体抵抗能力及保持大小便通畅，促进疾病康复。

（1）进食高热量、高蛋白（鱼、肉、鸡、蛋、牛奶、豆浆等）、富含纤维素（韭菜、麦糊、芹菜等）、维生素丰富（新鲜蔬菜、水果等）的饮食。

（2）限制烟酒、浓茶、咖啡、辛辣等刺激性食物。

2. 药物　遵医嘱按时、按量服药。

3. 康复

（1）出院时带有颈托者，注意翻身时保持头、颈、躯干一致，翻身时呈卷席样，以免脊柱扭曲引起损伤。

（2）肢体运动感觉障碍者，加强功能锻炼，保持肢体功能位置，用"L"形夹板固定脚踝部。必要时进行辅助治疗，如高压氧、针灸、理疗、按摩、中医药等帮助功能恢复。下肢运动障碍者不宜单独外出，以免发生摔伤等意外。

（3）截瘫患者，应正视现实，树立生活的信心；学会使用轮椅，并尽早参与社会生活，从事力所能及的活动。

（4）卧床者应预防压力性损伤发生。方法为定时翻身、按摩（1 次/2h），保持床上被服干燥、整洁、柔软，体瘦者骨突出处垫气圈或柔软衣物、枕头等，防止皮肤破损。

4. 特别护理指导

（1）保持大便通畅　便秘者可口服乳果糖口服液、番泻叶等药物导泻，或使用开塞露塞肛。大便失禁者，应及时更换污染衣服，保持肛周、会阴部皮肤清洁、干燥，可涂用湿润烧伤膏或香油等保护肛周皮肤。

（2）留置导尿管　每日用温开水清洗尿道口周围，引流袋每周更换，导尿管应每月更换，注意引流袋低于膀胱位置，防止逆行感染。留置导尿管期间定时夹闭导尿管，每 3～4h 开放 30min，保持膀胱功能恢复，能自行控制放尿后应及时拔管。

（3）复查　定期门诊复查。

5. 及时就诊指征

（1）原有症状加重。

（2）手术部位发红、积液、渗液等。

（五）出院指导

1. 帮助患者制订有规律的生活作息表，鼓励患者保持乐观愉快的情绪，继续功能锻炼，合理搭配饮食结构。坚持佩戴颈托 3 个月，避免扭转、过屈、过伸等损伤颈椎的动作，按期来院复查。

2. 指导患者防止烫伤、灼伤，教会患者正确使用热水袋。

3. 帮助患者正视现实，配合康复训练，以减轻后遗症。坚持肌肉活动训练，进行日常生活技能练习，如洗漱、吃饭等，鼓励患者做力所能及的活动。

第三节·椎管内肿瘤

椎管内肿瘤亦称为脊髓肿瘤，是指发生于脊髓本身及椎管内与脊髓邻近组织结构的原发性及继发性肿瘤。分为硬脊膜外和硬脊膜内肿瘤两大类，硬脊膜内肿瘤以原发性多见，硬脊膜外肿瘤以转移瘤多见。可发生于任何年龄，以 20～60 岁发病率高，Fogelholm 等学者研究认为每 10 万人中平均约 1.3 人发生椎管内肿瘤。椎管内肿瘤约占中枢神经系统肿瘤的 15%。椎管内肿瘤，绝大多数起源于脊髓、终丝、神经根及脊膜的细胞成分。脊髓肿瘤好发于髓外，可见于脊髓的任何节段和马尾神经，但以胸段最多见，占 42%～67%，颈段占 20%～26%。原发性的髓内肿瘤中，星形细胞瘤最常见，其次为室管膜瘤和血管母细胞瘤，较少见的是非胶质源性肿瘤、胚胎源性肿瘤和髓内转移瘤。大多数髓外肿瘤是脊膜瘤和神经鞘瘤。

一、病因病理与分类

（一）病因病理

（1）神经鞘瘤

① 概述：神经鞘瘤起源于 Schwann 鞘的良性肿瘤，起病缓慢，多在中年时发现，占所有脊髓肿瘤的 25%，以胸段多见，其次为颈段和腰段。

② 病理：肉眼可见有包膜的梭形结带，起于神经干内，神经鞘是形成肿瘤包膜的一部分，周围无反应层。

（2）脊膜瘤

① 概述：脊膜瘤是最常见的一种脊髓肿瘤，约占椎管内肿瘤的 26%，女性多于男性，以 30～60 岁多见，多发生于胸段。

② 病理：肿瘤大体呈球形，分叶状、扁平或不规则形。表面光滑，质硬，偶有囊性变钙化。切面灰红色，颗粒状或条状旋涡状。肿瘤呈膨胀性生长。

（3）神经胶质瘤

① 概述：为脊髓内生长的多发肿瘤，中青年多见，因生长部位特殊，预后一般不佳。

② 病理：星形细胞瘤可见于脊髓各节段，以胸段最多，呈浸润性生长，与脊

髓组织之间几乎无界限，质地软，使脊髓组织成梭形。室管膜瘤来自脊髓中央管表面的室管膜细胞，质地较硬，常有明显分界。

（二）分类

椎管内肿瘤分类较多，目前采用以下分类。

1. 硬脊膜外肿瘤　转移瘤、脂肪瘤、畸胎瘤、脊索瘤、神经纤维瘤、血管瘤、表皮样囊肿。

2. 硬脊膜内髓外肿瘤　脊膜瘤、神经鞘瘤、表皮样囊肿、血管畸形、畸胎瘤、转移瘤。

3. 硬脊膜内髓内肿瘤　室管膜瘤、星形细胞瘤、神经胶质母细胞瘤、血管畸形、淋巴瘤、转移瘤。

总的来说，椎管内肿瘤的神经鞘瘤、脊膜瘤、神经胶质瘤最常见。

二、临床表现与诊断要点

（一）临床特点

1. 神经鞘瘤　小的神经鞘瘤可无任何症状。一般神经鞘瘤多位于脊髓的后根，多首先表现为单侧的根性痛。患者表现为不同程度的颈部及上肢疼痛、麻木感及放射痛，休息时不能缓解。肿瘤增大时可呈哑铃状出现，发生于神经根出神经孔处，引起神经根压迫症状，巨大神经鞘瘤可侵犯椎体及椎旁软组织。

2. 脊膜瘤　肿瘤侵犯神经根时表现为神经根激惹症状，位于腹侧或背侧的肿瘤，可出现躯干或下肢的感觉和运动障碍，出现脊髓前部损伤综合征、脊髓后部损伤综合征及脊髓半切综合征等。

3. 神经胶质瘤

（1）疼痛　为最早出现的症状，疼痛从颈背部扩展至肩、手臂，多为持续性。

（2）感觉障碍　自上而下发展，且有感觉分离现象。

（3）肌萎缩　颈段肿瘤主要表现为上肢肌肉萎缩。

常见脊髓肿瘤的症状与体征（表 11-3）。

表 11-3　常见脊髓肿瘤的症状与体征

临床表现	神经鞘瘤	脊膜瘤	神经胶质瘤
神经根痛	多见	一般不明显	少见
感觉障碍	自上而下	自下而上	自上而下
脊髓半切征	多见	有	少见
束带样感	常见	常见	少见
肌肉萎缩	较局限	较局限	广泛
锥体束征	早期出现	早期出现	较晚
小便障碍	晚期出现	晚期出现	出现较早

续表

临床表现	神经鞘瘤	脊膜瘤	神经胶质瘤
皮肤营养障碍	晚期可出现	晚期出现	多见
脊髓休克	极少见	极少见	晚期出现
蛛网膜下隙梗阻	明显	多见	晚期出现
脑脊液蛋白质定量	明显增加	中度增加	轻度增高
X 线平片	椎弓间距变宽	砂粒样钙化	无改变
脊髓造影	杯口状缺损	杯口状缺损	喇叭状缺损

（二）诊断要点

1. 神经鞘瘤

（1）起病缓慢，病史较长，青壮年发病率高，儿童少见。

（2）首发症状　多为肿瘤相应部位的根性疼痛且持续时间较长，脊髓半切症状多见。脊髓横贯性损害及自主神经功能障碍出现较晚，且不严重。

（3）腰椎穿刺　蛛网膜下隙梗阻发生较早，脑脊液检查蛋白质定量显著增多。甚至脑脊液呈黄色，放置凝固，腰椎穿刺后症状大多加重。

（4）X 线片　可以发现多数由椎管内肿瘤引起的骨质改变，可使椎弓根内缘骨质吸收变薄，当侵犯椎体时可出现病理骨折。

（5）CT　能显示肿瘤邻近组织关系及骨质破坏情况。

（6）MRI　90％以上的神经鞘瘤位于椎管后外侧，其中硬脊膜下占 66％，硬脊膜内外呈哑铃状占 17％，完全位于硬脊膜外者占 17％（图 11-2）。

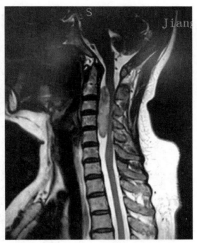

图 11-2　C2～C5 脊髓腹侧神经鞘瘤

2. 脊膜瘤

（1）MRI 首选，肿瘤的宽基底依附于硬脊膜上，有均匀强化征象，可有钙化现象（图 11-3）。

（2）病史较长，早期症状不明显，首发症状以肿瘤所在部位相应肢体麻木不适多见。

（3）多发生于中年以上女性。

（4）X 线检查，有部分可见有砂粒样钙化。

（5）腰椎穿刺后症状可加重，脑脊液蛋白质中度增加。

3. 神经胶质瘤　MRI 能清楚地显示肿瘤部位、范围及侵犯方向。

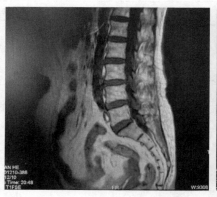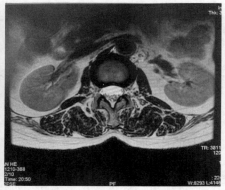

图 11-3 T4～T5 脊膜瘤

三、治疗

(一) 神经鞘瘤

神经鞘瘤为良性肿瘤，包膜完整，应予手术切除，一般手术效果良好。若肿瘤压迫脊髓出现横贯性损害，由于脊髓长期受压变性，有时功能恢复并不理想，因此手术宜早期进行。唯一的治疗方法是手术切除，根治性整体切除术为首选方案。

(二) 脊膜瘤

脊膜瘤属于良性脊髓肿瘤，手术切除治疗效果良好。有的患者虽已出现脊髓横贯性损害，但肿瘤切除后，脊髓功能仍可能恢复。手术技巧如下。

1. 脊膜瘤大多和硬脊膜有紧密相连的较宽基底，手术可在显微镜下操作，先沿肿瘤基底硬脊膜内层剥离，如有困难可将附着的硬脊膜全层切除，以减少出血和肿瘤复发。

2. 脊膜瘤多数血运较丰富，手术时应先电凝阻断供应肿瘤的血管，以减少出血。

3. 对于生长在脊髓背侧或背外侧的肿瘤，先剥离肿瘤基底阻断血运，肿瘤体积缩小后游离，再分离瘤体周围粘连，以完整取下肿瘤。

4. 对于位于脊髓前方或前侧方的肿瘤，切忌勉强全切，以免过度牵拉脊髓造成损伤，应先行包膜内分块切除，肿瘤体积缩小后再切除包膜。为了充分暴露术野，有时需要切断1～2个神经根和齿状韧带。

(三) 神经胶质瘤

尽早手术，尽可能全部切除；化疗及放疗；预防并发症。

四、护理

（一）护理评估

1. 评估有无感觉功能障碍

（1）疼痛　询问有无刺激性疼痛，疼痛的程度，是否影响休息与睡眠。由于肿瘤刺激神经后根、传导束以及硬脊膜受牵引所致。可因咳嗽、喷嚏、大便用力而加重。有"刀割样""针扎样"疼痛感。部分患者表现为平卧疼，因平卧后脊髓延长，改变了神经根与脊髓、脊柱的关系所致。

（2）感觉异常　表现为感觉不良如麻木、蚁走感、针刺、烧灼、冷等；感觉错乱如触为疼，冷为热。

（3）感觉缺失　相应的神经根损害，部分感觉缺失，表现为割伤、烧伤后不知疼痛，当发现后才被意识。

2. 评估有无运动障碍　肢体无力，颈段脊髓肿瘤时上肢不能高举，握物不稳，不能完成精细的动作；下肢举步无力、僵硬、易跌，甚至肌肉萎缩与瘫痪（偏瘫、全瘫、高位瘫、低位瘫）。

3. 评估是否有反射异常　肿瘤所在的平面由于神经根和脊髓受压使反射弧中断而发生反射减弱或反射消失。在肿瘤所在节段以下深反射亢进、浅反射消失，并出现病理反射。

4. 评估有无自主神经功能障碍

（1）膀胱和直肠功能障碍　表现为尿频、尿急、排尿困难甚至尿潴留、尿失禁，大便秘结、失禁。

（2）排汗异常　汗腺在脊髓的前神经元受到破坏，化学药物仍起作用，表现为少汗或无汗。

（二）护理问题

1. 疼痛　与脊髓肿瘤压迫脊髓神经有关。

2. 恐惧　与担心疾病预后有关。

3. 脊髓功能障碍　与肿瘤压迫有关。

4. 呼吸形态改变　与肿瘤压迫有关。

5. 便秘　与脊髓损伤导致神经功能障碍、卧床、进食不当、不适应床上排便有关。

6. 瘫痪　脊髓损伤所致。

7. 潜在并发症（感染、截瘫）。

8. 预感性悲哀　与面临截瘫有关。

（三）护理措施

1. 术前护理

（1）病情观察　严密观察患者的生命体征、意识、瞳孔的改变及肢体运动、感觉功能，大、小便情况，出现异常情况及时报告医师处理。

（2）做好饮食护理　饮食上主要以高蛋白、高维生素、高热量饮食为主。如瘦肉、牛奶、鸡蛋、鸡汤、鲜鱼、青菜、水果等。手术前1～2天进流质或少渣饮食，如面条、馄饨、饺子、麦片、芝麻糊、豆浆等，以减少粪便的形成，可少食多餐，以保证营养供给。

（3）做好肠道准备　使用开塞露20mL塞肛，患者3天以上未解大便，术前晚、术晨常需清洁灌肠，并在灌肠后排空大便，以减轻术后便秘。

（4）做好心理调适　鼓励患者手术前向医务人员详细了解自身疾病的相关知识，嘱患者多与身边同病种手术效果好的病友进行交流，不断为自己鼓劲加油，增强手术的安全感，同时充分信任自己的主管医师和责任护士，保持乐观的情绪，积极配合医疗、护理。

（5）做好手术前的宣教及准备　包括各种检查知识的宣教及手术前宣教。

（6）症状护理

① 疼痛护理：向患者详细解释引起疼痛的原因，协助患者采取舒适的体位。评估患者疼痛的程度，及时将评估结果报告医师，根据医嘱予以镇痛药对症治疗（避免使用哌替啶以防患者呼吸抑制）。观察患者用药后的效果及不良反应并做好患者的心理安抚。

② 排尿异常护理：观察患者膀胱充盈度，评估患者排尿异常的程度，采取措施促进患者排尿，必要时留置导尿管。保持导尿管引流通畅，观察尿液的颜色及性质、量。嘱患者多饮水，保持会阴部清洁，防止泌尿系统感染。

③ 睡眠障碍护理：保持病室环境安静，减少病房陪护人员以改善患者睡眠环境。睡前温水泡脚30min，睡前尽量排空大小便。疼痛时及时应用镇痛药物，必要时睡前加服艾司唑仑（舒乐安定）。

④ 肢体活动障碍护理：观察评估患者四肢的肌力及肌张力情况，患肢摆放于功能位置。加强基础护理，定时翻身以防止压力性损伤。每天被动活动患者四肢2～3次，38～40℃温水泡脚以促进患者感觉恢复，防止烫伤患者。患者病床加护栏，防止患者意外坠床。责任护士完成患者的生活护理，做好患者的心理护理及健康宣教。

2. 术后护理

（1）脊髓保护　四人搬动时要保持患者的头部、颈部、躯干在同一水平位，注意颈部不能过伸过屈，以免加重脊髓损伤。给予盐袋或颈围固定颈部，达到制动作用（图11-4）。

（2）病情观察

① 严密观察患者意识、生命体征变化：术后予以吸氧、心电监测观察患者意识等情况，做好相应护理。由于脊髓减压术后可导致延髓功能障碍出现中枢呼吸衰竭，需特别注意呼吸情况，如有异常立即通知医师采取措施。

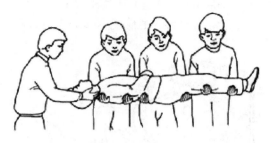

图 11-4 四人搬运法

② 观察患者的感觉功能：因脊髓水肿或血肿形成可使感觉障碍平面上升，术后 48h 内应严密观察原有症状及感觉变化。为患者做屈膝、曲肘等运动，仔细观察指、趾的感觉活动，与术前比较神经功能恢复状况。

③ 注意患者的肢体运动功能：观察患者各肢体能否做随意运动，采用 0～5 级的六级分级评估肌力，让患者肢体放松，不用力，将其肢体在肘部及膝部做被动运动，正常情况下可感受到一定的阻力，如阻力缩小或消失说明肌张力下降，若阻力增高则说明肌张力增高。

④ 脊髓定位体征的观察：高颈段、胸髓手术麻醉清醒后观察四肢活动情况，注意呼吸变化，术后可能会出现霍纳综合征（Horner 征），即患侧瞳孔缩小，眼睑下垂，眼球凹陷等，一般不需要处理。同时要观察下肢活动情况，术后是否出现腹胀、排泄困难。若四肢活动度减退，应考虑脊髓出血或水肿，应立即通知医师采取紧急措施。

（3）观察伤口情况　保持伤口敷料清洁干燥，如发现敷料渗血多时应通知医师及时换药，有脑脊液漏应重新缝合切口。

（4）注意电解质情况　由于患者手术时间较长，手术中失血、失液量大，术后要定期采血检测患者血液生化，了解并纠正水、电解质失衡。

（5）观察患者大、小便情况　了解患者能否自行排大、小便，留置导尿管时保持尿道口清洁，防止尿路感染，便秘时予以缓泻药塞肛，大、小便失禁时，保持肛周皮肤清洁干燥，可用烧伤湿润膏、金霉素软膏等以保护皮肤。

（6）镇痛　正确使用镇痛药，适时为患者进行镇痛治疗，但应避免使用哌替啶类的镇痛药，防止在用药过程中导致患者呼吸麻痹。

（7）饮食护理　患者术后无恶心、呕吐，且肛门排气后才能鼻饲少量流质饮食。不要空腹鼻饲牛奶以免胀气、腹痛，应鼻饲高蛋白、高维生素、高热量流质饮食，以增强机体抵抗力，促进患者尽早康复。

（8）轴线翻身　为保持患者脊柱的稳定性，防止脊椎错位或脱位，手术后特别注意采用轴线翻身，确保头部、颈部、肩部、躯干、下肢呈一条直线。具体做法是：由 2 名护士操作，其中 1 人一手扶头部，一手扶肩部，另 1 人一手扶背部，一手扶臀部，两人双手处于一条直线，同时用力轴式翻身。每 2h 为患者翻身一次，翻身时需注意卧位舒适，经常询问患者的感觉，多与患者进行交流（图 11-5）。

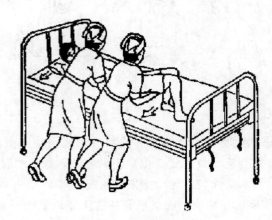

图 11-5　轴线翻身法

（四）健康指导

1. 饮食指导　养成良好的生活习惯，加强营养，进食高蛋白（奶、畜肉、禽肉、蛋类、鱼虾、干果类）、高维生素（动物的肝脏、小米、大米、青菜等）、高纤维素（韭菜、芹菜等）、易消化（豆腐、酸奶等）食物，多食水果、蔬菜。

2. 预防便秘

（1）提供适当的排便环境　如拉上围帘或用屏风遮挡，以消除患者紧张情绪，保持心情舒畅，利于排便。

（2）选取适宜的排便姿势　卧床患者如无禁忌，最好采用坐姿或抬高床头，利用重力作用增加腹内压促进排便。

（3）腹部环形按摩　排便时用手沿结肠解剖位置自右向左环形按摩，可促使降结肠的内容物向下移动，并可增加腹内压，促进排便。指端轻压肛门后端也可促进排便。

（4）遵医嘱口服缓泻药物　缓泻剂可增加粪便中水分含量，加快肠蠕动，加速肠内容物的运行，而起到导泻的作用。

（5）使用简易通便剂　如开塞露等，其机制是软化粪便、润滑肠壁、刺激肠蠕动，促进排便。

3. 神经功能障碍肢体的健康指导　感觉麻木或感觉消失的肢体应注意防止烫伤；瘫痪肢体要保持功能位，预防关节畸形、足下垂等；教会患者使用轮椅，帮助其树立生活的信心，尽早参加社会活动。

4. 功能锻炼　对于长期卧床或一侧肢体瘫痪或四肢瘫痪的患者应加强肢体功能锻炼，其目的是维持关节活动度，预防关节僵硬、粘连和挛缩，促进血液循环，有利于关节营养的供给，恢复关节功能，维持肌张力。根据患者情况依次对患者进行屈曲（关节弯曲或头向前弯）、伸展（关节伸直或头向后仰）、伸展过度、过伸（超过一般范围）、外展（远离身体中心）、内收（移向身体中心）、内旋（旋向中心）、外旋（自中心向外旋转）关节锻炼。

5. 压力性损伤预防　预防压力性损伤、按时翻身，保持皮肤及床单的清洁平整。对已产生的压力性损伤应积极治疗，对症处理。

（五）出院指导

1. 讲解患者出院后注意事项

（1）保持平和的心态，增强康复的信心。

（2）感觉麻木或感觉消失的肢体应当心烫伤，瘫痪肢体要保持功能位，预防关节畸形、足下垂等。

（3）保持大小便通畅　留有导尿管时应保持尿道口清洁，做好留置导尿护理。便秘时可用缓泻药。大便稀薄，刺激肛门周围皮肤时可用金霉素油膏涂擦，保护肛周皮肤。

（4）加强肢体功能锻炼　做到主动运动与被动运动相结合。用健肢带动瘫痪肢体活动，促进肢体功能恢复，掌握肢体功能锻炼的方法。

（5）加强营养　进食高蛋白、高维生素、高热量的饮食。多食水果、蔬菜，以增加肠蠕动，防止便秘。

2. 出院后伤口红肿的处理　椎管内肿瘤切除后，用可吸收的羊肠线进行美容缝合，不用拆线。一般情况下大多数患者在 2 周内伤口缝线可完全吸收，外露的线头自行脱落。但由于个体差异，有些患者伤口外露的线头迟迟不脱落，出现非炎症反应，表现为手术伤口红肿，无溢脓，患者不发热，此时请不要慌张，正确的做法是到当地医院或诊所请医师拆除线头，然后用络合碘消毒至红肿消退，保持伤口清洁干燥即可。

3. 服药指导　主要是神经细胞营养药和糖皮质激素类药物（如氢化可的松、泼尼松、甲泼尼龙等），要严格按照医嘱的时间及剂量服用。糖皮质激素类药物，服用过程中不可突然停药，要在医师的指导下减量、停药。患者术后留有神经功能损伤，导致运动功能障碍，需服用促进神经细胞功能恢复药（包括尼莫地平片、三磷酸腺苷二钠、复合维生素 B、复方丹参滴丸等），因为神经功能的恢复是一个缓慢的过程，服药的周期较长，一般为 6～12 个月，髓内病变导致的神经功能损伤，术后至少服药 1 年。

4. 出院后患者在哪些情况下应紧急就医　若患者出呼吸困难，肢体运动、感觉功能和大小便功能障碍短期内迅速加重；或出现剧烈头痛、呕吐；寒战高热，伤口溢脓，脑脊液漏等情况时应紧急就医。

第四节 · 脊髓损伤

脊髓损伤（SCI）是各种致病因素（外伤、炎症、肿瘤等）引起的脊髓横贯性损害，造成损伤节段平面以下的脊髓神经功能（运动、感觉、反射等）障碍，其发病率为（20～40）×10^{-5}。它是一种严重的致残性损伤，往往造成患者不同程度的截瘫或四肢瘫，严重影响患者的生活自理能力和参与社会活动的能力。

一、病因病理与分类

（一）病因病理

1. 病因

（1）开放性损伤　多见于战争时期，常伴有脊髓的损伤，主要见于枪弹、刀刺、爆炸性损伤。因刀刃、砸伤、撞伤等直接作用于脊柱，使其发生骨折或脱位，进而使脊髓受到损害。

（2）闭合性损伤　多见于和平时期，主要见于车祸伤、坠落伤、运动性扭伤、脊柱扭伤、过重负荷等，使脊柱发生过度伸展、屈曲、扭转，造成脊柱骨折、脱位，脊椎附件损伤或韧带及脊髓供血血管损伤，进而造成闭合性损伤。

（3）急救搬运措施不当而致的二次损害　由于我国医疗急救常识普及不足，很多脊髓损伤往往由于急救搬运措施不当而加重损伤，甚至有脊髓不完全损伤发展成脊髓完全损伤。

2. 病理　脊髓损伤可分为原发性脊髓损伤和继发性脊髓损伤。机械外力导致脊髓产生原发性脊髓损伤，原发性脊髓损伤可以导致从局部轴索去极化到轴索、神经元坏死的多种损伤。继发性脊髓损伤是指在原发损伤的基础上逐渐出现脊髓的进一步损害，包括微血管灌注改变、自由基释放、脂质过氧化、坏死、细胞凋亡和离子失衡。

（二）分类

1. 根据损伤后硬脊膜是否破裂　可分为闭合性脊髓损伤和开放性脊髓损伤两种。闭合性脊髓损伤常伴脊柱损伤，开放性脊髓损伤因伴有硬脊膜破裂导致脊髓与外界沟通。

2. 根据脊髓损伤程度分类　可分为完全性脊髓损伤和不完全性脊髓损伤两种。完全性脊髓损伤：损伤平面以下所有感觉、运动和括约肌功能均消失。脊髓休克期过后肌肉由松弛性瘫痪变为肌张力增高、腱反射亢进、病理反射阴性的痉挛性瘫痪。不完全性脊髓损伤：损伤平面以下尚有一些感觉和运动功能存在。包括脊髓中央损伤、脊髓前部损伤、脊髓后部损伤和脊髓半侧损伤。

3. 根据脊髓损伤部位 分为上颈段、下颈段、胸段、胸腰段和腰骶段脊髓损伤，其中胸腰段最为多见，下颈段次之，上颈段、胸段和腰骶段则较少见。

二、临床表现与诊断要点

（一）临床表现

脊髓损伤无论是否完全横断，急性期都可表现为伤后立即出现损伤水平以下运动、感觉和括约肌功能障碍，应注意检查患者损伤平面。脊柱骨折的部位可有后突畸形，伴有胸腹脏器伤者可有休克等表现。

1. 脊髓震荡 表现为损伤平面以下感觉、运动和括约肌功能不完全神经功能障碍，持续数分钟至数小时后恢复正常。

2. 脊髓休克 损伤水平以下感觉完全消失、肢体松弛性瘫痪、尿潴留、大便失禁、生理反射消失、病理反射阴性。这是损伤水平以下脊髓失去高级中枢控制的结果，一般24h后开始恢复，如出现反射，但完全渡过休克期需2~4周。

3. 完全性损伤 休克期过后，脊髓损伤水平呈下运动神经元损伤表现，而损伤水平以下为上运动神经元损伤表现，肌张力增高、腱反射亢进，出现病理反射，无自主运动，感觉完全消失和括约肌功能障碍。脊髓各节段完全性损伤临床表现如下。

（1）上颈段脊髓损伤 四肢瘫痪，由于膈肌和肋间肌瘫痪，可出现呼吸困难、咳嗽无力。

（2）下颈段脊髓损伤 双上肢表现为下运动神经元瘫痪，肌肉萎缩、腱反射低下，可有痉挛性瘫痪。

（3）胸段脊髓损伤 有一清楚的感觉障碍平面（脊髓休克后消失），双下肢呈痉挛性瘫痪，两侧对称。

（4）胸腰段脊髓损伤 感觉障碍在腹股沟的上方和下方，双下肢呈痉挛性瘫痪，膀胱及肛门括约肌失控，大小便失禁。

（5）马尾神经损伤 第3~5腰椎损伤时，马尾神经功能障碍大多为不完全性的，双下肢大腿呈松弛性瘫痪，大小便失禁。

4. 不完全性损伤 可在休克期过后，亦可在伤后立即表现为感觉、运动和括约肌功能的部分丧失，病理征可阳性。常见以下几种特殊类型的不完全损伤。

（1）布朗-塞卡综合征 表现同侧瘫痪及本体感觉、振动觉、两点分辨觉障碍，损伤水平皮肤感觉节段性缺失，而对侧在损伤水平几个节段以下的痛觉、温度觉丧失。

（2）脊髓前部损伤综合征 损伤平面以下运动障碍，痛觉和温度觉丧失，但本体感觉、触觉正常。多见于屈曲性楔形或泪滴骨折以及椎前动脉受损和阻塞。

（3）脊髓中央损伤综合征 通常上肢瘫痪重于下肢，损伤平面以下表现为分离性感觉障碍，即痛觉和冷热觉消失、触觉和深感觉保存，并多伴有括约肌功能障碍。

（4）脊髓后部损伤综合征　表现为损伤平面以下深部感觉消失，两侧运动障碍，但痛觉触觉和冷热觉保存。

（二）诊断要点

对脊髓损伤的诊断，根据病史、体征，进行局部和神经系统检查，作出正确诊断并不困难。同时做好全身检查，及时发现休克及胸、腹腔脏器合并损伤，掌握病情变化，作出及时而正确的处理，损伤程度的判定目前多数采用 Frankel 的分级标准（表 11-4）。

表 11-4　国际 Frankel 的分级

级别	功能
A	完全瘫痪
B	感觉功能不完全丧失，无运动功能
C	感觉功能不完全丧失，有非功能性运动
D	感觉功能不完全丧失，有功能性运动
E	感觉和运动功能正常

1. X 线片　查看①脊柱的整体对线、排位；②椎体骨折、脱位的类型；③附件有无骨折；④椎间隙有无狭窄和增宽。

2. 脊髓造影　可显示蛛网膜下隙有无梗阻，脊髓受压迫的程度和方向，神经根有无受损。

3. CT 扫描　轴位 CT 可显示椎管的形态，确定脊髓有无受压及受压的程度，对骨折和椎管狭窄情况提供准确的诊断依据。

4. 体感诱发电位　刺激周围神经（上肢为正中神经或尺神经；下肢为胫神经或腓总神经），经过脊髓传导，在大脑皮质相应的感觉区可记录到电位变化。受伤 24h 以后检查，不能引出诱发电位，且经数周内连续检查仍无恢复者，表明为完全性损伤；受伤后即能引出诱发电位，或者经过一段时间能够引出异常电位波者，表明为不完全性损伤。

5. MRI　有助于了解脊髓受损的性质、程度、范围，发现出血的部位及外伤性脊髓空洞，脊柱矢状面成像可直接观察到脊髓损伤全貌和周围结构受损程度，脊髓震荡多无阳性发现（图 11-6）。

三、治疗与预后

（一）治疗

1. 非手术治疗

（1）颅骨牵引　适用于颈椎骨折脊髓损伤，争取在住院后 2～5h 内完成。应用

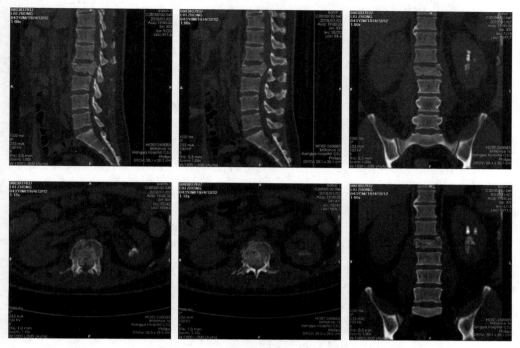

图 11-6　L_2 轴位爆裂骨折合并椎板骨折

Crutchfield 颅骨牵引术，重量由 4kg 开始，每 10min 增加 2kg，最多不超过 20kg，并将床头垫高 10～20cm，借患者体重牵引，经 X 线片证实复位后，若不需进一步手术治疗，则以 5kg～8kg 维持 1～2 周，待纤维愈合后改用其他支具制约，如颈圈、颈胸支架，固定 3 个月。

（2）手法整复　适用于胸椎骨折和脱位。

（3）逐步垫高法　适用于胸腰段脊柱骨折和脱位。患者仰卧，背部骨折处垫以软枕，使脊柱呈过伸姿势并逐步垫高，增加过伸，达到复位。

2. 药物治疗

（1）甲泼尼龙　是一种合成的中效糖皮质激素，其抗炎作用是氢化可的松 5 倍，是美国食品药品监督管理局（FDA）唯一批准的治疗急性脊髓损伤的药物。强调早期（伤后 8h 内）大剂量使用，首剂为 30mg/kg，于 15min 内静脉注射，第一次输注完 45min 后以每小时 5.4mg/kg 的速度维持量持续滴注约 23h。大剂量使用后应注意其肺部和胃肠道的并发症。

（2）脱水治疗　甘露醇、呋塞米等脱水药物可减轻脊髓水肿，宜早期使用。

（3）抗去甲肾上腺素类药物　减轻脊髓内微血管痉挛、抑制脊髓中央灰质出血坏死的形成与扩散，从而减少继发性脊髓中央出血坏死。

（4）纳洛酮　阿片抗剂，有阻断内啡肽、改善脊髓血流量的作用。

（5）钙通道阻滞药　可减轻细胞内 Ca^{2+} 超载，减轻脊髓继发性损伤，常用的有尼莫地平。

（6）神经营养药物　临床常用的有神经生长因子、脑水解蛋白等。

3. 高压氧治疗　可提高血氧分压，改善脊髓缺氧、缺血状态，有利于脊髓功能恢复。

4. 局部低温治疗　降低脊髓部位代谢，减少氧耗量，可采用开放或闭合式硬脊膜外或硬脊膜下冷却液灌洗，温度为 5～15℃。

5. 手术治疗

（1）适应证　①脊髓不完全损伤，症状进行性加重。②影像学显示椎板骨折，椎管内有碎骨片、椎体后缘突入椎管压迫脊髓。③脊髓损伤功能部分恢复后又停顿。④脊髓损伤伴小关节绞锁，经闭合复位失败。⑤腰以下骨折脱位，马尾损伤严重。

（2）禁忌证　①伤势严重有生命危险或合并有颅脑伤、胸腹脏器伤并伴有休克，在休克没有得到纠正之前不宜手术。②X 线片、CT 等检查无明显骨折脱位压迫，且症状逐渐好转。③当骨折脱位严重超过前后径 1/2 以上，临床表现为完全截瘫者。

（3）手术方法　①切开复位和固定。②椎板切除术。③脊髓前方减压术。

6. 加强功能锻炼，防止关节僵硬及肌肉萎缩。

7. 防治并发症　如压力性损伤、肺部并发症、泌尿系统感染、胃肠功能紊乱及低钠血症等。

（二）预后

1. 脊髓损伤的预后相对较差。对于完全性脊髓损伤患者，从自理生活角度看，C_7 是个关键水平，C_7 基本上能自理，C_7 以下完全能自理；C_7 以上时，C_5、C_6 只能部分自理；C_4 为完全不能自理。

2. 从轮椅上能独立的角度看，C_8 是个关键水平，C_8 以下均能独立。

3. 从步行功能看，T_6～T_{12}，L_1～L_3，L_4 以下损伤，分别为治疗性（需佩戴带骨盆托的髋膝踝足矫形器，借助双腋拐短暂步行）、家庭性（可在室内行走，但行走距离不能达到 900m）、社区性（可佩戴踝足矫形器，能上下楼梯，能独立进行日常生活活动，能连续行走 900m 以上）功能性步行的关键水平。如为不完全性损伤则后果要好得多。

4. 另外即使脊柱脊髓损伤后恢复较好。日常的生活中也一定要对脊柱进行保护，因为损伤后的脊柱非常脆弱，轻微的二次损伤就可能导致脊柱、脊髓再次遭受严重的创伤而出现严重的后果。

四、护理

（一）护理评估

1. 评估脊髓损伤程度及脊柱稳定性，有无存在合并复合伤。

2. 评估是否存在脊髓再损伤。

3. 评估患者生命体征。

4. 评估患者括约肌功能。

5. 评估是否存在体温调节障碍。

6. 评估是否存在肠道功能障碍。

7. 评估是否存在低钠血症。

（二）护理问题

1. 疼痛　与脊髓神经损伤有关。

2. 恐惧　与担心疾病预后有关。

3. 脊髓功能障碍　脊髓损伤所致。

4. 呼吸形态改变　脊髓损伤所致。

5. 营养不良（低于机体需要量）。

（1）在脊髓受损后 48h 之内，胃肠系统的功能可能会减低。

（2）脊髓损伤后，患者可能会出现消化功能障碍，以至患者对食物的摄取缺乏耐力，易引起恶心、呕吐，且摄入的食物也不易消化吸收。

6. 大、小便功能障碍　与脊髓损伤导致神经功能障碍、卧床、进食不当、不适应床上排便有关。

7. 皮肤完整性受损　与长期卧床，大小便失禁有关。

8. 潜在并发症（感染）。

9. 预感性悲哀　与面临功能障碍、瘫痪有关。

（三）护理措施

1. 术前护理

（1）做好现场急救护理　对患者迅速及较准确地作出判断，有无合并伤及重要脏器损伤，并根据其疼痛、畸形部位和功能障碍情况，判断有无脊髓损伤及其性质、部位。对颈段脊髓损伤者，首要是稳定生命体征。高位脊髓损伤患者，多有呼吸浅，呼吸困难，应配合医师立即气管切开，气管内插管。插管时特别注意，有颈椎骨折时，头部制动；气管插管时，宜采用鼻咽插管，借助纤维喉镜插管。

（2）正确运送患者，保持脊柱平直　现场搬运患者时至少要三人蹲在患者一侧，协调一致平起，防止脊柱扭转屈曲，平放在硬板单架上。对有颈椎骨折者，有一人在头顶部，双手托下颌及枕部，保持轻度向头顶牵引，颈部中立位，旁置砂袋以防扭转。胸腰段骨折者在胸腰部垫一软垫，切不可一人抱腋下，另一人抱腿屈曲搬动，而致脊髓损伤加重。

（3）患者及家属的心理准备　正常、恰当的心理准备，可以调动患者的积极性，积极配合治疗。

① 正确评估患者的情绪状态及对手术的理解能力，关注患者需求，给予患者心理支持。

② 做好术前健康知识宣传，介绍手术的大概情况，交代术后注意事项，使患者及家属以积极的心态配合手术和术后治疗。

③ 介绍成功病例，增强手术信心。

（4）术前常规准备

① 术前 8h 禁饮食，4h 禁饮水。

② 术前一日根据手术区域确定备皮范围。a. 高位颈段手术：枕骨粗隆至双肩水平的皮肤。b. 胸腰段脊髓手术：以病变椎体为中心上下五个锥体皮肤。c. 腰骶段手术：病变腰椎以上五个椎体至坐骨结节处。

③ 手术时间较长者，于术前晚上灌肠一次，防止术中大便失禁，造成污染。

④ 必要时备血。

（5）术前训练

① 咳嗽训练：指导患者做深呼吸，吸气时间长于呼气时间，要自然、缓慢、闭声门，然后胸部自下而上、缓慢用力咳嗽，避免用力过猛，使术后切口振动过大引起疼痛；有效咳嗽，增加肺通气量，预防术后坠积性肺炎发生。

② 排尿训练：让患者放松腹部及会阴部，用温热毛巾敷下腹部或听流水声、温开水清洗会阴等，反复多次练习，直至能躺在床上自然排尿，避免术后发生尿潴留及排尿困难。

③ 翻身训练：教会患者轴位翻身的方法，让患者平卧，护士站于患者所需卧位一侧，俯身，一手放于患者颈下，另一手放于患者外侧肩部，让患者双手分别放于护士颈后和一侧腋后，另一位护士站在患者身后，双手分别托着患者臀部及大腿，两人一起缓慢沿脊柱轴线用力，将患者缓慢放于侧卧位，再帮患者按摩受压处。

2. 术后护理

（1）病情观察　严密观察受损节段脊髓的功能，余内容详见本章第三节"椎管内肿瘤"相关内容。

（2）心理护理　根据患者的不同个性，应用暗示、诱导、鼓励等方法进行有效的心理疏导，使其消除消极心态。观察患者的心理反应，针对心理反应各期进行相应的护理。

① 对于震惊状态的患者，要理解其行为暂有异于常人，给患者以缓冲的时间，做好对症处理。

② 对于否定状态的患者应关怀帮助，以通俗易懂的方式，向患者解释，如实将患者病情及预后告知患者，言辞婉转，使患者一步步认识现实。

③ 对于抑郁状态的患者，因其存在复杂的心理，护士应多接触患者，与患者谈心，讲一些成功的范例，使患者树立战胜疾病、重新走向新生活的信心。

④ 对于缺乏独立生活信心的患者，应加强引导，改变其不良行为，激励其参与康复训练。

⑤ 适应状态是心理康复的重要阶段，应与患者一道拟订切实可行的康复计划，并帮助落实，使他们面对现实，积极配合治疗，使其"残而不废"，回归社会。

（3）体位　患者应平卧位，头颈部垫一高度适中的小枕，头颈两侧放置沙袋制动，从而防止颈椎过度伸屈、旋转。予轴线翻身，保证头、颈、胸在同一平面。病情允许者可佩戴颈托，取半卧位。髋关节置于伸直外展位；膝关节置于伸直位；踝关节置于背屈 90°功能位，防止足下垂。

（4）呼吸道护理

① 氧疗：根据患者缺氧程度采用不同浓度氧气吸入。

② 密切观察病情：观察患者呼吸频率、深浅度、节律以及氧饱和度的变化，注意保暖，防止呼吸道感染。

③ 正确有效排痰：经常变换体位，定时翻身叩背。当患者咳嗽无力或因咳嗽反射减弱或消失，应及时给予吸痰，在吸痰时应注意监测心率、心律、血压和血氧饱和度。

④ 湿化气道、稀释痰液：定时给予雾化吸入化痰药物，并多饮水达到湿化气道、稀释痰液的目的。

⑤ 呼吸功能训练：可使用呼吸功能锻炼器，嘱患者用嘴含紧，缩唇慢慢呼气，每次 10～15min，6～8 次/d，或对瓶吹气，增加肺活量。

⑥ 机械通气：颈 4～5 水平以上损伤，肺活量＜500mL 者应行气管切开，低于颈 4 水平，自主呼吸减弱，肺活量＜1000mL 应经常吸出呼吸道分泌物。

（5）压力性损伤护理

① 加强翻身：2h 翻身 1 次是最简单、最有效的压力解除法，气垫床的使用可延长翻身间隔时间，翻身应由 2～3 人操作，禁止床上拖拉患者，以维护受伤局部稳定，避免造成进一步损伤，受伤早期胸腰椎骨折患者需 2 人翻身，颈椎骨折需 3 人，受伤 4 周后骨折局部稳定，护士可协助翻身。

② 保持皮肤清洁干燥。

③ 保持床铺平整、松软、清洁、干燥、无褶皱、无渣屑。

（5）康复护理　详见第十九章第三节"脊髓损伤的康复护理"相关内容。

（四）健康指导

患者和家属对突然遭受到脊髓外伤所带来的四肢截瘫事实不能接受，患者和家属都比较紧张，因此对患者和家属的健康教育就非常重要。

1.饮食调节　注意饮食调节，制订合理膳食计划，保证维生素、纤维素、钙及各种营养物质的合理摄入。

2. 自我护理　详见第十九章第三节"脊髓损伤的康复护理"相关内容。

3. 心理调适　教育患者培养良好的心理素质，正确对待自身疾病，相信经过系统康复治疗，能以良好的心态去面对困难和挑战，充分利用残存功能去代偿致残部分功能，尽最大努力去独立完成各种生活活动。

4. 回归社会

（1）配合社会康复和职业康复部门，协助患者做回归社会的准备，帮助家庭和工作单位改造环境设施，使其适合患者生活和工作。

（2）在康复医师的协助下，对患者进行性康复教育。残疾人的性教育，是维持家庭的重要手段，家庭完整、家属支持，是残疾者最大的精神支柱，应鼓励他们勇敢地面对未来。

5. 鼓励患者及家属参加各项康复治疗活动。

（五）出院指导

颈椎手术者颈托固定至少 3 个月以上，减少低头动作；腰椎手术者出院后腰围继续佩戴护腰 3 个月以上，胸腰椎手术者应减少弯腰动作及快速转身动作；尾椎手术者减少下蹲动作，3 个月以后逐渐增加活动量。通常出院 1 个月后方能洗澡，擦洗身上时避开伤口皮肤；戒烟、戒酒，保持情绪稳定，劳逸结合，避免情绪激动。术后 1 个月、3 个月带齐术前、术后检查报告及 CT/MRI 片来院复诊。出现肢体无力、疼痛、感觉平面上升、原有症状加重等异常症状，应及时就诊，按时随访。

第五节 · 脊髓血管畸形

脊髓血管畸形是一种脊髓脊膜血管的先天性发育异常，占脊髓占位性病变的 3%～11%，常被误诊为脊髓肿瘤、脊髓炎及炎性脱髓鞘疾病等。发病年龄在 20 岁左右，最常见的表现是蛛网膜下腔出血或者脊髓出血；还有其他神经系统症状，如腰痛、根性疼痛、感觉运动障碍等。脊髓血管畸形的确切发病率仍不清楚，占急性卒中的 1.0%～1.2%。

一、病因病理与分类

（一）病因

脊髓血管畸形引起临床症状的原因是畸形血管破裂出血。出血可发生于脊髓蛛网膜下腔内或脊髓内。当出血形成血肿时，造成对脊髓的直接压迫和破坏，进一步加重了脊髓损害。

（二）病理

脊髓内血液盗流，脊髓缺血，髓内出血，大的血管畸形或血管瘤压迫脊髓，椎管内静脉高压。

（三）分类

1. 椎管内动静脉畸形　包括髓内动静脉畸形、硬脊膜下髓周动静脉瘘、硬脊膜动静脉瘘。

2. 海绵状血管瘤　包括椎体和髓内。

3. 复合型动静脉畸形　包括脊柱节段性血管瘤病（Cobb's 综合征）。

二、临床表现与诊断要点

（一）临床表现

1. 髓内动静脉畸形　为先天胚胎发育异常所致，有多个供血动脉和引流静脉，脊髓前动脉和脊髓后动脉均可参与畸形血管团和正常脊髓的双供血。1 个或 2 个独立的畸形血管团埋在脊髓内部或软膜内。主要表现有：①脊髓蛛网膜下腔出血，同时伴有瘫痪或根性疼痛；②进行性运动感觉障碍。

2. 硬脊膜下髓周动静脉瘘　为脊髓前动脉或脊髓后动脉与静脉之间的直接交通。血流速度因瘘口大小而异。主要表现为不对称性根-脊髓综合征，并进行性加重，病程进展 7～9 年可能发生瘫痪。

3. 硬脊膜动静脉瘘　在硬脊膜动静脉之间存在微小的瘘口，供血动脉为硬脊膜动脉，静脉反向引流至脊髓。表现为 6 个月到 2 年中胸腰段水平以下的进行性自下而上的感觉障碍及性功能障碍，2～4 年则发生截瘫。起病缓慢，开始常表现为单一的感觉、运动或括约肌功能障碍，如双下肢不对称性烧灼感或蚁走感、间歇性跛行等。病程为进行性加重，某些患者可以自发或诱发（突然改变体位、久坐、腰椎穿刺等）而突然加重。

4. 椎旁动静脉畸形　较少见，可独立存在或伴有脊髓动静脉畸形，其范围常很大，且血流速度很快。临床症状也多种多样，既可以进行性脊髓功能障碍症状为主，也可以心功能不全或椎旁皮下肿块表现为主。脊髓功能障碍的原因可能为：①伴有脊髓动静脉畸形；②通过扩张的硬脊膜外静脉丛直接压迫神经结构；③继发性脊髓静脉高压；④血液动力学因素，肋间动脉或腰动脉大量供血至动静脉畸形，致根髓动脉血液"偷流"，引起脊髓供血不足。

（二）诊断要点

1. X 线片　椎体血管瘤可见椎体有栅栏状疏松，髓内血管畸形可见椎管及椎弓根间距增宽。类似髓内肿瘤。科布综合征可见椎体及椎弓根破坏。

2. 脊髓造影

（1）髓周正常血管影　正常脊髓造影片上常可见到髓周和髓后的血管影，直线为脊髓前静脉，弯曲的为脊髓后静脉，多位于胸4～8节段。正位断层可在胸腰段见到发针样根髓引流静脉。

（2）病变的脊髓造影影像　脊髓增粗，提示髓内血管畸形，脊髓表面的静脉团可致梗阻。在脊髓周围或椎管圆锥部可见扩张或迂回的血管影。

3. CT扫描　平扫可检出髓内血肿和钙化。髓内注射对比剂可见蛛网膜、硬膜下隙有异常的充盈缺损，造影增强后可显示髓内、外的异常血管团。

4. 磁共振成像　除海绵状血管瘤外，各型的脊髓血管畸形在MRI的影像中都显示为蜿蜒迂曲的低信号流空现象（图11-7）。

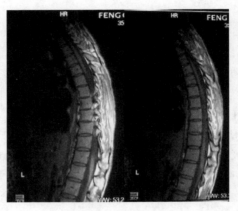

图 11-7　脊髓血管畸形

5. 脊髓血管造影　是目前确诊和分类脊髓血管畸形的最佳方法。

三、治疗与预后

目前外科治疗脊髓血管畸形的方法有血管内栓塞术、病灶切除术、供血动脉结扎术和椎板切除减压术。对于急性出血的患者应该行急性减压，清除血肿，防止脊髓因为血肿压迫变性、坏死，以利于进一步处理。

（一）髓内动静脉畸形

1. 手术适应证

（1）畸形血管团边界清楚，呈团块状。

（2）病变范围在两个椎体以内。

（3）病变位置靠后与脊髓前动脉距离较远，手术便于处理而不损伤动脉主干。

（4）引流静脉不阻挡手术入路。

（5）手术可接近扩张的瘤样血管，便于处理，解除压迫。

2. 用固体栓子（如干燥硬膜、微球）作为栓塞材料的栓塞治疗的适应证

（1）动静脉畸形主要由脊髓后动脉供血。

（2）脊髓前动脉的供应蒂常扩张，较少迂曲。

（3）供血动脉直接进入畸形。

（4）在畸形血管的上下有正常的脊髓前动脉的侧支循环。

栓塞的原则是经过较安全的途径，循序渐进地减慢脊髓动静脉间的异常血流，改善脊髓功能，减少出血机会，逐渐形成血栓，最终使血管畸形完全栓塞。

（二）硬脊膜下髓周动静脉瘘

治疗的目的是闭塞瘘口，动脉、静脉都应保留，否则会加重髓内循环缓慢的现象。

1. 手术适应证　仅适用于可能辨认清楚而又能达到的部分病变。脊髓前动脉的动静脉瘘则难以手术，即使病变位于脊髓后方，但因为血管多而复杂，手术亦非易事。

2. 栓塞适应证　供血动脉和瘘口均较粗大的病例可用球囊或微弹簧圈栓塞。

（三）硬脊膜动静脉瘘

栓塞简单易行，且可在造影诊断的同时进行，应作为首选方法。只有当脊髓前动脉（ASA）与动静脉瘘（AVF）供血动脉在同一水平时或栓塞失败后才行手术夹闭。手术时夹闭瘘口的起始端或再将含有瘘口的大块硬膜切除即可，保留尚有正常功能的扩张静脉。

（四）椎旁动静脉畸形

无神经功能或心功能障碍而仅有局部体征的病例，如肿块局限可在栓塞后切除，若病变广泛也可暂时不处理，定期追踪。伴有神经功能或心功能障碍的病例先多次栓塞，待心排血量增加，血管造影显示明显好转时可手术切除。术后应再次行CT和血管造影复查。

患者全身情况不良难以接受手术者不宜手术。术前选择性脊髓血管造影，明确供血动脉的数目、位置，畸形血管团的位置和引流静脉的范围等。高颈段手术者，必要时气管切开，保持呼吸道通畅与排痰。

四、护理

（一）护理评估

1. 评估有无感觉障碍　由于神经后根刺激传导束与硬脊膜，部分患者常在被针刺区域的邻近有感觉过敏，有轻触觉和位置觉的缺失。

2. 评估是否运动功能障碍　表现为肢体无力。颈段脊髓肿瘤时上肢不能高举，握物不稳，不能完成精细动作；下肢举步无力、僵硬、易跌，甚至肌肉萎缩与瘫痪（偏瘫、全瘫、高位瘫、低位瘫）。

3. 评估有无疼痛　了解疼痛的部位、性质、时间、程度。由于常并发椎管内出血，患者通常感到局部疼痛。

4. 了解影像学检查结果

（1）MRI　可以看到异常血管，但在腰骶段脊髓，异常的 T_2 加权信号往往是唯一的异常发现。

（2）选择性脊髓动脉造影　脊髓前动脉可以辨认，与硬膜动静脉畸形有关的血供也可以确定。

5. 了解患者一般情况、健康史、心理社会情况。

（二）护理问题

1. 恐惧　与担心疾病预后有关。

2. 脊髓间歇性跛行　当运动时病变节段脊髓神经元需要供血量增加，如不能满足时即出现疼痛，休息后缓解。

3. 呼吸形态改变　与肿瘤压迫有关。

4. 排便异常　与脊髓损伤导致神经功能障碍、卧床、进食不当、不适应床上排便有关。

5. 有废用综合征的危险　脊髓损伤所致。瘫痪的初期可为痉挛性瘫痪，持续一段时间后则变为痉挛性瘫痪和松弛性瘫痪共存的混杂性瘫痪。

6. 潜在并发症（感染、截瘫）。

7. 预感性悲哀　与面临截瘫有关。

（三）护理措施

1. 术前护理

（1）心理护理　因感觉障碍使患者对生活丧失情趣和信心，运动功能障碍、大小便障碍又使患者日常生活诸多不便，而害怕手术使患者处于紧张恐惧的心理状态。护理上应加强与患者的沟通，予以日常生活的协助。做好健康宣教，使患者以乐观、积极的心态来配合治疗。

（2）饮食、体位　详见第十一章第二节"脊髓空洞症"相关内容。

（3）症状护理

① 感觉障碍：感觉功能障碍患者，避免使用热水袋，在为患者洗脸、洗脚时需测量水温或用手背试温。

② 臀肌萎缩：予以日常生活的照顾，保持大小便通畅，勤翻身防压力性损伤。

③ 排便异常：

a. 便秘护理的关键是促进肠蠕动。促进肠蠕动的护理措施有以下几点。

• 合理进食，增加富含纤维素的蔬菜、水果的摄入，并补充足够的水分。

• 指导并教会患者顺肠蠕动方向自右下腹→右上腹→左上腹→左下腹，由轻而重，再由重而轻按摩腹部。

- 病情允许时指导患者做肢体活动及做收腹活动。
- 督促患者养成定时排便的习惯。
- 必要时使用润滑剂、缓泻药及灌肠等方法解除便秘。

b. 小便失禁：

- 留置导尿管于床旁无菌尿袋内，悬挂时无菌尿袋应低于尿道口，及时倾倒尿液，避免反复开放以免逆行感染。无菌尿袋每周更换 2 次。
- 尿道口每日清洁 2 次。
- 定期开放、关闭导尿管，避免膀胱挛缩。
- 训练膀胱功能，每 4h 开放导尿管一次，输液时适当缩短间隔时间。
- 膀胱高度充盈时放尿不能超过 1000mL，避免膀胱内压力突然降低而引起膀胱内膜撕脱而出血。
- 监测有无感染指征，如尿液颜色、性质，尿道口有无红肿、发热等。
- 鼓励患者多饮水增加尿量，稀释尿液，起到自然冲洗膀胱的作用。
- 情况允许时可不留置导尿管予以假性导尿。

2. 术后护理

（1）详见第十一章第二节"脊髓空洞症"相关内容。

（2）预防性安全护理

① 正确及时评估患者：评估患者的肌力、肌张力及感觉平面。

② 床上备有床挡，保护患者以防意外。

③ 介入治疗术后，穿刺部位加压包扎，嘱患者卧床 24h，患肢制动 8h，躁动患者必要时加用约束带保护患者。

④ 对于意识不清的患者应防外界热源、致冷物质的伤害（如电毯、热水袋、冰袋、冰毯）。

⑤ 防止压力性损伤：每 1～2h 翻身，避免身体局部受压太久，骨突处给予减压贴。

（3）潜在并发症护理

① 脊髓内出血或血肿：a. 密切观察伤口敷料情况；b. 如出现伤口渗血严重，伤口引流液多，及时报告医师并协助处理；c. 配合医师做好再次手术准备。

② 脊髓功能障碍加重：a. 观察感觉、运动功能，进行术前术后对照，并详细记录；b. 如病情加重及时报告医师处理；c. 安慰患者，鼓励患者配合治疗，以尽可能最大限度促进功能恢复。

（四）健康教育

1. 饮食指导　养成良好的生活习惯，加强营养，进食高蛋白（奶、畜肉、禽肉、蛋类、鱼虾、干果类）、高维生素（动物的肝脏、小米、大米、青菜等）、高纤维素（韭菜、芹菜等）、易消化（豆腐、酸奶等）食物，多食水果、蔬菜。

2. 预防便秘

(1) 提供适当的排便环境　如拉上围帘或用屏风遮挡，以消除紧张情绪，保持心情舒畅，利于排便。

(2) 选取适宜的排便姿势　卧床患者如无禁忌，最好采用坐姿或抬高床头，利用重力作用增加腹内压促进排便。

(3) 腹部环形按摩　排便时用手沿结肠解剖位置自右向左环形按摩，可促使降结肠的内容物向下移动，并可增加腹内压，促进排便。指端轻压肛门后端也可促进排便。

(4) 遵医嘱口服缓泻药物　缓泻剂可增加粪便中水分含量，加快肠蠕动，加速肠内容物的运行，而起到导泻的作用。

(5) 使用简易通便剂　如开塞露等，其机制是软化粪便、润滑肠壁、刺激肠蠕动，促进排便。

3. 神经功能障碍肢体的健康指导　感觉麻木或感觉消失的肢体应注意防止烫伤；瘫痪肢体要保持功能位，预防关节畸形、足下垂等；教会患者使用轮椅，帮助其树立生活的信心，尽早参加社会活动。

4. 功能锻炼　对于长期卧床或一侧肢体瘫痪或四肢瘫痪的患者应加强肢体功能锻炼，其目的是维持关节活动度，预防关节僵硬、粘连和挛缩，促进血液循环，有利于关节营养的供给，恢复关节功能，维持肌张力。根据患者情况依次进行屈曲（关节弯曲或头向前弯）、伸展（关节伸直或头向后仰）、伸展过度、过伸（超过一般范围）、外展（远离身体中心）、内收（移向身体中心）、内旋（旋向中心）、外旋（自中心向外旋转）关节锻炼。

5. 压力性损伤预防　预防压力性损伤、按时翻身，保持皮肤及床单的清洁平整。对已产生的压力性损伤应积极治疗，对症处理。

（五）出院指导

1. 饮食指导　进食高热量、优质蛋白、富含纤维素及维生素的食物，如鱼、肉、蛋、奶、新鲜水果和蔬菜，以增强机体抵抗力，促进组织修复，有利康复。但不要盲目进补，以免适得其反。

2. 休息与活动　鼓励其尽可能自理日常生活，并进行力所能及的活动，注意劳逸结合，日常作息要健康有规律。

3. 用药指导　遵医嘱按时按量服用药物，不要随意停药或减量，漏服应及时补上。

4. 伤口需愈合后才能洗，不要用手抓挠伤口，有痂应任其自然脱落。

5. 心理指导　栓塞治疗后症状没有立即完全缓解的患者，应鼓励患者积极建立健康的人格，告知患者疾病恢复有一定的过程。指导亲友应关心鼓励患者，让患者树立康复的信心，提高生活质量。

6. 若出院时带有腰托，向家属示范轴式翻身，并要求家属掌握。要求家属为患者翻身时保持头、颈、躯干致呈轴线或卷席样，以免脊柱扭曲引起损伤。

7. 复诊指导　一般情况下 3～6 个月后复查，应携带影像学资料及病历。如原有症状未改善或加重，或出现新的症状如肢体肌力急剧下降、乏力等均应及时来院就诊。

第六节 · 腰椎间盘突出

腰椎间盘突出是指由于外伤和退行性改变，椎间盘纤维环破裂，髓核脱出，压迫神经根或脊髓，造成疼痛和神经功能障碍。1932 年美国医师 J. S. Barr 和 W. J. Mixter 首先提出腰椎间盘突出是腰腿痛最常见的原因之一。好发于 L_4、L_5 椎间盘，其次是 L_5、S_1 椎间盘和 L_3、L_4 椎间盘。

一、病因病理与分类

（一）病因

腰椎间盘在脊柱的负荷与运动中承受强大的应力。从近 18 岁时开始持续退变，腰椎间盘退变系腰椎间盘突出症的基本病因。导致腰椎间盘退变的有力学、生物化学、年龄、自身免疫和遗传易感因素等。其中外伤是椎间盘突出的重要因素，特别是儿童与青少年的发病与之密切相关；从事汽车和拖拉机驾驶员等职业长期处于坐位和颠簸状态，容易造成腰椎间盘突出；从事重体力劳动、举重运动者和煤矿工人或建筑工人，因过度负荷造成椎间盘早期和严重退变；妊娠；遗传及腰骶先天异常。

（二）病理改变

椎间盘由髓核、纤维环和软骨终板构成。由于椎间盘组织承受人体躯干及上肢的重量，在日常生活及劳动中，劳损较其他组织为重。但椎间盘仅有纤维环获得少量血液供应，营养依靠软骨终板渗透甚为有限，从而极易发生退变。

（三）分类

腰椎间盘突出分为 5 种病理类型（图 11-8）：

1. 椎间盘膨出　纤维环超出其附着于相邻椎体骺环之间，纤维环呈环状凸起，纤维环完整，而无断裂，由于均匀性膨出至椎管内，可引起神经根受压。

2. 椎间盘凸出　椎间盘局限性隆起，内层纤维环断裂，髓核向内层纤维环薄弱处突出，但外层纤维环仍然完整。

3. 椎间盘突出　突出的髓核被很薄的外层纤维环所约束，产生严重的临床症状。切开外层纤维环后髓核自行突出。

4. 椎间盘脱出　突出的髓核穿过完全破裂的纤维环，位于后纵韧带下，髓核可位于神经根的外侧、内侧或椎管前方正中处。

5. 游离型椎间盘　髓核穿过完全破裂的纤维环和后纵韧带，游离于椎管内，甚至位于硬脑膜内或蛛网膜下腔，压迫马尾神经或神经根。

A. 正常椎间盘

B. 椎间盘膨出，整个椎间盘纤维环均匀性向外凸起

C. 椎间盘凸出，椎间盘纤维环的内层断裂，髓核组织部分突出

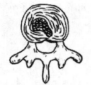
D. 椎间盘突出，椎间盘纤维环大部分断裂，仅有外层纤维环尚完整，将髓核局限于椎间盘内

E. 椎间盘脱出，椎间盘纤维环全部断裂，髓核组织突出于椎间盘外，为后纵韧带所约束

F. 游离型椎间盘突出，髓核组织突破纤维环和后纵韧带游离于椎管内

图 11-8　腰椎间盘突出病理类型

二、临床表现与诊断要点

（一）临床表现

1. 疼痛、腰痛　是最早的症状。由于腰椎间盘突出是在腰椎间盘退行性变的基础上发展起来的，所以在突出以前的椎间盘退行性变即可出现腰腿痛。腰部的疼痛多数是由慢性肌肉失衡、姿势不当或情绪紧张引起。椎间关节引起的牵涉性疼痛是由椎旁肌肉、韧带、关节突关节囊、椎间盘或硬膜囊受损引起，疼痛在腰骶部或患侧下肢。神经根引起的牵涉性疼痛，其支配的皮节易出现刺痛、麻木感，若前根的运动神经受压，可出现支配肌肉的力量下降和肌肉萎缩。

2. 下肢放射痛、麻木　主要是因为突出的椎间盘对脊神经根造成化学性和机械性刺激，表现为腰部至大腿及小腿后侧的放射性疼痛或麻木感。肢体麻木多与下肢放射痛伴发。麻木是突出的椎间盘压迫本体感觉和触觉纤维引起的。有少数患者自觉下肢发凉、无汗或出现下肢水肿，这与腰部交感神经根受到刺激有关。中央型巨大突出者，可出现会阴部麻木刺痛、排便及排尿困难，男性阳痿，双下肢坐骨神经疼痛。

3. 肌肉萎缩　腰椎间盘突出较严重者，常伴有患侧下肢的肌肉萎缩，以趾背

屈肌力量减弱多见。

4. 活动范围减小　前屈受限病变多在上腰椎，侧屈受限有神经根受刺激的情况存在，伸展受限多有关节突关节的病损。

5. 马尾神经症状　主要表现为会阴部麻木和刺痛感，排便和排尿困难。

6. 体格检查　可发现腰椎生理曲度改变，腰背部痛和叩痛，步态异常，直腿抬高试验阳性等。

常见部位腰椎间盘突出的症状和体征（表 11-5）。

表 11-5　腰椎间盘突出的症状和体征

突出部位	L_3、L_4 椎间盘	L_4、L_5 椎间盘	L_5、S_1 椎间盘
受累神经	L_4 神经根	L_5 神经根	S_1 神经根
疼痛部位	骶髂部、髋部、大腿前内侧、小腿前侧	骶髂部、髋部、大腿和小腿前外侧	骶髂部、髋部、大腿、小腿、足跟和足外侧
麻木部位	小腿前内侧	小腿外侧或足背，包括拇趾	小腿和足外侧包括外侧三足趾
肌力改变	伸膝无力	拇趾背伸无力	足趾屈及屈趾无力
反射改变	膝反射减弱或消失	无改变	踝反射减弱或消失

（二）诊断要点

1. 病史　详细了解与患病有关的情况，如有无外伤、从事何种职业、治疗经过等。

2. 体格检查　观察患者步态是否跛行、脊柱是否出现侧突、直腿抬高试验等。

3. 辅助检查　摄腰椎正侧位、斜位 X 线片，CT、MRI 检查，对有马尾神经损伤者行肌电图检查（图 11-9）。

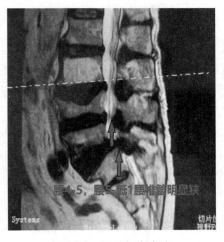

图 11-9　腰椎间盘突出

三、治疗

（一）非手术治疗

首次发病者、症状较轻者、诊断不清者以及全身和局部情况不宜手术者。方法包括卧床休息，卧床休息加牵引，支具固定，推拿、理疗、按摩，封闭、髓核溶解术。

（二）手术治疗

适应证如下：

1. 诊断明确，病史超过半年，经过严格保守治疗至少 6 周无效；或保守治疗有效，经常复发且疼痛较严重、影响工作和生活者。

2. 首次发作的腰椎间管盘突出症疼痛剧烈，尤以下肢症状者，患者因疼痛难以行动及睡眠，被迫处于屈髋屈膝侧卧位，甚至跪位。

3. 出现单根神经麻痹或马尾神经受压麻痹，表现为肌肉瘫痪或出现直肠、膀胱症状。

4. 病史虽不典型，经脊髓造影或其他影像学检查，显示硬脊膜明显充盈缺损或神经根压迫征象，或显示髓核巨大突出。

5. 椎间盘突出并有腰椎管狭窄。

四、护理

（一）护理评估

1. 评估有无感觉功能障碍

（1）疼痛　是腰椎间盘突出最常见的症状，根性神经痛常为髓外压迫的最早症状，表现为刺痛、烧灼或刀割样疼痛。询问有无刺激性疼痛，疼痛的程度，是否影响休息与睡眠。

（2）下肢感觉异常　表现为下肢放射痛或麻木感，甚至出现下肢水肿。

2. 评估有无运动障碍　下肢举步无力、僵硬、易跌，甚至患侧下肢的肌萎缩，以趾背屈肌力减弱多见。

3. 评估有无自主神经功能障碍

（1）膀胱和直肠功能障碍　表现为会阴部麻木和刺痛感，排便和排尿困难。

（2）排汗异常　汗腺在脊髓的前神经元受到破坏，化学药物仍起作用，表现为少汗或无汗，自觉下肢发凉、无汗。

（二）护理问题

1. 疼痛　与腰椎间盘退行性变，神经根受压有关。

2. 恐惧　与担心疾病预后有关。

3. 脊髓功能障碍　与脊髓受压有关。

4. 便秘　与神经功能障碍、卧床、进食不当、不适应床上排便有关。

5. 潜在并发症（感染、下肢深静脉血栓）。

6. 预感性悲哀　与运动障碍受限有关。

（三）护理措施

1. 术前准备　减轻疼痛的护理。

① 减轻引起疼痛的因素，因咳嗽、喷嚏、用力时脑脊液压力一过性增高，神经根被牵拉，可加剧疼痛。所以，指导患者减少突然用力动作，不可避免时，做好心理准备；同时处理诱发原因，如咳嗽频繁者遵医嘱应用镇咳剂；观察、记录疼痛变化。疼痛明显加重时通知医师，遵医嘱给予镇痛药或进行相应检查。

② 向患者解释疼痛原因，使患者心理放松，才能准确评价疼痛级别，向护理人员提供有效信息并配合治疗。同情、鼓励患者，但注意适当分散患者注意力。

③ 其他　详见第十一章第四节"脊髓损伤"相关内容。

2. 术后护理　完善的术后管理是保证手术效果、减少并发症的重要一环。

（1）全麻手术后护理常规

① 医、护、麻醉医师共同床边交接，了解麻醉和术中情况。

② 密切监测患者生命体征，持续低流量吸氧。

③ 保持呼吸道通畅，观察呼吸频率、节律及血氧饱和度的变化，观察患者是否出现呼吸困难、烦躁不安等呼吸道梗阻症状。

④ 观察患者四肢活动及感觉情况。

⑤ 床档保护防止坠床。

（2）体位护理

① 每 1～2h 翻身一次，翻身时注意保持头与身体的水平位，护士以稳妥轻柔的动作，按照术前训练方法，协助患者轴线翻身，因疼痛不必过多移动患者，要注意头、颈、躯干及下肢应保持在同一轴位线，不可强拖硬拉。

② 防止颅内压降低引起头痛、头晕，应将床尾垫高 15°～30°。

（3）切口的观察和处理

① 密切观察伤口有无渗血、渗液，如有渗出及时通知医师更换敷料并警惕脑脊液漏的发生。

② 伤口感染常在术后 3～7 天出现，表现为局部搏动性疼痛，皮肤潮红、肿胀，压痛明显，并伴有体温升高，及时通知医师，检查伤口情况并及时处理。

（4）疼痛的护理

① 评估患者疼痛的程度及是否需要药物辅助镇痛，可适当变换体位，保持舒适以缓解疼痛。

② 咳嗽、打喷嚏、便秘常常可以使腹压增加，诱发或加重疼痛，因此应注意预防感冒及便秘。

③ 寒冷常使腰部以下肌肉收缩，加重疼痛，因此，腰部及下肢注意保暖，给予患者足浴和温水擦浴，水温保持在 41～43℃，避免烫伤。

（5）脊髓神经功能的观察　术后 72h 内每 30min 观察一次肢体运动、感觉、括约肌功能，与术前进行对比，如发现感觉平面上升或四肢活动度有减退，应考虑脊髓出血或水肿，应立即通知医师采取紧急措施。

（6）引流管护理

① 妥善固定引流管，躁动患者适当约束四肢；根据引流管的种类和安置目的调整放置高度；如引流管不慎脱出，应立即检查引流管头端是否完整脱出，并立即通知医师处理，切勿自行安置。

② 保持引流管通畅，定时挤捏管道，使之保持通畅；勿折叠、扭曲、压迫管道。

③ 严密观察并准确记录引流液性状、量、颜色，当发现引流管无引流液流出时，应考虑引流管是否堵塞，采取自近端向远端轻轻挤压，旋转引流管方向，适当降低引流管高度进行处理。观察敷料渗血情况，如创口有渗血，周围皮下组织有瘀斑，要警惕深部血肿发生，及时通知医师处理。

④ 搬动患者，应先夹闭引流管；根据病情严格控制高度和引流速度，引流液超过一半时，应倾倒并记录，防止因液面过高所致的逆流污染；更换引流装置时严格无菌操作，保持引流管与伤口或黏膜接触部位的洁净，以防感染。

⑤ 一般引流管在 2～3 天后拔除。

⑥ 留置导尿管按照导尿管护理常规进行，一般在患者排尿功能恢复后拔除导尿管。

（7）饮食护理

① 麻醉清醒前应禁食水，清醒 6h 后可进流食，出现呕吐时暂不进食，头偏向一侧。

② 术后第 1 天可进高蛋白（奶、畜肉、禽肉、蛋类、鱼虾、大豆类、干果类）、高热量、易消化食物（豆腐、酸奶等），以增加机体抵抗力，多食蔬菜及水果，多饮水，保持大便通畅。

③ 术后第 2 天患者即可进食半流质饮食，并逐渐过渡到普食。吞咽反射迟钝者，首先应选择糊状或匀浆质胶冻状食物（如米粉、蛋羹、藕粉、面糊等）防止呛咳引起的窒息，必要时留置胃管，给予鼻饲饮食。

（8）并发症的观察和护理

① 早期并发症

a. 术后出血：由于手术中血管结扎不牢固、止血不彻底、术后引流不畅或患者凝血功能不良所致的切口出血而引起的血肿，若患者出现四肢疼痛进行性加重，感觉平面上升，双下肢瘫痪加重，应考虑椎管内血肿形成压迫脊髓，应及时报告医师处理。

b. 脊髓和神经根损伤：由于手术中牵拉脊髓或术后水肿、血肿压迫脊髓可造成脊髓损害加重和神经根损伤。术后回病房后，应密切观察患者的四肢感觉、运动、反射和大小便情况，注意与术前相比较，若发现异常，及时报告医师给予处理。

c. 腹胀：为椎管肿瘤术后常见并发症，指导患者进食含蛋白质和维生素较多的食物，多食咸或偏酸性食物，减少或不进甜食，还可以食入一些助消化的山楂片、胃蛋白酶合剂和助胃肠排气的饮剂。必要时进行胃肠减压、中药灌肠或肛管排气；如果是便秘引起的腹胀，可按摩腹部，必要时用缓泻剂及粪便软化剂。

② 术后卧床并发症

a. 肺不张、肺炎：预防肺部感染的最好方法是让患者尽早从床上坐起，如戴好腰围或定制的腰部外固定支架坐起，有利于患者呼吸通畅，便于排痰。

b. 压力性损伤：耐心向患者讲明翻身在预防压力性损伤中的重要性；翻身时动作轻柔，患者保持轴位，1～2h 翻身一次，保持床单干燥整齐；鼓励患者进食营养丰富的饮食，以增强机体的抗病及修复能力。

c. 下肢深静脉血栓：术后卧床期间，加强肢体的主动和被动运动，保持肌肉柔韧性，防止血栓形成，必要时适当抬高患肢。根据医嘱及时、准确给予预防用药。

（四）健康教育

1. 纠正不良姿势　了解并维持正确的坐、立姿势，即保持正常的腰椎生理前凸。

2. 脊柱调衡　需要长时间固定同一姿势或重复同一动作时，要注意定时改变和调整姿势和体位，并穿插简短放松运动。

3. 节能技术　充分利用杠杆原理，学习省力的姿势动作。如搬动重物时尽量采取屈膝屈髋下蹲，避免直腿弯腰搬物，同时，重物应尽量靠近身体，缩短阻力臂。

4. 避免二次伤害　避免在腰椎侧弯及扭转时突然用力，不能避免时，也应先做热身运动，以增强脊柱抗负荷能力。

5. 肥胖者应适当减肥。

6. 运动教育　正确的运动维持性训练对预防腰椎间盘突出症的发生，特别是预防复发有着极为重要的意义。但针对不同的病因，应选用适宜的训练方法，并定期随访。此外，特别推荐游泳运动，因为在游泳的体位下，腰椎间盘的内压最低，同时又可有效训练腰腹肌及四肢肌肌力，是一项适合腰椎间盘突出症患者的健身运动项目。

7. 其他教育

（1）营养　应保持足够的维生素、钙等的摄入量。

（2）着装　避免穿高跟鞋，不能避免时也要尽量缩短连续穿着高跟鞋的时间，腰椎间盘突出症发作时应选用低跟或坡跟轻便鞋为宜。

（3）家具　卧具应选硬板床，硬木高靠背椅子，且中下 1/3 处应加靠垫。

（五）出院指导

详见第十一章第三节"椎管内肿瘤"相关内容。

第七节·颈椎病

颈椎病又称颈椎综合征，是颈椎骨关节炎、增生性颈椎炎、颈神经根综合征、颈椎间盘脱出症的总称，是一种以退行性变为基础的疾患。主要由于颈椎长期劳损、骨质增生，或椎间盘脱出、韧带增厚，致使颈椎脊髓、神经根或椎动脉受压，出现一系列功能障碍的临床综合征。表现为椎节失稳、松动，髓核突出或脱出，骨刺形成，韧带肥厚和继发的椎管狭窄等，刺激或压迫了邻近的神经根、脊髓、椎动脉及颈部交感神经等组织，引起一系列症状和体征。

一、病因病理与分类

（一）病因病理

1. 颈椎的退行性变　颈椎退行性变是颈椎病发病的主要原因，其中椎间盘的退变尤为重要，是颈椎诸结构退变的首发因素，并由此演变出一系列颈椎病的病理解剖及病理生理改变。

（1）椎间盘变性。

（2）韧带椎间盘间隙的出现与血肿形成。

（3）椎体边缘骨刺形成。

（4）颈椎其他部位的退变。

（5）椎管矢状径及容积减小。

2. 发育性颈椎椎管狭窄　近年来已明确颈椎管内径，尤其是矢状径，不仅对颈椎病的发生与发展，而且与颈椎病的诊断、治疗、手术方法选择以及预后判定，均有着十分密切的关系。

3. 慢性劳损　是指超过正常生理活动范围最大限度或局部所能耐受限值的各种超限活动。其对颈椎病的发生、发展、治疗及预后等有着直接关系，常见三种情况。

（1）不良的睡眠体位　因其持续时间长及在大脑处于休息状态下不能及时调整，则必然造成椎旁肌肉、韧带及关节的平衡失调。

（2）不当的工作姿势　大量统计材料表明，某些工作量不大、强度不高，但处于坐位尤其是低头工作者的颈椎病发病率特高，包括家务劳动者、刺绣女工、办公室人员、打字抄写者、仪表流水线上的装配工等。

（3）不适当的体育锻炼　正常的体育锻炼有助于健康，但超过颈部耐量的活动或运动，如以头颈部为负重支撑点的人体倒立等，均可加重颈椎的负荷，尤其在缺乏正确指导的情况下。

4. 颈椎的先天性畸形　在对正常人颈椎进行健康检查或作对比性研究摄 X 线片时常发现颈椎段可有各种异常所见，其中骨骼明显畸形约占 5％。

（二）分类

颈椎病可分为神经根型颈椎病、脊髓型颈椎病、椎动脉型颈椎病、交感神经型颈椎病、食管压迫型颈椎病、颈型颈椎病。

二、临床表现与诊断要点

（一）临床表现

颈椎病的临床症状较为复杂。主要有颈背疼痛、上肢无力、手指发麻、下肢乏力、行走困难、头晕、恶心、呕吐，甚至视物模糊、心动过速及吞咽困难等。颈椎病的临床症状与病变部位、组织受累程度及个体差异有一定关系。

1. 神经根型颈椎病

（1）具有较典型的根性症状（麻木、疼痛），且范围与颈脊神经所支配的区域相一致。

（2）压头试验或臂丛牵拉试验阳性。

（3）影像学所见与临床表现相符合。

（4）痛点封闭无效果。

（5）排除颈椎外病变（如胸廓出口综合征、腕管综合征、肘管综合征、肩周炎等）所致以上肢疼痛为主的疾患。

2. 脊髓型颈椎病

（1）临床上出现颈脊髓损害的表现。不同颈神经根受累的临床症状和体征（表11-6）。

表 11-6　颈神经根受累的临床症状和体征

椎间盘	颈神经根	症状和体征
$C_2 \sim L_3$	C_3	颈后部疼痛及麻木，特别是乳突及耳郭周围。无肌力减弱或反射改变
$C_3 \sim L_4$	C_4	颈后部疼痛及麻木并沿肩胛提肌放射，伴有向前胸放射。无肌力减弱或反射改变
$C_4 \sim L_5$	C_5	沿一侧颈部及肩部放射，在三角肌处感麻木，三角肌无力和萎缩，无反射改变
$C_5 \sim L_6$	C_6	沿上臂和前臂外侧向远端放射痛至拇指和示指。手背第一背侧骨间肌处麻木。肱二头肌肌力和肱二头肌反射减弱
$C_6 \sim L_7$	C_7	沿上臂和前臂背侧中央向远端放射痛至中指，亦可至示指和环指。肱三头肌肌力和肱三头肌反射减弱
$C_7 \sim T_1$	C_8	沿前臂内侧向远端放射痛至环指和小指。小指和环指尺侧感麻木。骨间肌、蚓状肌萎缩和肌力减弱，无反射改变

（2）X 线片上显示椎体后缘骨质增生、椎管狭窄（图 11-10）。

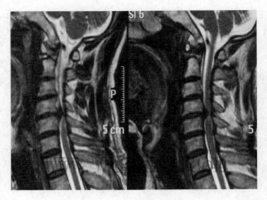

图 11-10　脊髓型颈椎病

（3）排除肌萎缩侧索硬化、脊髓肿瘤、脊髓损伤、多发性末梢神经炎等。

目前国际通用的为日本矫形科学学会（JOA）17 分法（表 11-7）可作为脊髓功能评定。

表 11-7　脊髓功能评估 JOA 17 分法

Ⅰ．上肢运动功能	1 分：轻微感觉丧失
0 分：不能用筷子或勺子吃饭	2 分：正常
1 分：能用勺子但不能用筷子吃饭	B．下肢．同上肢标准
2 分：能不完全地用筷子吃饭	C．躯干。同上肢标准
3 分：能用筷子吃饭，但笨拙	Ⅳ．膀胱功能
4 分：正常	0 分：完全性尿潴留
Ⅱ．下肢运动功能	1 分：严重排尿障碍
0 分：不能行走	（1）膀胱排空不充分
1 分：走平地需用拐杖或搀扶	（2）排尿费力
2 分：仅上下楼梯时需要拐杖或搀扶	（3）排尿淋漓不尽
3 分：能不扶拐杖行走，但缓慢	2 分：轻度排尿障碍
4 分：正常	（1）尿频
Ⅲ．感觉	（2）排尿踌躇
A．上肢	3 分：正常
0 分：明显感觉丧失	

3. 椎动脉型颈椎病

（1）曾有猝倒发作，并伴有颈源性眩晕。

（2）旋颈试验阳性。

（3）X线片显示节段性不稳定或枢椎关节骨质增生。

（4）多伴有交感神经症状。

（5）排除眼源性眩晕、耳源性眩晕。

（6）排除椎动脉Ⅰ段（进入颈6横突孔以前的椎动脉段）和椎动脉Ⅲ段（出颈椎进入颅内以前的椎动脉段）受压所引起的基底动脉供血不全。

（7）手术前需行椎动脉造影或数字减影椎动脉造影。

4. 交感神经型颈椎病　临床表现为头晕、眼花、耳鸣、手麻、心动过速、心前区疼痛等一系列交感神经症状。X线片示颈椎有失稳或退变，椎动脉造影阴性。

5. 食管压迫型颈椎病　颈椎椎体前鸟嘴样增生压迫食管引起吞咽困难（经食管钡剂检查证实）等。

6. 颈型颈椎病　也称局部型颈椎病，是指具有头、肩、颈、臂的疼痛及相应的压痛点，X线片上没有椎间隙狭窄等明显的退行性变，但可以有颈椎生理曲线的改变、椎体间不稳定及轻度骨质增生等变化（图11-11）。

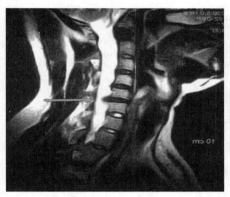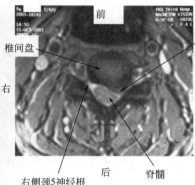

图 11-11　颈型颈椎病

（二）检查

1. 颈椎病的试验检查

（1）前屈旋颈试验　指导患者颈部前屈，嘱其向左右旋转活动。如颈椎处出现疼痛，表明小关节有退行性变。

（2）椎间孔挤压试验（压顶试验）　患者头偏向患侧，检查者左手掌放于患者头顶部，右手握拳轻叩左手背，则出现肢体放射性痛或麻木、表示力量向下传递到椎间孔变小，有根性损害；对根性疼痛严重者，检查者用双手重叠放于头顶、间下加压，即可诱发或加剧症状。当患者头部处于中立位或后伸位时出现加压试验阳性称为Jackson压头试验阳性。

（3）臂丛牵拉试验　患者低头，检查者一手扶患者头颈部，另一手握患肢腕部，做相反方向推拉，看患者是否感到放射痛或麻木，这称为Eaten试验。如牵拉同时再迫使患肢做内旋动作，则称为 Eaten 加强试验。

（4）上肢后伸试验　检查者一手置于健侧肩部起固定作用，另一手握于患者腕部，并使其逐渐向后、向外呈伸展状，以增加对颈神经根牵拉，若患肢出现放射痛，表明颈神经根或臂丛有受压或损伤。

2.X 线检查　正常 40 岁以上的男性、45 岁以上的女性约有 90% 存在颈椎椎体的骨刺。故有 X 线片的改变，不一定有临床症状。

3.肌电图检查　颈椎病及颈椎间盘突出症的肌电图检查都可提示神经根长期受压而发生变性，从而失去对所支配肌肉的抑制作用。

4.CT 检查　用于诊断后纵韧带骨化、椎管狭窄、脊髓肿瘤等所致的椎管扩大或骨质破坏，测量骨质密度以估计骨质疏松的程度。

（三）诊断要点

根据临床表现和检查可诊断。

三、治疗与预后

（一）治疗

1.药物治疗　选择性应用镇痛药、镇静药、维生素（如维生素 B_1、维生素 B_{12}），对症状的缓解有一定的效果。可尝试使用硫酸氨基葡萄糖和硫酸软骨素进行支持治疗。

2.运动疗法　各型颈椎病症状基本缓解或呈慢性状态时，可开始医疗体操以促进症状进一步消除及巩固治疗。症状急性发作期宜局部休息，不宜增加运动刺激。有较明显或进行性脊髓受压症状时禁止运动，特别是应禁止颈椎后仰运动。椎动脉型颈椎病时颈部旋转运动宜轻柔缓慢，要适当控制幅度。

3.牵引治疗　"牵引"在过去是治疗颈椎病的首选方法之一，但近年来发现，许多颈椎病患者在使用"牵引"之后，特别是那种长时间使用"牵引"的患者，颈椎病不但没有减轻，反而加重。牵引不但不能促进颈椎生理曲度的恢复，相反牵引拉直了颈椎，反而弱化颈椎生理曲度，故颈椎病应慎用牵引疗法。

4.按摩推拿疗法　是颈椎病较为有效的治疗措施，能有效缓解颈肩肌群的紧张及痉挛，恢复颈椎活动，松解神经根及软组织粘连来缓解症状。脊髓型颈椎病一般禁止用力按摩和复位，否则极易加重症状，甚至可导致截瘫，即使早期症状不明显，一般也推荐手术治疗。

5.理疗　急性期可行离子透入、超声波、紫外线或间动电流等；疼痛减轻后用超声波、碘离子透入、感应电或其他热疗。

6.温热敷　可改善血循环、缓解肌肉痉挛、消除肿胀以减轻症状，有助于手法治疗后使患椎稳定。

7.手术治疗　有严重神经根或脊髓压迫者，必要时可手术治疗。根据手术入路分为前路和后路。前路手术的目的是彻底解除脊髓和神经根的压迫、稳定颈椎。后路手术的目的是扩大椎管、解除脊髓的压迫。

（二）预后

脊髓型颈椎病的自然病程尚未充分明确。一些患者会经历缓慢、逐步恶化的过程，表现为逐渐加重的步态障碍、下肢和手臂肌无力、感觉改变和疼痛。一些患者会有较长时间的稳定期，但可发生突然恶化，常见于颈部轻微损伤之后。

四、护理

（一）护理评估

1. 评估有无感觉功能障碍

（1）疼痛　由于颈椎退变，压迫脊神经根或被动牵拉产生神经根性症状，表现为与受累神经一致的神经干性痛或神经丛性痛。

（2）感觉异常　表现感觉减弱或感觉过敏。

2. 评估有无运动障碍　下肢举步无力、僵硬、双足踩棉花感，足尖不能离地，触觉障碍，束胸感，双手精细动作笨拙，不能用筷子进餐，写字颤抖，夹持东西无力，手持物经常掉落。

3. 评估有无自主神经功能障碍

（1）排便障碍　表现为会阴部麻木和刺痛感，排便和排尿困难。

（2）排汗异常　易出汗或无汗。

（3）自主神经症状　心悸、心动过速或过缓，心律失常、胃肠道功能减退。

（二）护理问题

1. 疼痛　与脊神经根压迫或牵拉有关。

2. 恐惧　与担心疾病预后有关。

3. 脊髓功能障碍　与脊髓受压有关。

4. 便秘　与神经功能障碍、卧床、进食不当、不适应床上排便有关。

5. 潜在并发症

（1）吞咽障碍　吞咽时有梗阻感、食管内有异物感，少数人有恶心、呕吐、声音嘶哑、干咳、胸闷等症状。这是由于颈椎前缘直接压迫食管后壁而引起食管狭窄，也可能是因骨刺形成过速，使食管周围软组织发生刺激反应所引起。

（2）视力障碍　表现为视力下降、眼胀痛、怕光、流泪、瞳孔大小不等，甚至出现视野缩小和视力锐减，个别患者还可发生失明。这与颈椎病造成自主神经紊乱及椎基底动脉供血不足而引发的大脑枕叶视觉中枢缺血性病损有关。

（3）颈心综合征　表现为心前区疼痛、胸闷、心律失常（如早搏等）及心电图ST段改变，易被误诊为冠心病。这是颈背神经根受颈椎骨刺的刺激和压迫所致。

（4）高血压病　颈椎病可引起血压升高或降低，其中以血压升高为多，称为

"颈性高血压" 由于颈椎病和高血压病皆为中老年人的常见病，故两者常常并存。

（5）胸部疼痛　表现为起病缓慢的顽固性的单侧胸大肌和乳房疼痛，检查时有胸大肌压痛，这与第 6 颈椎和第 7 颈椎神经根受颈椎骨刺压迫有关。

（6）下肢瘫痪　早期表现为下肢麻木、疼痛、跛行，有的患者在走路时有如踩棉花的感觉，个别患者还可伴有排便、排尿障碍，如尿频、尿急、排尿不畅或大小便失禁等。这是因为椎体侧束受到颈椎骨刺的刺激或压迫，导致下肢运动和感觉障碍所致。

（7）猝倒　常在站立或走路时因突然扭头出现身体失去支持力而猝倒，倒地后能很快清醒，不伴有意识障碍，亦无后遗症。此类患者可伴有头晕、恶心、呕吐、出汗等自主神经功能紊乱的症状。这是由于颈椎增生性改变压迫椎动脉引起基底动脉供血障碍，导致一过性脑供血不足。

6. 预感性悲哀　与运动障碍受限有关。

（三）护理措施

1. 减轻疼痛的护理

（1）减轻引起疼痛的因素　因咳嗽、喷嚏、用力时脑脊液压力一过性增高，神经根被牵拉，可加剧疼痛。所以，指导患者减少突然用力动作，不可避免时，做好心理准备；同时处理诱发原因，如咳嗽频繁者遵医嘱应用镇咳剂；用力后观察、记录疼痛变化。疼痛明显加重时通知医师，遵医嘱给予镇痛药或进行相应检查。

（2）向患者解释疼痛原因，使患者心理放松，才能准确评价疼痛级别，向护理人员提供有效信息并配合治疗。同情、鼓励患者，但注意适当分散患者注意力。

2. 脊髓神经功能的观察　注意患者呼吸情况，特别注意观察有无伤口周围肿胀、胸闷气紧、呼吸困难，以防止发生血肿压迫颈部而影响呼吸功能；麻醉清醒后严密观察四肢活动、肌力等，并与术前对比，以便及时发现并发症；术后可能会出现颈交感神经节损伤症（患侧瞳孔缩小、眼睑下垂、眼球凹陷），一般不需处理。

3. 牵引护理

（1）头部制动　Crutchfield 钳行颅骨牵引或用 Glisson 枕颌带行颈托牵引或佩戴颈围领。

（2）防止受压　颈托牵引者注意患者下颌部、两耳郭、头部两侧有无受压情况。

（3）预防感染　颅骨牵引者牵引针眼处用 75% 乙醇溶液消毒（每日 2 次），观察牵引处有无红肿、皮肤发黑等皮肤受损现象，及时发现和处理。

（4）牵引有效　注意牵引的方向必须与脊柱在同一水平位置，砝码的重量不能随意增减，牵引绳不能脱出牵引槽内。

（5）观察　注意倾听患者主诉、有无不适感及呼吸困难。

4. 呼吸功能障碍

（1）观察　呼吸功能障碍为颈段椎管内肿瘤术后严重的并发症，主要是颈髓受压引起的肋间肌、膈肌麻痹，导致呼吸幅度减弱，继发缺氧及呼吸道分泌物无力咳出，也可因患者伤口疼痛不敢咳嗽和深呼吸以致排痰不畅或咳嗽无力引起。

（2）处理　加强观察患者呼吸的频率、幅度、血氧饱和度的变化，如痰液不易排出，可行雾化吸入，2 次/日，以促进痰液排出。对严重呼吸困难者，可行气管插管、气管切开或呼吸机辅助呼吸。

5. 胃肠营养管的护理　根据吞咽障碍评定（附录 11）判断是否有吞咽困难，吞咽功能障碍的患者（洼田饮水试验 3 级及以上）予以胃肠营养管以防止误吸与保证营养的摄入。

（1）保持胃管道通畅，随时观察，防止受压和扭曲，妥善固定，避免移位、脱出。

（2）每次饲食前必须回抽胃液以确定胃管是否在胃内并检查胃残留物，每次喂食量不超过 200mL，间隔时间不少于 2h，5～6 次/d，食物温度为 38～40℃。若残留物大于前次食量的 50%，表示胃排空迟缓，应通知医师，并适当顺延喂食时间。

（3）鼻饲时及饲食后抬高床头 30°，鼻饲后尽量避免吸痰、翻身和拍背，以防止胃内容物反流吸入呼吸道。

（4）注意胃肠内容物颜色，警惕消化道出血。

（5）长期鼻饲，予以口腔护理，2 次/d，定期更换胃管。

6. 导尿管的护理

（1）观察记录尿颜色、量、性质，控制放尿速度和量，勿快，放 600～800mL 夹管。

（2）严格执行无菌操作，每周更换尿袋，2 次/d 会阴护理，尿袋置于膀胱水平面以下，避免导尿管受压、折叠，保持导尿管通畅。

（3）鼓励患者多饮水利尿，以达到自然冲洗膀胱的作用。

（4）膀胱功能锻炼：每日夹管，每 3～4h 松管一次（用脱水药例外）。

（5）应尽早拔除导尿管。

7. 神经功能障碍肢体的健康指导　感觉麻木或感觉消失的肢体应注意防止烫伤；瘫痪肢体要保持功能位，预防关节畸形、足下垂等；教会患者使用轮椅，帮助其树立生活的信心，尽早参加社会活动。

8. 功能锻炼　对于行走困难或长期卧床患者应加强肢体功能锻炼，其目的是维持关节活动度，预防关节僵硬、粘连和挛缩，促进血液循环，有利于关节营养的供给，恢复关节功能，维持肌张力。根据患者情况依次进行屈曲（关节弯曲或头向前弯）、伸展（关节伸直或头向后仰）、伸展过度、过伸（超过一般范围）、外展（远离身体中心）、内收（移向身体中心）、内旋（旋向中心）、外旋（自中心向外旋转）关节锻炼。

（四）健康指导

1. **避免诱发因素** 颈椎病是一种慢性病，在短期内难以根除，故平时应加强颈椎病的预防。颈椎病的致病因素是复杂的，但总的可以分为内因（体内因素）和外因（急慢性外伤），二者可以互为因果。内因是致病的基础，而外因是可以预防的。应从两方面采取措施，以有效地降低发病率和防止已治愈患者的复发。诱发因素除外伤外，常见的还有落枕、受凉、过度疲劳、强迫体位工作、姿势不良及其他疾病（如咽喉部炎症、高血压、内分泌紊乱等）。

2. **防止外伤** 设法避免各种生活意外及运动损伤，如乘车中睡眠，急刹车时，极易造成颈椎损伤，故坐车时尽量不要打瞌睡。劳动或走路时要防止闪、挫伤。在头颈部发生外伤后，应及时去医院早期诊断、早期治疗。

3. **矫正不良姿势** 要注意防止外伤和纠正工作与生活中的不良姿势。由于工作需要，有些工种需要特殊姿势或在强迫体位中工作较长时间，如果不予重视，久之容易发生颈、肩部的软组织疲劳性损伤，进而导致颈椎失稳，发生颈椎病。预防慢性损伤，除工间或业余时间做平衡运动外，还可根据不同的年龄和体质条件，选择一定的运动项目，进行增强肌力和增强体质的锻炼。另外一些规律性的长期运动项目，如散步、慢跑等亦有助于预防颈椎病的复发。

（五）出院指导

颈椎手术者颈托固定至少 3 个月以上，减少低头动作；通常出院 1 个月后方能洗澡，擦洗身上时避开伤口皮肤；戒烟、戒酒，保持情绪稳定，劳逸结合，避免情绪激动。术后 1 个月、术后 3 个月带齐术前、术后检查报告及 CT/MRI 片来院复诊。出现肢体无力、疼痛、感觉平面上升、原有症状加重等异常症状，应及时就诊，按时随访。

第十二章 ▶▶ 功能性神经外科疾病的治疗与护理

第一节 · 概述

功能神经外科是神经外科的重要分支学科，始于 20 世纪初。由 Leriche 于 1949 年首先提出"功能性外科"一词，此后，他的学生 Wertheimer 于 1956 年提出"功能性神经外科"的概念，并指出其范畴。功能神经外科包括神经内外科、精神科及其他临床学科的一些功能性疾病，其主要症状为神经系统生理功能失衡所致，通过神经外科手术调整或重建其生理功能，达到缓解症状、治疗疾病的目的。

我国著名的神经外科专家史玉泉提出，功能神经外科是指运用各种手术和技术来改善神经系统的功能失调性疾病，使之重新建立各系统的平衡，达到缓解症状、恢复功能的目的。功能性神经外科学的定义，不只是治疗功能性疾病的外科，而且还是校正、调整和揭示神经系统功能性疾病的学科。

一、功能性神经疾病的病因与分类

功能性神经疾病的病因尚不明确，主要为神经系统的生理功能变化和紊乱所致。从病因上大致可分为三类。

1. 原发性　即无影像学阳性发现的原发性疾病。

2. 症状性　导致功能异常的原因是颅内有明确病灶，如苍白球钙化、壳核软化、多发性硬化导致的运动功能障碍；海马硬化导致的颞叶癫痫；基底节大理石样变性造成的脑瘫；桥小脑角肿瘤压迫继发的三叉神经痛、面肌痉挛和舌咽神经痛等。

3. 遗传性　原发性震颤，肝豆状核变性、青少年肌阵挛性癫痫等。

二、功能性神经疾病的辅助检查

1. CT　检查无痛苦、安全、快速、准确，可早期发现较小病变，对神经系统疾病诊断有很大帮助。

2. MRI　是一种新的生物磁学核自旋、无创性显示人体内部结构的影像学技

267

术。在神经系统疾病如脑血管疾病、脑肿瘤、脱髓鞘疾病、脑变性病变、脑白质病变等诊断方面有突出的优越性。

3. 单光子发射计算机断层扫描（SPECT） 是一种放射性核素 CT 扫描，用于脑血管病、痴呆、癫痫及脑瘤等神经系统疾病的诊断及预后判断方面。

4. 正电子发射断层扫描（PET） 是一种非损伤性探索人脑生化过程的技术，可以客观地描述出人脑生理和病理代谢活动的图像。PET 是研究癫痫、脑功能的一种很好的方法，对研究脑内受体、递质和生化改变等都有一定的意义。

5. 脑电图（EEG） 是借助电子放大技术记录下来的脑部微弱电活动的曲线，主要用于癫痫、颅内占位性病变及中枢神经系统感染性疾病的诊断。

6. 肌电图（EMG） 是研究或检测肌肉生物电活动、借以判断神经或肌肉所处的功能状态，从而帮助诊断神经肌肉疾病的检查方法。EMG 常用于脑神经及脊神经炎症、多发性神经炎、各种肌无力、肌强直和重症肌无力等的诊断。

7. 诱发电位（EP） 是神经系统在感受外在刺激过程中产生的生物电活动，有助于确定神经感觉及运动传导通路有无病变。EP 检查对脑肿瘤、多发性硬化、脑干及脊髓病变等具有重要的诊断价值。

三、功能性神经疾病的治疗

1. 非手术治疗 药物治疗或理疗。

2. 手术治疗 神经外科中对诊断明确、最有可能从手术中获益的患者，以最小的破坏和侵入性手术产生最大的治疗效果。如破坏或切除部分神经组织、大脑、脊髓或对外周神经的电刺激，以及在脑深部植入电刺激器等。

四、护理评估

（一）术前评估

1. 健康史

（1）评估患者的年龄、性别、职业、文化层次、意识状态、精神状态、心理状况、头面颈部及四肢躯干情况等。

（2）详细询问患者起病时间与起病形式，发展进度及首发症状等。

（3）评估患者既往病史、用药史及有无家族遗传史。

（4）评估患者的生活方式和饮食习惯。

2. 身体状况

（1）症状与体征 评估患者的生命体征、意识状态、瞳孔、肌力及肌张力、感觉功能、深浅反射及病理反射等。评估患者的日常生活能力，有无自主神经症状等。

（2）了解实验室检查情况 血、脑脊液常规及生化有无异常，脑电图、肌电图、CT、MRI 及 PET 或 SPECT 有无异常等。

3. 心理社会状况　了解患者及家属有无焦虑、恐惧不安等情绪。患者及家属对手术治疗有无思想准备，对手术的方法、目的和预期值是否了解。

（二）术后评估

1. 评估患者的生命体征、意识状态、瞳孔、疼痛、肌力及肌张力、吞咽功能、日常生活能力等。

2. 评估手术方式、麻醉方式及了解术中情况。

3. 评估伤口及引流管情况、有无发生压疮或跌倒坠床的风险。

4. 评估有无术后并发症。

第二节 · 癫痫

癫痫是一组疾病或综合征，是一种以大脑神经元异常放电引发的突然、短暂且反复发作的脑部功能失常为特征的慢性脑部疾病，具有突然发生、反复发作的特点。因神经元异常放电涉及的部位和放电扩散范围不同，该病可引起运动、感觉、意识和自主神经等出现不同形式和程度的功能障碍。不同原因造成的大量神经元的过度、同步、异常放电的临床表现称为癫痫发作，可分为大发作、小发作、局限性发作和精神运动性发作等，具有发作性、短暂性、重复性和刻板性的共同特点，每位患者癫痫发作可能是一种或多种形式并存。难治性癫痫又称顽固性癫痫，是指频繁的癫痫发作，每月至少 4 次以上，应用适当的第一线抗癫痫药物正规治疗，且药物的血药浓度在有效范围内，至少观察 2 年，仍不能控制发作且影响日常生活；无进行性中枢神经系统疾病或占位性病变。

一、病因

引起癫痫的病因非常复杂，既有遗传因素，又有后天因素，目前国内认为脑部病理性损害、脑内存在多药耐药基因、基因异常、免疫缺陷、医源性因素是其主要的病因。

1. 基本病因

① 脑损伤性病理改变：在大部分难治性癫痫患者中发现了脑部病理性的损害，如海马硬化、结节性硬化、脑部肿瘤、脑部外伤等。

② 脑内存在多药耐药基因：国外有报道难治性癫痫患者脑部存在多药耐药基因（MDRI），其过度表达可能是难治性癫痫顽固的本质。

③ 基因异常：部分患者与染色体异常或基因异常有关，具有家族性。

④ 免疫缺陷：在免疫缺陷的人群中，致癫痫的机会较多。如高热惊厥的儿童

常有 IGA 缺乏症；原发性难治性癫痫的儿童，治疗前就有 IGA 缺陷。

⑤ 医源性因素：临床上治疗时对癫痫患者用药选择不当，发作类型判断失误，未选用一线药物；药物剂量或药物配伍使用不恰当；患者自觉好转而私自停药，或存在不良生活方式和习惯等，均可导致难治性癫痫的发生。

2. 诱发因素

① 睡眠：癫痫发作与睡眠-觉醒周期有密切关系，如全面强直-阵挛发作常在晨醒后发生；婴儿痉挛症多在醒后和睡前发作。

② 内环境改变：内分泌失调、电解质紊乱和代谢异常等均可影响神经元放电阈值，导致癫痫发作。疲劳、睡眠缺乏、饥饿、便秘、饮酒、感情冲动和一过性代谢紊乱等也可导致癫痫发作。

二、分类

（一）癫痫及癫痫综合征可以通过两种方法分类（见表 12-1）

1. 按原因分　先天性的、症状性的、隐源性的。

2. 按解剖分　起源于局部的综合征（部位相关的），起源于双侧同步的（全身性的）综合征。

表 12-1　癫痫及癫痫综合征的分类

Ⅰ．与部位有关的癫痫和癫痫综合征
原发性（发作与年龄有关）
　　伴有中央区和颞叶棘波的良性儿童期癫痫
　　伴有枕区阵发性放电的儿童期癫痫
　　原发性阅读性癫痫
症状性
　　儿童慢性进行性部分连续性癫痫
隐源性
　　颞叶癫痫
　　额叶癫痫
　　顶叶癫痫
　　枕叶癫痫
　　两叶和多叶的癫痫
Ⅱ．全身性癫痫和癫痫综合征
原发性（发作与年龄有关）
　　良性家族性新生儿惊厥
　　良性新生儿惊厥
　　良性婴儿期肌阵挛癫痫
　　儿童期失神性癫痫
　　青少年期失神性癫痫
　　青少年期肌阵挛性癫痫
　　以上未列的其他全身性原发性癫痫
　　以特殊激发形式诱发的癫痫

隐源性或症状性(按年龄顺序排列)

    West 综合征

    Lennox-Gastaut 综合征

    伴有肌阵挛-起立不能发作的癫痫

    伴有肌阵挛失神发作的癫痫

症状性

    早起肌阵挛性脑病

    具有抑制性爆发头皮脑电的早期婴儿癫痫性脑病

    以上未列的其他症状性全身性癫痫

    特异性综合征

Ⅲ. 不能确定为局灶性或全身性的癫痫及综合征

Ⅳ. 特殊综合征

    与某些情况相关的发作

    发热惊厥

    孤立性癫痫发作或孤立性癫痫持续状态

    急性症状性癫痫发作(如继发于代谢或中毒事件)

（二）大多数癫痫发作可分为部分发作和全身发作（表 12-2）

表 12-2　癫痫发作的分类

Ⅰ. 部分性发作

A. 单纯部分性发作

B. 复杂部分性发作

1. 发作时伴有意识障碍

2. 单纯部分性发作进展成复杂部分性发作

C. 部分性发作发展至全身性发作

1. 单纯部分性发作进展成全身性强直阵挛发作

2. 复杂部分性发作进展成全身性强直阵挛发作

Ⅱ. 全身性发作

A. 失神发作

B. 肌阵挛发作

C. 强直发作

D. 阵挛发作

E. 失张力发作

F. 强直阵挛发作

Ⅲ. 不能分类

三、临床表现

1. 全身性强直阵挛发作　又称为大发作，以意识丧失和全身对称性抽搐为特征。发作可分为三期。①强直期：患者意识突然丧失，跌倒在地，所有骨骼肌呈持续性收缩，眼球上翻，喉肌痉挛，常持续 10～20s 转入阵挛期。②阵挛期：不同肌群强直和松弛相交替，由肢端延至全身。阵挛频率逐渐减慢，松弛期逐渐延长，此期持续 30s～1min。最后一次强烈痉挛后，抽搐突然终止。患者心率增快，血压升高，汗、唾液和支气管分泌物增多，瞳孔扩大，呼吸暂时中断，皮肤发绀，瞳孔对光反应和深浅反射消失。③惊厥后期：阵挛期后，尚有短暂的强直痉挛，造成牙关紧闭和大小便失禁。呼吸先恢复，口鼻喷出泡沫或血沫。心率、血压和瞳孔回至正常。肌张力松弛，意识逐渐清醒。发作开始至恢复约 5～10min。醒后自觉头痛，疲劳，对抽搐过程不能回忆。

2. 强直性发作 四肢肌肉强直性收缩，使肢体固定于某种紧张的位置，如四肢伸直、头眼偏向一方或后仰、角弓反张；呼吸肌受累时，面色由苍白变为潮红，继而青紫。

3. 阵挛性发作 全身性惊厥发作有时无强直发作，仅有重复的全身痉挛，频率逐渐变慢而强度不变，比较少见。

4. 失神发作 典型失神发作称为小发作，发作为毫无先兆的短暂意识丧失，仅持续 5～20s。患者为突然语言或动作中断，呼之不应，双眼凝视，一般不跌倒；恢复亦突然，可继续原来的谈话或动作。每日可发作数十次，多则上百次，但智力很少受影响，预后良好。

5. 肌阵挛发作 为突然、短暂和快速的肌收缩，可以仅为一块肌肉，也可以是单个肢体或全身。可仅发作一次或快速重复多次，常在即将入睡或醒来时发作。

6. 失张力发作 全身或部分肌肉张力突然减低，表现为头下垂，下颌松弛而张口，上肢下垂，甚至倒地。可以有短暂意识障碍，也可以为一侧肢体或单一肢体的局限性肌张力低下。

7. 单纯部分性发作

① 部分运动性发作：常见于一侧口角及上肢，为局部性抽搐发作，一般持续数秒至数分钟，神志清楚。

② Jackson 发作：发作多起始于拇指、示指、口角、手指或足趾。抽搐范围逐渐扩大，可以扩展到一个肢体或一侧肢体，神志清楚。

③ 躯体感觉发作：较部分运动性发作少见。常为针刺感、麻木感，有时为本体感觉或空间感觉异常。

④ 特殊感觉发作：以幻嗅发作（沟回发作）最常见，多为不愉快嗅觉视觉发作，因起始部位不同可以是闪光、彩条等。听觉发作可以是简单的音调到成曲调的音乐。味觉发作常为有刺激性、愉快的或可恶的味幻觉。

⑤ 情感障碍发作：常表现为发作性抑郁、情绪低落、欣快、大笑，也可是暴怒、恐怖感等。

⑥ 记忆障碍发作：以发作性记忆力丧失最常见，如"脑子一片空白"，也可对已遗忘的事在发作中又浮现于脑海中，有时过去的全部经历同时显现。

⑦ 知觉异常发作：对生疏的人或事出现一种莫名其妙的熟悉感，但很模糊，

所以又似曾相识；陌生感，对非常熟悉的人或事突感生疏，错觉，有视物显大症、视物显小症、听错觉改变等。

8. 复杂性部分发作 以儿童和青少年始发者为多，其发作前患者有预感，表现为幻嗅、胃肠不适、精神异常、疼痛及不自主活动等。发作时有意识障碍，一般持续 30s 至 2min，患者意识逐渐清醒。发作大多起源于颞叶内侧面的海马、海马回、杏仁核等结构，少数始于额叶。

9. 癫痫持续状态 频繁而持续的癫痫发作形成一种固定而持久的状态，发作间隙期意识不完全恢复，或不伴意识障碍而一次连续发作超过 30min 以上。

四、诊断

癫痫的诊断分为三个步骤：第一步是确立是否为癫痫及其发作类型；第二步是判断癫痫为原发性还是继发性的；第三步是如果确定为继发性的则查找病因及找出病变部位。

五、治疗

1. 发作时的治疗 原则上为预防外伤及其他并发症，遵医嘱使用抗癫痫药物。

2. 发作间隙期的治疗 癫痫患者在发作间隙期应定时服用抗癫痫药物，用药原则如下。①从单一药物开始，剂量由小到大，逐步增加。②一种药物增加到最大量且已达到血药浓度而仍不能控制发作者再加第二种药物。③偶然一次发病或脑电图异常而临床无癫痫症状一般不服用抗癫痫药物。④经药物治疗，控制发作 2～3 年，脑电图随访癫痫样波消失者可在医师指导下逐渐减量，不能突然停药，间断、不规律服药不利于癫痫控制。⑤根据癫痫发作的类型，合理选择药物（表 12-3）。

表 12-3 根据癫痫发作类型的选药原则

发作类型	一线药物	二线药物	可以考虑的药物
强直-阵挛发作	丙戊酸钠	左乙拉西坦 托吡酯	苯妥英钠 苯巴比妥
失神发作	丙戊酸钠 拉莫三嗪	托吡酯	
肌阵挛发作	托吡酯 丙戊酸钠	左乙拉西坦 氯硝西泮 拉莫三嗪	
强直发作	丙戊酸钠	左乙拉西坦 氯硝西泮 拉莫三嗪 托吡酯	苯妥英钠 苯巴比妥

续表

发作类型	一线药物	二线药物	可以考虑的药物
失张力发作	丙戊酸钠 拉莫三嗪	左乙拉西坦 托吡酯 氯硝西泮	苯巴比妥
部分性发作（伴有或不伴有全身强直-阵挛发作）	卡马西平 丙戊酸钠 拉莫三嗪 奥卡西平	左乙拉西坦 托吡酯 加巴喷丁 唑尼沙胺	苯妥英钠 苯巴比妥

3. 癫痫持续状态的治疗　在给氧、做好防护的同时，常选择镇静类药物静脉注射，迅速制止其发作。

六、护理评估

1. 询问患者癫痫发作的过程与形式，了解其发病时间、发作频率、发作形式及持续时间，有无前驱症状及发作时的伴随症状、发作前后有无不适等。

2. 意识、瞳孔、生命体征的评估，观察有无意识障碍及瞳孔变化。

3. 了解患者的既往史及用药情况。

4. 了解癫痫发作的类型，询问患者发病持续的时间长短、第几次发作，中间间隔多长时间等。

5. 了解患者的一般情况，有无特殊嗜好与宗教信仰，饮食、睡眠、排便情况及生活自理能力。

6. 了解辅助检查结果。

7. 心理社会评估，了解患者家庭成员及其关系，是否关爱患者，患者及家属对疾病的认知及态度，希望达到的预期目标及是否能承担相应的医疗费用等。

七、护理问题

1. 有窒息的危险。

2. 清理呼吸道无效。

3. 有受伤的危险。

4. 知识缺乏（特定的）。

5. 潜在并发症（脑水肿、酸中毒、水电解质失衡）。

6. 有皮肤完整性受损的危险。

八、护理措施

（一）术前护理

1. 密切观察病情　遵医嘱监测意识、瞳孔、生命体征等病情，及时发现病情变化。充分了解患者发作特征，如发作的诱因、场所、发作时间、发作先兆、持续时间等。严密观察发作时的特点，主要观察是以抽搐为主，还是以意识丧失为主，抽搐部位、有无大小便失禁、咬伤和外伤等。观察发作后的表现，如有无头痛、乏力、恶心、呕吐等。

2. 体位 告知患者尽量卧床休息，癫痫发作时应有专人护理，并加以防护，以免坠床及碰伤。

3. 饮食与营养 给予富于营养和容易消化的食物，多食清淡、含维生素高的蔬菜和水果，勿暴饮暴食，少食辛辣食物，戒除烟、酒。

4. 发作时护理 抽搐发作时速解开衣领、衣扣，头偏向一侧保持呼吸道通畅，及时给氧。尽快地将外裹纱布的压舌板或筷子、毛巾、小布卷等置于患者口腔的一侧上、下磨牙之间，以防咬伤舌和面颊部。对抽搐肢体不能用暴力按压，以免骨折、脱臼等，拉好床挡，以防止坠床。

5. 用药护理 ①应用药物抗癫痫的过程中，应定期检测血药浓度，以指导合理用药。②有些抗癫痫药物对肝肾功能有损害，应注意观察患者有无药物不良反应，定期检查肝肾功能、血常规。③遵医嘱按时按量服药，不可私自停药或减量。

6. 术前准备 按术前常规准备，备头皮。

7. 心理护理与健康教育 鼓励患者正确认识疾病，努力消除诱发因素，以乐观心态接受手术，按时服药，避免长时间使用电脑或手机，避免使用刀等尖锐的利器。

8. 防止意外损伤 尽量避开危险场所及危险品，避免摔伤和烫伤。不宜从事高空作业及精力高度紧张的工作，如登山、游泳、开车、骑自行车，不宜独自在河边、炉旁，夜间不宜单人外出，尤其不要玩现代化的高空游戏，如蹦极等。外出有人陪同。

（二）术后护理

1. 密切观察病情 防止手术后癫痫再次发作或脑水肿、脑出血，密切观察患者的神志、瞳孔及生命体征的变化，若患者神志变差，瞳孔变大应立即报告医师。

2. 密切观察硬膜外引流管 引流液的量及色的变化，每班进行记录，防止引流管反折或意外脱出。

3. 中心吸氧 保持呼吸道通畅，及时吸痰，有效清除呼吸道分泌物。

4. 卧位 全麻未清醒时取平卧位，头偏向健侧，以免伤口受压，清醒后血压平稳者则抬高床头 15°～30°，以利静脉回流，伴有呕吐、咳嗽、吞咽障碍时，宜取头侧卧位，以利咽喉部及口腔分泌物的引流，防止误吸和窒息。

5. 麻醉清醒后 6h 无呕吐可予流质饮食。

6. 疼痛护理 耐心倾听患者的感受，观察疼痛的表现，根据患者情况选用合适的疼痛评估工具对患者进行疼痛评分，轻度疼痛者可采用分散注意力、听音乐、深呼吸等措施减轻疼痛，中重度疼痛者及时通知医师开具镇痛药物，注意观察用药的疗效及有无药物不良反应。

7. 安全及生活护理　使用护栏及约束带保护患者，防止坠床。保持床单位清洁干燥，每2h翻身一次，防止皮肤压力性损伤，口腔护理每日两次，会阴抹洗每日两次。

8. 用药护理　遵医嘱用药，并注意药物疗效及副作用。

9. 心理护理　多与患者沟通交流，了解其心理动态。多向患者介绍癫痫疾病的有关知识，及时提供有针对性的帮助，鼓励患者正确认识疾病和面对现实，积极乐观地生活。

（三）出院指导

1. 向患者及家属宣传有关预防癫痫诱发因素方面的基本知识，需要注意以下几点：如突发精神刺激；强音、强光刺激；受凉、感冒、淋雨、过度换气、过量饮水、过度劳累、饥饿或过饱等，以免诱发癫痫。

2. 嘱患者勿从事高空作业及游泳、潜水、驾驶或有危险的机械操作工作等，保持乐观情绪；生活、工作应有规律；保持充足的睡眠，合理膳食；注意劳逸结合，避免紧张和劳累。如有病情变化，应随时复诊。

3. 家属和患者积极配合是治疗的关键，鼓励患者坚持治疗，在医师指导下长期服药，不要自行停药、减药或换药。严密观察药物的不良反应，如有不适应及时就诊。

4. 教会家属急救的方法　首先家属应保持冷静，立即把患者放平在地上或床上，把头偏向一侧，解开衣领、裤腰带，用毛巾裹勺柄等长条状金属，将其放在患者口腔一侧上、下磨牙之间，以保持呼吸道通畅及防止舌咬伤。在抽搐过程中，不要强压肢体，防止骨折和脱臼。同时用棉织品垫在头下及四周，防止抽搐时被周围物体撞伤；发作时不要给患者喂水、药、食物，以免引起肺炎或窒息；如出现呼吸抑制或癫痫持续状态时应拨打"120"送医院抢救。

5. 随身携带病情卡片（写明疾病、姓名、地址、联系电话号码），以利疾病发作时取得联系，便于抢救。发作控制不佳者不要单独外出，以免发生溺水、烫伤、摔倒等意外。

6. 复诊指导　术后3～6个月携影像学资料及病历复查，若癫痫再次发作，手术部位流液流脓等，应及时就诊。

第三节·帕金森病

帕金森病（PD）是一种以帕金森综合征为主要表现的神经系统变性疾病，基本临床特征为静止性震颤、肌强直、运动迟缓和姿势步态异常，同时伴有抑郁、便秘和睡眠障碍等非运动症状。发病年龄为 60 岁左右，40 岁以下起病的青年帕金森病较少见，我国 65 岁以上人群 PD 的患病率大约是 1.7%，PD 的标准化发病率为每 10 万人每年有 16～19 个 PD 新发患者，男性患 PD 的概率比女性稍大。

一、病因

帕金森病的病因迄今未明，发病机制可能与下列因素有关。

1. 遗传因素　绝大多数 PD 患者为散发，约 10% 的患者有家族史，呈不完全外显的常染色体显性遗传或隐性遗传。到目前至少发现有 10 个单基因与家族性帕金森病相关的遗传位点。

2. 环境因素　20 世纪 80 年代初发现一种嗜神经毒素 1-甲基 4-苯基 1，2，3，6-四氢吡啶（MPTP）在人类和灵长类均可诱发典型的帕金森综合征。

3. 神经系统老化　帕金森病主要发生于老年人，40 岁以前发病少见，提示神经系统老化与发病有关。

二、病理

1. 基本病变　主要有两大病理特征，其一是黑质多巴胺能神经元及其他含色素的神经元大量变性丢失。其二是在残留的神经元胞质内出现嗜酸性包涵体，即路易小体，由细胞质蛋白质所组成的玻璃样团块，其中央有致密的核心，周围有细丝状晕圈。

2. 生化改变　黑质多巴胺能神经元通过黑质纹状体通路将多巴胺输送到纹状体，参与基底核的运动调节。由于帕金森病患者的黑质多巴胺能神经元显著变性丢失，黑质纹状体多巴胺能通路变性，纹状体多巴胺递质水平显著降低，降低 70%～80% 或以上时则出现临床症状。

三、临床表现

（一）运动症状

1. 运动迟缓　以随意运动减少及动作缓慢为主，表现为启动困难，如起步和转身等，终止动作困难，协同运动减少。面部运动减少，表现为表情缺乏，称为面具脸。患者运动时不能保持动作的正常幅度，表现为讲话声音小而含糊不清；书写时表现为字体弯弯曲曲，逐渐变小，称为写字过小征；手指的精细动作完成困难，如扣纽扣、系鞋带等，且容易疲劳。严重的运动迟缓患者卧床不起，连翻身都不能，被人们误解为"瘫痪"。

2. 肌强直　几乎所有的患者都存在肌张力增高。其特点是伸、屈肌张力均增高，称为铅管样强直，如果患者合并震颤，被动运动患者肢体时，在均匀一致阻力中出现间歇性松动现象，称为齿轮状强直。肌强直在四肢、躯干、颈面部均可受累。与锥体束损伤的肌张力增高有区别。

3. **静止性震颤** 震颤是因驱动肌和拮抗肌节律性交替收缩所致的异常运动。PD 的震颤属于节律为 4～8Hz 的静止性震颤。通常从一侧上肢开始，逐渐扩展至下肢和对侧上下肢。严重者可以累及头面部，出现头、下颌、口唇、舌及咽喉部的震颤。患者的震颤可以主观控制，肢体随意运动时可减轻或消失，但控制时间不能持久，解除控制后震颤加重。情绪激动和紧张时加重，睡眠时完全消失。

4. **姿势步态异常** 姿势反射的重要作用是维持机体的平衡，PD 患者的姿势反射障碍，出现站立位和行走时的姿势异常。如头和躯体前倾，前臂内收，下肢髋、膝关节轻度屈曲的特殊姿势。行走时双上肢摆动减少或消失。步态障碍早期表现为行走缓慢，下肢拖曳。随着病情的发展，步伐更加变小变慢，起步困难，但一旦迈步后，便以极小的步伐向前冲，越走越快，不能及时停止或转弯，称为慌张步态。

（二）非运动症状

1. **认知功能异常** 认知功能下降程度从轻度至痴呆不等，随疾病进展而加重，最后发展为 PD 性痴呆。早期可出现视空间知觉障碍，随后记忆力下降，包括长时记忆及短时记忆等。痴呆是认知障碍的最严重表现。PD 患者发生痴呆的危险因素依次是受教育的水平、运动障碍的严重性和年龄。PD 患者的智力障碍可能与额叶纹状体的多巴胺环路破坏有关，纹状体内多巴胺耗竭导致前额叶内多巴胺的耗竭所致。

2. **情绪障碍及人格改变** 抑郁常见于有明显运动迟缓和步态不稳的 PD 患者，少见于以震颤为主要症状者。焦虑、激惹等情绪障碍也很常见。人格改变是一种器质性精神病。疾病早期可能因肌肉强直、动作不灵活而变得容易激惹，甚至冲动、伤人毁物，也可变得自私、多疑、固执，晚期出现幼稚、欣快等症状。

3. **睡眠障碍** 主要包括失眠、不宁腿综合征（RLS）和周期性肢体运动病（PLMS）。

4. **自主神经功能障碍** 患者常常出现大量出汗、皮脂溢出增多、涎液增多、体温增高、下肢水肿和食欲缺乏等。出汗可以只见于震颤同侧，有学者认为是肌肉活动增多所致。皮脂溢出增多最为常见，少数患者可有排尿不畅，可以发生动眼危象，胃肠道蠕动功能障碍引起顽固性便秘。

（三）与长期服用左旋多巴治疗有关的并发症症状

多数患者（约 75%）在服用左旋多巴制剂 2～5 年后，出现明显的以疗效衰退、症状波动及多动症为特征的并发症，称为左旋多巴长期治疗综合征。

1. **运动波动** ①晨僵：清晨第一次服药前明显的运动不能。②剂末衰竭：每次服药后药效维持时间较以往缩短。③不可预测的衰竭：对左旋多巴反应差，且不与服药时间有明显关联。④开、关现象：可动的"开"状态和不可动的"关"状态间不可预测的波动。⑤长时程波动：可持续数天至数周，包括经前期恶化，多见于早发型女性患者。⑥后期戒断衰退：长期用左旋多巴后停用，虽然左旋多巴半衰期短，也会在戒断后出现明显的衰退，之后 2 周再次出现第二次戒断衰退。

2. 异动症　绝大部分服用左旋多巴的患者会发生异动症，表现为舞蹈样运动，可累及肢体、口舌、颈、躯干，有时累及腹部；肌张力障碍和肌阵挛在有些患者也很突出。常见的异动症类型如下。①峰值期异动症：反映了纹状体多巴胺水平过高。最多见于慢性左旋多巴治疗和病情严重者。②早晨足部肌张力障碍：约 1/3 的长期用左旋多巴者发生。主要见于晨醒、首次服药前，可能与多巴胺受体刺激低水平有关。③双相性异动症：见于服用一个常规剂量后，在转为"开"状态时出现异常不自主运动，然后疗效出现，在转为"关"状态时再次出现异常不自主运动。

四、诊断

帕金森病的诊断主要依据发病年龄、病程、发病特点及临床表现。依据帕金森病的主要核心症状包括静止性震颤、运动迟缓、僵直和姿态不稳。结合隐匿起病，逐渐发展，症状不对称的临床发病特征，排除其他导致帕金森综合征的相关因素，同时对左旋多巴治疗有效，基本考虑帕金森病。帕金森病的严重程度采用 Hoehn-Yahr 分级评估（见表 12-4）。

表 12-4　Hoehn-Yahr 分级评估

0 级：	无症状
1 级：	单边/侧身体受影响,但没有影响平衡
1.5 级：	身体单边/侧受影响,并影响平衡
2 级：	身体双边/侧受影响,但没有影响平衡
2.5 级：	身体双边/侧受影响,但是在启拉试验下能够自行恢复平衡
3 级：	平衡受影响,轻度到中度双侧疾病,但患者可以独立生活
4 级：	严重障碍,但患者可以自行走动和站立
5 级：	在没有他人帮助的情况下,只能卧床或坐轮椅

五、治疗

（一）治疗原则

1. 综合治疗　包括药物治疗、手术治疗、康复治疗、心理治疗等，其中药物治疗是首选且是主要的治疗手段。但无论是药物还是手术，均只能改善症状，不能阻止病情的发展，更无法治愈。因此，治疗不能仅顾及眼前，而不考虑将来。

2. 用药原则　应坚持"剂量滴定""细水长流、不求全效"的用药原则；用药剂量应以"最小剂量达到满意效果"为原则；治疗既应遵循一般原则，又应强调个体化特点，不同患者的用药选择不仅要考虑病情特点，而且要考虑患者的年龄、就业状况、经济承受能力等因素。药物治疗的目标是延缓疾病进展、控制症状，并尽可能延长症状控制的年限，同时尽量减少药物的不良反应和并发症。

（二）药物治疗

1. 常用药物　帕金森病药物治疗常用抗胆碱能药物和拟多巴胺药物。抗胆碱能药物主要通过抑制脑内乙酰胆碱的活性，提高多巴胺效益。拟多巴胺药物包括促进多巴胺释放药（金刚烷胺）、多巴胺替代药（左旋多巴）、多巴胺受体激动药（溴隐亭）和多巴胺增效药（恩托可朋）等。

2. 保护性治疗　目的是延缓疾病的发展，改善患者的症状。原则上一旦诊断明确就应该尽早进行保护性治疗。主要药物是 B 型单胺氧化酶（MAO-B）抑制药，多巴胺受体激动药和辅酶 Q10 也可能具有神经保护作用，辅酶 Q10 1200mg/d 有明确的延缓疾病运动功能恶化的作用。

3. 症状性治疗

（1）早期 PD 治疗（Hoehn-Yahr 2 级）　①何时开始用药：早期若病情未对患者造成心理或生理影响，应鼓励患者坚持工作，参加社会活动。可适当暂缓用药。若疾病影响患者的日常生活和工作能力，则应开始症状性治疗。②首选药物原则：老年前期（＜65 岁），且不伴认知障碍，可有如下选择：a. DR 激动药；b. MAO-B 抑制药，或加用维生素 E；c. 金刚烷胺和（或）抗胆碱能药，震颤明显而其他抗 PD 药物效果不佳时，选用抗胆碱能药；d. 复方左旋多巴，一般在 a、b、c 方案治疗效果不佳时加用。e. 复方左旋多巴＋COMT 抑制药；但如果出现认知功能障碍，或需要显著改善运动症状，复方左旋多巴可作为首选。老年（≥65 岁），或伴认知障碍，首选复方左旋多巴，必要时可加用 DR 激动药、MAO-B 抑制药或 COMT 抑制药。尤其老年男性患者尽可能不用苯海索，除非是有严重震颤并影响日常生活能力的患者。

（2）中期 PD 治疗（Hoehn-Yahr 3 级）　若在早期阶段首选 DR 激动药、司来吉兰或金刚烷胺/抗胆碱能药治疗的患者，发展至中期阶段时，则症状改善往往不明显，此时应添加复方左旋多巴治疗；若在早期阶段首选低剂量复方左旋多巴治疗的患者，症状改善往往也不明显，此时应适当加大剂量或添加 DR 激动药、司来吉兰或金刚烷胺或 COMT 抑制药。

（3）晚期 PD 治疗（Hoehn-Yahr 4～5 级）　晚期 PD 的临床表现极其复杂，由于疾病的进展和药物治疗效果的减弱，同时各种并发症的出现，治疗相对困难。一方面继续力求改善运动症状，另一方面处理运动并发症和非运动症状。因此，应结合患者具体情况及其治疗反应制订个性化治疗方案。

（三）外科治疗

帕金森病经内科治疗疗效减退，或出现相关并发症，病情发展至中晚期者，可考虑外科治疗。目前外科治疗帕金森病方法主要包括深部核团毁损术、深部脑刺激术（DBS）和细胞移植术。苍白球毁损术和丘脑底核毁损术可减少 PD 患者的震颤、肌强直和动作迟缓症状，但手术不良反应较多，包括出血、梗死、失声、认知功能障碍和步态紊乱。双侧毁损术不良反应更大，一般不予采用。DBS 相对于毁损术有一定优势，脑部损伤更少、效果可逆，刺激的强度、频率和持续时间均可调节，并可行双侧手术，是目前最主要的外科治疗方法。细胞移植术尚需进一步研究。外科治疗的原则是在合适的时机采用合适的手术方法对选择合适的 PD 患者进行治疗，可更好地改善 PD 症状，提高生活质量。

六、护理问题

1. 知识的缺乏　不了解帕金森病的发病特点、原理、手术治疗的一般过程及可能风险。

2. 心理护理　缺乏特殊问题的处理方法，如术前头架安置带来的恐惧、术后症状缓解的不确定性。

七、护理措施

（一）术前护理

1. 术前一般护理

（1）术前评估　协助医师做术前筛选及严格评估，详细了解患者的年龄、起病时间、病程、有无痴呆和严重的焦虑、抑郁，术中能否配合测试、术后能否配合程控，患者的心理状况、身体及营养状况，家庭及社会支持情况。若患者为非原发性 PD、病程＜5 年、有严重的认知功能障碍和精神疾病、一般情况欠佳，不能耐受或不配合手术者，不宜行该手术。

（2）心理护理　帕金森病发展缓慢，病史长，40％～55％患者会出现抑郁、焦虑等情感障碍，表现对生活丧失兴趣、沮丧、情绪悲观等。因此，医护人员应主动与患者及家人沟通，耐心询问和倾听患者的感受，最大限度地满足患者的需求。鼓励其树立信心，达到自觉积极配合治疗的目的。

（3）用药护理　PD 患者每天服药品种和服药次数较多，由于患者多合并认知障碍，容易发生漏服或错服药品。在派发药物时应详细标明每次服药的时间、品种和剂量，及时提醒患者按时服药。由于左旋多巴在肠道内与食物蛋白发生竞争性抑制，因此，需告知患者高蛋白食物与左旋多巴同时服用会降低药物的疗效，宜在餐前 1h 或餐后 2h 服用。

（4）饮食护理　由于肌张力增高、肢体震颤、夜间睡眠紊乱、再加上吞咽困难，因此 PD 患者多处于营养摄入不足、消耗相对增加的负平衡状态。指导患者制订合理的饮食计划，总体原则是高热量、低胆固醇、多纤维素、少盐清淡饮食。平时多饮水、多食水果，进餐时患者处坐位或半卧位，给患者足够的进餐时间，防止食物呛咳并导致吸入性肺炎。

（5）睡眠护理　PD 患者多伴有睡眠障碍。睡眠障碍的处理要采取药物治疗与护理治疗相结合。对入睡困难者应遵医嘱给予短效安眠药，对剂末现象所致的睡眠障碍者则给予长效左旋多巴制剂；梦魇、幻觉明显者给予非典型抗精神病药；睡眠行为障碍者给予氯硝西泮。在护理方面，给患者创造一个柔和安静的环境，病床周边设有护栏，加强安全护理，防止各种意外事故的发生，并在床头挂上防坠床的警示牌。

（6）知识宣教　脑深部电刺激在我国尚处于初步阶段，患者及家属对此了解甚少，护士应主动向患者及家属介绍该治疗方法的步骤，术前后配合注意事项等。告诉患者术前1天剃头后洗头，术前取下活动假牙及随身佩戴的金属物品。由于PD患者有24%~31%发生认知障碍，适当增加一些宣教时间，要耐心解释。通过知识宣教使患者减轻紧张情绪和心理压力，确保整个治疗的顺利完成。

2. 手术当天的护理

（1）术晨用药情况　根据患者术前症状，对于震颤明显的患者，术晨有必要加用一次短效的左旋多巴制剂，以保证头架的精确安装和MRI扫描时图像的清晰度，这对于靶点的准确定位至关重要。服药时间应考虑患者平时用药后起效时间以及持续时间，这样既不影响手术，又可以术中准确进行功能测试。局麻患者术前不肌内注射阿托品类药物和镇静药，以免造成口干不适和影响术中评估。

（2）安装头架的护理　术晨再次向患者说明安装头架对准确定位和治疗的重要性，解释局麻时可能产生的不适感以及旋紧螺钉会有胀痛感。头架安装完毕，运送患者前往核磁共振室行MRI扫描定位，注意运送途中避免硬物碰撞头部和头架，身上不能携带任何金属物品及各类带磁条的卡片。对于需要静注对比剂的患者，注意有无对比剂过敏反应，如发现异常及时停止操作并对症处理。

（3）安装头架后的护理　MRI扫描定位完成后，等候进手术室前，安排患者在安静的房间休息等候。安装头架后头部重量增加，患者不便低头观察地面情况，如果需要行走，一定要搀扶保护患者，防止患者跌倒或头部碰撞到硬物。接医师通知后，用轮椅护送患者进手术室。

（二）术后护理

1. 病情观察　感染、腐蚀、皮肤磨损、电极折断、电极移位、植入装置故障在术后任何时期都有可能发生。在导线的隧道尤其是连接点部位可能出现皮肤磨损，穿刺电极引流作用可能发生脑脊液漏；放置脉冲发生器的皮下囊袋创面较大，缺少吸收功能，可能出现皮下血肿或渗液，有导致继发感染的可能。因此，患者返回病房后，密切观察患者生命体征、瞳孔、肢体活动情况和主观感觉等变化，观察头部伤口有无渗血、渗液，一般术后24h即可拆除敷料。

2. 用药护理　术后患者一旦清醒，进水而不呛咳时即可以服用抗帕金森病药物，减少患者因停药出现的全身不适及加重的症状，次日开始按术前全量药物服用，若出现异动症状加重情况，可能与术后微毁损效应有关，应通知医师调整药量，术后一周左右微毁损效应消失，需要用回原量。服药时间应安排在餐前 1h 或餐后 2h，及时提醒患者按时服药。密切观察有无药物不良反应发生，如出现胃肠道反应、精神症状、血压下降等及时报告医师，以便调整药物和对症处理。术后运动症状改善，找到了最佳刺激参数，多巴胺能药物可逐渐减量。

3. 功能锻炼　指导患者练习舌头重复地伸出和缩回，快速地左右移动，沿口唇环形活动舌尖，重复数次。护士要多从营造良好语言氛围入手，让患者多说话、多交流，沟通时给患者足够时间表达，训练中注意患者的发音力度、音量、语速频率，鼓励患者坚持连续不间断的训练。根据患者的震颤、肌强直、肢体运动减少、体位不稳的程度，尽量鼓励患者自行进食穿衣，锻炼和提高平衡协调能力的技巧，做力所能及的事情，减少依赖性，增强主动运动。

（三）出院指导

1. 丘脑底核脑深部电刺激（STN-DBS）能明显改善 PD 患者的生活质量，但是要获得长期的疗效需要专科医护人员经常的调试和规律的术后随访。因此出院前嘱咐患者配合进行规律的术后程控和随访，术后 1 个月回院开机，比较术后 1 个月、3 个月、半年和 1 年，在开机不服药和开机服药状态下分别行 UPDRS Ⅲ 评分，计算其改善率；记录各时间点 DBS 的电压。

2. 指导患者积极进行功能锻炼，预防肢体挛缩畸形。鼓励生活能够自理的患者利用家庭环境和设施进行锻炼；生活不能自理的患者在陪护下运动，并从有依靠到无依靠，逐渐过渡到自行运动，增加上下肢的肌力。同时鼓励其做自己能做的事情，如进食、行走、洗漱、大小便处理和洗澡等。让患者参与制订每日锻炼计划，鼓励生活自理。

第四节·三叉神经痛

三叉神经痛是一种原因未明的面部三叉神经分布区内反复发作的闪电样剧痛，又称为原发性三叉神经痛。

一、病因及发病机制

三叉神经痛分为原发性和继发性两种。原发性三叉神经痛病因不明，目前较被认可的发病机制是由多种原因引起的血管搏动性压迫所致。继发性三叉神经痛多为脑桥小脑角区占位性病变压迫三叉神经以及多发性硬化所致。

二、疾病分类

1. 按病因　可分为原发性三叉神经痛和继发性三叉神经痛。

2. 按疼痛特点　可分为典型三叉神经痛和非典型三叉神经痛。

（1）典型三叉神经痛：疼痛为阵发性反复发作，有明确的间歇期。原发性三叉神经痛多为典型三叉神经痛。

（2）非典型三叉神经痛：疼痛时间延长甚至为持续性疼痛，但可有阵发性加重，无"扳机点"或"触发点"现象。可伴有面部麻木、感觉减退、角膜反射迟钝、咀嚼肌无力和萎缩等三叉神经功能减退的表现。继发性三叉神经痛多为非典型三叉神经痛。

三、临床表现

1. 发病情况　70%～80%的病例发生在 40 岁以上，以中、老年人为多，女性多于男性。

2. 临床特点

（1）疼痛部位　右侧多于左侧，疼痛通常由面部、口腔或下颌的某一个点开始扩散至三叉神经某一支或多支，以第二支、第三支发病最常见。常以面颊部、上下颌或舌疼痛最明显；口角、鼻翼、颊部和舌等处最敏感，轻触、轻叩即可诱发，故有"扳机点"或"触发点"之称。严重者洗脸、刷牙、说话、咀嚼甚至风吹都可诱发，以致患者平时都不敢做这类动作。发作时患者通常双手握拳或握物，或用力按压疼痛部位，或用手摩擦疼痛部位，以此来缓解疼痛程度。因此，患者多出现患侧面部皮肤粗糙、色素沉着、眉毛脱落等现象。

（2）疼痛性质　面部三叉神经分布区内出现突发的如刀割、针刺、触电、烧灼样剧烈难忍的疼痛，患者常以"痛不欲生"来形容。

（3）发作规律　三叉神经痛的发作常无预兆，而疼痛时间有一定规律。每次疼痛发作时间从数秒到 2min 不等。其发作起止突然，间歇期完全正常。随病情发展，发作愈频繁，间歇期逐渐缩短，疼痛亦逐渐加重且剧烈，严重者甚至整日疼痛不止。

3. 体征　原发性三叉神经痛者神经系统检查无阳性体征，极少数患者有患侧面部感觉减退。继发性三叉神经痛者，多伴有其他脑神经及脑干受损的症状和体征。

四、诊断要点

根据疼痛发作的典型症状和分布范围，疼痛的性质及触发点的存在，结合患者的病史，即可以诊断三叉神经痛，检查时无阳性体征。但应注意与牙痛、偏头痛、鼻旁窦炎以及继发性三叉神经痛相鉴别。头颅 MRI、CT 等可诊断颅内是否存在占位或压迫，用以鉴别原发性三叉神经痛和继发性三叉神经痛。

五、治疗要点

迅速有效镇痛是治疗本病的关键。

1. 一般治疗 首选药物治疗。一些患者只需要药物治疗即可缓解。也有患者经药物治疗一段时间后出现疗效减退或出现药物不良反应有头晕、嗜睡等症状，在药物治疗效果欠佳时可选择封闭治疗或外科手术治疗。三叉神经痛患者在生活中应尽量避免各种刺激，尤其是寒冷刺激。患者平时可用温水洗漱，冬天着装注意保暖，避免因寒冷刺激而导致疼痛发作。

2. 药物治疗 本病的首选药物为卡马西平，有效率为 70%～80%。初始剂量为 0.1g，每天 2 次，以后每天增加 0.1g，最大剂量不超过 1.0g/d，疼痛消失后再逐渐减量，有效剂量通常维持在 0.6～0.8g/d。不良反应可见头晕、嗜睡、口干、恶心、消化不良等，多可自行消失。当出现皮疹、共济失调、再生障碍性贫血、昏迷、肝功能受损、心绞痛、精神症状时应立即停药。如卡马西平无效，则可选用苯妥英钠，0.1g 口服，每天 3 次。上述两药无效时可口服氯硝西泮，6～8mg，40%～50%患者可有效控制发作，约 25%的患者疼痛可明显缓解。不良反应主要有嗜睡和步态不稳，老年患者偶见短暂性精神错乱，停药后消失。可同时辅以大剂量维生素 B_{12} 肌内注射。轻者亦可服用解热镇痛药物。

3. 手术治疗 三叉神经显微血管减压术是指在显微镜下将对三叉神经造成压迫的血管推移开，解除血管对三叉神经的压迫，从而使临床症状得到缓解，是目前应用最广泛最安全有效的手术方法。术后患者疼痛完全缓解率高达 90%以上，镇痛的同时不产生感觉及运动障碍，但可出现听力减退、面神经暂时性麻痹等并发症。手术治疗适用于药物及其他治疗无效且能耐受手术创伤的患者。

4. 神经节射频电凝术 采用射频电凝治疗对大部分患者有效，可缓解疼痛数月至数年。但可致面部感觉异常、角膜炎、复视、咀嚼无力等并发症。

5. 封闭治疗 药物治疗无效或有明显副作用、拒绝手术治疗者，可试以纯乙醇或甘油封闭三叉神经分支或半月神经节，破坏感觉神经细胞，以达到镇痛效果。不良反应为注射区面部感觉缺失。

6. 伽马刀治疗 用伽马刀射线照射三叉神经，让三叉神经敏感性降低。

7. 中医治疗 如中药、针灸等。

六、主要护理问题

1. 疼痛 与三叉神经受损及手术创伤有关。
2. 焦虑 与疼痛反复发作及担心手术预后有关。
3. 体温过高 与术后创伤有关。
4. 自理缺陷 与开颅手术有关。
5. 潜在并发症（脑脊液漏、带状疱疹、伤口感染）。

七、护理措施

（一）术前护理

1. 饮食护理　饮食规律，选择质软、易咀嚼食物。因咀嚼诱发疼痛的患者，可进食流质，忌油炸食物。不宜食用刺激性、过酸过甜食物以及寒性食物等。饮食以清淡、营养丰富为宜，平时可多吃富含维生素的食物。

2. 生活护理　吃饭、刷牙、漱口、说话以及洗脸等动作尽量轻柔，以免触及扳机点而引起疼痛发作。注意头面部保暖，避免局部风吹、受冻，不用太冷或太热的水洗脸、刷牙，温水为宜。平时学会情绪管理，避免激动和紧张。作息规律，不熬夜，保持充足睡眠。适当参加体育运动，锻炼身体，增强体质。

3. 心理护理　多与患者交流，了解其心态，及时开导，缓解其焦虑情绪，保持心情愉快。

4. 疼痛　与三叉神经受损有关。

（1）避免发作诱因　由于本病为突然反复的阵发性剧痛，患者非常痛苦，且咀嚼、哈欠和说话均可诱发，患者常不敢洗脸、刷牙、进食和大声说话，可表现为情绪低落、面容憔悴和精神抑郁。应指导患者保持心情愉悦，生活作息有规律、合理休息、适度娱乐；饮食清淡无刺激，避免过硬食物，严重者可进食营养丰富的流质饮食；帮助患者尽可能减少刺激因素，如保持周围环境安静、室内光线柔和，避免周围环境刺激而产生焦虑情绪，以免诱发或加重疼痛。

（2）疼痛护理　了解患者疼痛部位、性质、持续时间，采用语言疼痛分级评分法、数字疼痛评分法、视觉模拟疼痛评分法及行为疼痛评分法等进行疼痛评估；鼓励患者表达疼痛的感受，了解疼痛的诱因；指导患者正确运用非药物镇痛方法，如使用想象、休息、听轻音乐等方式转移注意力，以达到放松精神、缓解疼痛的目的；尽可能满足患者对舒适的需求。

（3）用药指导　根据医嘱指导患者正确服用镇痛药物，必要时遵医嘱静脉注射或肌内注射镇痛药物，并告知患者药物可能出现的不良反应，如头晕、嗜睡、胃肠道反应等。护士应认真观察、记录并及时报告医师。

（4）完善术前相关检查，做好神经外科术前常规准备。

（二）术后护理

1. 疼痛护理

（1）鼓励患者说出疼痛感受，轻微疼痛可采取听轻音乐、聊天等方法转移其注意力。中重度疼痛遵医嘱使用口服或静脉用镇痛药物。

（2）保持伤口清洁干燥，如有污染、渗液等情况应立即换药。平时注意不要让伤口受压，以免影响伤口愈合。

2. 焦虑的护理

（1）避免诱因，做好疼痛护理。

（2）给患者普及三叉神经痛疾病及手术相关知识，增加患者对疾病的了解。鼓励患者与术后康复患者交流成功经验，增加患者面对疾病及手术的信心。

（3）加强心理护理，关心患者，建立相互信任的护患关系，鼓励患者说出自己的想法，明确其所处的心理状态，给予适当的解释和安慰；满足其合理需要，提供关于术后康复、疾病方面的知识，帮助患者缓解术后不适；帮助患者建立疾病康复的信心，告知其配合治疗与护理的要点，指导患者正确面对疾病及预后。

3. 体温过高的护理

（1）监测体温及伴随症状。

（2）及时检查伤口有无红、肿、热、痛及波动感。

（3）遵医嘱使用物理降温或退热药物。

（4）结合病史进行血液化验及血培养等相关检查，寻找病因并进行针对性治疗。

（5）保持床单位清洁，及时更换汗湿衣物被褥等，高热患者注意有无寒战、缺氧等症状，服用退热药物后严密观察降温效果及是否出现大汗淋漓、虚脱等不良反应。有异常及时报告医师。

4. 自理缺陷的护理

（1）保持口腔清洁　术后当天应行口腔护理，每日2次，以保持口腔卫生，增加患者舒适感。

（2）鼓励患者自主改变体位，行动不便者可助其翻身，增加患者舒适感。

（3）协助患者进食　术后患者麻醉清醒后，如无吞咽困难、饮水呛咳者，可少量多次进食流质食物，再逐渐过渡到半流质到普食。

5. 并发症的护理

（1）脑脊液漏　应保持去枕平卧位，忌抠、挖及堵塞鼻孔和耳道，保持鼻孔及耳道的清洁。严密观察患者体温变化，必要时使用抗生素预防感染。保持大便通畅，防止用力咳嗽、打喷嚏等导致颅内压增高，加重脑脊液漏。

（2）带状疱疹　因三叉神经受损，患者自身的免疫力下降，潜伏在三叉神经节内的病毒被激发、活化后沿感觉神经通路到达皮肤，引起该神经区域病毒感染，因此部分患者口角、唇边、鼻部会出现带状疱疹。患者出现带状疱疹后，应保持局部皮肤清洁干燥，禁止抓挠，以免并发细菌感染及留下瘢痕。遵医嘱使用抗病毒药物局部擦涂，如利巴韦林、阿昔洛韦等。

（3）伤口感染　严密观察患者伤口敷料情况，有渗湿或污染立即更换。注意严格无菌操作，遵医嘱使用抗生素预防感染。指导患者伤口处皮肤忌抓挠，观察伤口处皮肤有无红、肿、热、痛。严密监测体温，有异常及时报告医师并做相应处理。

6. 健康指导

（1）疾病知识　告诉患者本病的临床特点与诱发因素，指导患者生活有规律；保持情绪稳定和轻松愉悦心态，培养兴趣爱好，适当分散注意力；保持正常作息及足够睡眠；洗脸、刷牙动作轻柔；食物宜软，清淡为主，忌食生硬、刺激食物。

（2）用药指导及病情监测　按时规律遵医嘱服药，出现头晕、嗜睡等症状时，在排除其他疾病后，要留意药物的副作用，及时就医调整用药方案；病情有变化，如不明原因的疼痛加重、频率增加等应及时就医。

（3）患者手术出院后应劳逸结合，合理安排工作时间，忌过度劳累；如有出院带药，应遵医嘱按时按量服用，不可自行停药或更改剂量；注意手术伤口的护理，一般术后 7～10 天拆线，伤口愈合过程中忌抓挠，以防止伤口感染。

（4）术后无特殊不适者一般 6～12 个月后复查，如出现头痛、呕吐、伤口红肿热痛等情况及时就医。

（5）多食高蛋白类食物如肉、蛋、鱼类及新鲜蔬菜、水果，多喝水，以防便秘。

第五节 · 面肌痉挛

面肌痉挛又称为面部抽搐，主要表现为一侧面部不自主抽搐。抽搐呈阵发性发作且不规则，程度不等，可因疲倦、精神紧张、情绪激动或自主运动而加重，是一种临床常见的进展缓慢的周围神经疾病。

一、病因及发病机制

1. 血管因素　目前已知 80％～90％ 的面肌痉挛是由于面神经出脑干区存在血管压迫，主要是小脑下前动脉、小脑下后动脉、椎动脉、基底动脉或粗大静脉血管压迫面神经根。

2. 非血管因素　脑桥小脑角的占位可导致面肌痉挛，而颅后窝的一些占位性病变亦可导致面肌痉挛的发生。

二、疾病分类

按照发病顺序不同，可将面肌痉挛分为典型面肌痉挛和非典型面肌痉挛两种，临床上以典型面肌痉挛最多见。

1. 典型面肌痉挛　是指痉挛症状先从眼轮匝肌开始，逐渐向下发展累及面颊部表情肌等下部面肌。

2. 非典型面肌痉挛　是指痉挛症状先从下部面肌开始，并逐渐向上发展最后累及眼轮匝肌及额肌。

三、临床表现

1. 发病特点　多在中年以后发病，女性多见。

2. 症状　起病初期多为一侧眼轮匝肌阵发性不自主抽搐，即"眼角跳动"，后逐渐缓慢扩展至一侧面部的其他面肌，口角肌肉的抽搐最为明显，严重者可累及同侧颈阔肌。抽搐程度不等，为阵发性、快速、不自主且不规律的抽搐。初起发病时抽搐较轻，持续时间短，仅几秒，以后随病情加重抽搐时间可延长至数十秒到几分钟甚至更长，且间歇期逐渐缩短，抽搐逐渐频繁。严重者抽搐呈强直性，致同侧眼睛无法睁开，口角向同侧歪斜，影响说话，常因疲倦、精神紧张、情绪激动和自主运动而加剧，入睡后停止。面肌痉挛强度分级参考 Cohen 痉挛强度分级，见表 12-5。

表 12-5　Cohen 痉挛强度分级

分级	痉挛强度
0 级	无痉挛
1 级	外部刺激引起瞬目增多或面部轻度颤动
2 级	眼睑、面肌自发轻微颤动，无功能障碍
3 级	痉挛明显，有轻微功能障碍
4 级	严重痉挛和功能障碍，如患者因不能持续睁眼而不能看书，独立行走困难

3. 少数患者会伴有头痛、耳鸣、听力下降、听觉过敏及面部血管舒缩功能紊乱等症状。

4. 因面肌痉挛影响视力、听力、形象等，患者通常会表现出焦虑、抑郁甚至自卑等不良情绪。

5. 神经系统体征检查　除面部肌肉阵发性抽搐外，无其他阳性体征。少数患者在疾病后期可伴有患侧面肌轻度瘫痪。

四、诊断要点

面肌痉挛的诊断主要依赖于其特征性的临床表现，结合患者的病史及特征性临床表现即可诊断。但应与 Meige 综合征、习惯性抽动症、功能性睑痉挛等鉴别诊断。

五、治疗要点

1. 药物治疗

（1）常用的口服药物为卡马西平、奥卡西平等。口服药物治疗常用于发病初期、无法耐受手术或者拒绝手术者，有时也作为术后症状不能缓解者的辅助治疗。对于临床症状轻、药物疗效显著者可长期使用。但这类药物可有肝肾功能损害、头晕、嗜睡、白细胞减少、共济失调等不良反应，如发生药物不良反应必须及时就医，在医师的指导下调整用药方案甚至停药。服用卡马西平治疗有发生剥脱性皮炎的危险，严重的剥脱性皮炎可危及生命，因此一旦发生此不良反应应立即停药并就医。

（2）肉毒素注射法：治疗的机制是运用肉毒素阻断神经肌肉的传递，降低面肌痉挛程度。主要用于口服药物治疗无效或者出现药物严重不良反应以及不能耐受手术、拒绝手术、手术失败或者术后复发的成年患者。过敏性体质及对肉毒素过敏者禁用。90%以上的患者在初次接受肉毒素治疗后的 3～4 个月痉挛症状能得到明显改善或完全缓解。但在肉毒素代谢后，症状复发，需要重新注射肉毒素，且随着病程延长及注射次数增多，疗效会逐渐减退。因此，肉毒素治疗不能作为长期治疗面肌痉挛的措施。接受肉毒素治疗后，少数患者会出现面瘫、眼球干涩、复视、吞咽困难等症状，多在 3～8 周内自行恢复。反复注射肉毒素的患者将会出现永久性的眼睑无力、鼻唇沟变浅、口角歪斜、面部僵硬等不良反应。

2. 手术治疗　目前国内外应用最广泛也最有效的手术方式为显微血管减压术。显微血管减压术是针对病因进行治疗的手术方法，在显微镜下将压迫血管与面神经垫隔开。治疗有效率为 90%～98%，复发率为 3%～10%，治愈率高，复发率低。显微血管减压术主要适用于应用口服药物或注射肉毒素治疗疗效差或者无效的面肌痉挛患者、抽搐症状严重的患者以及手术意愿强烈的面肌痉挛患者。显微血管减压术的常见并发症为面肌瘫痪、听力受损和脑脊液耳漏等。对于术后出现的面瘫或耳鸣等症状，随着面神经自身的修复，多数情况下会在术后 6 个月内自行消失。

3. 中医治疗。

六、主要护理问题

1. 自我形象紊乱　与面部抽搐有关。
2. 疼痛　与手术创伤有关。
3. 体温过高　与手术创伤有关。
4. 自理缺陷　与开颅手术有关。
5. 潜在并发症（脑脊液漏、伤口感染、迟发型面瘫、面肌痉挛延迟治愈）。

七、护理措施

（一）术前护理

1. 心理护理　面肌痉挛虽无生命危险，但不自主抽搐的面容严重妨碍患者的社交生活及心理健康。尤其是年轻患者，对他们的婚姻、就业等都会带来不利影响。加之病程迁延，辗转求医，经受长期的药物治疗甚至肉毒素注射治疗，使部分患者长期处于精神高度紧张和情绪低落压抑状态。对手术效果存在疑虑，担心术后恢复问题，渴望诉说、被关心和被理解。因此，对于在院患者，我们在详细了解病史的同时应耐心倾听，细心解答。对于疾病给患者带来的痛苦给予理解、同情和安慰，并引导其良好宣泄。同时应协助医师详细解释手术配合及术后恢复注意事项，使患者增强信心，身心处于最佳待手术状态。

2. 常规护理

（1）日常生活中注意面部保暖，做好面部防寒工作，禁用过冷过热的水刺激面部。宜营养丰富的清淡饮食，禁烟禁酒。保持精神放松，心情愉悦，不过度紧张。注意适度锻炼，不过度劳累。

（2）如同时患有高血压或糖尿病等，应控制好血压及血糖，血管的相关病变如动脉硬化等也会加重面肌痉挛的症状。

（3）完善术前相关检查，做好神经外科常规术前准备。

（二）术后护理

1. 疼痛护理

（1）确认患者疼痛部位是否为伤口位置，了解其疼痛性质、持续时间，采用语言疼痛分级评分法、数字疼痛评分法、视觉模拟疼痛评分法及行为疼痛评分法等进行疼痛评估；鼓励患者表达疼痛的感受；轻度疼痛可指导患者正确运用非药物镇痛方法，如使用想象、休息、听轻音乐等方式转移注意力，以达到放松精神、缓解疼痛的目的；中重度疼痛遵医嘱使用口服或静脉使用镇痛药物。尽可能满足患者对舒适的需求，如协助改变体位，减少压迫等。

（2）保持伤口清洁干燥，如有污染、渗液等情况应立即换药。平时注意不要让伤口受压，以免影响伤口愈合。

（3）鼓励患者总结其伤口疼痛规律，给予自己积极的心理暗示，协助医师做好疼痛管理。

2. 体温过高的护理　详见第十二章第四节"三叉神经痛"相关内容。

3. 并发症护理

（1）脑脊液漏、伤口感染　详见第十二章第四节"三叉神经痛"相关内容。

（2）迟发型面瘫　此并发症发生概率大概为5%，通常术后1～2周出现。首发症状是鼓腮时患侧口角闭合不严，眼睑闭合不严，抬头纹变浅。少数患者在首发症状出现前会有头痛、发热、面部肌肉酸痛等现象。治疗要在首发症状出现时早期进行，建议一周内前往神经内科按面瘫进行规范治疗，一般一周左右面瘫症状不再进展，口服药物治疗至症状完全消失，完全恢复时间一般需要3个月左右，偶有半年恢复的病例。面瘫期间应特别注意保护眼睛，防止因眼睑闭合不全导致干燥性角膜炎的发生。

（3）面肌痉挛延迟治愈　面肌痉挛术后约有25%的患者会出现术后面部仍有

抽搐，程度时轻时重，间歇期长短不定，一般在术后 3～6 个月症状完全消失。此现象是面肌痉挛术后正常表现，随着面神经自身的修复，症状可自行缓解，无需服药及治疗。

4. 健康指导

（1）疾病知识指导。注意面部保暖，避免过冷过热刺激。饮食宜选择清淡且营养丰富的食物，避免过咸过甜的刺激性食物，少食油炸食品。控制好血压血糖，减少基础疾病的发生。保持积极良好的心态，适当锻炼，维持健康体魄，规律作息，保持充足睡眠。

（2）患者手术出院后应劳逸结合，合理安排工作时间，忌过度劳累；如有出院带药，应遵医嘱按时按量服用，不可自行停药或更改剂量；注意手术伤口的护理，一般术后 7～10 天拆线，高龄老人视伤口愈合情况决定拆线时间，伤口愈合过程中忌抓挠，以防止伤口感染。

（3）术后无特殊不适者一般 6～12 个月后复查，如出现头痛、呕吐、伤口红肿热痛等情况及时就医。

第十三章 ▶▶ 神经系统感染和寄生虫疾病的治疗与护理

第一节 · 颅内特异性感染性疾病

颅内感染又称中枢神经系统感染性疾病，是神经系统常见的疾病之一，是由于病原微生物侵犯中枢神经的实质、被膜以及血管等引起的感染性疾病，这些病原微生物包括病毒、细菌、真菌、螺旋体、立克次体和朊蛋白等。中枢神经系统感染性疾病病因较多，早期临床表现不一，严重时导致死亡或留下严重的后遗症，但早期治疗大多数可以治愈。

一、脑结核球

结核球（结核瘤）是形成于脑实质内的结核性肉芽肿性肿块，多继发于身体其他部位的结核病灶，原发灶常位于肺部或淋巴结。它们既可表现出占位性病变的效应，又可具有周围伴发水肿的炎性病变的表现。

1. 临床表现

（1）局限型　患者一般情况尚好，发热和其他感染症状较少见，临床上以颅内病变为主。颅内结核球的表现与一般颅内占位性病变相似，表现为颅内压增高和局灶性症状，主要取决于其大小和部位。

（2）全身型　患者同时存在其他脏器的活动性结核病灶，全身情况差，伴有发热、盗汗、乏力、消瘦，有其他器官结核的症状如咯血、咳嗽、发热、腰痛、血尿、骨与关节结核、肛瘘、胸壁与颈淋巴结慢性脓肿等，甚至粟粒性结核伴结核性脑膜炎。病情较重，应以抗结核治疗为主，慎行手术。

2. 诊断　根据病史和临床表现，配合辅助检查，多可明确诊断。诊断要点为有颅外结核病灶史、慢性病容、30岁以下的青少年和儿童多见、病程多为亚急性、有颅内压增高征和局灶性神经系统体征，尤其有癫痫发作。

3. 治疗

（1）药物治疗　抗结核药物的选择原则与结核性脑膜炎相同，常规治疗方案以异烟肼为主，联合链霉素、利福平或乙胺丁醇三联疗法，如经治疗后症状好转，3

个月后可改为异烟肼和乙胺丁醇二联疗法，总疗程为 1.5～2 年。

（2）手术治疗　用于结核球药物治疗无效且占位效应明显，引起中线移位，高颅压的病例。

二、真菌感染

隐球菌、念珠菌、曲霉菌、毛霉菌和放线菌等是感染中枢神经系统常见真菌。

1. 临床表现　本病临床表现多变，起病缓慢而隐匿，初期常缺乏特异性的表现，仅有发热、不适和头痛、精神状态的改变等非特异症状，1/4～1/3 的患者存在脑膜炎典型的临床特点（如颈项强直、畏光等）。临床经过常持续进展几周到几个月，但有时进展非常缓慢，以临床症状改善和症状恶化交替性的出现为特征。局灶性神经系统体征通常是疾病晚期的症状和体征。

2. 治疗　隐球菌脑膜炎的治疗是由静脉注射两性霉素 B，可联用氟胞嘧啶或三唑类抗真菌药（福康唑或伊曲康唑）。足量静脉给药仍有明显脑膜脑炎体征或肾功能下降的患者可鞘内给药。治疗 2 周后，可继以口服大剂量的福康唑，每日 400mg，共 8～10 周。有单发性肉芽肿的患者可行外科手术治疗。脑积水明显者有发生真菌性腹膜炎的潜在危险，仍需行脑脊液分流术。

三、脑蛛网膜炎

脑蛛网膜炎又称粘连性蛛网膜炎、浆液性脑膜炎，是继发于急性或慢性软脑膜感染，如结核性脑膜炎、化脓性脑膜炎或真菌性脑膜炎等引起的脑蛛网膜炎，其他如中耳炎、鼻窦炎、结核病、流感、颅脑外伤、手术、脑寄生虫病、鞘内注入抗生素、麻醉药、对比剂等引起软脑膜、蛛网膜的炎症反应。

1. 临床表现　本病多见于青中年，男性多于女性。临床上根据发病经过可分为急性弥漫型、慢性弥漫型、局灶粘连型三型，表现出不同的颅内压增高和脑膜刺激症状。根据蛛网膜粘连部位不同，局灶粘连型可分为以下类型。

（1）颅后窝型　多因小脑延髓池蛛网膜粘连，阻塞第四脑室出口处引起颅内压增高、梗阻性脑积水，患者早期可出现头痛、呕吐、视盘水肿，如囊肿压迫小脑半球还可出现眩晕、眼球震颤、共济失调。

（2）广泛颅底型　蛛网膜粘连广泛波及颅底。如视交叉部蛛网膜粘连或脓肿，主要表现为一侧或双侧视力减退或失明，双颞侧偏盲、中心暗点或向心性周边视野缩小，有时可见视盘充血、苍白或水肿。动眼、展神经受损导致眼肌麻痹。下丘脑、垂体受累可出现性功能减退、尿崩症及嗜睡。

（3）半球型　亦称皮质型，主要由于大脑局部皮质蛛网膜粘连，可出现局限性癫痫、单瘫、偏瘫、失语、感觉异常。额、颞叶受累可伴有精神及行为异常，可有颅内压增高，临床表现与脑瘤相似。

2. 治疗　对早期、急性、亚急性发病的病例应先采用各种药物控制蛛网膜炎症，降低颅内压力，可使用肾上腺皮质激素防治蛛网膜粘连和炎症。对已形成粘连的病例可行手术治疗，松解神经，分离蛛网膜粘连，切除囊肿。对出现明显脑积水的弥漫型脑蛛网膜炎者，可行脑室腹腔分流术。

四、艾滋病的神经系统损害

获得性免疫缺陷综合征（AIDS）即艾滋病，是由人类免疫缺陷病毒-1（HIV-1）和人类免疫缺陷病毒-2（HIV-2）感染引起的，以前者多见。

1. AIDS 的原发性神经疾病

（1）HIV 相关性脑膜炎　HIV-1 感染的急性期，脑膜炎和脑膜脑炎很常见，特征性表现有头痛、假性脑膜炎、畏光、癫痫和意识改变。

（2）HIV-1 相关性痴呆　HIV 相关性痴呆常是晚期 AIDS 的表现，与全身系统性疾病同时出现。HIV-1 的感染既可以引起患者认知能力的改变，同时又导致意识水平的下降。HIV-1 相关性痴呆的临床特征为隐袭性智力减退，如疲劳、抑郁、头痛、性欲下降，症状还包括健忘、注意力不集中、思维迟缓和工作能力下降。

（3）空泡性脊髓病　HIV-1 感染时常并发脊髓疾病。脊髓背索和侧索髓磷脂丧失和海缩状变性，病变在脊髓胸段内外侧脊柱最为严重，可见神经细胞结节和含有 HIV 的多核巨细胞。表现为隐袭性的腿部无力和步态异常，感觉异常、二便失禁也很常见。

（4）HIV-1 周围神经病变　50％的晚期 HIV-1 感染患者患有一种或多种周围神经病变，包括远端对称性周围神经病变、吉兰-巴雷（格林-巴利）综合征、多发性单神经炎和多发性神经根病。临床表现为疼痛、无力、感觉迟钝，伴四肢麻木。感觉障碍呈手套-袜套样，痛觉、温度觉反应缺失，并有震动觉下降。远端腱反射减弱，但力量和本体感觉相对保留。

2. HIV 常见的机会性感染

（1）脑弓形虫病　是引起艾滋病患者出现局灶性神经系统症状的最常见原因。发生于 HIV 感染的晚期，常常有多处病灶，这与先前隐性感染形成的隐藏于包囊内的弓形虫重新激活有关。可表现为占位效应（弓形虫脓肿）、脑膜脑炎或脑病，其中弓形虫脓肿为 AIDS 患者最常见的产生占位效应的病变，占 AIDS 患者脑占位性病变的 70％～80％。中枢神经系统弓形虫病常为隐袭发病，最常见的临床表现（见于超过 50％的患者）是头痛、意识障碍和发热；局灶性的神经系统体征在发病时比较常见；癫痫可见于约 30％的患者；其他症状还有协调能力减退、恶心、视力障碍、假性脑膜炎和大小便失禁等。治疗常采用乙胺嘧啶、磺胺嘧啶、复方磺胺甲噁唑、螺旋霉素、克林霉素等。

（2）巨细胞病毒（CMV）性脑炎　一组研究发现 36％的 AIDS 神经病变患者中可找到 CMV 的病理证据，如小胶质结节、巨细胞体、CMV 包涵体等神经病理改变，以及弥散性 CMV 感染或重要的血清学证据等。CMV 常引起视网膜炎、肺炎、胃肠炎、肝炎，在 AIDS 晚期可引起脑炎。

（3）进行性多灶性白质脑病（PML） PML 是 JC 病毒感染少突胶质细胞所致。是一种脱髓鞘性病变，有发展为恶性神经胶质肿瘤的可能。多累及大脑半球，也有脑干及小脑的损伤，脊髓很少受累。其症状与体征千变万化，临床表现为精神改变，认知及言语障碍，视觉减退，失语，进行性脑神经运动及感觉功能异常。

（4）原发性中枢神经系统淋巴瘤（PCNSL） 在 AIDS 患者发生率约为 10%，常与 EB 病毒感染有关。与非 AIDS 患者原发性中枢神经系统淋巴瘤表现不同，AIDS 患者比免疫抑制患者更倾向于病灶多发。CT 表现为多病灶、轻度水肿和占位效应，环形增强。确诊 PCNSL 主要依靠脑活检，肿瘤对放疗极其敏感，治疗一般采用全脑放疗。

五、护理

1. 全身疗法的护理

（1）根据药物敏感试验结果选用合适的药物：严格掌握抗生素使用原则，轻症可不应用，重症特别是败血症则应早期、足量、广谱、联合、有效的抗生素静脉输入。使用抗生素前要做皮试，用药后要观察患者的药物反应。

（2）密切观察病情变化 若患者出现意识障碍、瞳孔改变、躁动不安、频繁呕吐、四肢肌张力增高等惊厥先兆，提示有脑水肿、颅内压升高的可能。若呼吸节律不规则、瞳孔忽大忽小或两侧不等大、对光反应迟钝、血压升高，应注意脑疝及呼吸衰竭的存在。应经常巡视，密切观察，详细记录，以便及早发现，给予急救处理。

（3）支持疗法 维持水、电解质和酸碱平衡，加强营养。

（4）对症处理 对高热患者给予降温，疼痛较重者给用镇痛药以及抗休克治疗。

（5）饮食 饮食上给予高热量、高维生素、高蛋白的饮食，必要时给予营养支持疗法。保证足够热量摄入，按患者热量需要制订饮食计划，给予高热量、清淡、易消化的流质或半流质饮食。少量多餐，预防呕吐发生。注意食物的调配，增加患者食欲。频繁呕吐不能进食者，应注意观察呕吐情况并静脉输液，维持水、电解质平衡。监测患者每日热卡摄入量，及时给予适当调整。

（6）做好并发症的观察 如患者在治疗中发热不退或退而复升、颅缝裂开、呕吐不止、频繁惊厥，应考虑有并发症存在。可做头颅 CT 检查等，以早确诊，及时处理。

2. 局部疗法的护理

（1）嘱患者休息、制动、抬高患处等。

（2）局部外敷药物，早期可先用鱼石脂软膏和中药。

（3）局部热敷，理疗。

（4）手术前、后护理。严格术前用药，做好局部处理，术后严密观察和保持引流通畅，局部清洁并及时换药等。

3. 健康教育

（1）饮食指导　给予高热量、高维生素、高蛋白的饮食。

（2）日常活动　根据患者情况决定活动量，烦躁不安的患者要加强防护措施，防止意外发生。保持肢体功能位，进行肢体康复训练，降低致残率。

第二节·颅内非特异性感染疾病

颅内非特异性感染是由化脓性细菌引起的急性感染性疾病，包括化脓性脑膜炎、脑脓肿、硬膜下（外）脓肿等疾病。临床症状以头痛、发热、脑膜刺激征及脑脊液中多形核白细胞增多为主。

一、化脓性脑膜炎

化脓性脑膜炎是指由化脓性细菌所引起的脑膜炎症，是一种严重的颅内感染性疾病。多见于 12 岁以下的儿童，常同时合并化脓性脑炎或脑脓肿。

1. 病因　化脓性脑膜炎可由多种化脓性细菌引起，最常见的致病菌为脑膜炎球菌、肺炎球菌、流感嗜血杆菌，其次为金黄色葡萄球菌、链球菌、沙门菌属及铜绿假单胞菌（绿脓杆菌）等。致病菌的种类与患者年龄有密切关系，感染途径：①血行性播散；②直接侵入。

2. 临床表现　急性或暴发性起病为主，典型临床表现为严重的头痛、发热、恶心、呕吐、颈项强直等；随着感染的发展可出现意识障碍，局灶性神经症状，癫痫发作等。老年人、新生儿和婴幼儿患者临床表现多不典型，需高度警惕作出早期判断。

3. 诊断　依据病史和临床表现，实验室检查白细胞计数明显增高，伴核左移，血沉加快，血培养呈阳性；腰椎穿刺脑脊液压力增高，脑脊液外观混浊。90％患者脑脊液中蛋白质含量增高，糖与氯化物常降低。逆向免疫电泳（CIE）检测可在 30～60min 内对化脓性脑膜炎做出快速诊断。确切的病原学诊断仍有赖于脑脊液细菌培养。疾病早期 CT 检查正常，出现神经系统并发症时可见脑室扩大、脑沟增宽、脑室移位等异常表现；并发硬脑膜下积液及脑内脓肿时，CT 可明确诊断。

4. 治疗　首先应注意保持呼吸道的通畅，控制癫痫发作，密切监测水和电解质水平。CT 检查排除颅内占位性病变后，应立即行腰椎穿刺留取脑脊液标本送检。临床诊断一经确立，应立即选用相应的抗生素治疗，细菌培养及药敏试验结果出来后，抗生素要进行相应调整，并持续应用 10～14 日。如果单用静脉给药无法达到脑脊液中的杀菌药物浓度，可考虑行辅助性或鞘内给药。若临床上考虑为多种致病菌混合感染，则应联合用药。

5. 预后　本病的预后在抗生素问世以后已大为改观。若诊断治疗及时、处理恰当，预后均较好。但老年人、新生儿以及有严重并发症的患者预后较差。

二、脑脓肿

脑脓肿是各种化脓性细菌侵入脑实质内所形成的脓肿，它可使脑组织遭受到直接的破坏，是一种严重的颅内感染性疾病。脑脓肿可发生于任何年龄，但以儿童及青壮年多见，男性多于女性，常合并有化脓性脑膜炎、硬脑膜下、硬脑膜外脓肿。

1. 病因　常见的致病菌为葡萄球菌、链球菌、肺炎球菌、大肠埃希菌和变形杆菌等，根据其感染来源的不同，脑脓肿可分为直接来自邻近感染灶的脑脓肿、血源性脑脓肿、损伤性脑脓肿、隐源性脑脓肿。

2. 临床表现　发热、头痛、全身乏力，视力下降，意识水平改变，颅内压增高和局灶性神经功能障碍。脑疝形成和脓肿破溃是脑脓肿的两种危象，均可使病情急剧恶化，如不能及时治疗常导致患者死亡，少数急性脑脓肿起病急剧，脑组织急性坏死和严重水肿，很快出现颅内压增高和局灶症状，早期即出现昏迷甚至迅速死亡，又称为"急性暴发性脑脓肿"，多见于细菌毒力很强或机体抵抗力很差的患者。

3. 诊断

（1）常规实验室检查　血常规和血生化无特异性，但血沉通常升高，可用于动态了解抗生素的治疗效果；C反应蛋白也很敏感，建议检测。脑脊液检查结果与脑膜感染相似，如白细胞上升，蛋白质含量增高，糖及氯化物正常或降低，脑脊液培养多为阴性，腰椎穿刺要慎重，以防发生脑疝。

（2）影像学检查　增强CT或MRI检查显示特征性的环形强化，中心坏死区，周围水肿很难与恶性胶质瘤及转移瘤相鉴别。

（3）准确的致病微生物诊断　依赖于活检。

4. 治疗　脑脓肿的治疗包括抗生素治疗和手术治疗两个方面，治疗原则是在脓肿尚未完全局限前先采用抗生素治疗，待脓肿形成后，可再予以手术治疗。抗生素治疗的最佳方案是根据细菌培养和药物敏感试验的结果选择最合适的药物，用药持续时间要够长，不应少于2～4周。

脑脓肿的手术方法有穿刺抽脓术、置管引流术和脓肿切除术。

（1）穿刺抽脓术　简单安全，既可诊断，又可治疗，适用于各部位单发的脓肿，尤其是部位较深或位于脑功能区的脓肿，也适合由于年老体弱，患有其他严重疾病或病情危重不能耐受开颅手术者，但对多发性或多房性脑脓肿或脓肿腔内有异物者效果不佳。

（2）置管引流术。

（3）脓肿切除术　通过开颅的方法将脓肿切除，一般要在脓肿的包膜完全形成后进行。主要适用于穿刺抽脓失败者，多房性脑脓肿、小脑脓肿、脓腔内有异物及真菌性脑脓肿患者，术中务必精细操作，力求彻底切除脓肿，避免脓肿破损和脓液的外渗，防止感染，以降低脑脓肿的复发率。

5. 预后　影响脑脓肿预后的因素主要有脓肿所在的位置，患者的年龄和有无并发症的存在，手术治疗方式的选择也会影响到术后后遗症的发生率。误诊或治疗不当还会导致死亡，有多达 50% 的患者会遗留永久性神经系统病变和功能障碍。

三、硬脑膜下脓肿

硬脑膜下脓肿是指化脓性感染发生于硬脑膜下间隙，脓液局限性积聚于硬脑膜下隙。

1. 病因　常见的致病菌有链球菌、葡萄球菌、流感嗜血杆菌和肠杆菌等。

2. 临床表现　发热、顽固性头痛、恶心、呕吐，颈项强直，意识改变，局灶性神经症状，癫痫发作。婴儿期硬脑膜下脓肿临床表现多不典型，常见症状为易激惹、纳差、呕吐、嗜睡、囟门饱满、颈项强直甚至昏迷。

3. 诊断　实验室检查多无特异性发现，由于易诱发脑疝且对诊断帮助不大，所以禁忌腰椎穿刺。增强 CT 和 MRI 检查可显示新月形低密度液体积聚及占位效应和中线移位。脑脊液检查与脑膜感染一致，通常术中需送拭子培养（需氧和厌氧）。

4. 治疗　硬脑膜下脓肿属于神经外科急症之一，除了应保证患者呼吸通畅和积极控制癫痫发作外，还应及时手术清除脓肿和静脉使用抗生素。由于钻孔引流常常不够彻底，因此外科治疗常以开颅引流为主。

5. 预后　硬脑膜下脓肿的预后与最初诊断时的意识障碍等为主的神经功能障碍的程度密切相关，存活者多遗留有较明显的神经功能障碍，包括癫痫发作。

四、非特异性颅内感染的护理

1. 密切观察　密切观察患者意识、瞳孔、生命体征的改变。

2. 体位护理　取平卧位，抬高床头 $15°\sim30°$，避免颅内压增高的因素。

3. 心理护理　患者出现失语、视野缺损、偏瘫时给予安慰，关心了解患者的思想及生活情况，消除患者对疾病的恐惧心理和消极情绪，耐心解释用药的目的及治疗效果，使患者能够积极配合治疗。

4. 用药护理　遵医嘱合理使用抗生素及脱水药物密切关注患者出入量及电解质情况，注意药物的效果及副作用。

5. 活动指导　根据患者情况决定活动量，烦躁不安的患者要加强防护措施，防止意外发生。保持肢体功能位，进行肢体康复训练，降低致残率。

6. 饮食　食用高热量、高蛋白、高维生素的饮食，必要时给予营养支持疗法。少量多餐，预防呕吐发生。注意食物的调配，增加患者食欲。频繁呕吐不能进食者，应注意观察呕吐情况并静脉输液，维持水、电解质平衡。

7. 环境　病室光线柔和，减少噪声，避免强光刺激。

8. 高热的护理　头置冰袋，物理降温，或遵医嘱药物降温。

9. 抽搐的护理　加床挡，防坠床。防止呼吸道阻塞，取平卧位，头偏一侧防吸入性肺炎，保护患者，抽搐时勿用力按压四肢，防骨折，可在四肢大关节处用约束带；必要时遵医嘱使用镇静及抗癫痫药物。

10. 疼痛护理　观察头痛程度，注意有无颅压增高症状，遵医嘱使用镇痛药物。

11. 术后　患者麻醉清醒前去枕、头偏向一侧平卧防误吸，注意观察头部伤口敷料是否干洁固定，观察脓肿引流的量、颜色、性质，保持各引流管通畅，防止折叠扭曲，冲洗引流管后需夹管 2h 再开放。

第三节·寄生虫感染

神经系统寄生虫感染是寄生虫侵犯中枢神经系统而导致的疾病，是全身寄生虫病的一部分。近年来随着国民生活水平的提高，环境的改善以及防治措施的得力，发病率已呈下降趋势。

一、流行病学特征

1. 地方性　寄生虫病的流行与分布常有明显的地方性。主要与气候条件、地理分布、生产方式有关。

2. 季节性　寄生虫病的流行往往有明显的季节性。

3. 自然疫源性　不需要人的参与而存在于自然界的人兽共患寄生虫病具有明显的自然疫源性。

二、引起脑病的发病机制

寄生虫可经血液循环、静脉血管吻合支、淋巴系统、动静脉血管外间隙、椎间孔、眼结膜及鼻腔黏膜等途径入脑，寄居在脑的任何部位，如细胞、血管、脑膜间隙、组织间隙、脑脊液、脑室及椎管内等，由虫体移行、占位、挤压、阻塞、增殖造成组织机械性损害以及诱发变态反应，导致脑组织损伤及全身性病症。

三、类型

寄生虫对中枢神经系统损害的类型根据临床特点分为：寄生虫性脑部占位性病变和寄生虫性脑炎或脑膜炎。

（1）寄生虫性脑部占位性病变：包括脑囊虫病、脑型血吸虫病、脑棘球蚴病、脑型肺吸虫病、脑卫氏并殖吸虫病、阿米巴性脑膜炎、蛔虫性脑病。

（2）寄生虫性脑炎或脑膜炎：脑型疟疾、原发性阿米巴脑膜脑炎、弓形虫脑病、广州管圆线虫病。

四、几种常见的脑寄生虫感染疾病

（一）脑囊虫病

脑囊虫病是由猪绦虫幼虫（囊尾蚴）寄生脑组织形成包囊所致。50％～70％的患者可有中枢神经系统受累，是最常见的中枢神经系统寄生虫感染。

1. 临床症状　脑囊虫病自感染到出现症状，数日至 30 年不等，临床表现与囊虫数量、大小及感染部位有关。根据包囊存在的位置不同，临床表现分为四种基本类型：脑实质型、蛛网膜型、脑室型、脊髓型。

2. 诊断　曾居住在流行病区，并有癫痫、脑膜炎或颅内压升高的表现，皮下软组织包囊或粪便中发现虫卵可提示诊断。血清囊虫抗体试验，皮下结节的囊虫活检和头部 CT、MRI 检查有助诊断。

3. 治疗　常用药物有吡喹酮和阿苯达唑。对单个病灶（尤其是在脑室内者）可手术摘除，有脑积水者可行脑脊液分流术以缓解症状，有癫痫者可使用抗癫痫药物控制发作。

（二）脑型血吸虫病

血吸虫卵由粪便污染水源，在中间宿主钉螺内孵育成尾蚴，人接触疫水后经皮肤或黏膜侵入人体，在门静脉系统发育为成虫，成虫侵入末梢小血管或淋巴管，逆行到达肠系膜上、下静脉，在肠壁黏膜下产卵，部分产卵异位于脑的小静脉可引起大脑损害，或经血液循环进入脑内。

1. 临床表现　临床可分急性型和慢性型两型。

（1）急性型　较少见，常爆发起病，在感染后 4～6 周出现症状，以脑膜脑炎为主要表现，亦可表现为急性脊髓炎型。

（2）慢性型　一般发生于感染后 3～6 个月，长者可达 1～2 年，主要表现为慢性血吸虫脑病，虫卵所致肉芽肿形成。

2. 诊断　可根据患者来自血吸虫病疫区，并有疫水接触、有胃肠不适史。血中嗜酸性粒细胞增多，粪便和尿液中检出血吸虫卵。血清学试验和直肠活检亦有助于诊断。

3. 治疗　药物治疗首选吡喹酮，巨大肉芽肿病灶可行外科手术切除。若有蛛网膜下隙阻塞时常需用糖皮质激素和椎板切除减压术治疗。本病经治疗后预后较好。

（三）脑棘球蚴病

脑棘球蚴病又称脑包虫病，是一种由细粒棘球绦虫的幼虫（棘球蚴）侵入颅内，形成包虫囊肿所致疾病。

1. 临床表现　临床常见头痛、呕吐、视盘水肿等颅内压增高的症状，颇似脑肿瘤，以及局灶性神经系统体征、癫痫发作等，病情缓慢进展，并随着脑内囊肿的增大病情逐渐加重。

2. 诊断

（1）有畜牧区居住史。

（2）出现颅内压增高的症状或局灶性神经系统症状及体征。

（3）包虫补体结合试验阳性。

（4）血和脑脊液中嗜酸性粒细胞数增高。

（5）CT/MRI上发现肺包虫囊肿。

3. 治疗　需采取手术彻底摘除囊肿，但不宜穿破囊肿，否则引起过敏性休克和头节移植复发。阿苯达唑可使囊肿缩小，阻止过敏性反应和外科手术后的继发性棘球蚴病。

（四）脑型肺吸虫病

脑型肺吸虫病是由卫氏并殖吸虫和墨西哥并殖吸虫侵入人体，移行入脑导致的中枢神经系统损害所引起的疾病。

1. 临床表现　10％～15％的肺吸虫病患者可累及中枢神经系统，临床可表现为发热、头痛、呕吐、部分性及全身性癫痫发作、偏瘫、失语、共济失调、视觉障碍、视盘水肿、精神症状和痴呆等症状和体征。

2. 诊断

（1）在疫区有食用河蟹或饮生水史。

（2）有颅内压增高的症状和体征。

（3）肺吸虫补体结合试验或皮内试验阳性。

（4）血中嗜酸性粒细胞增高，脑脊液中可检出嗜酸性粒细胞。

（5）影像学可发现肺吸虫囊肿或钙化灶。

3. 治疗　急性和亚急性脑膜脑炎患者可用吡喹酮或硫氯酚治疗。慢性病例和伴有占位性症状者需要外科手术治疗。

（五）脑型疟疾

能够引起脑型疟疾的主要病原体是恶性疟原虫，其次是间日疟原虫。因疟疾死亡者，90％以上由脑型疟疾所致。

1. 临床表现　脑型疟疾的主要症状为谵妄与昏迷。多数患者表现为持续性高热、剧烈头痛、呕吐、抽搐、谵妄和昏迷等脑膜炎的症状。

2. 诊断

（1）发热、头痛，伴或不伴呕吐并至少有意识障碍、抽搐、精神错乱等症状。

（2）有中枢神经系统损害的体征。

（3）血涂片发现疟原虫。

以上三条为必备条件。

3. 治疗 主要治疗方法为药物治疗，选择快速高效抗疟药，迅速杀灭原虫无性体，及时进行脱水治疗，改善微循环，防止毛细血管内皮细胞破裂出血。常用药物有二盐酸奎宁、磷酸氯喹注射液、蒿甲醚。

4. 预后 脑型疟疾的病死率一般在 0.4%～20%，最高可达 33%，以 1～5 岁病死率最高。

（六）广州管圆线虫病

广州管圆线虫病又名嗜酸性粒细胞增多性脑脊髓膜炎。该病是人畜共患的寄生虫病，因误食了含有广州管圆线虫幼虫的生或半生的螺肉而感染。其幼虫主要侵犯人体中枢神经系统，表现为脑膜炎和脑炎、脊髓膜炎和脊髓炎，可使人致死或致残。

1. 临床表现

（1）头痛和发热，约 90% 的患者以此为首发症状。

（2）呕吐和颈项强直。

（3）感觉异常。

（4）严重的有认知障碍、精神错乱、嗜睡、昏迷等。

2. 诊断

（1）病史 多有生吃或半生吃螺类、蜗牛等历史。

（2）典型的临床症状和体征 如头痛等。

（3）脑脊液检查 压力升高明显，脑脊液白细胞数增高。

（4）免疫学检查 皮内试验、ELISA 法。

（5）病原学检查 脑脊液或活检组织中找到幼虫是确诊的依据。

3. 治疗 驱虫药阿苯达唑对本病有良好的效果。应用肾上腺皮质激素减少高颅压，可酌情使用神经营养药物。

五、护理

1. 发热的护理

（1）严密监测病情变化 监测患者的生命体征，重点观察体温的变化。

（2）采取有效降温措施 通常用物理降温方法，如用冰帽，冰袋冷敷头部或大动脉搏动处，可有效降低体温。

（3）加强基础护理 发热患者应注意休息，高热患者应绝对卧床休息。

（4）补充营养和水分 每天应保持足够的热量和液体的摄入，可给予高热量、高蛋白、高维生素、易消化的流质和半流质食物。

（5）口腔、皮肤护理 发热患者易并发口腔感染，应指导并协助患者在餐前、餐后及睡前漱口，病情严重或昏迷患者给予特殊的口腔护理。

2. 疼痛的护理

（1）多数患者有头痛、肌肉酸痛症状，在护理过程中，加强巡视病房，重视患者疼痛的主述，主动帮助患者转移对疼痛的注意力。

（2）遵医嘱给予降颅压药物和镇痛药物。

（3）注意观察用药后的反应及疼痛的缓解情况，及时报告医师。

3. 饮食护理

（1）治疗期间合理调节饮食结构，生活规律，戒烟酒，禁饮兴奋性饮料，忌辛辣刺激性食物。

（2）饮食应富有营养，易于消化。

（3）呕吐的患者应观察呕吐物的性状、颜色、量及伴随症状，并准确记录。如呕吐严重遵医嘱及时给予补液。

4. 用药护理

（1）服药过程中严密观察患者的反应，严格执行查对制度，服药剂量准确，并注意服药时间。

（2）在护理过程中，加强对应用甘露醇等脱水药物的观察和护理，保证及时准确地应用脱水剂。避免脱水剂渗漏入皮下组织，准确记录 24h 出入量，观察尿色、尿量，注意心率、心律和血压的变化，警惕因脱水导致的水、电解质紊乱。

（3）应用抗生素者用药前做好过敏试验，并做好过敏反应的抢救准备。

（4）应用糖皮质激素的患者注意观察激素的不良反应，并嘱患者遵医嘱坚持按疗程用药。观察药效及药物不良反应。

5. 心理护理

（1）由于头痛、发热、全身肌肉酸痛、视力障碍等症状，使患者极易产生紧张、焦虑情绪，要重视对患者心理的安慰和支持。

（2）主动与患者进行情感交流，耐心解释和疏导，介绍疾病相关知识，说明该病预后良好，消除患者顾虑，缓解紧张情绪，使患者能积极主动配合治疗与护理。

6. 潜在并发症护理

（1）严密观察病情变化　定时监测患者生命体征、意识、瞳孔变化并详细记录。

（2）评估有无脑疝的先兆表现　严密观察有无剧烈头痛、喷射性呕吐、烦躁不安、血压升高、脉搏减慢、呼吸不规则等，一旦出现，应立即报告医师。

（3）遵医嘱予以甘露醇等脱水剂。

（4）配合抢救　保持呼吸道通畅，防止呕吐物误吸。

7. 抽搐的护理

（1）加床挡，防止坠床。对烦躁不安的患者，要加强防护措施，以免发生意外，必要时给予镇静药。

（2）及时吸出呼吸道分泌物，保持呼吸道通畅。

（3）头侧向一方，以利于口腔分泌物和呕吐物排出，防止吸入性肺炎的发生。

（4）保护患者，四肢大关节处用约束带，防止骨折。

8. 健康指导

（1）对患者的指导　介绍寄生虫的传播途径、临床表现、治疗、常见并发症等。指导患者配合治疗，说明药物的用药方法和注意事项。

（2）预防疾病知识　向患者及家属介绍寄生虫相关知识。改善不良的饮食习惯，不吃生猪肉、生田螺或生牛肉，生食、熟食的刀具和砧板应分开。加强疾病预防指导宣传工作。

第四节 · 神经外科开颅手术后感染及抗生素应用

颅内感染是由细菌、真菌、病毒或寄生虫等病原体侵犯中枢神经系统实质、脑膜及血管引起的急性或慢性炎症或非炎症性疾病，常见的颅内感染疾病包括病毒性脑炎、化脓性脑膜炎、脑脓肿、结核性脑膜炎、脑囊虫病等。

术后感染的发生机制主要是血-脑屏障等自然防御结构被破坏、各种医源性因素使发生率明显升高。术后3～7天是颅内感染的高发时间。各种致病菌可通过皮肤切口、引流管、腰椎穿刺等多种途径侵入中枢神经系统，由于脑脊液中的抗体、补体及白细胞含量低，对细菌的抵抗力弱，且脑脊液是良好的细菌培养基，侵入的细菌将迅速繁殖，从而引起颅内感染。

神经外科开颅手术后颅内感染是一种严重的神经外科并发症，可导致严重的后遗症，甚至危及患者的生命；随着抗菌药物的滥用，耐药菌株的增加，近年来颅内感染发生率呈现上升的趋势；治疗颅内感染的难度也不断加大。

一、神经外科手术后颅内感染的病因与危险因素

神经外科手术后颅内感染主要发生于开颅术后、长时间脑室外引流术后、开放性颅脑损伤、脑脊液耳鼻漏、再次开颅、术后切口皮下积液等，重型颅脑损伤开颅术后昏迷患者存在早期免疫缺陷亦是感染原因之一。颅内感染的相关因素有手术环境、手术时程、消毒方法、手术部位、麻醉方式、术后处理等。

神经外科手术后导致颅内感染的高危因素有：①手术时间＞4h；②开放性颅脑损伤；③术区污染；④术后脑脊液漏，如耳漏，鼻漏，切口漏；⑤二次手术；⑥放置各种引流管，如有脑室外引流管，硬膜下、硬膜外、腰大池引流管；⑦合并糖尿病等。患者术后进行切口外引流，并且引流时间过长，引流管固定不妥，未执行无菌操作等，均可增加术后颅内感染的发生率。术中异物植入也可增加感染的发生率。

由于患者病后或术后机体抵抗力下降，糖皮质激素的应用，各种侵入性操作或

操作的不合理（如污染、异物、死腔）等均可成为颅内感染的诱导和促发因素，加重颅内感染。老年人长期高血压病史、组织器官功能减退，全身免疫功能下降，特别是合并糖尿病、心脏病等慢性疾病者，术后发生肺部感染、消化道出血、肝肾功能障碍，全身营养差者，易发生颅内感染。

二、预防及用药

神经外科手术后颅内感染治疗困难，病死率高，应积极预防术后感染的发生。

1. 开颅术前 1 天充分清洗头部，术前 2h 内备皮；不使用刮刀，建议使用电动备皮器或化学脱毛剂，经鼻腔及经口腔手术术前应充分进行清洁准备。

2. 择期手术时，做好手术前准备工作，使患者处于最佳状态，如控制糖尿病、改善营养不良状况、积极治疗原有感染等。

3. 严格手术操作流程，尽量缩短手术时间，由于手术时间每延长 1h，感染率增加 0.5%～1%，因而应尽量缩短手术时间。

4. 尽量减少术中出血，移除污染的组织和小骨片，有植入操作时应戴双层无菌手套。

5. 熟练手术技术，严密缝合硬脑膜，防止术后脑脊液漏，尤其是幕下手术。

6. 除非必需，尽量不放置引流物；尽量采用密闭式引流袋或者负压吸引装置，减少引流皮片的使用；各类引流管均须经过皮下潜行引出后固定；一般脑内、硬膜下或者硬膜外引流物应 48h 内尽早清除；腰大池引流以及脑室外引流要注意无菌维护，防止可能的医源性污染，病情允许尽早拔除引流管，留置时间不宜超过 2～3 周，必要时更换新管。

7. 手术操作中如放置有创颅内压监测、脑微透析探头以及脑氧及脑温探头等监测设备时应严格无菌操作，皮下潜行引出、固定并封闭出口（避免脑脊液漏）。

8. 严格遵守"外科手消毒技术规范"的要求，严格刷手，严格消毒，严格遵守手术中的无菌原则，细致操作，保护组织，彻底止血。

9. 尽量缩短手术前住院时间，减少医源性感染机会。

10. 术后严格按照无菌原则定期换药。

三、预防应用抗菌药物的方法

1. 给药的时机 应在切开皮肤前 30min（诱导时）开始给药，不应在病房给药，而应在手术室给药。静脉给药，30min 内滴完，否则达不到有效浓度。

2. 根据手术类型可适当预防使用抗菌药物 可选择安全、价格低廉且广谱的抗菌药物。清洁手术：以第一代或第二代头孢菌素为首选；头孢菌素过敏者，可选用克林霉素；其他类型手术，宜根据相应危险因素和常见致病菌特点选择用药。当病区内发生耐甲氧西林金黄色葡萄球菌（MRSA）感染流行时（如病区 MRSA 分离率超过 20% 时），应选择万古霉素作为预防用药。如选择万古霉素，则应在术前

2h 进行输注。经口咽部或者鼻腔的手术可加用针对厌氧菌的甲硝唑。

3. 血清和组织内抗菌药物有效浓度必须能覆盖手术全过程。常用的头孢菌素血清半衰期为 1～2h，因此，如手术延长到 4h 以上，或失血量超 1500mL，术中应追加一次抗生素。

四、神经外科手术后颅内感染的特点

1. 开颅术后 3～7 天通常是颅内感染的高发时间，神经外科的中枢神经系统感染以细菌感染最为常见，中枢神经系统感染中表皮葡萄球菌、人葡萄球菌、溶血葡萄球菌、金黄色葡萄球菌等革兰阳性细菌为常见病原菌，比例在 55％ 左右，革兰阴性细菌占 45％ 左右，尤其是鲍曼不动杆菌以及肺炎克雷伯菌感染有逐年增多趋势。

2. 手术时间是导致开颅术后患者颅内感染的影响因素，持续头皮下引流时间大于 7 天，引发患者发生颅内感染的风险会明显增加，其中放置引流的患者感染率是未放置引流管的 10 倍。这可能与放置的引流管和外界相通，细菌通过引流管逆行进入了脑组织引起颅内感染。

3. 临床表现　术后颅内感染可发生于任何年龄段，潜伏期一般为 2～21 天，平均一周。患者表现为体温异常（体温超过 38℃ 或低于 36℃）、心率和呼吸加快等全身炎症反应的症状和体征。

（1）手术切口与骨瓣感染　发热、局部红肿、疼痛、伤口裂开或排脓。

（2）脑膜炎　典型的三联征（发热、头痛和脑膜刺激征）。伴随症状有恶心、呕吐、抽搐、进行性意识障碍、神志改变，局部神经功能受损。

（3）脑脓肿　多因脓肿不同部位占位产生局灶性脑损害的表现，多表现为发热、头痛、进行性意识障碍、癫痫、局部神经功能缺陷。严重病例或延误治疗的患者，可出现大面积脑实质感染、炎性脑水肿，甚至脑干感染，死亡。

（4）硬脑膜外积脓或硬脑膜下脓肿　硬脑膜外积脓是指脓肿位于硬脑膜和颅骨的腔隙，发展较慢，表现为发热、头痛和原发灶感染症状。硬脑膜下脓肿是指脓肿位于硬脑膜下隙，患者可表现为头痛、发热、脑膜炎、癫痫、意识状态改变。由于硬脑膜下隙不存在组织屏障，脓肿极易扩散，如果处理不及时甚至会危及生命。

五、神经外科手术后颅内感染的辅助检查

1. 一般实验室检查　可出现白细胞升高，中性粒细胞增多伴左移，CRP 等炎性指标升高。

2. 影像学检查　头部 CT 及 MRI，脑膜炎 CT 的表现是软脑膜增强征，MRI 可见血管增强征。脑脓肿的典型 CT 表现为边界清楚或不清楚的低密度灶，静脉注射对比剂后，脓肿周边呈均匀环状高密度增强，脓肿附近脑组织可有低密度水肿带，脑室系统可受压、推移等。硬脑膜外积脓 CT 表现为两面凸形，而硬脑膜下脓

肿形状为新月形。

3. 脑脊液检测　细菌性脑膜炎的典型脑脊液检查为：白细胞 $1000\sim10000/\mu L$；白细胞：红细胞 $>1：100$；蛋白质 $>50mg/dL$；葡萄糖 $<40mg/dL$（$2.2mmol/L$）；乳酸 $>4.2mmol/L$；脑脊液糖/血糖 <0.4；中性粒细胞 $>60\%$。颅内感染诊断"金标准"是细菌培养或涂片革兰染色阳性。

4. 病原学检查　立体定向 CT 引导下活检。

六、治疗

神经外科开颅手术后颅内感染的处理包括早期应用合理有效的抗生素抗感染、蛛网膜下隙置管持续引流、腰穿及鞘内给药、手术治疗、全身营养支持治疗、防治并发症等综合治疗措施。

1. 合理应用抗生素　抗菌药物的正确应用是治疗颅内感染的关键，高度怀疑为神经外科术后颅内感染的患者应尽早经验性用药，美国感染性疾病协会（IDSA）指南推荐选用万古霉素联合第三代头孢菌素（头孢曲松或头孢他啶）、头孢匹肟或美罗培南。对发现厌氧菌感染者，可在其基础上加用甲硝唑治疗。针对万古霉素耐药的葡萄球菌和肠球菌引起的颅内感染，文献报道利奈唑胺是有效的。耐药菌的治疗目前相当困难，泛耐药的鲍曼不动杆菌是引起院内获得性脑膜炎的常见致病菌，对于经验性治疗鲍曼不动杆菌，可以静脉给予美罗培南，联合脑室内或鞘内给予氨基糖苷类药物，如庆大霉素或阿米卡星等。根据脑脊液培养及药敏试验结果，及时调整抗菌药物的使用。

2. 蛛网膜下腔置管持续引流　是治疗颅内感染的有效方法，一方面可减少反复腰穿给患者带来的痛苦，另一方面可以缓慢降低颅内压力，刺激新的脑脊液分泌，可以起到很好的稀释和冲洗的作用，可视为一种自身置换作用。感染的脑脊液被引流到体外，可降低脑脊液中细菌浓度，减轻颅内感染。同时鞘内注入抗菌药物后，药物直接进入蛛网膜下腔，缓慢向颅内弥散，能够达到有效的药物治疗浓度，但鞘内应用抗生素的种类及浓度应严格控制。如果有脑室外引流的患者发生细菌性脑膜炎，移除引流管可以提高脑膜炎治愈率。尽快移除导管，尽早使用抗菌药物可治愈 65% 导管相关的感染，而保留导管，静脉抗菌药物保守治疗，仅能治愈 35% 左右的导管相关感染。鞘内给药的缺点：多数患者需要反复多次腰椎穿刺进行鞘内给药，操作繁琐，给患者带来很大的痛告。并且反复穿刺易造成再次感染的机会，鞘内给药浓度过高可引起化学性脑炎和神经根刺激，药物过量还可导致惊厥、昏迷等不良后果。因此应尽量避免鞘内给药。

3. 手术治疗　持续体温高，抗生素治疗效果不理想，影像学有明显的占位效应或手术切口和骨瓣发生感染时，或伤口处有波动感或有脓性分泌物者，需要做局部引流或者清创术。骨瓣缺乏血供更易发生感染，可移除骨瓣，进行 $4\sim6$ 周抗感染治疗，感染控制后至少半年后方可进行颅骨修补术。硬脑膜外积脓、硬脑膜下脓肿、脑脓肿的患者除了抗菌药物治疗外，通常需要外科手术治疗，采用开颅手术或立体定向抽吸脓液。

七、预后

神经外科开颅手术并发颅内感染的发生率为 $2\%\sim18\%$，是开颅术后常见的严重并发症之一。神经外科开颅手术后多因素引起颅内感染，发病急，病情危重并加重原有疾病，与脑积水、脑水肿互为因果，互相加重，病情复杂，治疗困难，病死率高。颅内感染存在多种形式，如切口感染、脑膜炎、脑脓肿、硬脑膜外或硬脑膜下积脓等，其中脑脓肿是由化脓性细菌侵入脑组织而引起化脓性炎症及局限性脓肿，由于脑组织被严重破坏，医治不及时可出现脑疝，也可出现不同程度的后遗症，如偏瘫、癫痫、视野缺损或缺失、精神意识改变、脑积水等，甚至危及患者生命。

八、护理评估

1. 询问患者既往有无原发性高血压、糖尿病、心脏病等慢性病及肝炎、结核等传染性疾病。有无手术、外伤及住院史，有无药物、食物的过敏史。

2. 评估有无导致颅内感染的高危因素，如手术时间较长＞4h；开放性颅脑损伤；脑脊液漏，如耳漏、鼻漏、切口漏；二次手术；放置引流管；合并糖尿病等。

3. 症状与体征　评估患者的生命体征、意识状态、神志变化、肌力及肌张力、脑膜瘤刺激征等。评估患者有无进行性颅内压增高及脑疝症状；有无脑膜刺激征；有无癫痫、低钠血症以及下丘脑垂体功能降低等伴发症状；脑室腹腔分流术后的患者有无急性腹膜炎症状；是否有水、电解质及酸碱平衡失调；营养状况及重要脏器功能。

4. 辅助检查　了解 CT、MRI 等检查的结果。

5. 心理-社会状况　了解患者及家属有无焦虑、恐惧不安等情绪。评估患者及家属对手术治疗有无思想准备，对手术治疗方法、目的和预后有无充分了解。

九、护理措施

（一）术前护理

1. 心理护理　关心患者，了解患者的思想及生活情况，消除患者对疾病的恐惧心理和悲观情绪，耐心解释用药的目的，使患者积极配合治疗。

2. 饮食护理　应给予高热量、高维生素、高蛋白饮食，必要时给予营养支持，改善患者全身营养状况，保证足够热量的摄入，增强机体抗病能力。

3. 活动指导　根据患者具体情况来制订活动计划，有肢体功能障碍的患者，进行肢体康复训练，降低致残率。

4. 病情观察与护理

（1）注意观察患者意识、瞳孔、生命体征变化。有无全身感染症状，如畏寒、发热、头痛及全身乏力、脑膜刺激症状等。

（2）观察颅内压增高的征象，如患者头痛加剧，呕吐频繁，反应迟钝，意识障碍等，此时应警惕脑疝的发生。

（3）观察体温变化，出现高热，体温最高可达 40℃以上。常伴有自主神经功能紊乱症状，如脉搏快速、呼吸急促、瞳孔缩小等，需及时采用物理降温或亚低温冬眠治疗。通常物理降温效果差。

5. 遵医嘱按时按量给予抗生素。

6. 患者病情危重，需急诊手术时，快速按神经外科常规手术做好准备工作，完善相关术前检查，如备血、药敏试验、术中用药等。

（二）术后护理

1. 体位　在全麻未清醒前取平卧位，清醒后血压平稳者则抬高床头 15°～30°。伴有呕吐、咳嗽、吞咽障碍时，宜取头侧卧位，以利口腔及气道分泌物引流，防止误吸和窒息。

2. 饮食护理　麻醉清醒后给予少量温开水，4～6h 后无呕吐、吞咽功能良好者可给予流质食物，并逐渐过渡到半流质、普食。给予高热量、高维生素、高蛋白饮食，增强抵抗力。吞咽障碍者，给予鼻饲食物。

3. 病情观察　观察患者生命体征、神志、瞳孔变化，尤其是体温的变化。注意术后肢体肌力、肌张力情况，发现异常时，及时报告医师给予复查 CT，警惕有无高颅压的发生。

4. 安全护理及生活护理　根据病情取合适的体位，保持呼吸道通畅。昏迷、肢体活动障碍、躁动、癫痫、老年及小儿患者需使用床拦及约束带进行保护，以防意外发生。口腔护理、会阴护理、定时翻身等。

5. 用药护理　按时使用抗生素及脱水剂，注意药物的疗效及副作用。

6. 引流管护理　创腔引流袋内口应低于引流管出口位置，以免逆行感染；注意无菌操作，妥善固定，保持引流通畅，观察并记录引流液的颜色、性质和量。注意伤口有无渗血、渗液情况。

7. 癫痫护理　注意观察癫痫发作的先兆、类型、持续时间、发作时应保护患者，防止意外发生，遵医嘱使用抗癫痫药物。

（三）健康宣教

1. 加强营养，增强自身抵抗力。注意劳逸结合，逐步提高活动耐受力。

2. 注意伤口护理，避免抓挠伤口，如出现伤口红肿、疼痛、渗液等及时就诊。

3. 遵医嘱按时服用抗生素及抗癫痫药物，定时门诊复查。

4. 保护颅骨缺损部位，术后 1～3 个月后再行颅骨修补成形术。

第十四章 ▶▶ 脑积水的治疗与护理

第一节 · 概述

脑积水是指由各种原因引起的脑脊液分泌过多、循环受阻或吸收障碍而导致脑脊液在颅内过多蓄积。其部位常发生在脑室内，也可累及蛛网膜下隙。临床上常伴有颅内压升高。

脑脊液循环通路受阻，引起脑组织继发性改变，脑积水形成之后其表现为脑室系统由于脑脊液的积聚而扩张。中度脑积水随着脑室壁受牵拉，室管膜逐渐消失，脑室周围呈星形细胞化或胶质疤痕形成。脑室进一步扩大，可使脑脊液进入室周组织而引起白质水肿，这时即使行脑脊液分流术，使脑室恢复到正常大小，脑组织在组织学上的改变也不能恢复。

若脑积水进一步发展，大脑皮质受压变薄，则可诱发脑萎缩。第三脑室的扩张可使下丘脑受压而萎缩，中脑受压则使眼球垂直运动发生障碍，出现临床所见的"落日征"。

脑积水引起的颅内压增高可使双侧横窦受压，使注入两侧颈内静脉的血流受阻，因而可出现代偿性颈外静脉系统的血液回流增加，继发头皮静脉怒张。

一、病因与病理

脑积水可由多种原因引起，常见的有脑外伤、颅内炎症、脑血管畸形、颅内占位性病变、各种内源性或外源性神经毒素、缺氧、水和电解质紊乱、酸中毒、肝肾功能衰竭等都可通过不同机制造成液体在脑内积聚。

（一）脑脊液循环通道受阻

1. 先天畸形　父母孕期可能接触了某些化学放射物质引起的基因突变，也可能与孕早期发热、服用某些药物、胎位异常、羊水过多等有关。较多见的畸形有脊柱裂、中脑导水管狭窄等。

2. 感染　如化脓性脑膜炎、结核性脑膜炎、脑室炎等，由于增生的纤维组织阻塞了脑脊液的循环孔道，特别多见于第四脑室孔及脑底部的蛛网膜下隙粘连而发生脑积水。

3. 出血 颅内出血后纤维增生可引起脑积水，伤后颅内出血吸收不良，也是新生儿脑积水的常见原因，且往往易被忽视。脑外伤后蛛网膜下隙出血致蛛网膜粘连导致的脑脊液吸收障碍而发生的脑积水。

4. 肿瘤 颅内肿瘤可阻塞脑脊液循环通路的任何部分，较多见于第四脑室附近，新生儿期难得遇见肿瘤，以后可发生神经胶质瘤、脑室脉络丛乳头状瘤及室管膜瘤、神经母细胞瘤。

（二）脑脊液分泌过多

先天性脑积水的病因学说较多，公认的学说则为侧脑室脉络丛增生，分泌旺盛，引起脑室脉络丛分泌脑脊液功能紊乱，从而发生脑积水。

（三）脑脊液吸收障碍

如胎儿期脑膜炎等导致脑脊液吸收障碍而发生脑积水。

二、分类

脑积水可以按照多种方法分类。如按年龄可分为儿童脑积水和成人脑积水；按压力可分为高颅压性脑积水和正压性脑积水；按部位可分为脑室内脑积水和脑外脑积水（即蛛网膜下隙扩大）；按发病时间长短可分为急性（数天）、亚急性（数周）和慢性（数月至数年）脑积水；按临床症状有无可分为症状性脑积水和无症状性脑积水；按脑积水病情发展与否可分为活动性脑积水和静止性脑积水。

三、辅助检查

辅助检查的项目较多，目前 CT 和 MRI 技术是临床上最常用的脑积水影像学检查方法。

1. X 线头颅摄片 可见颅骨变薄，骨缝增宽。较大儿童可见颅缝分离、脑回压迹增多。

2. CT 检查 具有迅速、安全、无痛等优点。不但可立即确诊，还可知道阻塞的部位及阻塞的原因、脑室扩大的程度及皮质的厚度。

3. MRI 是目前最理想的诊断方法。除具有 CT 检查的一切优点和功能外，还可观看颅内一切结构的清晰图像，使一些脑积水的病因和病理状态一目了然。

4. 脑超声波检查 优点是简单易行。可提示双侧侧脑室对称性扩大。

5. 脑室造影。

6. 放射性核素检查。

四、治疗

（一）非手术治疗

适用于早期或病情较轻、发展缓慢者，目的在于减少脑脊液的分泌或增加机体的水分排出，其方法有：①应用利尿药，如醋甲唑胺、氢氯噻嗪、呋塞米、甘露醇等；②经前囟或腰椎反复穿刺、腰大池引流放液。

（二）手术治疗

适用于脑室内压力较高（超过 250mm H_2O）或经非手术治疗失败的病例。严重脑积水如头围超过 50cm、大脑皮质萎缩厚度在 1cm 以下，已合并有严重功能障碍及畸形者，也可以进行手术治疗但手术疗效不佳。

（三）手术方式

1. 解除梗阻手术（病因治疗）　病因治疗应成为治疗脑积水的首选方法。对阻塞性脑积水来说，解除梗阻是最理想的方法。如室间孔穿通术、导水管重建术、脑室内肿瘤切除术等。

2. 减少脑脊液形成　如采用侧脑室脉络丛切除或电灼术。

3. 脑脊液分流术　包括①脑室与脑池分流术；②脑室与体腔分流术；③脑室与胸腔分流术；④脑室与输尿管分流术；⑤侧脑室与心房分流术；⑥侧脑室与腹腔分流术等。

五、预后

脑积水需早期干预早期治疗，有研究显示未经治疗的先天性脑积水，虽有 20% 可以停止发展，但是，约半数患儿一年半内死亡。脑积水患者神经功能障碍与脑积水严重程度正相关。如大脑皮层小于 1cm，即使脑积水得到控制，也会有神经功能障碍和智力低下。对脑积水得到控制或静止性脑积水，要经常随访，以求在脑组织严重损害前发现分流管不畅，或脑积水加重情况。

六、护理评估

（一）术前评估

1. 健康史

（1）一般情况　评估患者的年龄、性别和职业。发病的特点和经过。

（2）既往史　评估患者有无先天畸形、颅内感染、出血、肿瘤等病史。

（3）家族史　评估有无高血压、脑血管性疾病家族史。

2. 身体状况

（1）症状与体征　评估患者的生命体征、意识状态、瞳孔、肌力及肌张力、头围、认知功能、步态、尿失禁情况等。评估患者有无进行性颅内压增高及脑疝症状；有无神经系统功能障碍，是否影响患者自理能力，有无发生意外伤害的危险；是否有水、电解质及酸碱平衡失调；营养状况及重要脏器功能。

（2）辅助检查　头颅 X 线摄片、CT、MRI、脑超声波检查、脑室造影、放射性核素检查等。

3. 心理-社会状况　了解患者及家属有无焦虑、恐惧不安等情绪。评估患者及家属对手术治疗有无思想准备，对手术治疗方法、目的和预后有无充分了解。

（二）术后评估

评估患者手术方式、麻醉方式及术中情况；了解引流管放置的位置、目的及引流是否通畅，观察并记录引流液量、颜色与性质等；观察有无并发症的迹象；评估患者心理-社会状况。

第二节·先天性脑积水

先天性脑积水又称婴幼儿脑积水，系指脑脊液在颅内增多，引起脑室和（或）蛛网膜下隙异常扩大为特征的病理状态。其发生率为 3%~5%。

一、病因

引起非交通性脑积水的常见病因有室间孔闭塞、导水管狭窄或闭锁、小脑扁桃体下疝畸形、第四脑室正中孔和侧孔发育不良、先天性蛛网膜囊肿、肿瘤（如颅咽管瘤、畸胎瘤、髓母细胞瘤等）和血管病变（如动静脉畸形、动脉瘤、大脑大静脉瘤样扩张）、脑脓肿、血肿、炎症、寄生虫、肉芽肿等。

交通性脑积水常继发于脑膜炎、蛛网膜下隙出血或颅内手术后、脑瘤和脑膜转移瘤及少见的脉络膜丛分泌异常、颅内静脉窦狭窄或阻塞等。

二、病理生理

脑积水可引起脑皮质萎缩、脑回变小、脑沟变宽。阻塞部位以上的脑室和（或）脑池扩大。在扩大的侧脑室中，前角和下角扩大尤为明显。患儿头颅增大、颅缝和颅囟不闭且增宽、颅骨骨板变薄、指压迹增多、蝶鞍扩大或破坏等。显微镜下见神经细胞退行性变、白质脱髓鞘变和胶质细胞增生等。

三、临床表现

1. 进行性头围增大，超过正常范围，致使前额前突、头皮变薄、静脉怒张。

2. 前囟和后囟增宽、隆起且张力增高，颅缝裂开。

3. 颅骨叩诊呈破罐声（Macewen 征），双眼下视，称落日征，可伴眼颤。

4. 早期或病情轻时除上述表现伴生长发育迟缓，少有神经系统异常。晚期或病情重时，则出现生长发育严重障碍、智力差、视力减退、癫痫、肢体瘫痪、意识障碍而逐渐衰竭死亡。

四、诊断要点

根据病史和典型临床表现，本病诊断并不困难，但在诊断时要注意寻找原发病因，可根据病情和具体条件选用下列检查方法：定期测量头围、头颅透光试验、头颅 X 线平片、前囟穿刺、放射性核素脑扫描、头颅 CT 和 MRI 等，其中以 CT 和 MRI 检查最可靠，是本病诊断和鉴别诊断的主要方法。透光试验方法简单，先天性脑积水的脑实质厚度小于 1cm 者，表现为全头颅透光，硬脑膜下积液则为病灶透光，硬脑膜下血肿则不透光。放射性核素脑扫描可了解脑脊液循环和吸收功能。

五、治疗

主要采用外科手术治疗，药物为辅助措施。可是对于早期发展缓慢或不适合手术治疗的先天性脑积水，则以药物治疗为主，可选用脱水或利尿药。外科手术的方法很多，可酌情选用。

1. 去除病因的手术　如切除颅内肿瘤、清除脓肿等，恢复脑脊液循环通路。
2. 脑脊液循环通路重建术　如中脑导水管再通或成形术。
3. 脑脊液分流手术　可分颅内脑脊液分流术（如侧脑室-小脑延髓池分流术、侧脑室-枕大池分流术、第三脑室造瘘术等）和颅外脑脊液分流术（如脑室-腹腔分流术、脑室-心房分流术等）。脑脊液循环通路改道，有利于脑脊液吸收。
4. 减少脑脊液分泌的手术　如切除或电凝脑室内脉络膜丛。

上述手术类型可采用开颅手术或在脑内镜下进行。后者由于微创，近来有增加应用的趋势。

六、预后

未治的先天性脑积水，虽然有 20％可停止发展，脑脊液的分泌和吸收趋于平衡，称为静止性脑积水，但是约半数患儿在一年半内死亡。脑积水患者的神经功能障碍与脑积水的严重程度成正比，未经治疗的先天性脑积水仅 15％患儿的智力接近正常。如大脑皮质厚度小于 1cm，即使脑积水得到控制，也会有神经功能障碍和智力低下。虽然手术治疗可提高脑积水患儿的生存率，但也仅有 1/3 患儿术后智力得到改善。因此，要掌握脑积水手术治疗的适应证和时机。对经手术治疗脑积水得到控制者或静止性脑积水，要经常随访，以求在脑组织遭到严重损害前及时发现分流管不通畅或脑积水加重情况，以便给予相应处理。

另外，中枢神经系统和其他脏器有无并存畸形也与脑积水的预后有关。

七、护理措施

1. 病情观察　患儿的神志变化观察有异于成人，要对患儿生命体征、表情、眼球运动、肢体活动、囟门张力、肌张力及哭闹的变化进行观察。新生儿前囟饱满或前囟凸出，为高颅压的典型表现，应报告医师，遵医嘱给予降低颅压的处理，如甘露醇脱水等，根据患儿年龄每分钟 5～7mL；有脑室穿刺外引流者应做好引流管的护理。

2. 皮肤压力性损伤的预防　患儿头围增大，头重，皮肤角质层薄而血管丰富，由于长期卧床，受到不良刺激和受压时易引起损伤。应评估患儿头围及皮肤角质情况。定时给予患儿翻身，尤其是头部位置的更换，注意枕部、耳郭等容易受压部位的皮肤，可局部使用无黏胶的加压敷料保护。

3. 使用甘露醇脱水的患儿，应早期给予建立中心静脉导管，预防输液外渗损伤患儿的皮肤。

4. 密切观察病情　若有癫痫发作征象，报告医师，对症处理，必要时遵医服用抗癫痫药物。发作时应将患儿平放在床上，头偏一侧，必要时使用毛巾或儿童牙棒，防止咬伤舌头。注意保持呼吸道通畅，给予氧气吸入。

5. 预防误吸　进食后给予竖立上身，轻拍背。若患儿呕吐频繁，应尽量让其侧卧，准备好吸痰装置。进食量减少时，记录 24h 出入量。

第三节 · 正常压力脑积水

正常压力脑积水是指脑室内压力正常，有脑室扩大。临床以步态不稳、记忆力障碍和尿失禁为主要症状，在分流治疗后对步态不稳和智力障碍有一定效果。

一、病因

正常压力脑积水的主要病因是颅内动脉瘤破裂、外伤或其他原因导致的蛛网膜下腔出血，大量的红细胞阻塞了脑室外的脑脊液循环和吸收通路；也可因各种疾病引起的脑脊液中蛋白含量异常增高或其他能阻塞脑脊液在脑室外的循环和吸收通路的原因引起。

二、病理生理

病理改变主要表现为脑室扩大，脑组织因长期慢性受压而萎缩变薄，脑沟变浅，脑回扁平。脑萎缩以额叶为主，白质重，灰质轻。两侧脑室多为对称性扩大，额角和颞角受累较早，且明显。室管膜如发生断裂，可在侧脑室壁形成憩室或囊肿。常可发生蝶鞍扩大，后床突脱钙或变薄，基底核及脑干也可出现萎缩。

三、临床表现

主要症状是步态不稳、记忆力障碍和尿失禁。

1. 步态不稳　轻度的步态异常表现为走路缓慢不稳、步基底变宽，但无明显的小脑体征。重者行走、站立、起立都有困难，晚期则卧床不起。下肢的运动障碍重于上肢，表现为不完全的锥体束损害，常有腱反射亢进，病理征阳性。

2. 记忆力障碍　比较常见，一般最早出现。主要表现为反应迟钝、近记忆力减退、易倦、淡漠等，进一步出现思维能力变差、计算力下降、性格改变，类似于阿尔茨海默病。

3. 尿失禁　出现相对较晚，程度不一。

四、诊断要点

根据典型的临床表现如动作迟缓、下肢僵硬、步态异常、进行性智力下降、小便失禁等，结合头颅 CT 或 MRI、腰椎穿刺检查及连续颅内压监测等，正常压力脑积水的诊断并不困难。

五、治疗

本病以手术治疗为主。应根据各项检查、有无蛛网膜下隙阻塞、年龄及病程等因素，慎重判断以决定手术指征。

1. 脑脊液分流术　包括颅内分流术及颅外分流术两种。颅内分流术适用于脑室系统阻塞，但无蛛网膜下隙阻塞、脑脊液吸收无障碍者。现常用的方法包括侧脑室-小脑延髓池分流术和第三脑室造瘘术。颅外分流术包括将脑脊液引流至心血管的手术及引流至其他脏器或体腔的手术。常用的手术方法包括脑室-心房分流术、侧脑室-腹腔分流术、椎管-腹腔分流术等。

2. 药物治疗　主要使用脱水剂如甘露醇、利尿药如氢氯噻嗪等以增加水分排出。

六、预后

脑积水可导致痴呆、运动障碍、癫痫、脑萎缩等临床并发症。

采取脑脊液分流术治疗后，可明显控制脑积水病情进展。但手术并发症较常见，如脑室-胸腔分流术可引起胸腔大量积液而产生呼吸困难；脑室-乳突分流术易引起脑膜炎或脑脊液耳漏；脑室或脑池-输尿管分流术易导致患者水和电解质失衡；腰椎蛛网膜下隙-腹腔分流术易诱发小脑扁桃体下疝。

脑室-腹腔分流术操作简便，但可出现分流管堵塞、感染、假性囊肿形成、引流管移位、脏器穿孔等并发症；而脑室-心房分流术，除可产生与其他分流术相似并发症外，还有一些较严重并发症，如气体栓塞、心律失常和因引流管穿透心脏而引起的心脏压塞等心脏并发症。应及时诊断，及时治疗。注意防止继发性颅内感染。

七、护理措施

(一) 生活护理

患者随着病情的进展，生活自理能力下降，护理人员应做好生活护理，提高患者生活质量。运用日常生活能力评定量表（Barthel 指数量表）（附录 1）了解患者基本生活自理能力，筛选出完全不能自理及部分不能自理的患者，确定提供帮助和照护的程度。

在提供护理的同时，鼓励患者参与其中，促进患者自理能力的恢复，预防废用综合征的发生。

(二) 预防跌倒

患者步态不稳，双下肢功能障碍，抬腿困难，同时常伴有头晕、头痛，存在跌倒风险。根据病情及时进行跌倒风险评估工具筛查（附录 3），并根据评估结果结合患者的自身实际情况给予预防跌倒安全指导，落实安全防范措施。预防跌倒措施应围绕环境安全和舒适考虑。着重注意落实以下措施。

1. 使患者熟悉环境及病区医用设备，如床旁、浴室呼叫铃的使用。

2. 保持病室光线充足，病室及卫生间地面平坦、干燥、防滑且无障碍物；走廊及卫生间均设扶手，降低患者发生跌倒的风险。

3. 将个人物品放置在患者安全可及范围，方便患者拿取。

4. 鞋子、衣、裤大小合适。

5. 头晕及头痛的患者应尽量卧床休息，活动时要求有医护人员或家属陪同。

6. 卧床时应加床挡予以保护，病床脚刹锁住，轮椅静止时将轮椅轮子锁住。

7. 加强巡视，满足患者生活需求。

8. 做好患者及家属安全知识宣教，共同协助预防跌倒、坠床等安全事件。

(三) 预防走失

正常压力脑积水患者认知功能减退表现在注意力下降、近期记忆力丧失、遗忘及反应迟钝等，因此患者在住院期间容易走失。根据简易精神状态检查（MMSE）评分量表评估患者的认知功能，根据评估的结果采取适合患者的针对性护理措施。

1. 告知患者或家属，患者存在走失风险，要求 24h 贴身陪伴。

2. 床旁设立"防走失"警示标识，为患者佩戴特殊颜色的手腕带、防走失袖带，或穿防走失病号服，同时在患者身上佩戴联系人电话等，有条件的可给予使用定位手环。

3. 护士做好交接班工作，对此类患者加强巡视和关注，对其外出做任何检查均应有记录及追踪。

4. 患者外出检查时，应安排人员陪同。

（四）尿失禁的护理

患者入院时常规询问排尿情况，评估患者排尿自制力。根据尿垫试验评估漏尿量。检查患者是否存在失禁性皮炎，其主要表现为皮肤表面的红斑、水肿、水泡、糜烂或皮肤的二次感染。做好患者、家属或陪护的健康教育，告知保持皮肤完整性的重要性，指导患者家属协助做好预防性护理措施，包括选用吸收性好的纸尿片、纸尿裤，及时清洗、保持局部皮肤的清洁，合理选用尿套。对严重的患者可在清洁、润肤后对局部皮肤使用皮肤保护制剂进行保护。对已形成的皮炎，在做好皮肤清洁的同时，可使用皮肤保护粉加保护膜，促进修复，并指导患者进行盆底肌康复锻炼和疾病治疗改善排尿功能。

第四节 • 脑脊液分流手术的护理

脑脊液分流术是脑积水最常用的治疗方法，可用于治疗各种类型的脑积水，包括少数无法切除颅内肿瘤所致的脑积水等。目的是预防或治疗脑积水后颅内压增高或脑组织结构改变引起的神经功能损伤，原则是解除病因和解决颅内脑脊液滞留，治疗上需综合考虑患者的个体因素，采取个体化方案。理想的脑脊液分流术应具备的要求包括：操作简便；创伤小；取材容易，不需特殊的引流装置；引流部位合理，不易因分流而引起分流部位组织反应或感染；引流的速度适当，能维持较恒定的颅内压力；适应证广，用于各种类型病例。

一、脑脊液分流术的分类

目前临床常用的脑脊液分流手术方式包括：脑室-腹腔分流术（V-PS）、脑室-心房分流术和腰大池-腹腔分流术，其中 V-PS 是目前最常用的分流手术方式，分流管从脑室经皮下隧道置入腹腔，适合绝大多数类型的脑积水。

二、临床表现

1. 感染　常见的感染有颅内感染、切口感染、腹腔内感染等。
2. 低颅压综合征　表现为头痛、头晕、恶心等。
3. 分流管堵塞　分流管阻塞包括脑室端阻塞和腹腔端阻塞。分流管腹腔端阻塞因网膜包绕，分流管扭曲、压扁、打折引起。在婴儿主要表现有头围增大与面部不成比例、前囟饱满、张力增高、易激惹、四肢肌张力高。成人主要为颅内压增高的症状，常有头痛、头晕、恶心、呕吐等症状。
4. 消化道症状　腹胀、腹痛、恶心、呕吐、食欲下降等症状，主要是脑脊液对腹膜的刺激所致。

三、并发症

在所有颅脑外科手术中，虽然脑脊液分流手术技术操作并不复杂，设备条件要求也不高，基层医院均可开展，但是分流手术却是目前颅脑外科手术中并发症发生率最高的手术，包括早期发生的围手术期出血、分流手术相关性感染、分流管阻塞，以及后期出现的分流管断裂、颅内或腹腔内分流管异位、脑脊液引流不足、脑脊液引流过度、分流管依赖等。上述并发症均有可能导致手术失败或脑积水复发，并因此反复进行分流管调整或更换，极大地增加了患者的痛苦和经济负担，因此在各级医院分流手术的质控要求越来越高。

四、护理措施

（一）术前护理

1. 密切观察患者生命体征，神志及瞳孔变化，警惕脑疝的发生。

2. 呕吐严重时补充各种营养，保证患者的每日入量，防止发生脱水、电解质失衡。

3. 出现癫痫发作时按癫痫护理常规护理。

4. 视力下降的患者，应协助患者做好各项生活护理，保持病房地面清洁，干燥，防止发生外伤。

5. 脑积水患儿的头部应给予适当支持，以防颈部受伤。

6. 心理护理　主动向患者告知病情及危害，手术的必要性，减轻患者的恐惧及疑惑，使其身心处于最佳状态接受手术。

7. 术前备皮　术前 10～12h 按开颅常规剃头、洗头外还需备皮从胸部由锁骨上部到耻骨联合，两侧至腋后线，包括同侧上臂上 1/3 和腋窝部，注意脐部清洁。特殊准备：小儿患者，手术前测量头围，以便与术后比较；准备头部、颈部、腹壁皮肤；观察有无头皮、颅内、腹腔等处感染性疾病，感染控制后方可施行手术，术前 8～10h 禁食。

（二）术后护理

1. 密切观察患者意识、瞳孔变化，生命体征及肢体活动，术后有可能出现反复穿刺导致的颅内血肿，或分流过度导致的硬膜下血肿或积流，必要时复查头部CT，对症处理。特别注意有无头痛、头晕、呕吐、面色苍白，术后定时翻身，翻身时动作不宜过大，术后 3 天平卧位，床头抬高 15°～30°，防止颅内低压发生。

2. 注意体温　超过 38.5℃ 以上应采取有效的降温措施，同时要观察患者面色、呼吸、脉搏及出汗症状，防止引起虚脱。

3. 保持呼吸道通畅　遵医嘱给予吸氧，清醒患者鼓励咳嗽，昏迷患者定时吸痰，及时清除呼吸道分泌物，防止吸入性肺炎。

4. 保持分流管通畅

（1）抬高床头 15°～30°，以利于头部静脉回流，减轻颅内静脉淤血。

（2）每天定时挤压分流管，按压阀门 1～3 次，保持分流管通畅（按压阀门，术后防止引流管堵塞，手术后用甲紫做好阀门标记，术后 1～3 天，每天按压阀门 1～3 次，每次 15 下左右，注意用力要均匀）。

5. 切口护理　观察头颈腹部敷料有无渗血、渗液，并观察患者有无恶心、呕吐、腹胀等症状。轻度腹胀为脑脊液刺激所致。

6. 留置导尿管护理　防止尿管挤压、扭曲、脱落，定时更换，做好基础护理，防止泌尿系统感染。

7. 保持床单位平整干燥，注意患者皮肤清洁，定时翻身，预防压力性损伤。

8. 饮食护理　肛门排气（术后 6h）后方可进流质饮食，给予高蛋白、高热量、高维生素、易消化饮食，早期不可进易产气食物，如牛奶、大豆、饼干等，必要时腹部湿热敷刺激胃肠道蠕动。

9. 并发症的观察及护理

（1）保持病室清洁，保持切口敷料及床单元的整洁干燥。

（2）注意体温变化，若体温超过 40℃，呈持续性，疑是颅内感染，常规做脑脊液及血液培养。根据培养结果选用抗生素。

（3）除静脉用药外，还可腰椎穿刺时注入有效的抗生素，观察有无脑室炎、脑膜炎等颅内感染情况，观察腹部有无腹膜炎、膈下脓肿、腹腔脓肿的发生。

（4）出现头痛、头晕、恶心等症状时，应让患者平卧，逐渐适应，严重者可给予生理盐水静脉滴注。分流装置设计不合理者，应术前测颅压，根据颅内压力选择合适的分流管。

（5）术后应密切观察颅内压增高的症状有无减轻和消除，若术前的症状和体征未改善反而加重，则可能发生了分流管阻塞。术后间断按压减压阀可减少堵管的发生，一旦堵管后，轻度阻塞者反复按压减压阀可使分流管再通，严重者常需更换分流装置。嘱患者术后经常变换体位，使分流管随肠蠕动自由伸直而防止折管阻塞。

（6）术后应密切观察患者腹部情况，出现腹胀、腹痛、恶心、呕吐、食欲下降等症状时，轻者可一周左右恢复，重者应及时对症处理，待排气以后方可进食，一般先进易消化的流质饮食，无不适症状以后再进普通饮食。

第十五章 ▶▶ 常见神经系统先天性疾病的治疗与护理

第一节 · 概述

神经系统先天性疾病，也称神经系统发育异常性疾病，是指胎儿在胚胎发育期，由于多种因素引起的获得性神经系统发生或发育缺陷性疾病。

一、病因病理与分类

本组疾病的病因及发病机制尚不完全清楚，多为遗传和环境共同导致。妊娠期常见的致畸因素包括：感染、药物、辐射、身体疾病、其他社会心理因素。

神经系统先天性疾病临床上大致可分为以下几种类型，除结构畸形外，多伴有功能不良及明显精神（智力）发育迟滞。

1. 与颅骨脊柱畸形相关的神经疾病

（1）神经管闭合缺陷　颅骨裂、脊柱裂及相关畸形，可分为隐性和显性两类。

（2）颅骨、脊柱畸形　狭颅症、小头畸形、枕骨大孔区畸形（扁平颅底、颅底凹陷症等）、寰枢椎脱位、寰椎枕化、颈椎融合、小脑扁桃体下疝及先天性颅骨缺损等。

（3）脑室系统发育畸形　先天性脑积水等。

2. 神经组织发育缺陷

（1）脑皮质发育不良　脑回增宽、脑回狭小、脑叶萎缩性硬化及神经元异位等。

（2）先天性脑穿通畸形。

（3）胼胝体发育不良。

（4）全脑畸形　脑发育不良（无脑畸形）、先天性脑缺失性脑积水、巨脑畸形、左右半球分裂不全或仅有一个脑室等。

3. 先天性肌病。

4. 神经外胚层发育不全，也称为神经皮肤综合征，常见的神经外胚层发育不全如结节性硬化症、多发性神经纤维瘤病、期德奇-韦伯综合征、共济失调-毛细血管扩张症和脑视网膜血管瘤病等。

5. 代谢功能障碍。

6. 言语功能发育不全

（1）先天性听觉性失语 患者虽听力及智力正常，但有不同程度对听到的言语理解障碍，严重者完全不能听懂言语，病因不明，常有家族遗传史。

（2）先天性视觉性失语 患者视力及智力正常，但不能阅读，抄写时常有反写、错写现象，也常有家族史。

7. 各种病因所产生的智力发育不全。

8. 脑性瘫痪。

9. 胆红素脑病。

二、辅助检查

孕妇血或尿检查特异性代谢产物，如尿中测定甲基丙二酸；羊水分析，测定羊水中胎儿释放的异常代谢产物；B超指引下或胎儿镜下取胎儿血、绒毛细胞、羊水细胞培养等，测定酶或其他生化成分进行诊断。同样可采用DNA重组、DNA扩增酶联聚合反应（PCR）等新技术。

1. 实验室检查 血、尿、粪常规检查；脑脊液检查；血液免疫学。

2. 辅助检查

（1）放射学检查 X线平片、CT及MRI。

（2）产前诊断 胎儿羊水染色体基因检查。

三、治疗与预后

1. 尚无有效疗法，可采取适当措施帮助患儿改善神经功能及矫正畸形，如物理疗法、康复训练、药物治疗和手术治疗等。

2. 神经系统先天性疾病临床表现各异，病情轻重不一，严重者出生后婴儿无法生存，多数病例出生后一段时间家人才发现异常，因此预后也大不相同。

四、护理评估

（一）生理评估

1. 意识状态 评估患者有无意识障碍及意识障碍的程度。

2. 精神状态 评估患者是否有错觉、幻觉、妄想、情绪不稳、情感不稳、情感淡漠、兴奋躁动等认知、情感、意志、行为方面异常，并通过对其理解力、记忆力、计算力、定向力、判断力等检查，判定是否存在智力障碍。

3. 头面部 观察头颅大小、形状，颅骨有无骨折现象，婴儿囟门大小及闭合情况、颅缝情况。

4. 颈部 检查有无颈部抵抗、颈椎压痛、颈动脉压痛、颈动脉搏动是否对称，有无痉挛性斜颈及强迫头位。评估有无颈项强直（脑膜刺激征表现）。

5. 四肢及躯干　评估脊柱和骨骼有无畸形、强直、压痛及叩击痛，观察皮肤颜色、质地及有无水肿和破损；评估肌肉有无萎缩、肥大或压痛、四肢震颤、抽搐等不自主运动和瘫痪，患者站立和行走时步态姿势是否异常。

（二）健康史评估

1. 患病史　了解患者是急性发病还是隐匿起病、病程长短、有无致病因素或诱发因素；询问患者起病的首发症状、发展、演变及严重程度，有无伴随症状。

2. 个人史　了解患者的生长发育史和主要生活经历，有无疫水、传染病接触史和地方病史。

3. 家族史　了解家族史，有无近亲婚配、家族中类似疾病。

（三）心理社会评估

1. 评估患者对疾病认知程度、日常生活活动的能力及其依赖程度，是否需要提供指导、帮助。

2. 评估患者有无焦虑、恐惧、抑郁、孤独、自卑等心理障碍及其程度。

3. 评估患者教育背景、家庭成员、经济状况、家庭及社会支持系统，出院后继续家庭康复训练、社区保健设施等。

第二节 · 颅裂

颅裂是指颅骨闭合不全的先天性缺损。

一、病因

发病原因通常是与孕期感染、辐射、使用其他药物、孕期营养或者代谢障碍等原因有一定关系。

二、分类

颅裂又可分隐性和显性两类，前者只有简单的颅骨缺失，无隆起包块；后者则有隆起囊性包块，故也称囊性颅裂，根据包块的内容物又可分为以下几类。

1. 脑膜膨出　内容物为脑膜和脑脊液。

2. 脑膨出　内容物为脑膜和脑实质，不含脑脊液。

3. 脑膜脑囊状膨出　内容物为脑膜、脑实质和部分脑室，脑实质与脑膜之间有脑脊液。

4. 脑囊状膨出　内容物为脑膜、脑实质和部分脑室，脑实质与脑膜之间无脑脊液存在。

三、临床表现

颅裂多发于颅骨的中线部位，好发于枕部（70％～75％）及鼻根部（15％），亦可发生于蝶骨、筛骨、眼眶等部位。患者出生时即可发现局部肿块，随年龄的增长而增大。位于枕部者，若为脑膜脑囊状膨出，其颅骨缺损直径可达数厘米，肿块可巨大，实质感，不透光，不能压缩，啼哭时张力不变，覆盖于肿块表面的皮肤变薄，极易发生破溃感染；若为脑膜膨出，则颅骨缺损直径较小，可小至数毫米，肿块较小，囊性感，能压缩，啼哭时张力可变。其余几种囊性颅裂的表现介于上述两者之间。位于颅底的囊性颅裂常在鼻根部，表现为眼距增宽，眼眶变小，可堵塞鼻腔引起呼吸困难，并可引起泪囊炎，还可影响相应的脑神经，出现脑神经损害的症状和体征。位于颅盖部的脑膜脑膨出，可合并脑发育不全、脑积水等其他脑畸形，故可有肢体瘫痪、挛缩或抽搐等脑损害征象。单纯的脑膜膨出未合并其他脑畸形者，可无神经系统症状，智力发育也不受影响。

四、诊断

1. 鼻根部或枕部的膨出物有搏动，哭闹时张力增加或扩大。

2. 头颅 X 线片示颅骨中线上有圆形或椭圆形颅骨缺损。

3. 头颅 CT 或 MRI 示颅骨中线上局限性颅骨缺损，膨出物内可见与颅内相通的脑脊液或脑组织。

五、治疗与预后

1. 隐性颅裂无需手术治疗。

2. 囊性颅裂主要靠手术修补治疗。膨出物表面为薄膜样结构，并有破溃趋势者，则须及早紧急手术以防脑膜炎。若为完整皮肤，则可在患儿出生后半年到 1 年间行修补手术。

3. 若合并脑积水，可先治疗脑积水。

4. 预防感染、对症等治疗。

六、护理问题

1. 有受伤的危险。

2. 自我形象紊乱。

3. 潜在并发症。

4. 知识缺乏。

七、护理措施

(一) 术前护理

1. 病情观察　观察缺损区情况，如脑膨出时的大小、硬度；有无头痛、呕吐等高颅压表现，必要时给予降颅压处理。

2. 卧位指导　指导健侧卧位，避免患侧脑组织受压，勿过于剧烈改变体位，避免劳累。

3. 健康教育　患者一般表现为两种心理状态：出现脑脊液漏、颅神经损伤等症状时，患者大都十分恐惧；而轻症患者对疾病缺乏足够的重视，表现为不以为然。在住院治疗期间，需长时间卧床，日常活动受到限制，治疗费用高，患者往往出现焦虑、烦躁情绪，护士要做好知识宣教和心理护理，使患者了解相关知识，保持良好的心态，积极配合治疗。

(二) 术后护理

1. 密切观察病情　密切观察患者生命体征、意识、瞳孔变化，及时发现病情变化。

2. 气道管理　保持呼吸道通畅，及时吸痰，有效清除呼吸道分泌物，予以氧气吸入。

3. 饮食护理　术后早期胃肠功能未完全恢复，尽量少进食奶、糖类食物，防止其消化时产气过多而引起肠胀气。

4. 体位护理　麻醉清醒前去枕平卧，头偏向健侧，防止呕吐物吸入呼吸道；清醒后，血压平稳者抬高床头 15°～30°，以利于颅内静脉回流。

5. 安全及生活护理　使用护栏及约束带保护患者，防止坠床。保持床单位清洁干燥，每 2h 翻身 1 次，每日擦浴 1 次，口腔护理、会阴护理每日 2 次。

6. 并发症护理

(1) 切口感染　一般于手术后数日出现，与患者的体质和病变的性质有一定关系。手术后切口感染的因素较多，如局部血肿、异物及患者局部组织或全身抵抗力减弱等，均可导致感染的发生。常表现为伤口局部红、肿、热、痛和触痛，有分泌物，伴或不伴发热和白细胞计数增加。

(2) 术后发热　是常见症状，72%的患者体温超过 37℃，41%的患者高于 38℃，但术后发热不一定并发感染。术后第一个 24h 出现高热，如能排除输血反应，多考虑链球菌感染。手术时间较长、广泛组织损伤、术中输血、药物过敏等也可引起发热。

(3) 下肢深静脉血栓形成　术后患者长期卧床，下肢静脉回流缓慢；手术破坏的组织释放大量凝血物质进入血流；严重的脱水、血液浓缩、血流缓慢；血栓好发于下肢的深静脉内，上肢及其他部位较少见。一般无全身不适，初期局部体征也不明显。小腿深静脉血栓形成后，患者有轻度发热和脉率加快，小腿肌肉有疼痛，足背和踝部常有水肿出现。髂股静脉血栓形成后，整个患肢疼痛、肿胀，皮肤发白或略发绀，可见浅静脉曲张，在股管区有明显压痛。

第三节 · 脊柱裂

脊柱裂又称椎管闭合不全，是指一类神经管发育异常引起的椎管闭合不全，以及神经、脊膜、脊椎和皮肤发育异常的一种常见的先天畸形。

一、病因病理

脊柱裂是由胚胎发育过程中，椎管闭合不全而引起。可从较小的畸形如棘突缺如或（和）椎板闭合不全，到严重的畸形。造成脊柱裂畸形的病因尚不明确。有学者认为与妊娠早期胚胎受到化学性或物理性的损伤有关。

二、分类

一般将脊柱裂分为显性脊柱裂和隐形脊柱裂两种。

三、临床表现

1. 隐性脊柱裂　较显性脊柱裂多见。隐形脊柱裂只有椎管的缺损而无椎管内容物的膨出，无需特殊治疗。隐性脊柱裂症状因受累节段的脊髓与脊神经损害引起，与是否合并脊髓拴系、受压和神经损害的程度相关。

（1）轻症　下肢力弱，轻度肌萎缩，麻木、遗尿，多为一侧下肢受累。检查时有周围神经损害表现，如肌张力低，下肢及会阴部浅、深感觉减退。

（2）中症　上述运动与感觉障碍加重，常见马蹄内翻足，有时尿失禁。

（3）重症　上述运动与感觉障碍进一步加重，甚至出现下肢瘫痪，感觉明显减退或消失，神经营养性很差，下肢发凉、发绀及营养性溃疡。骶尾部也出现营养性溃疡，久之下肢失用发生挛缩，出现截瘫、尿失禁。

2. 显性脊柱裂可根据膨出内容的不同又分为脊膜膨出型、脊髓脊膜膨出型、脊髓膨出型等。

（1）脊膜膨出　最轻的类型，指脊髓神经根的位置与形态是正常的，但是脊膜从脊柱裂开破损处呈囊状向外膨出，内含脑脊液。

（2）脊髓脊膜膨出　病情比较重，指脊髓本身也有畸形，脊髓和（或）神经根从脊柱裂开破损处向背后膨出，并且囊状膨出和（或）周围结构粘连，而且包含脊膜膨出的症状。

（3）脊髓膨出　此型最为严重，临床上较为少见。椎板缺裂较宽，椎管与硬脊膜广泛敞开，脊髓与神经组织之间显露于外。其外表只有一层蛛网膜，一般不形成囊性包块，可见其内的脊髓与神经组织搏动，多有神经组织变性。有时尚有一层硬脊膜覆盖。

四、诊断要点

显性脊柱裂根据临床表现，脊柱 X 线摄片棘突、椎板缺损，穿刺囊腔抽到脑脊液，诊断即可确定。MRI 检查可见到膨出物内的脊髓、神经，并可见到脊髓空洞症等畸形。

隐性脊柱裂 80% 以上病例临床可无任何主诉，也无阳性体征，多在体检时偶然发现。

五、治疗与预后

1. 显性脊柱裂，均需手术治疗，手术时机在出生后 1～3 个月。单纯脊膜膨出或神经症状轻微的其他类型，应尽早手术。如因全身情况等原因推迟手术，应对局部加以保护，尤其是脊髓外露者，防止感染。

2. 手术原则是分裂松解四周的粘连，将后突的脊髓或神经根回纳入椎管，切除多余硬膜囊，严密缝合脊膜开口，并将裂孔两旁的筋膜翻转重叠覆盖加以修补，修补椎板缺损处（植骨等）。对有脊髓栓系综合征的患者，可行椎管探查，松解粘连及切断终丝。

3. 隐性脊柱裂一般病例无需治疗，但应该进行医学知识普及教育，以消除患者的紧张情绪和不良心理状态。症状轻微者，应强调腰肌（或腹肌）锻炼，以增强腰部的内在平衡。

4. 显性脊柱裂，如脊膜膨出囊内有神经根及脊髓受压，可有运动和感觉方面障碍，预后欠佳。而隐形脊柱裂，一般预后较好。

六、护理问题

1. 潜在并发症（呼吸异常）。

2. 有皮肤完整性受损的危险。

3. 有外伤的危险。

4. 有废用综合征的危险。

5. 个人形象紊乱。

6. 大小便异常。

7. 肢体移动障碍。

8. 知识缺乏。

七、护理措施

（一）术前护理

1. 病情观察

（1）及时巡视，注意观察肿块局部情况，包括肿块大小、局部张力，一旦发生破溃、流出脑脊液时，应及时报告医师处理。

（2）每天评估压力性损伤的大小、创面组织形态、渗出液、有无感染等。

2. 体位护理　指导患儿家属，尽可能使患儿侧卧位或侧俯卧位，避免肿块受压，以适应术后长时间俯卧体位。患儿 5 岁能自主活动，可能因自身不适而不配合，在卧床时期间上好护栏，家属 24h 陪护，防止发生坠床。

3. 饮食护理　指导补充营养，增加蛋白质摄入，以增强抵抗力，提高手术耐受力，利于术后的康复。

4. 症状护理

（1）下肢畸形　协助并指导家属进行肢体功能锻炼，告知防跌倒的措施。

（2）大小便失禁　应随时保持床单位的整洁和衣裤的干燥，有条件者使用一次性尿垫。大小便后，仔细、轻柔地擦干会阴部与肛周皮肤，注意保持皮肤的完整性，必要时根据需要，可使用湿润烧伤膏、氧化锌软膏、赛肤润或纳米银，防止失禁性皮炎的发生。

5. 心理安抚　加强与患儿父母的沟通，了解其心理反应，向他们讲解疾病的相关知识。通过抚摸、握手等方式表达对患儿的关心，减轻患儿及家属的恐惧感。

（二）术后护理

1. 密切观察病情　遵医嘱心电监测，监测患儿生命体征、肌力、肌张力、伤口皮肤的颜色及末梢循环情况，每 30min 巡视患儿 1 次，多倾听患儿的主诉，发现异常及时报告医师处理。

2. 体位护理　患儿麻醉清醒前侧卧，防止呕吐物误吸入气管导致窒息，清醒后生命体征平稳即采取俯卧位或侧俯卧位，臀部略抬高，此体位不易被大小便污染。伤口处放置盐袋压迫止血。

3. 引流管及伤口的护理　严密观察硬脊膜外引流液的颜色、性质和量。严格执行床旁交接班。拔除硬脊膜引流管后，观察伤口有无渗血、渗液，特别注意有无脑脊液漏发生。如发现敷料被淡红色或无色液浸湿，立即通知医师进行检查。出现脑脊液漏应及时加压包扎，患儿取俯卧位并且制动。为了预防伤口感染，敷料渗湿时应及时进行伤口换药，必要时再一次进行硬脊膜修补术。

4. 大小便护理　患儿手术后留置导尿管不急于拔除，加强尿道的管道护理，嘱患儿多饮水多排尿，防止发生尿路感染，保持导尿管引流通畅，翻身时注意不要牵拉导尿管。术后患儿肛门未排气之前，予以禁食，排气后进食少量流质。便后要及时用柔软毛巾擦干净，防止大便对会阴部、肛周部皮肤刺激而发生破损、继发感染，同时要特别注意避免污染伤口，必要时在伤口近肛门处贴保鲜膜保护。

5. 呼吸道护理　手术过程均采用气管插管全麻进行，这种侵袭性的操作使患儿的感染率增高，因为气管插管会使呼吸道黏膜功能降低，且易损伤呼吸道黏膜而增加感染机会。护理过程中，要密切观察患儿的体温，翻身拍背，指导患儿正确有效咳嗽、排痰，予以雾化吸入，将肺部感染的可能性降至最低。

6. 皮肤护理　术后要求俯卧或侧俯卧位，对骨突处的部位垫软枕，严密观察局部受压及皮肤情况，特别是活动障碍的患肢，应定时被动的改变受压部位进行减压。

7. 营养支持　禁食期间，静脉给予营养，合理安排输液顺序。根据输液总量、患儿年龄调节输液速度，避免白天集中输液而发生急性肺水肿。可进食后，鼓励患儿多进食高蛋白、高维生素、高热量、易消化食物。

8. 安全护理　卧床休息和下床活动时均有人陪伴，预防跌倒。注意保暖，但禁止使用热水袋，防止烫伤。

9. 促进康复　伤口愈合且无其他并发症的患儿，尽早进行肢体活动，特别是畸形的肢体，以促进神经功能恢复。

第四节 · 枕骨大孔区发育畸形

枕骨大孔区畸形又称寰枕部畸形，主要是指枕骨底部及第1、2颈椎先天发育异常并伴有神经系统和软组织发育异常的一种先天性畸形疾病。

一、病因病理

在胚胎发育、神经管闭合过程中，枕骨大孔区闭合最晚，如果胎儿在发育过程中受到某种影响，则可形成多种畸形，故此区最容易发生先天性畸形。

二、分类

临床上包括：扁平颅底、颅底陷入、寰椎融合、颈椎分节不全（Klippel-Feil综合征）、寰枢椎脱位、小脑扁桃体下疝畸形。它们可单独发生，也可合并存在。

三、临床表现

1. 扁平颅底　一般无特殊临床症状，无需处理。

2. 颅底陷入　为最常见一种，好发于青壮年，病情进展缓慢，进行性加重。可见头颈部偏斜，面部不对称，颈短，常见有颈神经根的刺激症状，出现颈后疼痛、活动受限及强迫头位，部分患者可出现上肢麻木、疼痛、肌肉萎缩及腱反射减低等。在第Ⅳ～Ⅶ对脑神经受累时，表现为声音嘶哑、吞咽困难、进食发呛、舌肌萎缩等，严重者可以累及Ⅴ、Ⅷ脑神经，出现面部感觉减退、眩晕、听力下降等症状。颈部脑组织受累可以出现颈髓、延髓及小脑受压迫、牵拉，多合并有小脑扁桃体下疝，可出现四肢乏力或瘫痪、感觉障碍、呼吸及吞咽困难、尿潴留、眩晕、共济失调、眼球震颤、步态蹒跚，指鼻试验及跟膝试验不准。晚期可出现颅内压增高，表现为头痛、恶心、呕吐、眼底水肿，甚至发生枕骨大孔疝，突然呼吸停止而死亡。

3. **寰枕融合**　是胚胎期枕骨和寰椎发育异常，使寰椎的一部分或全部与枕骨融合在一起，单纯寰枕融合一般无临床症状，如与颅底陷入等其他畸形同时存在，尤其是并发寰枢脱位，出现延髓和颈髓压迫症状，需行手术治疗。

4. **颈椎分节不全**　本病主要是两个或多个颈椎发生不同程度的融合，使颈椎数目减少。其症状为以下几点。

（1）颈短，几乎无颈项，好像头直接长在肩上。

（2）头颈活动除前后方向外均受限。

（3）头部重心前移，后发际低下，两耳与肩接近，可有斜颈。

（4）双臂萎缩和无力。

（5）可有交感神经功能紊乱症状。

（6）常与颅底陷入症、颈肋、脊柱裂、脊柱侧凸等畸形并发。

（7）颈椎 X 线片可见颈椎融合。

5. **寰枢椎脱位**　由于寰椎横韧带不健全或枢椎齿状突发育不良或齿状突分离，致寰椎在枢椎上不稳定，使寰椎向前、枢椎向后脱位，形成该处椎管管腔变窄。常由于头颈过伸、过屈活动，轻微外伤，使脱位加重。其临床表现为以下几点。

（1）由于脱位可引起头部活动受限，颈部肌肉痉挛、疼痛。

（2）前脱位时，因寰椎前弓突向咽后壁而影响吞咽；单侧前脱位时，头颈向脱位侧、而下颌转向对侧呈头部姿势异常。

（3）当脱位使椎管狭窄压迫脊髓时，则可出现四肢不同程度痉挛性瘫，呼吸困难等。

（4）当脱位导致影响椎动脉供血时，则出现椎基底动脉供血不足的症状。

（5）在正位张口位 X 线摄片上可见齿状突与寰椎两侧块间的距离不对称，两侧块与枢椎体关节不对称或一侧关节间隙消失。

（6）在侧位 X 线片及 CT 片上，显示寰椎前弓与齿状突的距离超过正常，成人超出 2.5mm，儿童超出 4.5mm。

6. **小脑扁桃体下疝畸形**　小脑扁桃体向下延伸，和（或）延髓下部甚至第四脑室，经枕骨大孔突入颈椎椎管的一种先天性发育异常。病情的轻重与下疝的程度有关，常合并其他病变，如颅底凹陷、扁平颅底、脊髓空洞症、脊椎裂等。小脑扁桃体下疝畸形分为以下几种。

（1）Ⅰ型最常见，成人多见，常于 20～30 岁以后发病，病情较轻，特征性表现：①原发性小脑扁桃体呈长舌状经枕骨大孔下降至颈段椎管；②不合并脑部畸形，常合并枕颈区骨结构畸形；③无脊膜膨出；④小脑扁桃体低于枕骨大孔下≥5mm，或者小脑扁桃体低于枕骨大孔下 3～5mm，伴有脊髓空洞、颈延髓交界处扭曲成角，延髓、第四脑室正常或轻度下移等。

（2）Ⅱ型多见于儿童，小脑扁桃体下降至颈 2～3 段或更低平面，第四脑室尾端低于枕骨大孔，存在脑干和小脑畸形、脑积水和脊髓膜膨出等神经结构异常。

（3）Ⅲ型，小脑扁桃体下疝畸形大部通过颈椎宽大脊椎裂而膨出，患者在生后很少存活。

（4）Ⅳ型，小脑发育不全。

四、辅助检查

1. X 线平片　可显示伴发的头颅或颈段椎管畸形，如颅面比例失调、低位横窦、颅后窝小、颅底凹陷、寰枢椎半脱位、寰枕融合等。在 X 线平片的颅颈侧位像上，自硬腭后缘至枕骨大孔的后上缘做一连线，如枢椎齿状突超出此连线 3mm 以上，即可确诊为颅底凹陷。

2. 头颅 MRI　能清晰显示延髓、颈髓的受压部位和有无小脑扁桃体下疝畸形。

五、治疗与预后

1. 手术指征与目的　有神经结构受压症状和（或）颅内压增高症状时，特别是 MRI 上显示脊髓空洞（脊髓积水）形成者需手术治疗。目的在于消除压迫和降低颅后窝压力，维持颅颈交界处稳定。

2. 手术原则　首先做牵引复位矫正治疗，以缓解神经系统的压迫。能复位的患者治疗的第一目标是固定，形成稳定的骨结构，以维持神经系统的减压；不能复位的患者应对压迫点进行减压，压迫点可大致分为腹侧压迫和背侧压迫。腹侧压迫者应选择经口咽入路行延、颈髓腹侧减压术、Lefort 下拉上颌骨切开术或侧方扩大经咽入路行减压术，背侧受压患者可行背侧入路的减压术。如果减压术后不稳定，应行背侧固定术以稳定骨结构。要充分了解每个患者的病理生理学和功能解剖，对每个患者选择适当的一个手术或者一组手术进行治疗。炎性和外伤的病处通过传统治疗，病灶常可缩小，可使用传统的外固定方法进行治疗，包括韧带的恢复和骨结构的重建。经后方枕颈固定术和腹侧减压手术的患儿，由于小脑向后下生长，使得斜坡和后颅骨延长，在这过程中会出现新的骨畸形，所以需要不断进行随访检测。要通过 CT 观察骨骺生长板，仔细辨别潜在的骨发育不良，幼儿患者应定期评估以确定枕骨大孔区的发育和系统受压情况；3～4 岁的儿童可尝试进行手术治疗，骨骺生长板已经消失的患儿可以定期使用矫形器进行颅颈部矫正。

3. 预后　影响预后的一些因素包括以下几方面。

（1）骨畸形可复位性，即能否恢复解剖生物力学和解除对神经系统的压迫。

（2）畸形病变压迫神经系统的机制和压迫方向。

（3）是否合并其他病理过程，如后颅脑组织下疝、脊髓空洞和血管畸形等。

（4）是否存在异常骨化中心和骨骺生长板。

以上这些因素能影响枕骨大孔区发育畸形预后的效果。

六、护理问题

1. 气体交换受损。

2. 有外伤的危险。

3. 大小便失禁。

4. 有皮肤完整性受损的危险。

5. 焦虑/恐惧。

6. 知识缺乏。

7. 疼痛。

七、护理措施

（一）术前护理

1. 心理护理　护理人员细致解释手术的必要性、手术方式、注意事项。鼓励患者表达自身感受，教会患者自我放松的方法。根据患者不同情况有针对性进行宣教及沟通。护理人员更应注意自己的言行，把心理护理贯穿于患者住院全过程中。会谈中给予患者停顿时间，适时支持、鼓励，满足患者的要求，帮助患者接受适应实际的健康状况，促进护患和谐，不评判患者，加深对患者的理解。同时鼓励家属及朋友给予患者关心及支持。告知患者功能恢复的各种可能性，使患者做好充分心理准备及战胜疾病的信心。

2. 病情观察　护士严密观察并记录患者神志、瞳孔及生命体征变化，特别注意观察患者呼吸及肢体活动情况。

3. 防止意外损伤　部分患者由于脊髓损害，温度觉及痛觉消失，因此严禁使用热水袋及冰袋，注意冷热水温度，防止冻伤及烫伤。部分患者由于脊髓神经受压迫，导致神经相应控制范围感觉运动障碍，护理人员应加强相关危险因素的评估，做好相应防范，防止发生跌倒及坠床。

4. 饮食护理　多食高蛋白、高维生素、易消化食物。

5. 术前准备　术前做好各项常规检查，完善术前相关检查，根据医嘱予以备皮、备血，嘱患者术前 8h 禁食禁饮。

（二）术后护理

1. 交接患者　护士与手术室护士或 ICU 护士进行交接患者时，应了解患者麻醉和手术方式，术中情况，伤口及肢体活动情况。

2. 病情观察　严密观察患者意识、瞳孔及生命体征变化，遵医嘱给予心电监测及血氧饱和度监测，做好相关记录。由于脊髓减压术后可导致延髓功能障碍，出现中枢性呼吸衰竭，需特别注意呼吸情况，发现异常及时报告医师。术后有可能出现颈交感神经节损伤症，表现为瞳孔缩小，眼睑下垂，眼球凹陷。

3. **体位护理**　为保持脊柱稳定性，防止脊椎错位或脱位，患者应睡硬板床，术后特别注意轴式翻身，确保头颈部、肩部、躯干呈一条直线。患者坐位、侧卧、站立时需佩戴颈托，松紧度适宜。

4. **伤口观察**　护士应严密观察患者伤口敷料情况，有无渗血渗液，密切观察有无脑脊液漏发生，发现异常及时通知医师。

5. **管道护理**　保证各种引流管通畅，给予妥善固定，避免引流管扭曲、折叠、堵塞，保持引流通畅。观察引流液的颜色、性状、量并做好详细记录。

6. **肢体及功能锻炼**　包括肌力和肌张力，对于肢体活动障碍者应进行关节被动运动及日常生活动作训练。

7. **疼痛护理**　提供适宜休息的环境，聆听舒缓音乐，或遵医嘱给予镇痛药物。

8. **基础护理**　做好患者口腔护理、皮肤护理、管道护理等，对于有躯体移动障碍的患者，要防止跌倒、压力性损伤及肺部感染的发生，对于存在感觉障碍的患者，严禁使用热水袋、冰袋，防止发生烫伤及冻伤。对于脊髓损伤导致的瘫痪患者要注意按时翻身，加强皮肤护理，防止压力性损伤的发生。

9. **饮食护理**　对于有后组脑神经损伤的患者进食要缓慢，防止进食引发呛咳造成误吸。

10. **大小便护理**　保持大便通畅，防止因大便用力引起颅内压增高发生意外。可多进食蔬菜、水果、蜂蜜等，必要时可适量服用缓泻药物。

（三）健康宣教及出院指导

1. 患者应保持情绪稳定，睡眠充足，避免情绪过于激动及劳累。

2. 遵医嘱按时按量服药，预防并发症，促进脑神经功能恢复。

3. 加强营养，制订合理饮食计划，增强机体抵抗力。对于吞咽功能较差的患者注意合理选择食物、喂食量及速度，防止呛咳，造成误吸。

4. 保持大便通畅，防止因大便用力引起颅内压增高，发生意外。可多进食蔬菜水果、蜂蜜等，必要时可适量服用缓泻药物。

5. 对于肢体活动障碍者，应继续进行肢体功能锻炼，采用正确的运动模式，主动训练为主，家属协助为辅，逐渐加大运动量，还可适当辅以针灸、按摩、理疗、高压氧等治疗，防止发生废用综合征。

第五节 · 蛛网膜囊肿

蛛网膜囊肿是指脑或脊髓实质外、蛛网膜内、充满脑脊液样液体的囊性占位性病变，属于非肿瘤性。

一、病因病理

蛛网膜囊肿是由于发育期蛛网膜分裂异常造成，属于先天性疾病。囊壁为脑膜上皮细胞，囊肿与脑室或蛛网膜下隙不通，可以是单囊，也可以是多囊。

二、分类

1. 蛛网膜囊肿按病因不同可分为原发性和继发性（外伤性及感染后）两大类。原发性蛛网膜囊肿常见，又称先天性蛛网膜囊肿，是由胚胎发育异常而形成的囊肿，与蛛网膜下隙、脑池关系密切。继发性蛛网膜囊肿，又称假性蛛网膜囊肿，是由颅脑外伤、颅内感染或出血引起蛛网膜下隙炎症反应，导致脑脊液病理性积聚而形成的囊肿，囊壁可见炎性细胞或含铁黄素沉着，囊液蛋白质含量高，可为黄色或血性。

2. 按部位不同可分为颅内型及脊髓型两类。颅内型多位于脑池；脊髓型可位于硬膜外、硬膜内或神经鞘膜，可引起相关神经根性症状、体征。

三、临床表现

绝大多数蛛网膜囊肿没有症状，有症状的蛛网膜囊肿患者，多数在儿童期就出现了症状，临床表现如下。

1. 颅内压增高　表现为头痛、呕吐、视力减退及视盘水肿等，由囊肿的占位效应或梗阻性脑积水引起。

2. 颅骨局部膨隆。

3. 婴幼儿多有囟门隆起、头颅增大、颅缝分离、易激惹、生长发育迟缓等症状。

4. 癫痫　位于脑中线结构区域和脑底部囊肿，常因压迫与刺激而产生癫痫，表现为大发作、局限性抽搐或感觉性发作等。少数患者以此为唯一症状而获得病变诊断。

5. 突然恶化　由于轻微的颅脑外伤或自发性出血，导致囊肿破裂或桥静脉撕裂出血（较少见），引起囊内或硬膜下血肿，多发生在侧裂区蛛网膜囊肿。

6. 局灶性神经症状　较大的囊肿对脑和神经与血管产生压迫或推挤作用，多出现明显局灶性神经症状，如偏瘫、失语及视野缺损等。颅后窝囊肿可表现耳鸣、耳聋、眼球震颤、平衡失调及后组颅神经损害症状。有的患者因发生囊肿内出血而呈现急性脑卒中样发病，症状较重。

四、诊断要点

根据典型的临床表现和常规 CT、MRI 检查，即可诊断本病。脑池造影和相位对比 MRI 检查，可以帮助评估蛛网膜囊肿与周边蛛网膜下腔是否相通。

五、治疗与预后

1. 多数学者认为，对于成年患者的无占位症状的蛛网膜囊肿，不需手术治疗。对于偶然发现蛛网膜囊肿的成人患者，暂不建议手术治疗，通过 6～8 个月的影像学观察可以排除病变的变化情况。如果病变变大，再考虑手术治疗。对于儿童患者，应该采取更为积极的治疗手段。

2. 急性期治疗　部分蛛网膜囊肿患者可能出现囊肿破裂、囊内出血、硬膜下出血，需要急诊手术治疗。

3. 药物治疗　合并癫痫的蛛网膜囊肿患者需要口服抗癫痫药物进行治疗。

4. 手术治疗　有学者提出，颅内蛛网膜囊肿的手术指征为以下几方面。

（1）有明确引起颅内压增高表现。

（2）合并囊内出血、硬膜下出血。

（3）有明确为蛛网膜囊肿所致的局灶性神经功能缺失，如偏瘫、言语障碍。

（4）囊肿合并癫痫，癫痫症状严重且反复发作，药物控制无效（癫痫灶位于囊肿附近）。

（5）囊肿有增大趋势，或脑电图和颅内压有变化者。

（6）继发脑梗性脑积水。

（7）儿童年龄较小且囊肿体积大者，脑电和颅内压有变化的。

（8）局部受压征象明显。

5. 对于儿童颅中窝蛛网膜囊肿治疗首选囊肿-脑池造瘘术，对于每个个体病例需行严格评估，选择最优的治疗方式。蛛网膜囊肿的手术治疗主要包括以下几种方式。

（1）开颅囊肿切除和开窗术　目前该术仍是一线的治疗方案，采用显微外科手术将囊壁切除，使囊肿与蛛网膜下隙、脑池或脑室之间相交通，但因囊壁与正常的神经结构或血管之间粘连紧密，很少能全切除囊壁。术后复查，多见囊肿缩小，少见囊肿完全消失，以症状的改善和脑积水的缓解来判断手术疗效，长期随访手术成功率达 75%，手术成功的病例可以避免永久性植入分流装置。该术式存在突然减压导致颅内出血的风险。

（2）囊肿-腹腔分流术　由于部分病例在开颅囊肿切除和开窗术后，症状无改善或囊肿复发，仍需要行囊肿-腹腔分流术，该术式的优点是创伤小、复发率低；缺点是需要永久性植入分流装置并存在分流手术相关的并发症，可能出现分流装置故障、感染等。

（3）神经内镜导引开窗术　目前该术式越来越流行，其优点是创伤小，但面临的困难是蛛网膜囊肿与邻近脑池之间的隔膜经常有增厚和纤维化。相比而言，显微外科手术有更好的视野，能够更安全地进行更大范围的开窗术。

成人偶发蛛网膜囊肿多数可以终生无症状。多数患儿经过手术治疗，症状可缓解或治愈。但部分患者由于颅骨变形和脑组织的慢性移位，即使治疗得当，囊肿仍然无法完全消失，甚至囊肿复发。

六、护理问题

1. 疼痛。
2. 有继发性感染的风险。
3. 自理缺陷。
4. 潜在并发症。
5. 焦虑/恐惧。
6. 知识缺乏。

七、护理措施

（一）观察要点

1. 病情观察　包括生命体征和意识、瞳孔的观察。
2. 高颅压症状的观察　头痛、呕吐和视力障碍为颅内压增高的三大主要症状。躁动不安也常是颅内压增高、脑疝发生前的征象。
3. 其他　肢体活动情况，如出现一侧肢体活动障碍加重，往往表示占位性病变在增大，或为小脑幕裂孔疝的一个症状。

（二）具体措施

1. 一般护理

（1）健康教育　该囊肿为良性肿瘤，即使多次复发亦不发生恶变和转移，如能全部切除常能获得永久治愈。目前随着影像学的发展，CT 和 MRI 的出现，术中显微镜技术的引入，术中监测、激光及超声吸引的应用，肿瘤得以全部切除。只要积极做好术前准备，排除手术禁忌证，若手术顺利，加上术后严密监测生命体征、神志及瞳孔等，可有效预防术后并发症的发生。

（2）症状护理　头昏头痛、眩晕耳鸣等不适给予安慰，告知患者手术后这些症状会消失。头痛、呕吐者给予脱水治疗。癫痫发作者，要做好安全保护，有专人陪护。偏瘫患者要在生活上给予支持。

2. 心理护理　术前心理调适，解除患者对手术的恐惧感，聆听患者的倾诉，耐心回答患者的疑问，介绍手术医师和管床医师、管床护士，向其保证术后一定很好地护理患者，同时也希望得到患者的积极合作，医患共同努力。

（三）围手术期护理

1. 术前护理

（1）做好患者的心理护理，消除对疾病的恐惧心理，向患者做好必要的解释和宣教，建立坚强的信心，配合医护人员共同达到治好疾病的目标。

（2）入院后需做各项必要的检查（肝、肾功能测定，血常规及出凝血时间的测定，心、肺功能检查，血型测定以及与疾病有关的检查如血糖、糖耐量、内分泌功能检查等）。

（3）对危重患者、体质虚弱及内分泌功能低下的患者须进行对症治疗，待病情好转能承受手术时可考虑手术。

（4）手术前1日做好术前准备工作。剃头，护士应检查头部有无破损、头皮毛囊炎等，并洗净头部。抗生素皮试、普鲁卡因试验、定血型及血型交叉试验、配用血量（根据医嘱准备）。

（5）全面检查各项有关手术的资料是否齐全。

（6）护士应向患者做好解释工作，与患者谈手术的全过程，取得患者的密切配合（尤其是局部麻醉或针灸麻醉的患者），消除患者的紧张情绪。

（7）手术前一晚需禁食，禁饮6～8h至清晨手术。哺乳期婴儿禁食4h。并给开塞露通便，女性患者要关心是否月经来潮，对情绪紧张的患者可适量给予镇静药。

（8）术前一日备头皮，并用1∶1000苯扎溴铵（新洁尔灭）溶液消毒头部。术前用药按医嘱，全麻者术前1h给苯巴比妥钠0.1g肌内注射，术前30min阿托品0.5mg皮下注射，小儿酌情减量。局部麻醉或针灸麻醉患者术前1h苯巴比妥钠0.1g口服。由手术室工作人员接患者进手术室。

2. 术后护理

患者手术结束后回重症监护室观察，监护室内有专职人员护理，有齐全的抢救设备和物品、药品（抢救车、氧气、吸引器、呼吸气囊、气管插管用具、脑室引流包等），便于抢救工作的顺利进行。

（1）全麻未清醒患者去枕平卧，头转向健侧，头下垫消毒敷料（以防呕吐物、分泌物污染敷料及阻塞呼吸道）。清醒后，血压平稳者将头部抬高30°，以利于颅内静脉回流，减轻颅内静脉充血及脑水肿。

（2）按医嘱观察病情，包括患者意识、瞳孔、血压、脉搏、呼吸及肢体运动，并按格拉斯哥昏迷分级标准评分并记录。

（3）术后24h内要注意血压、脉搏的变化，预防低血容量性休克和颅内出现术后血肿的可能。

（4）伤口留置引流管的要观察引流液的颜色和量。淡粉红色为正常引流液，若引流液为新鲜的血样液体提示有活动性出血，要及时向医师反映，若引流液为无色的液体而且量多，提示可能是脑脊液，也需向医师反映。护士在观察时要注意敷料是否干燥，如果有脑脊液漏，要及时请医师缝合，以防逆行感染。

（5）术后3～7日为反应期，此阶段也是关键的时期，正值脑水肿期，脑水肿期也会发生脑疝而死亡。在这期间加强脱水剂的应用和观察，以期顺利度过此关。

另外这阶段还可出现高热，尤其是鞍上近下丘脑区域手术可出现持续高热（体温持续在 38～39℃），要及时给予物理或化学性的降温。中枢性高热要采用物理降温法为宜。对体温过低或体温不升的患者要采取保暖措施。术后体温恢复正常后又出现发热或持续高热不退者应考虑是否有感染存在（颅内感染、肺部感染、尿路感染、头皮下积液等），如怀疑颅内感染可通过腰穿留取脑脊液化验来证实。

（6）术后患者可能有癫痫发作，要注意防止坠床，要加以保护性约束，以免自伤或伤及他人。有尿潴留的患者要及时给予导尿，以免引起继发性颅内压增高。

（7）一般术后 4～6h 后清醒，吞咽、咳嗽反射恢复，肠鸣音恢复者可进流质饮食，以后根据消化情况改为半流质、正常饮食。饮食以高蛋白、高热量、低脂肪，易消化为原则。

3. 并发症的观察与护理

（1）颅内低压　由于术中部分囊液的流出，患者术后可出现暂时性颅内低压，给患者采取平卧位，向患者及家属说明体位对疾病恢复的重要性，取得其配合，术后 24h 后逐渐抬高床头，症状得到缓解。

（2）颅内出血　术后 24h 内绝对平卧位，可有效防止颅内出血。在患者过床或翻身变动体位时，应避免患者头部的突然剧烈运动，防止颅内出血的发生。

（3）颅内感染　术后多数患者会出现短暂的一过性发热，但一般不超过 3 天，若发热超过 3 天，出现脑膜刺激征，则应高度怀疑颅内感染，须腰椎穿刺行脑脊液检查。确诊为颅内感染后，加强抗感染治疗的同时必须做好高热患者的护理，保持伤口敷料干净，严格执行无菌操作。若发现伤口有渗液、出血或呕吐物污染，应及时更换敷料。

4. 其他　对年龄较大患者说明体位的重要性，以取得配合。有癫痫发作史的患者采取专人看护，加床挡，必要时使用镇静药，以免患者躁动或癫痫发作引起血压升高导致颅内出血。

第十六章 ▶▶ 神经外科重症监护

第一节·神经外科重症患者的全身评估及专科功能评估与监测

一、概述

神经外科重症患者一般是中、重型急性脑血管病，重型急性颅脑损伤和脊髓损伤，中枢神经系统细菌性感染，癫痫持续状态，需要生命支持的围手术期神经外科患者及其他进展行神经系统重症患者。它们往往具有病情危重，或病情进行性发展的特点，因此系统、全面地评估与监测非常关键。

二、一般性评估

1. 生命体征的监测

（1）体温　易导致发热的神经疾病有颅脑损伤、脑出血、蛛网膜下腔出血、开颅术后、下丘脑病变，还有可能与感染相关的发热。护理方法主要有物理降温和药物降温。

（2）心率　文献报道 85％ 的脑卒中患者合并 ECG 的改变，其中 15％～30％ 是新发出现变化。25％～39％ 的脑卒中患者在入院时发现有 ECG 节律的改变，因此需要持续给予心电监测。

（3）呼吸　正常的呼吸驱动包括脊神经、健全的呼吸中枢、呼吸肌肉，一旦有一方面受损，患者就会出现呼吸障碍，甚至呼吸衰竭而死亡。

（4）血压　高血压是脑卒中患者的主要危险因素之一，70％～80％ 的患者入院时有高血压病史。《中国急诊高血压诊疗专家共识（2017 年修订版）》指出：初步诊断为高血压急症的患者，应及时给予紧急有效的降压治疗，以预防或减轻靶器官的进一步损害；《高血压性脑出血中国多学科诊治指南（2020 年修订版）》指出：高血压性脑出血（HICH）患者血压的管理对病情进展、急诊内外科救治方式、血肿扩大、预后等均有重要意义。

2. 深静脉血栓风险评估　静脉血栓栓塞症（VTE）是神经外科危重患者常见且后果严重的并发症，是由于下肢深静脉血液凝结，阻塞静脉管腔导致的静脉回流障碍。因此应对神经外科危重患者及时进行评估并行相关实验室检查，必要时行静脉彩超多普勒超声检查。目前 Caprini 清静脉血栓风险评估量表（附录 4）广泛用于内科和外科住院患者的 VTE 的风险评估，依据患者 Caprini 评分与危险等级制订对应防护措施，减少 VTE 的发生。

3. 营养风险筛查　营养治疗是神经外科重症患者综合治疗的重要组成，营养不足可增加并发症的发生率，造成患者呼吸机撤机困难、病情恶化、住院时间延长及病死率的增加等。因此对患者的营养状况进行准确评估，为选择最佳营养治疗方案提供关键依据。当前营养风险筛查量表可参考 2002 量表（NRS-2002）（附录 6）和 NUTRIC Score 等。

4. 压力性损伤风险评估　神经外科重症患者长期卧床，易造成压力性损伤，对重症患者准确地进行压力损伤评估，采取相应措施及对策，能有效预防压力性损伤的发生。Braden 量表（附录 1）是推荐在压力性损伤高危的人群中使用频率最多，范围最广的。

三、常规性评估

1. 早期预警病情评估　对于神经外科重症患者，判断其病情是否在进行性发展，进行早期预警病情评分的评估，能够帮助医务人员早期识别并根据评估结果及时调整治疗方案和治疗措施。改良早期预警评分（MEWS），英国国家医疗服务系统在 2001 年将它正式规定为医疗机构评估病情的一种方法。MEWS（附录 12）用收缩压、心率、呼吸、意识状态、体温 5 项指标来评价患者病情，MEWS 评分≥4 分为患者需要提高监护治疗级别，若 MEWS>9 分，则患者死亡概率急剧升高。

2. 疼痛评估　疼痛是一种复杂的、主观的感受，是临床最常见的症状之一，也是近年来非常受重视的一个临床问题。神经外科重症患者常面临意识障碍、气管插管、气管切开以及机械辅助通气因素，不能自我表达体验到的疼痛。昏迷但行为可观察的患者，美国疼痛治疗护理协会推荐可以使用行为观察类疼痛评估工具。重症监护疼痛观察工具（CPOT）是目前使用最广泛的非语言疼痛评估工具（表 16-1）。它从五个方面来进行客观评估打分，总分为 8 分，分值越高表示疼痛越明显，得分≥3 分提示明显疼痛。

表 16-1　重症监护疼痛观察工具（CPOT）

指标	0 分	1 分	2 分	得分/分
面部表情	放松	紧张（皱眉，眼眶紧，疼痛操作时睁眼或流泪）	愁眉苦脸	
肢体活动	正常非防御姿势	防卫状态（缓慢、小心移动，触摸疼痛部位）	烦躁不安（牵拉管道，试图坐起或下床，不听指令，袭击人）	

续表

指标	0分	1分	2分	得分/分
肌肉紧张度	松弛(无抵抗)	紧张、僵持(弯曲四肢时有抵抗)	非常紧张,僵硬(弯曲四肢时有剧烈抵抗)	
机械通气依从性	无抵抗及报警	有呛咳,警报自发停止	人机对抗,频繁报警	
非气管插管能发声音	安静,正常音调	叹气,呻吟	哭泣,鸣咽	

3. 导管风险评估（附录 5） 非计划性拔管（UEX）是指未经医务人员许可，由于患者或医务人员等原因造成的插管脱落。神经外科重症患者常常拥有多种管道，一旦管道滑脱，关乎患者的生命安全。使用导管风险评估表可降低神经外科患者的非计划性拔管率，提高护理质量的安全。将导管风险评估表应用于临床，根据评分结果采取相应的防护措施，预防 UEX 的发生，可取得了良好的临床效果。

四、专科性评估

1. 癫痫持续状态严重程度评分 癫痫持续状态（SE）是指癫痫终止机制故障或启动机制异常导致的不正常的、长时间的癫痫发作。这种状态会导致不同的长期后果，包括神经元死亡、神经元损伤和神经元网络的改变。为了有效研判患者预后，Rossetti 等人提出的癫痫持续状态严重程度评分量表（STESS）（表 16-2），STESS 评分标准包括意识、最严重的发作情况、年龄、既往癫痫发作史 4 项，总分为 4 项内容分数之和，满分为 6 分。具体评分如下。①意识：清醒、嗜睡、意识模糊均记为 0 分，昏迷、昏睡记为 1 分。②最严重的发作情况：全面性惊厥性发作记为 1 分，非惊厥性 SE 伴昏迷记为 2 分，其余类型诸如部分性发作、失神发作、肌阵挛发作则记为 0 分。③年龄：以 65 岁为界，年龄<65 岁记为 0 分，年龄≥65 岁记为 2 分。④既往癫痫发作史：有记为 0 分，无或不知道记为 1 分。

表 16-2 癫痫持续状态严重程度评分量表（STESS）

标量	评分1/分	评分2/分	评分3/分
意识			
清醒、嗜睡、意识模糊	0	0	0
昏迷、昏睡	2	1	1
发作类型			
单纯部分性或复杂部分性	0	0	0
全面惊厥性	1	1	1
非惊厥性癫痫持续状态伴昏迷	2	2	2

续表

标量	评分 1/分	评分 2/分	评分 3/分
年龄			
小于 65 岁	0	0	0
大于等于 65 岁	1	2	1
既往癫痫病史			
有	0	0	0
无	1	1	1
总分	0～6	0～6	0～5

2. Glasgow 昏迷评分　目前判断意识障碍程度除了临床分类法（如嗜睡、昏睡、昏迷、去大脑皮质状态、谵妄等），最为通用的国际量表是 Glasgow 昏迷量表（GCS）（附录 9），此表可确定急性期损伤的严重程度。

3. Glasgow 预后评分　格拉斯哥患者预后评分（附录 9）共赋值 5 分，评分时通过患者生命体征、高级智力活动以及语言 GCS 活动、肢体活动、共济运动等体格检查进行赋值，分值越高预后越好。

4. 护理谵妄筛查　重症监护谵妄筛查量表（ICDSC）包含 8 个项目，敏感度达 99%，特异性达到 64%，精确度达到 0.94。8 个项目中每一项根据存在与否，评 1 分或者 0 分，然后计算总分。总分≥4 分，提示存在谵妄（附录 13）。

5. 吞咽功能评定　吞咽障碍是脑卒中常见的并发症之一，据文献报道，脑卒中的吞咽障碍发生率在 22%～65%，甚至更高。吞咽障碍除了影响患者的日常生活能力，还会导致患者易发生肺部感染、营养不良等各种并发症，甚至危及生命。因此对吞咽障碍的患者进行早期诊断、早期评定，以及早期康复治疗是非常有意义的。吞咽评定建议是由筛查开始的，这一部分可以由经培训后的护士进行，一般筛查方法有反复唾液吞咽测试（RSST）、洼田饮水试验（附录 11），对于气管切开患者，可有言语治疗师进行染料测试，根据筛查结果再由言语治疗师进行下一步的临床评估或吞咽造影检查。对于危重症患者的吞咽筛查，改良饮水试验对患者则更加安全。

（1）反复唾液吞咽测试：用于评定吞咽启动时间、舌骨及喉部运动等情况。方法：取舒适体位，让患者尽快反复吞咽，观察 30s 内吞咽的次数，如难于启动吞咽，可在舌面上注入约 1mL 水后让其吞咽。评价：中老年人（年龄＞50 岁）30s 内吞咽 5 次以上属于筛查阴性；高龄患者（＞80 岁）30s 内吞咽 3 次以上属于筛查阴性。

（2）改良饮水试验（MWST）：检查者将 3mL 冷水注入患者的口腔底部，另一只手按照 RSST 的方法触摸患者的颈部，然后让患者咽下。记录患者的吞咽运动，观察呛咳、呼吸变化和湿性嘎声并进行评级。呼吸变化：出现憋气或者喘速等呼吸变化现象。湿性嘎音：有痰的时候出现的嘎啦嘎啦的声音。

6. 肌力、肌张力评估 肌力是指肌肉收缩时产生的最大力量，肌力测试是肌肉功能评定的重要方法，尤其是对肌肉骨骼系统病损以及周围神经病损患者的功能评定十分重要，肌力测试也可作为评定康复治疗疗效的重要指标之一。徒手肌力测试（MMT）（附录 10）于 1916 年由 Lovett 提出，操作简单，应用广，但它不适用于上运动神经元损伤（脑卒中和脑瘫）引起痉挛的患者。

肌张力是指在肌肉放松的状态下，被动活动肢体或按压肌肉时所感受到的阻力。一定的肌张力是支撑体重和维持肢体位置所必需的，肌张力过高、过低都会影响正常运动功能的执行。国际上常用改良 Ashworth 分级法来评定肌张力（表 16-3）。

表 16-3　改良 Ashworth 分级法

分级	评定标准
0 级	无肌张力的增加
1 级	肌张力略微增加：受累部分被动屈伸时,在关节活动范围之末时呈现最小的阻力或突然出现卡住或释放
1+级	肌张力轻度增加：在关节活动范围为后 50% 范围内突然卡住,然后在关节活动范围的后 50% 均出现最小的阻力
2 级	肌张力较明显的增加：通过关节活动的大部分范围时,肌张力均较明显增加,但受累部分仍能较容易地移动
3 级	肌张力严重增高：被动运动困难
4 级	僵直：受累部分被动屈伸时呈现僵直状态,不能活动

第二节 · 神经外科重症患者专科管理

神经外科重症管理（NCC）是为神经外科急危重症疾患者提供整体救治，以及为神经外科重大、疑难手术提供围手术期整体支持的神经外科亚专业学科。

一、神经外科重症监护单元的定义及收治对象

（一）神经外科重症监护单元（NICU）

NICU 是指掌握了神经外科基本理论、基础知识和相关手术技能，同时又掌握了重症医学监测技术、重症医学理念的专科化多学科协作医疗团队，基于 NCC 的长期临床实践，提出围重症期管理新理念，利用先进的监测技术、医疗设备和生命支持手段，对神经外科重症患者实施有效集中监测、诊断和治疗的医疗单元。

（二）收治对象

重型颅脑损伤和脊髓损伤，中、重型急性脑血管病，中枢神经系统感染，癫痫

持续状态，需要生命支持的围手术期神经外科患者，其他进展性神经系统重症患者等。

二、神经外科重症管理单元的配置条件

详见第二章第二节"重症监护病房的设置与护理管理"相关内容。

三、重要器官及系统的功能支持与管理

（一）呼吸系统管理

神经外科呼吸系统管理是治疗过程中极其重要的一个环节，神经外科患者尤其是手术后易发生呼吸功能障碍，主要是脑神经功能不全、气道机械性梗阻和中枢性呼吸麻痹等三类，重者导致低氧血症和呼吸衰竭，影响患者的预后。加强呼吸道管理对神经外科重症患者脑功能的恢复和减少肺部并发症的发生至关重要。

1. 术前气道风险评估有助于识别高危患者，可预判手术效果及术后并发症。术前呼吸道并发症的防治措施主要包括。

（1）术前对患者进行教育指导，强调戒烟至少 2 周，指导患者学习正确咳嗽、咳痰的方法，有效应用呼吸训练装置等。

（2）对于合并高危因素的患者，建议制订术前肺部康复训练计划方案，包括康复训练时间、药物康复治疗（抗生素、祛痰药、平喘类药物等）、物理康复（爬楼训练、使用呼吸训练器等）及心理康复干预。

2. 术中可采用低潮气量适度的过度通气。潮气量为 $6\sim8mL/kg$，呼吸频率为 $12\sim15$ 次/min，可给予低中度呼气末正压（PEEP）为 $5cmH_2O$，氧合指数（FiO_2）$<60\%$。维持低、中度 PEEP 对开颅期硬脊膜的张力无显著影响，可顺利进行手术。建议至少在手术结束、拔管前实施 1 次肺复张，减少全身麻醉患者术后出现肺不张及术后拔管延迟的发生。建议术中呼气末 CO_2 分压维持于正常低限，过度通气引起的低碳酸血症可以使脑血管收缩，减少脑血流量和脑血容量。择期手术时，适当过度通气有助于预防颅内压的升高、改善手术条件；短期适当过度通气也可以处理术中急性脑膨出，但注意这种降低颅内压的作用是暂时的，并且可能在正常通气恢复后发生反弹。不推荐长期行预防性过度通气治疗，因为可能导致或加重脑缺血以及损伤神经功能等。

3. 呼吸道管理

（1）评估呼吸状态。包括气道的自我保持能力、呼吸功能不全的原因和程度、基础状态和原发疾病状态以及呼吸系统本身的基础疾病和损伤情况，并作为呼吸管理策略制订的基础。必要时建立适当的人工气道。机械通气治疗过程中应制订相应的人工气道管理和呼吸机相关性肺炎预防的规范，医护人员应该接受相关预防、诊断和治疗呼吸机相关肺炎的系统培训。

（2）确立个体化通气目标，避免呼吸机相关性肺损伤。进行呼吸支持时要特别注意对中枢的影响，注意机械通气和自主通气的协调，采取必要的镇静镇痛管理。目标是尽量达到正常的生理状态，避免脑组织缺氧，维持 $SpO_2 > 95\%$，$PaO_2 > 80mmHg$，$PaCO_2$ 维持在 $35 \sim 45mmHg$（过度换气时 $30 \sim 35mmHg$）。如果 $SpO_2 < 90\%$，$PaO_2 < 60mmHg$，脑组织将出现缺氧。虽然短时间过度通气降低 $PaCO_2$ 可降低颅内压，但长时间过度通气可引起脑血管收缩导致脑缺血。存在急性肺损伤的神经重症患者可使用小潮气量和中等呼气末正压（PEEP）的肺保护性通气策略。PEEP 升高可导致颅内血液回流减少，使颅内压升高，当 PEEP 超过 $15cmH_2O$ 时可对颅内压产生明显影响。高于 $15cmH_2O$ 的 PEEP 仅用于严重低氧血症时。

（3）避免患者发生呛咳或呃逆，尤其对脑出血急性期或未处理动脉瘤等患者。机械通气患者若需要进行气道吸痰可预先短暂过度通气，吸痰过程避免停止机械通气，进行气道吸痰必须严格在 15s 以内完成，尽量避免气道盐水冲洗。

（4）有创机械通气应全程使用加热及湿化，湿化程度需要在 $33 \sim 44mgH_2O/L$。关注口腔护理和胃肠道反流情况，强化口腔护理和胃肠道的管理可以避免或减少误吸，可以有效减少呼吸机相关性肺炎的发生率和严重程度。

（5）神经外科重症患者排痰能力明显降低，气道容易积聚黏稠的痰液且排除不畅，严重时可形成痰痂使气道梗阻。因此应加强翻身、拍背、吸痰等基础护理。

（二）循环系统管理

神经外科重症患者常常伴有血流动力学不稳定，急性脑病及手术后患者常因累及自主神经中枢，导致神经体液调节紊乱，交感神经过度紧张等，继而导致内脏器官及形态改变，可引起心血管功能障碍和心电图异常。低血压也是预后不良的独立危险因素。在神经外科重症患者管理中必须谨慎预防、积极处理。神经外科重症患者低血压病因多种多样，低血容量性休克、神经源性休克、心源性休克、梗阻性休克、分布性休克都可能出现。因此，管理神经外科重症患者的循环建议遵循以下原则。

1. 要快速鉴别导致休克或低血压的病因，超声技术是首选的血流动力学评估方法之一。根据机体的实时状态和对治疗的反应，酌情应用中心静脉压、肺动脉漂浮导管或者脉搏指示连续心输出量测定（PiCCO）等有创血流动力学检测方法，以获得连续、定量的血流动力学参数，制订精细化的血流动力学治疗方向和目标。

2. 颅内压增高时，脑血流自主调节功能紊乱，建议术中严格控制动脉血压和维持脑血流量的稳定，维持脑灌注，保持术中血流动力稳定，减少继发脑缺血及相关并发症。特别是在部分脑血管病患者中，如动脉闭塞、狭窄、烟雾病和动脉瘤夹闭的阻断期，应加强有创动脉血压的监测，精细调控血压，避免灌注过低导致脑缺血发生。推荐适当使用 α 肾上腺素受体激动剂，如去氧肾上腺素或低剂量去甲肾上腺素等缩血管药物。近红外光谱、脑灌注实时监测等新技术可有效监测脑组织的灌注情况，有助于制订个体化的血压调控目标。此外，还应注意在动脉开通或血运重建术后，避免血压过高导致的灌注压突破综合征。

神经重症患者在不同原发神经系统疾病或者同一疾病的不同阶段上均呈现出不同的脑血流状态，可能低灌注，也可能高灌注。为此，以颅脑灌注为导向的血流动力学管理需要综合评估脑血流状态、脑血管自主调节能力、脑氧合等，所以需要通过监测来决定个体的血压和血流管理目标。

（三）消化系统管理

神经外科重症患者（如重型颅脑创伤、脑肿瘤、重症脑血管病、颅内炎性病变等）常存在意识以及吞咽功能障碍、急性应激反应、激素分泌及内脏功能失衡等代谢紊乱，导致营养不良和免疫功能下降，继而使患者感染、脏器功能障碍、死亡风险增加，影响临床结果。

神经外科重症患者，除具有其他重症患者的代谢特点外，还具有如下特殊性。

（1）多伴有不同程度的意识障碍、吞咽障碍及运动功能障碍。

（2）高代谢、营养需求更高。

（3）自主呼吸障碍会延长机械通气时间。

（4）多存在内分泌功能紊乱。

（5）部分存在应激性胃肠道功能障碍。

（6）存在与神经损伤修复相关的特殊营养素需求。

（7）多合并糖尿病、高脂血症等基础疾病。

以上均可导致营养不良高风险，产生不良临床结果。

神经外科重症患者常见的消化系统临床表现为咀嚼及吞咽障碍、呃逆、恶心呕吐、应激性消化道出血以及肠道菌群失调等。

（1）吞咽障碍　急性脑卒中患者发生率可达 42%～67% 还常见于围手术期的颅后窝、颅颈交界处病变患者，吞咽困难会增加进食不足、发生营养不良的风险。有研究显示，约 1/3 的患者会发生误吸性肺炎，延长住院时间，并增加医疗费用、病死率。吞咽障碍是营养不良的独立危险因素。当出现吞咽困难或呛咳误吸时，应暂停经口进食。推荐进行吞咽功能及呛咳反射评估，并进行相应的康复训练，逐步实施经口进食。

（2）顽固性呃逆和恶心呕吐　是神经外科重症患者常见症状，存在较高的误吸性肺炎的风险，可造成不同程度的营养不良。临床处理首先是解除病因。呃逆是迷走神经兴奋的一组症候群。如超过 48h 未缓解者，称为顽固性呃逆。可以通过压眶、牵舌、颈动脉压迫等物理疗法、注射镇静药、神经阻滞法等治疗。恶心、呕吐则首先要排除颅内压增高引起的症状，积极寻找病因治疗。应甄别是胃功能因素还是肠功能因素所致，根据不同原因必要时要进行胃肠减压，采取鼻胃肠管或者单纯对症处理措施等。

（3）应激性上消化道出血　机体在严重应激状态下发生的急性消化道黏膜糜烂、溃疡等病变，严重者可导致消化道出血，甚至穿孔。由中国神经外科重症管理协作组牵头的有关神经重症患者上消化道出血的多中心回顾性调查显示，中国神经外科重症患者消化道出血发生率为 12.9%。预防策略为积极处理原发疾病和危险因素，目前临床以质子泵抑制药（如埃索美拉唑、奥美拉唑等，建议 1 次 40mg，1～2 次/d，疗程 3～7 天）、H_2 受体阻滞药（如法莫替丁，1 次 20mg，1 次/12h，疗程 3～7 天）等为主要的预防用药，还可以早期给予肠内营养（EN）进行预防。临床处理应根据我国相关消化道出血指南的内容进行治疗。

（4）肠道菌群失调　抗生素不合理应用、营养不良、免疫力低下等可导致肠道菌群失调。

处理原则：①积极治疗原发病，去除特异性病原因子；②可选用窄谱的敏感抗生素，用量不宜过大，疗程不宜过长；③改善机体的免疫功能；④合理应用微生态制剂，包括益生菌、益生元、合生素（益生菌和益生元并存的制剂）。

综上所述，神经外科重症患者消化系统护理要点如下。

（1）病情观察　严密观察患者意识、瞳孔、生命体征的变化，若患者有暗红色或者咖啡色胃内容物、柏油样便或者出现血压下降、脉搏细弱等休克早期指征时应立即报告医师。

（2）饮食护理　消化道出血急性期，意识清醒的患者应先禁食，待病情稳定后进食流质或半流质饮食；昏迷患者病情稳定后可采取早期肠内营养支持。

（3）体位护理　出血期绝对卧床休息。昏迷患者呕吐时去枕平卧，头偏向一侧，防止误吸。病情稳定后抬高床头 30°。

第三节 · 颅内压及脑灌注压的监测

循环和呼吸是神经外科重症患者管理的基石，核心是脑保护，要以脑功能监测为导向，优化脑灌注。随着危重医学的理念、技术及设备的进步，对于神经外科危重患者脑功能整体状态的监测技术和手段也越来越多。本节主要介绍广泛应用于神经外科危重患者且主要由护士监测的颅内压监测及脑灌注压的监测。

一、概念

1. 颅内压（ICP）　是指颅腔内容物对颅腔壁所产生的压力，颅腔内容物容积增加 5% 可获得代偿，超过 8%～10% 则出现明显颅内压增高。封闭的颅腔空间，总体容积相对恒定，其内容物由三部分组成：脑实质（约占颅腔内容积的 80%，约 1200mL）、脑血容量（含动脉及静脉血，占颅内容积的 10%，约 150mL）和脑脊液（约占 10%，约 150mL，每天可生成 500mL，平均 20mL/h）。生理条件下，此三者容量相对恒定，各部分所占比值无明显变化。

正常成人的颅内压为 5～15mmHg，儿童为 3～7mmHg，婴儿为 1.5～
6mmHg。ICP的分级见表16-4。ICP与年龄、体位和活动相关。

表 16-4　颅内压分级

分级	颅内压
正常	5～15mmHg(0.67～2.00kPa)
轻度增高	15～20mmHg(2.00～2.67kPa)
中度增高	20～40mmHg(2.67～5.33kPa)
重度增高	>40mmHg(>5.33kPa)

2. 脑灌注压（CPP）　是指入颅平均动脉压与出颅平均静脉压的差值，在正常
情况下，出颅平均静脉压与平均颅内压相当，计算公式为平均动脉压（MAP）
与ICP之差，即 CPP＝MAP－ICP。正常的脑灌注压为 9.3～12kPa（70～
90mmHg），脑的血管阻力（CVR）为 0.16～0.33kPa（1.2～2.5mmHg），通常认
为最佳CPP为50～70mmHg。

颅内压增高时，可使脑灌注压下降，机体通过脑血管扩张及脑血管阻力减小，
维持脑血流量稳定。但当颅内压急剧增高时，使脑灌注压接近5.3kPa（40mmHg）
时，脑血管的自动调节功能失效，致脑血流量急剧下降；而当颅内压增高接近平均
动脉压时，脑血流量几乎为零，脑组织处于严重缺血缺氧状态，最终可导致脑
死亡。

二、　ICP 监测

（一）ICP 监测方法

ICP监测分为有创颅内压监测和无创颅内压监测。

有创ICP监测分为植入流体监测系统和微传感器两种，前者应用更为广泛。微
传感器可放置于脑室内、脑实质内、硬膜下、硬膜外、蛛网膜下腔，其准确性和可
行性由高到低依次为侧脑室内导管＞脑实质内光纤传感器＞硬膜下（蛛网膜下隙）
传感器＞硬膜外传感器。目前，脑室外引流（EVD）连接压力传感器测压，因其
简便且准确性高，还可引流脑脊液，降低颅内压，可同时达到监测和治疗的目的，
是测量ICP的"金标准"和首选方法。

无创ICP监测手段包括检查脑水肿患者眼球后3mm处视神经鞘直径、视网膜
静脉压监测法（RVP or RAP）、闪光视觉诱发电位监测法（fVEP）、鼓膜移位监测
法（TMD）、前囟测压法（AFP）、经颅多普勒测压法（TCD）、无创脑电阻抗监测
（nCEI）、近红外光谱技术（niRS）、数学模型等。这些技术均有各自的优点和不
足，应用较有创ICP少，还待进一步完善。

无创ICP监测和有创ICP监测的优点与缺点见表16-5。

表 16-5　无创 ICP 监测和有创 ICP 监测的优点与缺点

分类	优点	缺点
有创 ICP 监测	实时测压更加准确；部分探头测压与引流一体，监测的同时可进行干预；还可检测脑氧代谢、自动调节能力等	有创操作；易发生出血、感染、脑损伤等并发症
无创 ICP 监测	无创	多为其他监测手段间接测压，受影响因素较多，误差比有创 ICP 监测大

（二）适应证与禁忌证

1. 适应证　国外颅内压监测指征为严重颅脑损伤（GCS≤8 分），头颅 CT 存在病理性改变；或 GCS≤8 分，头颅 CT 无病理性改变，但具备以下 3 条中至少 2 条：①年龄＞40 岁；②单侧或双侧去大脑或去皮质；③收缩压＜90mmHg。对于轻、中型颅脑外伤患者不建议常规使用，但可依据病情个别使用。《中国颅脑创伤颅内压监测专家共识》不仅将 CT 检查有颅内出血、脑水肿、脑挫裂伤、基底池受压、脑积水等，GCS 评分 3～8 分的急性重型颅脑损伤患者作为 ICP 监测的强力推荐指征，还将 GCS 评分 9～15 分的急性轻中型颅脑创伤患者作为 ICP 监测指证。

2. 禁忌证

（1）有创 ICP 监测的相对禁忌证为清醒患者、凝血功能异常的患者。

（2）有下列情况的患者需慎用无创颅内压监护仪：①垂体瘤压迫双侧视觉通路者；②明显肝功能损害者；③尿毒症；④严重酸中毒；⑤严重白内障、青光眼、视神经萎缩者；⑥眼球或视神经外伤等明显影响视力者；⑦癫痫发作期；⑧低颅内压患者；⑨有脑干和中耳病变者，因镫骨肌反射缺陷，不能做 TMD 监测。

（三）ICP 监测的临床意义

1. 有利于及早发现颅内压增高，及时进行干预。颅内发生病变的初期，患者可无明显临床症状，若颅内病变继续发展，超过机体代偿能力，此时脑容积即使少量增加，ICP 也会急剧上升。ICP 监测有利于早期发现异常，第一时机进行干预。

2. 有利于指导临床治疗。ICP 量化监测可准确掌握患者 ICP 变化情况，从而实时指导脱水剂的使用，调节脑室外引流管的悬挂高度及引流量等。

3. 可帮助计算和维持脑灌注压，有利于判断预后。脑血流量（CBF）与脑灌注压（CPP）成正比，与脑血管阻力（CVR）成反比，当 ICP＞40mmHg，CPP＜50mmHg 时，颅内动脉供血几乎停止，患者处于完全脑缺血状态，脑组织在 4～8min 之内就有可能发生不可逆损害，甚至死亡。经治疗后 ICP 仍＞40mmHg 的患者预后不佳；在治疗过程中 ICP 不能降至 20mmHg 以下，或频繁出现异常波形时，患者的病死率和病残率明显增高。

4. 有利于指导护理实践。在护理高颅压的患者时，要避免导致患者颅内压急剧增高的诱发因素出现，如床头抬高角度、屈颈、翻身动作剧烈、呼吸道不畅、躁动、便秘、高热等。

（四）ICP 监测患者的护理

1. 有创 ICP 监测患者的护理

（1）严格无菌操作，预防颅内感染。

（2）调零　随时调整及保持调零（调零限于外部充液换能系统）的位置，平卧位时平外耳道水平，侧卧位时的基线为正中矢状面。

（3）体位　保持患者头部正中位，床头抬高≥30°。

（4）气道管理　加强气道湿化，加强翻身、拍背，遵医嘱按时执行机械排痰，及时清理呼吸道分泌物，保持呼吸道通畅。

（5）引流管管理　妥善固定压力传感器、引流管、引流袋，应防止引流管脱落、打折、阻塞，防止换能系统的断裂，确保引流通畅，每天引流量＜200mL，密切关注引流液颜色、性状、引流速度及引流量的情况，做好护理记录；对躁动患者应给予约束或镇静，异常时，及时报告医师并处理。

（6）病情观察　严密观察患者的意识、瞳孔、生命体征的变化；做好多功能心电监护仪及 ICP 监护仪的警报管理，动态观察记录 ICP 值，异常时，应及时向医师报告，并协助处理，及时完善记录。

（7）避免导致颅内压急剧增高的一切因素　如躁动、剧烈咳嗽、呼吸道不通畅、翻身动作剧烈、用力排便、尿潴留等均可使颅内压增高。

（8）并发症观察　应警惕感染、颅内出血、脑实质损伤、脑脊液漏等并发症的发生，其中颅内出血和感染是最常见的并发症，如有异常，应及时报告医师并协助处理。

（9）机械通气　应确保气管插管、气管切开患者的导管处于目标位，评估呼吸的频率、深度、模式、血氧饱和度、血气等，避免低氧血症及高碳酸血症的发生。

（10）健康宣教　加强对患者/家属的指导，让其了解做颅内压监测的目的、方法及注意事项并配合。

2. 无创 ICP 监测患者的护理

（1）体位　仰卧位抬高床头≥30°，保持头部中立位。

（2）气道管理　加强气道湿化，加强翻身、拍背，遵医嘱按时执行机械排痰，及时清理呼吸道分泌物，保持呼吸道通畅。

（3）皮肤护理　加强皮肤护理，注意翻身的技巧，保持皮肤清洁，防止压力性损伤的发生。

（4）病情观察　密切观察患者的意识状态、生命体征、瞳孔、头痛以及呕吐的情况，动态观察记录 ICP，异常时及时报告医师处理。

（5）避免导致颅内压急剧增高的一切因素　如躁动、剧烈咳嗽、呼吸道不通畅、翻身动作剧烈、用力排便、尿潴留等均可使颅内压增高。

（6）健康宣教　加强对患者/家属的指导，让其了解做颅内压监测的目的、方法及注意事项并配合。

（五）注意事项

1. 有创 ICP 监测

（1）监护仪需妥善地安装在坚固平坦的表面或设备立柱以及患者的病床支架上，防止摔坏。

（2）监护仪及其附件禁止在核磁共振时使用。

（3）防止监护仪过热。

（4）勿将监护仪置于输液袋和肠内营养泵下方，如果有液体滴到监护仪上，应立即擦拭，保持干燥。

2. 无创 ICP 监测

（1）使用一次性专用测量电极片前，应用 75% 的酒精清洁皮肤 2 次，如果皮肤毛发较多，应剔除局部毛发。

（2）应将电极胶面牢固粘贴于皮肤上，定期更换，有松脱、污染时及时更换。

（六）进展与展望

ICP 监测是神经重症治疗不可缺少的重要组成部分，随着医学技术和工程技术的发展，ICP 监测方法取得较大进步，逐渐从有创监测向无创监测发展，已应用于颅脑损伤、蛛网膜下腔出血、颅内肿瘤、颅内出血、脑梗死、脑积水、中枢神经系统感染和暴发性肝衰竭患者的临床治疗管理。美国匹兹堡大学医学中心在 *Critical Care Medicine* 上提出了一种新的重型颅脑创伤的分型方法，即 ICP 轨迹，确定了 6 组轨迹模型的初始 ICP、演变和＞20mmHg 峰值的数量与比例，为 ICP 监测的深入研究提供了崭新的方向。

第四节·神经外科重症患者转运流程

一、概述

神经外科重症监护单元（NICU）患者多病情复杂且危及生命，中枢性发热、疼痛躁动、低血糖、癫痫大发作、颅内压增高、尿崩症等因素还可能造成严重且不可逆的继发性神经功能损害，护士需要对患者病情做出迅速判断并实施同质化护理服务。强调按流程护理急性重型颅脑外伤、急性脑血管疾病及包括头部的多发伤急诊患者，规范转入流程，可及时纠正或解除危险因素、减少继发性损害，有助于缩短患者的等候时间，到达监护室后患者能顺利接受治疗和护理。规范外出检查流程，保证治疗和护理进行，缩短检查等候时间，能提高患者外出检查的安全性。

二、常规转运操作流程

（一）转运前要求

转运前评估患者的状态，包括患者的病史、当前的生命体征、意识、静脉通道、引流管情况，一般情况下，转运前需使患者的通气和血流动力学情况保持稳定。

（二）转运护送人员

转运人员至少有 1 名具备重症护理资格的护士。病情不稳定的患者，必须由 1 名医师参与转运；病情稳定的重症患者，可以由受过专门训练的护士完成。转运人员应接受基本生命支持、高级生命支持、人工气道建立、机械通气、休克救治、心律失常识别与处理等专业培训、能熟练操作转运设备。

（三）转运的设备及药品

1. 转运需配备便携式检测仪、简易呼吸器、负压吸引装置、充足的氧气（足够全程所需并富余 30min 以上），接受呼吸支持的患者应配备便携式呼吸机。

2. 神经外科患者除了配备基本的复苏用药，包括肾上腺素和抗心律失常药物，还需配备甘露醇、呋塞米等急救药物。

（四）转运前患者准备

1. 转运前评估患者的气道安全，机械通气患者出发前应标定气管插管深度并妥善固定，使用转运呼吸机患者应观察患者能否耐受并维持恰当的通气和氧合 [动脉血氧分压（PaO_2）≥60mmHg，动脉血氧饱和度（SaO_2）≥90%]。

2. 转运前保持两条通畅的静脉通路，低血容量患者必要时使用血管活性药物维持患者循环功能稳定，待血流动力学基本稳定 [收缩压（SBP）≥90mmHg，平均动脉压（MAP）≥65mmHg] 后方可转运。

3. 转运前对原发疾病需有针对性地进行处理，创伤患者在转运过程中应使用颈托等保持脊柱稳定，长骨骨折应行夹板固定；因癫痫可严重影响呼吸循环，因此转运前必须控制其发作并预防复发；高颅压患者需经适当处理使颅内压降至正常水平后方能转运。

（五）转运的监测与治疗

转运过程中不应随意改变已有的监测治疗措施。护送人员必须记录转运途中患者的一般情况、生命体征、监测指标、接受的治疗、突发事件及处理措施等，并记入病历。重症患者转运时必须监测心率、血氧饱和度、无创血压及呼吸频率。机械通气患者需要记录气道插管深度，监测呼吸频率、潮气量、气道压力、吸呼比、氧气供应情况等，频繁躁动者，可适当应用镇痛、镇静药，但应尽可能保留其自主呼吸。

（六）转运流程图

1. 患者转入　患者转入流程见图 16-1。

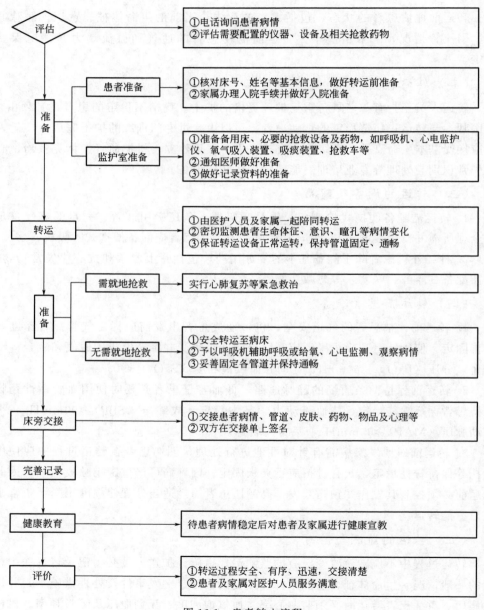

图 16-1　患者转入流程

2. 外出检查　患者外出检查流程见图 16-2。

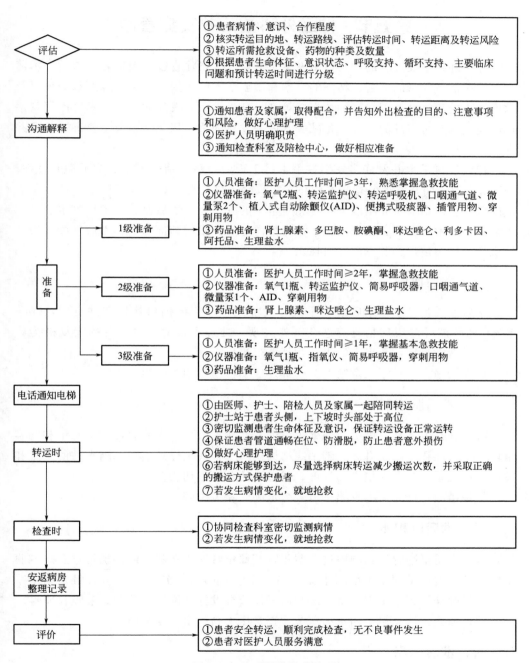

图 16-2　患者外出检查流程

第五节 · 神经外科重症并发症管理

神经外科重症患者的并发症多发生于术后，并发症直接影响患者的预后。术前全面的评估、周密的准备、精细的手术和微创手术的运用、术中的麻醉和护理以及术后精心的治疗与护理、详细的交接等都是减少术后并发症的关键。术后严密观察病情变化和及时精准的治疗，是减少术后并发症的重要环节。本节主要讲述术后并发症的管理。

神经外科手术并发症多发生在手术后 7 天内，手术结束至 48h 为早期并发症；48h 以后为晚期并发症。有些术后并发症较轻，可治愈；有些却很严重，甚至可造成患者死亡。本节将介绍以下几种相对常见的并发症：术后血肿、术后脑水肿、术后脑积水、术后尿崩、脑脊液漏、术后颅内感染、术后肺部感染、术后气颅、失禁性皮炎、压力性损伤和深静脉血栓。

一、术后血肿

术后血肿是颅脑手术后最严重的并发症之一。因颅内可代偿空间有限，20～30mL 血肿即可造成病情迅速恶化，如发现、处理不及时，对患者的康复极为不利，严重者则直接危及患者的生命，甚至很快死亡。

护理措施：详见第八章第五节"继发性脑损伤"相关内容。

二、术后脑水肿

脑水肿是由多种原因引起的脑组织继发性病理改变，主要表现是含水量和脑容量增加，可导致颅内压升高、脑中线结构位移等，甚至导致脑疝。脑水肿的发生和发展直接关系到脑功能损害的程度，与患者的预后密切相关。

护理措施：详见第七章第三节"脑水肿"相关内容。

三、术后脑积水

脑积水是指脑脊液在颅内过多蓄积，其部位常发生在脑室内，也可累及蛛网膜下隙。开颅术后早期发生脑积水提示脑室系统梗阻未得到解决或出血阻塞脑室系统。术后晚期脑积水多因脑室系统肿瘤复发或继发性蛛网膜炎致脑脊液吸收障碍。

护理措施：详见第十四章第三节"正常压力脑积水"相关内容。

四、术后尿崩

术后尿崩是神经外科术后常见的并发症，一旦发生尿崩，如不及时处理，容易导致水、电解质的紊乱，进而加重病情，甚至可能导致死亡。

护理措施：

1. 严密观察患者的意识、生命体征、肌力、皮肤弹性等，重点观察患者有无多饮、多尿、烦渴及尿量、尿比重的情况，准确记录 24h 出入量及每小时尿量（留置导尿管的患者，可使用精密计量仪），异常时及时报告医师处理。液体管理时要注意动态的保持出入液量的平衡，特殊危重患者，需应用超声对肺部及容量等进行全面的评估，遵医嘱进行补液。当成人尿量＞250mL/h，儿童尿量＞3mL/(h·kg)或颜色较前变浅时，要及时测尿密度，必要时测血糖，排除高血糖导致的渗透性利尿。异常时及时报告医师并根据医嘱及时处理。

2. 当发生尿崩时，定期监测水、电解质以及酸碱度和血尿素氮等。区分不同类型的水、电解质平衡紊乱，一旦有水、电解质和酸碱平衡的紊乱，要立即处理，尽早纠正。清醒且能进食的患者，应做好饮食指导。

3. 禁止摄入含糖类物质，以免血糖升高导致渗透性利尿，加重脱水。此外，需维持钾、钙、糖在正常水平。宜给予易消化的高蛋白饮食如牛奶、鸡蛋、鱼类等，多食含钾丰富的蔬菜和水果。意识障碍患者及不能进食的患者要尽早进行营养治疗。

4. 患者因烦渴、多尿、反复抽血等，可出现紧张、烦躁、焦虑等。护士应主动关心患者，使用 teach-back 方法向患者和家属做好健康宣教，使其了解有关知识，取得患者及家属的理解并配合治疗、护理。

5. 用药观察及护理

（1）使用垂体后叶素时应尽量选择上肢粗大静脉输注，使用浓钠，极化液补钠、补钾，及使用血管活性药时，应使用中心静脉导管输注，防止输液外渗导致静脉炎、皮肤及皮下组织坏死或感染等并发症的发生，一旦发生外渗，要积极处理，防止并发症进一步加重。

（2）使用垂体后叶素时需注意心率、血压的变化，如患者出现面色苍白、出汗、心悸、胸闷、腹痛、过敏性休克等症状，应立即停药、报告医师并进行相应的处理。

（3）氢氯噻嗪毒性较低，但长期应用可引起低血钾、代谢性碱中毒、低血容量等不良反应，应严密观察、监测。

（4）卡马西平和鞣酸加压素（长效尿崩停）可引起头痛、恶心、厌食、嗜睡等不良反应，且长效尿崩停可引起肠、胆囊及膀胱的收缩，合并胃肠手术史、胆囊炎、胆结石、前列腺肥大者需慎用；鞣酸加压素为油剂，使用前要充分的混匀并采用 5～10mL 注射器针头进行深部肌内注射。

（5）醋酸去氨加压素片（弥凝片）抗利尿作用较强，而对平滑肌的作用却很弱，可避免升压作用。

（6）严密观察用药后的效果，当治疗效果不明显时，应考虑是否为低蛋白血症或高血糖所致，需查肝功能及血糖并根据情况处理。避免经胃肠道或静脉摄入高糖类物质，以免引起血糖升高，产生渗透性利尿。

6. 落实各项护理措施，预防各种并发症的发生。如 VTE、肺炎、导尿管相关性尿路感染、中心静脉导管相关性血流感染、压疮、失禁性皮炎、足下垂、窒息、烫伤等。

7. 症状护理　当出现颅内高压、脑疝、意识障碍、瘫痪、高热、水及电解质和酸碱平衡紊乱、癫痫等按相应护理常规进行护理。

8. 其他　同神经外科术后护理。

五、脑脊液漏

护理措施：详见第八章第三节"颅骨骨折"相关内容。

六、术后颅内感染

详见第十三章第四节"神经外科开颅手术后感染及抗生素应用"相关内容。

七、肺部感染

神经外科重症患者病情危重且发展迅速，多伴有不同程度的意识障碍、吞咽及咳嗽反射差、营养状态不良，自身免疫抵抗力低下等及不同种类的侵入性操作较多，疾病的应激作用，呼吸道正常细菌及外来细菌的侵入，容易导致肺部感染。一旦发生肺部感染，对患者的生命健康和预后将造成极为不利的影响。

护理措施：

1. 应密切观察患者的脉搏、呼吸频率、呼吸音及体温等体征，早期发现肺部感染的征兆，及时给予干预。注意患者有无咳嗽、咳痰等情况，详细记录痰液的颜色、性质和量。观察患者有无缺氧、呼吸困难等肺部感染加重引起的症状。如果发现患者心率加快、脉搏细速、血压下降、脉压变小、体温不升或高热、呼吸困难、精神萎靡、表情淡漠、烦躁不安、神志模糊、口唇发绀、肢端湿冷、尿量减少，提示出现感染性休克，应立即通知医师，并备好物品，积极配合抢救。

2. 保持病房安静，室内空气清新，定时通风，每天两次，每次 15～30min。床单位干燥整洁，高热患者应卧床休息，躁动患者在病情允许的情况下，遵医嘱给予镇静药，以减少耗氧量，减少产热。

3. 将床头抬高 30°，使患者处于半卧位，这样可使膈肌下移，胸腔容积增加，尤其是肥胖患者，可防止坠积性肺炎的发生及加重，更有利于患者颅内静脉回流，减轻脑水肿。每 2h 翻身一次并震动排痰，以减少肺部分泌物潴留。如病情允许多鼓励患者下床活动，以增加肺活量，活动要循序渐进避免过度劳累。

4. 提供足够热量、蛋白质与维生素的流质或半流质饮食，以补充高热引起的营养物质消耗，鼓励患者多饮水，有利于稀释痰液，必要时遵医嘱予以静脉补液，补充因发热丢失的水与电解质，维持内环境稳定。意识障碍及不能进食的患者，应尽早实施营养治疗。

5. 明确导致高热的原因，可以使用酒精擦浴、温水擦浴、冰袋等物理降温，仍无法降到目标温度时，可以考虑使用冰毯、冰帽进行物理降温，静脉快速输入冰盐水、葡萄糖等物质，可一定程度上促进细胞代谢产物排泄，改善周围循环衰竭，增加全身及重要脏器的散热功能，具有较好的降温效果。必要时遵医嘱予以药物降温，缓慢降温，以防止虚脱，患者大汗时，及时更换病服。

6. 保证出入液量的平衡，有利于呼吸道黏膜的湿润，使痰液稀释易于排出。

7. 气道湿化适用于痰液黏稠不易咳出者。气道湿化包括湿化治疗和雾化治疗两种方法，湿化治疗法是通过湿化器装置，将水或溶液蒸发成水蒸气或小液滴，以提高吸入气体的湿度，达到湿润气道黏膜、稀释痰液的目的。经鼻高流量氧疗（HFNO）作为一种新型的无创辅助氧疗措施，其能迅速并有效地改善患者氧合，纠正低氧血症，对吸入气体有加温湿化功能。对于无法自行咳痰或是痰液较黏稠的患者，可以通过雾化吸入的方式使痰液稀释，之后再为患者进行吸痰。

8. 遵医嘱予以吸氧，鼓励患者积极排痰，保持呼吸道通畅。必要时吸痰。如果患者不能保持适当的气体交换，及时报告医师是否需要建立人工气道或使用呼吸机。

9. 吸痰适用于痰液黏稠无力咳出、意识不清或建立人工气道者。吸痰时严格无菌操作，留置人工气道超过 48h 者，建议采用声门下吸引，有效的声门下吸引可显著降低呼吸机相关性肺炎（VAP）的发生率，降低危重症患者的病死率。

10. 气管切开患者，气管切开套管系带每周更换一次，有污染时随时更换。切口及周围皮肤保持清洁干燥，每日用生理盐水棉球和 0.5% 碘伏消毒后更换气管套管 Y 形切口垫，严格无菌操作，并注意观察有无伤口脓性分泌物或者痰液。如发现气管切口感染，使用碘伏消毒并更换气管套管垫，每天 2 次。如出现切口有痰液渗出，应吸尽切口中痰液后使用碘伏消毒，并使用碘仿纱条填塞切口空隙，每天两次重复操作。

11. 遵医嘱使用抗生素并严密观察用药效果与不良反应，一旦出现不良反应及时报告医师并做相应处理。

12. 体位引流是利用重力作用使肺、支气管内分泌物排出体外的物理疗法之一，又称重力引流。适用于肺脓肿、支气管扩张症等有大量痰液引出不畅时。禁用于有明显呼吸困难和发绀者、近 1~2 周内曾有大咯血史、严重血管疾病或年老体弱不能耐受者。

13. 患者发生感染性休克时，取仰卧中凹位，头胸部抬高约 20°，下肢抬高约 30°，以利于呼吸和静脉血回流。给予中、高流量吸氧，维持 $PaO_2 > 60mmHg$，改善缺氧状况。快速建立两条静脉通道，遵医嘱补液，以维持有效血容量，留置导尿以监测每小时尿量；下列证据提示血容量已补足：口唇红润、肢端温暖、收缩压 > 90mmHg、尿量 > 30mL/h 以上。遵医嘱输入升血压的血管活性药物。根据血压调整滴速，维持收缩压在 90~100mmHg 为宜，保证重要器官的血液供应，改善微循环。联合使用广谱抗菌药物控制感染时，应注意药物疗效和不良反应。

八、术后气颅

开颅手术打开硬脑膜和蛛网膜后，空气进入颅腔，关闭硬脑膜后蛛网膜下隙和硬脑膜下隙积聚一定量气体，称为气颅。可见于幕上和幕下开颅手术，患者采用坐位手术时更多见。

颅内少量积气，很少造成脑移位，一般不会加重病情，可让其自行吸收。但术后颅内积气过多，患者术后发热或合并脑水肿，会出现或促进颅内压增高。出现张力性气颅，可先行钻孔穿刺，将气体释放出来。释放积气无效时，应开颅放出积气，重新缝合硬脑膜，并修补开放额窦和乳突气房。

九、失禁性皮炎

失禁性皮炎（IAD）为潮湿性皮肤损伤的一种，以往曾使用过"尿布疹"描述皮肤暴露于尿液或粪便所引起的损伤。

（一）预防

1. 如发现大小便失禁，立即报告医师，确定失禁的原因，检查是否存在尿路感染，立即对因处理。

2. 评估患者失禁的情况，做好失禁患者的尿便管理，如制订适当的如厕时间或排便计划；如持续性腹泻，可根据大便的性状、肛周皮肤情况、医疗资源等情况采用贴造口袋、插肛管接引流袋或肛门内置 OB 棉；尿失禁患者需采用假性导尿器、保鲜袋等接尿，必要时，留置导尿管，使局部皮肤暂时性地免受排泄物刺激，维持皮肤的完整性。

3. 持续性地使用以清洁、保湿及应用皮肤保护剂为基础的结构性皮肤护理方案。

4. 选择失禁相关性皮炎预防及治疗产品时，应考虑各清洁剂、保湿剂、皮肤保护剂组成成分的不同。①推荐使用酸碱平衡的皮肤清洁剂（pH 值接近正常皮肤）；②含有润肤成分的保湿剂用于完整皮肤可预防失禁性皮炎的发生；③失禁患者常规使用保湿剂替代细胞间脂质及表皮慢性水分的流失，保持皮肤表面正常的防湿屏障。

（二）失禁性皮炎的分级

1. 早期失禁性皮炎　暴露于大小便的皮肤变得干燥但仍完整，无水泡，但呈粉红色并向周围扩展，边界不规则；对于深色皮肤患者，颜色改变较难判别，此时宜触诊，可感知皮温高于未受粪便刺激部位。感知功能及沟通能力正常的患者可诉烧灼感、针刺感等。

2. 中度失禁性皮炎　受刺激的局部皮肤发亮或呈明显红色，但在深色部位，可表现为发白、发黄或深红/紫色，局部皮肤光亮潮湿可伴有血水渗出或针尖状出血，或呈凸起状或有水泡；可伴有皮肤缺损（少量）；患者常伴有明显疼痛。

3. 重度失禁性皮炎　受刺激的部位出现部分皮层缺损，呈红色伴渗出或出血；深色皮肤患者，可表现为发白、发黄或深红褐色/紫色；渗出液中的蛋白黏附于干燥皮肤表面，可引起皮肤层的脱落。

4. 合并真菌性皮炎　可伴有任何程度的失禁性皮炎损伤皮疹，通常位于发红部位的边缘（深色皮肤患者，可表现为发白、发黄或深红褐色/紫色），可表现为丘疹或仅为平坦的斑点（白/黄），患者常诉有痒感。

（三）失禁性皮炎的护理

发生了失禁性皮炎的患者，除继续做好对因处理、评估患者失禁的情况，做好失禁患者的尿便管理，避免尿液或大便的再次刺激外，还应根据 IAD 的严重程度进行护理。

1. 轻中度 IAD 的护理　皮肤破损创面使用生理盐水清洁后，粘贴超薄型水胶体敷料或超薄型泡沫敷料促进愈合，2～3 天更换敷料 1 次，渗出或出血的部位也可考虑使用含氧化锌成分的制剂，3 次/d 或大便污染时用，保持皮肤干爽和避免渗漏。

2. 重度 IAD 的护理　尿失禁患者需留置导尿管，直至皮肤创面愈合。皮肤破损创面可用内层敷料＋外层敷料促进愈合。内层敷料可选择藻酸钙或亲水性纤维敷料，外层敷料可选超薄型水胶体敷料或超薄型泡沫敷料。根据渗液情况更换敷料。

3. 合并真菌性皮疹　除对相应的 IAD 处理外，需使用抗真菌制剂。当皮肤出现真菌性皮疹时才可以使用抗真菌制剂，不可作为常规使用，类固醇类、抗感染药不作为治疗失禁性皮炎的常规用药；局部抗生素不可作为治疗 IAD 的常规用药。护理超过 2 周仍无明显的效果时应重新评估。必要时转介给皮肤科医师进一步诊治。

十、压力性损伤

详见第十七章第五节"神经外科患者压力性损伤的预防及护理"相关内容。

十一、深静脉血栓

详见第十七章第四节"神经外科患者深静脉血栓的预防及护理"相关内容。

第六节·神经外科重症患者呼吸机相关感染的护理控制

一、概述

呼吸机相关性肺炎（VAP）是重症监护室（ICU）内机械通气患者最常见的感

染性疾病之一。是指在气管切开或气管插管行机械通气 48h 以后，或拔管 48h 内发生的肺部感染。

二、病因病理与分类

VAP 的病菌主要来源于咽喉部定植菌，胃、十二指肠定植菌和肺吸入物，发病机制主要由 2 个途径引起。①内源性途径：气管插管时可直接损伤咽喉部，由于跨越了这一重要屏障，气道的自然防御功能下降，同时降低了纤毛系统清除细菌的能力，抑制了咳嗽反射，易引起下呼吸道感染；气管插管内外表面易形成生物被膜，是高密度细菌寄植部位，生物被膜中的细菌可间歇性向气管内释放，从而引起 VAP。②外源性途径：医护人员无菌技术操作不严、未严格执行医院感染控制相关措施、病房环境消毒不彻底等，均可导致 VAP 的发生。

VAP 主要分为 2 类：早发性 VAP，即气管插管或人工气道建立 5 天内发生的 VAP；晚发性 VAP，即气管插管或人工气道建立 5 天后发生的 VAP。

三、诊断标准

（一）临床诊断

机械通气 48h 后或撤机、拔管 48h 内，胸部 X 线影像可见新发生的或进展性的浸润阴影，同时存在下列 2 种以上症状：①体温＞38℃或＜36℃；②外周血白细胞计数＞10×10^9/L 或＜4×10^9/L；③气管、支气管内出现脓性分泌物。需排除肺水肿、急性呼吸窘迫综合征、肺结核、肺栓塞等情况。

（二）病原学诊断

1. 经筛选的痰液，连续两次分离到相同病原体。
2. 痰细菌定量培养分离病原菌数≥10^6 cfu/mL。
3. 血培养或并发胸腔积液者的胸液分离到病原体。
4. 经纤维支气管镜或人工气道吸引采集的下呼吸道分泌物病原菌数≥10^5 cfu/mL；经支气管肺泡灌洗（BAL）分离到病原菌数≥10^4 cfu/mL；或经防污染标本刷（PSB）、防污染支气管肺泡灌洗（PBAL）采集的下呼吸道分泌物分离到病原菌，而原有慢性阻塞性肺疾病包括支气管扩张者病原菌数必须≥10^3 cfu/mL。
5. 痰或下呼吸道采样标本中分离到通常非呼吸道定植的细菌或其他特殊病原体。
6. 免疫血清学、组织病理学的病原学诊断证据。

四、呼吸机相关肺部感染监测

积极开展目标性监测，呼吸机相关性肺炎监测 WS/T312，反应呼吸机相关性肺炎情况和院感防控能力。呼吸机相关性肺炎（VAP）检测流程详见图 16-3。

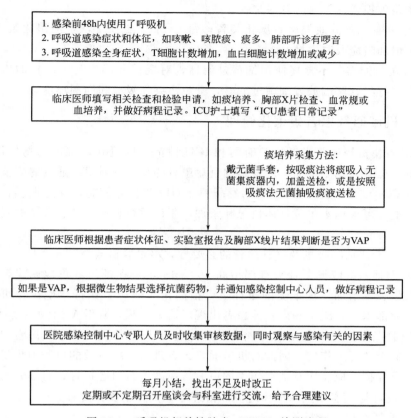

图 16-3　呼吸机相关性肺炎（VAP）检测流程

呼吸机相关性肺炎发病率＝呼吸机相关性肺炎例次数÷同期患者使用呼吸机总天数×1000‰

五、呼吸机的清洁与消毒管理

规范呼吸机的清洗、消毒程序，能有效控制呼吸机相关性肺炎的发生。呼吸机清洁与消毒：呼吸机的消毒主要是指对呼吸机整个气路系统，如呼吸回路、传感器、内部回路及机器表面的消毒。

1. 呼吸机外壳及面板　每天清洁消毒 1～2 次，应用湿润纱布擦拭即可。污染严重和呼吸机用毕终末消毒时，需用 75％医用酒精擦拭，触屏式操作面板，应用湿润纱布擦拭即可，切勿使液体进入呼吸机内部。

2. 呼吸机内置回路　应有工程师定期保养维修，时间按各厂商的要求而定，呼吸机每工作 1000h，应全面进行检修及消耗品的更换，并登记建立档案。

3. 呼吸机外置回路　呼吸机外置回路污染是导致 VAP 的外源性因素之一。呼吸机外部管路及配件应一人一用一消毒或灭菌，机械通气患者无需定期更换呼吸回路，当管路破损或污染时应及时更换。

4. 湿化罐　机械通气患者湿化装置，每 5～7 天更换 1 次，当湿化装置受污、气道阻力增加时应及时更换。

5. 细菌过滤器　不常规使用细菌过滤器，对疑似或确诊为肺结核的机械通气患者，应在呼气管路端放置细菌过滤器，避免污染呼吸机和周围环境。

六、机械通气患者集束化管理

VAP 可使机械通气患者住院时间和 ICU 留治时间延长，抗菌药物使用增加，并导致重症患者病死率增加，严重影响重症患者的预后。对机械通气患者实施集束化方案（VCB）可有效降低 VAP 的发病率，对临床具体实施，在遵循循证医学原则的基础上，可根据本单位具体情况和条件，制订适合自己有效、安全并易于实施的 VCB。

1. 应每天评估呼吸机及气管插管的必要性，尽早脱机或拔管。

2. 若无禁忌证应将患者头胸部抬高 30°～45°，在保证患者可以耐受，且不影响医疗效果、不增加护理难度的条件下，抬高床头使患者保持半坐卧位可提高氧合，减少面部水肿，减少肠内营养患者出现反流和误吸，降低 VAP 的发病率。

3. 口腔卫生护理　建立人工气道在一定程度上破坏了机械通气患者口腔、鼻腔对细菌的天然屏障作用，因此对机械通气患者进行严格有效的口腔卫生护理是对气道的重要保护。应使用有消毒作用的口腔含漱液进行口腔护理，每 6～8h 一次。

4. 在进行与气道相关的操作时应严格遵守无菌技术操作规程。

5. 宜选择经口气管插管。

6. 应保持气管切开部位的清洁、干燥。

7. 及时清除声门下分泌物　上气道分泌物可聚集于气管导管球囊上方，造成局部细菌繁殖，分泌物可顺气道进入肺部，导致肺部感染。

8. 气囊放气或拔出气管插管前应确认气囊上方的分泌物已被清除。

9. 气管内导管套囊的压力　应使气管内导管套囊保持一定的压力，定期监测气管内导管的套囊压力，使压力控制在 $25～30cmH_2O$，以确保其功效并减轻气管损伤。

10. 应每天评估镇静药使用的必要性，尽早停用。

11. 吸痰装置及更换频率　吸痰装置有开放式吸痰装置和密闭式吸痰装置两种。密闭式吸痰装置和开放式吸痰装置在机械通气患者的 VAP 发病率、病死率及 ICU 留治时间方面均无明显差异。对于使用密闭式吸痰装置时的更换频率，除非破损或污染，机械通气患者的密闭式吸痰装置无须每日更换。

12. 纤维支气管镜（以下简称纤支镜）　纤支镜操作是 VAP 发生的独立危险因素。纤支镜在患者间的细菌传播中起重要作用。这提醒我们严格管理内镜的消毒、灭菌和维护具有重要的临床意义。

13. **气管切开的时机** 长期机械通气的患者常需要行气管切开术，相对于气管插管，气管切开能减少无效腔、增加患者的舒适度、利于口腔护理和气道分泌物引流、可能有助于缩短机械通气时间。但由于是有创性操作，可出现出血、皮下或纵隔气肿及气道狭窄等并发症，因此选择气管切开的时机非常重要。

14. **肠内营养** 鼻饲方法常分为经鼻胃管、经鼻肠管。经鼻肠内营养使患者吸收能量及蛋白质更多、呕吐率低，且能更早达到营养目标。机械通气患者选择经鼻肠管进行营养支持可降低 VAP 的发病率。需根据患者的具体情况调节管饲的速度与量，同时行胃潴留量的监测，可避免胃胀气，减少误吸。

15. **控制外源性感染** 引起 VAP 的病原体常可通过医护人员及环境感染患者。严格手卫生、对医护人员进行宣教、加强环境卫生及保护性隔离均可于一定程度上切断外源性感染途径，降低 VAP 的发病率。

16. **应用物理治疗** 胸部物理治疗是指采用物理方法可预防或减少气道内分泌物瘀滞，防止发生肺部并发症，改善患者肺功能。传统的物理治疗方法包括体位引流、胸部叩拍、呼吸锻炼等，此外还应协助患者翻身拍背及震动排痰。

17. **预防应激性溃疡** 预防机械通气患者的应激性溃疡，选用硫糖铝可降低 VAP 发生的概率，但需评估消化道出血的风险。

18. **药物预防** VAP 患者应尽早进行抗菌药物的经验性治疗，常规选用恰当抗菌谱的单药抗感染治疗；若考虑病原体为多重耐药致病菌，可选择抗菌药物的联合治疗。一旦获得病原学证据应及时转为目标性治疗，按照致病菌药敏试验结果给予相应的抗菌药物进行针对性治疗。

19. 使用选择性消化道去污染（SDD）或选择性口咽去污染（SOD）可预防 VAP。

第七节 · 动脉采血与血气分析技术

动脉采血是自动脉抽取血标本的方法。常用动脉有股动脉、肱动脉、桡动脉。血气分析是评价患者呼吸、氧化及酸碱平衡状态的必要指标。它包括血液的 pH、PO_2、PCO_2 的测定值，还包括经计算求得如二氧化碳总量（TCO_2）、碳酸氢盐（AB）、碱剩余（BE）、血液氧饱和度（$SatO_2$）、血液氧含量（$ContO_2$）等参数。血气分析的有关数据对临床疾病的诊断和治疗发挥着重要的作用。采用的标本常为动脉血。正确采集动脉血是控制血气标本结果质量的重要因素之一。

一、适用人群

1. 需对氧疗、机械通气等治疗反应进行评估的患者。
2. 需对血流动力学进行评估的患者，如严重的出血性休克、心源性休克等。

二、操作前准备

（一）评估患者并解释

1. 评估　①病情、治疗情况、意识状态及肢体活动能力；②患者对动脉血标本采集的认知与合作程度；③穿刺部位的皮肤及动脉搏动情况；④用氧或呼吸机使用情况（呼吸及参数的设置）；⑤患者有无血液性传染疾病，有无进食热饮、洗澡、运动等。

2. 解释　向患者及家属解释动脉血标本采集的目的、方法、临床意义、注意事项及配合要点。

（二）患者准备

1. 患者了解动脉血标本采集的目的、方法、临床意义、注意事项及配合要点。

2. 取舒适体位，暴露穿刺部位。

（三）环境准备

清洁、安静、光线适宜，必要时用屏风或围帘遮挡。

（四）护士准备

衣帽整洁，修剪指甲，洗手，戴口罩。

（五）用物准备

1. 治疗车上层　注射盘、检验申请单、标签或条形码、动脉血气针、一次性治疗巾、无菌纱布、弯盘、消毒棉签、消毒液、无菌手套、小沙袋、手消毒液。

2. 治疗车下层　生活垃圾桶、医用垃圾桶、锐器回收盒。

三、操作步骤

1. 贴标签或条形码　核对医嘱、检验申请单、标签（或条形码）及动脉血气针，无误后贴检验标签（或条形码）于动脉血气针外壁上。

2. 核对　携用物至患者床旁，依据检验申请单查对患者的床号、姓名、住院号及腕带；核对检验申请单、动脉血气针以及标签（或条形码）是否一致。向患者及家属说明标本采集的目的及配合方法。根据需要为患者暂停吸氧。

3. 选择合适动脉　协助患者取舒适体位，选择合适动脉，将一次性垫巾置于穿刺部位下；夹取无菌纱布放于一次性垫巾上，打开橡胶塞。

4. 消毒　患者穿刺区域皮肤至少两遍，直径至少 8cm；戴无菌手套或常规消毒术者左手示指和中指，消毒范围为第 1、2 指节掌面及双侧面。

5. 二次核对。

6. 穿刺采血　用已消毒左手手指再次确认穿刺点，使穿刺点固定于手指下方。另一只手，单手以持笔姿势持动脉采血器，针头斜面向上逆血流方向。微移定位示指（不离开皮肤），暴露定位点，与皮肤呈合适角度缓慢穿刺。见血后停止进针，待动脉血自动充盈采血器至预设位置后拔针。

7. 按压止血 拔针后立即用干燥无菌纱布按压 3～5min，并检查出血是否停止。如患者有高血压、凝血时间延长或应用抗凝药物时，应按压穿刺部位更长时间。按压松开后立即检查穿刺部位，如未能止血或开始形成血肿，重新按压直至完全止血。不得使用加压包扎替代按压止血。

8. 排气 若血标本中有气泡，翻转采血器，将纱布置于动脉采血器上端，轻推针栓，缓慢排出气泡。

9. 标本处理 拔针后立即封闭动脉采血器，并根据产品说明书要求使血液与动脉采血器内的抗凝剂充分混匀，将标本连同检验申请单及时送检分析。

四、注意事项

1. 严格执行查对制度和无菌技术操作原则。

2. 桡动脉穿刺点为前臂掌侧腕关节上 2cm、动脉搏动明显处。股动脉穿刺点在腹股沟股动脉搏动明显处，穿刺时，患者取仰卧位，下肢伸直略外展外旋，以充分暴露穿刺部位。新生儿宜选择桡动脉穿刺，因股动脉穿刺垂直进针时易伤及髋关节。

3. 防止气体逸散，采集血气分析样本，抽血时注射器内不能有空泡，抽出后立即密封针头，隔绝空气（因空气中的氧分压高于动脉血，二氧化碳分压低于动脉血）。做二氧化碳结合力测定时，盛血标本的容器亦应加塞盖紧，避免血液与空气接触过久，影响检验结果，所以采血后应立即送检。

4. 拔针后局部用无菌纱布或袋加压止血，以免出血或形成血肿，压迫止血至不出血为止。

5. 患者饮热水、洗澡、运动，需休息 30min 后再行采血，避免影响检查结果。

6. 条形码合理有效使用，杜绝差错事故的发生。

7. 有出血倾向者慎用动脉穿刺法采集动脉血标本。

第八节 · 亚低温治疗患者的观察与护理

一、概述

自 20 世纪 80 年代，Busto 首次提出"亚低温（32～35℃）治疗脑损伤"的概念以来，亚低温对机体的保护作用，尤其是对脑组织的保护作用越来越被学者们关注与认可。亚低温作为一种有效的脑保护方法已应用于重症颅脑损伤、心脏手术及心肺复苏术（CPR）后患者的治疗中。

低温脑保护的定义与分类：低温脑保护是通过人工物理的方法降低患者全身体温或者局部脑温，进而降低脑氧耗、促进脑功能恢复的一种治疗方法。目前国际上将低温划分为：轻度低温（33～35℃）、中度低温（28～32℃）、深低温（17～27℃）、超深低温（4～16℃）。其中轻度低温和中度低温归属亚低温，临床应用最为普遍。多数研究表明，33℃是亚低温治疗最合适的温度，对缺血损伤保护效果最佳。

二、适应证

1. 重型和特重型脑外伤，广泛脑挫裂伤，脑水肿。
2. 原发和继发性脑干损伤。
3. 难以控制的颅内高压。
4. 中枢性高热伴躁动不安者。

三、禁忌证

1. 既往有较重心、肺并发症者。
2. 老年体弱。
3. 严重脑干功能衰竭、自主呼吸停止经抢救未恢复者。

四、颅脑损伤患者亚低温治疗

1. 使用可控电子调温式水毯（水毯温度控制肛温在33～35℃），头戴冰帽，颈部、腋下、股动脉等大血管处放置冰袋（用毛巾包裹）。室温保持在18～25℃。

2. 通过上述方法，患者逐渐进入冬眠状态，表现为双侧瞳孔缩小、对光反应迟钝、呼吸平稳、呼吸频率相对较慢，对外界刺激反应明显减弱或消失，深反射减弱或消失，同时四肢肌张力无增高，皮肤毛孔无收缩，无寒战，生命体征在正常范围且稳定。降温速度不宜过快，每1h降低1℃为宜，避免降温过快引起反射性冠状动脉收缩，导致房室传导阻滞和心室纤颤。密切监测体温变化，每30min测1次肛温（推荐使用连续肛温监测模块，以减少重复工作量），保持肛温在33～35℃。同时应根据患者脑水肿、脑挫裂伤、下丘脑等脑损伤程度以及颅内压决定亚低温治疗时间，一般至少维持3～5天，如病情严重可延长至7～14天。

3. 复温方法，停用冰帽、降温毯等措施，加盖毛毯等保暖物品，或使用变温水毯、提升室温等，让患者缓慢复温。在复温过程中仍需使用镇静、肌松药物，以防肌颤导致的颅内压升高。复温速度控制在每4h升高1℃，12h后使温度（肛温）恢复至36～37℃。

4. 体表降温具有局限性，接触范围有限、护理工作量大、降温速度可控性差、降温目标达不到或过低、或因温度不当而造成新的损伤。体表降温还会引起寒战、反跳性颅内压增高、耗氧量增加、代谢和产热增加。寒战发生率与降温速度和深度、年龄、性别有关。不适合体表降温时，应根据患者具体情况，转为血管内降温，方法为 20～30min 内输注 4℃ 的晶体液（等渗林格液，30mL/kg）；对于心功能较差或容量负荷过重的患者应谨慎使用，可应用 Cool Line® Catheter 导管（连续使用 7 天）和 CoolGard 3000 温度控制系统。

五、亚低温治疗时机

（一）亚低温治疗原则

开始于缺氧缺血原发损伤阶段，持续到整个继发性损伤阶段。亚低温治疗越早、降温速度越快，其治疗效果越好。脑缺氧耐受时限只有 5min，故应尽早实施亚低温治疗策略，建议颅脑损伤后 6h 内开始亚低温治疗；由于各种原因超过 6h 未能启动亚低温治疗者，也应在条件满足后尽早开始实施。

（二）亚低温治疗持续时间

对于颅脑损伤患者，短期（24～48h）的亚低温治疗难以获得较好的临床效果，建议此类患者亚低温治疗时间应至少维持 3～5 天；亚低温开始的 24～48h 更易引起颅内压反跳，应积极观察病情变化并采取对症处理措施。

（三）复温时机

由于疾病的不同以及患者间的差异，很难确定复温时机的定量参考指标，应充分考虑原发病的控制情况、患者状态以及生命体征等。一般来说，患者清醒、病情稳定后即可考虑开始复温。

（四）复温方法

1. **低温后被动复温**　逐渐自然复温。

2. **低温后主动复温**　外源性复温可采用温暖毛毯、热水袋、水毯等。内源性复温方法为输注温热液体（成人）或使用体外循环等血液变温设备。

3. **复温注意事项**　避免过快复温，应缓慢持续复温，防止出现反弹性高温，以免加重颅脑损伤。推荐每 4～6h 复温 1℃，12～24h 内将温度（肛温）恢复至 36～37℃。复温过程中适当给予镇静、肌松药物，预防肌颤导致的颅内压增高。

六、病情观察

1. **体温监测**　保持肛温在 33～35℃。监测患者呼吸、有创动脉压、心率、血氧等生命体征的变化。

2. **脑电图监测**　推荐间断或持续应用（特别是使用肌松剂时），监测癫痫的发生。躯体感觉诱发电位（SSEP）对评估缺氧缺血性脑病预后具有重要的参考价值。

3. **脑氧饱和度监测**　评估脑氧供和氧耗。

4. **一般状况**　注意有无寒战，物理降温时避免低温冻伤。盐酸异丙嗪（非那根）易造成气道分泌物变黏稠，因此，更要加强气管插管患者的气道管理。此外，卧床患者容易出现各种合并症，切实做好皮肤护理，防止压力性损伤；观察患者有无腹胀、便秘等胃肠道症状，及时对症处理。

5. 其他　血红蛋白是携氧载体，保证血细胞比容（HCT）＞0.24 以维持充足的氧供和氧输送。定期进行血气分析（温度校正），保持电解质平衡和内环境稳定。亚低温诱导和维持阶段，血清 K^+ 建议保持在 3.0～3.5mmol/L，以防止复温时离子反跳造成的高钾血症和心律失常。

七、亚低温脑保护方法

目前，亚低温脑保护方法主要包括全身体表降温、血管内降温以及局部降温等。

（一）体表降温

常规使用冰袋、冰帽。可用毛巾包裹冰袋，置于头部和大血管体表部位，该方法简单、易行，但不推荐使用冰水浸浴或冰屑（特殊紧急条件下除外，例如野战创伤不具备医疗条件下）。推荐使用降温毯以及亚低温治疗仪等可控电子化降温设备实施靶向目标降温。

（二）血管内降温

1. 静脉输液法　30min 内静脉输注 4℃晶体液（等渗林格液，30mL/kg）；对于心功能较差或容量负荷过重的患者需谨慎使用。

2. 体外循环法　建立体表血管通路（股动静脉建立循环），经体外循环机变温器或者体外膜肺氧合（ECMO）进行降温，该方法效果最显著，但创伤较大，需全身肝素化；对于脑出血患者不建议使用，其可增加出血面积以及出血量。

3. 血管内热交换法（将闭合的冷盐水循环管路置入静脉系统内进行降温）　与体表降温、复温相比，血管内降温、复温更加迅速、均匀，温差小，对血流动力学影响小。

（三）局部降温

选择性头部降温应用于临床已很长时间，但由于设备的限制以及临床疗效较差曾一度被否定。近年来，选择性头部降温设备重新得到认可，对其疗效尚需进一步评价。

八、亚低温的并发症

亚低温治疗中可能产生一些并发症，主要包括肌颤、免疫功能低下、呼吸道感染、压力性损伤、心律失常［心动过缓、室性期前收缩（早搏）、心室纤颤等］、循环不稳定（低血压）、反跳性颅内压增高、凝血功能障碍（低凝和出血倾向）、电解质紊乱（高钠、低钾、低镁、低氯、低钙等）。理论上讲，温度越低，脑保护效果越明显，副作用也越明显。由于达到目标亚低温所需要的时间相对较长，且对大脑局部温度的监测存在困难，因此，设置的温度应综合考虑脑保护作用和低温的不良反应，推荐采用靶向目标温度管理策略。

第九节 · 神经外科重症患者的镇痛镇静管理

一、概述

神经外科重症及术后患者常出现不同程度的昏迷、疼痛、躁动、焦虑及谵妄；中枢损伤后，在去皮质抑制的状态下，交感中枢兴奋性传出增强，也可并发阵发性交感神经过度兴奋综合征，加重患者的病情或影响后续治疗，因此需要必要的镇痛和镇静治疗。

美国《危重医学学会镇静镇痛指南》和中国重症医学会 2006 年最新指南中指出，ICU 镇静镇痛治疗的指征主要包括以下 5 项：①疼痛；②焦虑；③躁动；④谵妄；⑤睡眠障碍。

镇痛镇静治疗中，镇痛是基础，镇静是在镇痛基础上帮助患者克服焦虑，改善睡眠和诱导遗忘的进一步治疗。治疗之前应尽量明确患者产生疼痛及焦虑、激惹等症状的原因，尽可能采用各种非药物手段，去除或减轻一切可能的影响因素。

二、目的与意义

1. 消除或减轻患者的疼痛及躯体不适感，减少不良刺激及交感神经系统过度兴奋。

2. 改善患者睡眠，诱导遗忘。

3. 减轻或消除患者焦虑、躁动甚至谵妄，防止患者的无意识行为干扰治疗，保护患者的生命安全。

4. 降低各器官代谢负荷，减少氧耗氧需，减轻器官损害，减少各种应激和炎性损伤，保护器官储备功能，维持机体内环境的稳定，降低血压、颅内压。

5. 短期轻镇静有助于患者配合治疗和护理。

三、疼痛与镇静评估方法及程度评估

（一）疼痛强度评估

疼痛评估的方法有多种，如视觉模拟法（VAS），数字评分法（NRS）即"十分法"疼痛量表，长海痛尺，面部表情评分法，Prince-Henry 评分法，五指法等。当患者不能主观表达疼痛强度时，患者的疼痛相关行为与生理指标的变化也可反映疼痛的程度，需定时、仔细观察来判断。但是，这些非特异性的指标容易被曲解或受观察者的主观影响。遵医嘱且能自主表达的患者，常用数字评分法（NRS）。其疼痛良好的评价目标值<4分。昏迷但行为可观察的患者，推荐重症监护疼痛观察量表（CPOT）和行为疼痛量表（BPS）。

（二）镇静、躁动及谵妄评估

目前临床常用的主观镇静评分系统有 Richmond 躁动-镇静评分（RASS 表）、Riker 镇静-躁动评分（SAS），此外，还有 BIS 等。RASS 评分≥2 分，同时具有谵妄相关危险因素的患者，建议使用 CAM-ICU 或 ICDSC 进行常规谵妄评估，两种评估方法具有较高的敏感性和特异性。

四、镇痛与镇静实施

（一）镇痛治疗

阿片类药物是镇痛管理的首选主要药物。阿片类药物包括吗啡、芬太尼、瑞芬太尼、舒芬太尼、布托啡诺等，可以联合应用非阿片类镇痛剂，以减少阿片类药物的剂量及不良反应。

（二）镇静治疗

苯二氮䓬类、右美托咪啶、丙泊酚为镇静治疗的基本用药。与苯二氮䓬类相比，丙泊酚的浅镇静及拔管时间更短，右美托咪啶能明显降低谵妄发生率，但心动过缓发生率较高。

上述镇静药物均存在不同程度的呼吸抑制以及血压下降等副作用，要把握药物剂量并实时监测。镇静治疗的同时或之前应予以镇痛治疗。建议镇静深度目标值为：浅镇静时，RASS −2～+1 分，SAS 3～4 分；深镇静时，RASS −3～−4 分，SAS 2 分；合并应用神经-肌肉阻滞剂时 RASS −5 分，SAS 1 分。深镇静患者，必要时可以实施每日镇静中断（DSI）治疗，DSI 可能导致显著的颅内压升高和 CPP 降低，脑血流动力学恶化。

（三）谵妄的识别与处理

谵妄是多种原因引起的一种意识混乱状态并伴有认知障碍。改善睡眠、改善觉醒、早期康复与活动等多元化非药物干预措施能降低部分谵妄的发生。右美托咪啶可以减少谵妄的发生，建议在成人机械通气谵妄患者中使用，不建议应用抗精神病药物来预防及治疗谵妄。

五、疼痛护理

（一）正确评估镇静镇痛效果，严密监测病情变化

在应用镇静镇痛药物的最初 1h 内要每 10min 观察一次患者的使用效果，给药期间应每 30min 评估一次患者的镇静镇痛程度，根据评估结果，及时对镇静镇痛药物的种类、剂量、用法进行个体化调整。镇静镇痛治疗对患者病情变化和阳性体征

有时产生掩盖作用，因此，应严密监测病情变化，持续动态监测心率、血压、呼吸、氧饱和度等指标变化，特别注意观察患者的意识状态。

（二）执行每日唤醒计划

对于需连续数日进行镇静处理的患者，临床通过执行每日唤醒计划，每24h降低镇静水平1次。每日唤醒计划是指每日暂时停止镇静药物输注，直至患者清醒，并能正确回答至少3～4个简单问题，或者患者逐渐表现不适或躁动。清醒评估后重新开始以原始剂量半量泵入，逐渐调整剂量，至满意镇静状态。每日唤醒计划有助于观察患者神志，但在执行每日唤醒计划时，应注意患者安全，防止脱管事件等发生。

（三）保持环境安静，减少应激因素

镇静状态下保持清醒的患者，仍然对光亮和噪声较为敏感，易引起患者烦躁或睡眠障碍，以至于增加镇静药物需要量。因此，应保持环境安静，光线柔和，集中进行各项护理操作，合理设置呼吸机、监护仪报警范围，正确放置身体留置管道，排除不良刺激因素，如输液外渗、膀胱充盈、疼痛等。使用耳塞、眼罩和听舒缓音乐、早期康复等措施改善睡眠，减少环境对危重患者身体及心理上的刺激。

（四）做好基础护理

镇静镇痛治疗后患者睡眠多、活动少，因此应加强基础护理。保持床单位的清洁、平整、干燥，每2h翻身1次，防止压力性损伤；协助床上运动，增加肌力，促进血液循环，改善肺通气，降低肺部并发症和深静脉血栓发生；保持口腔清洁，防止窒息和吸入性肺炎。

（五）心理护理

执行镇静镇痛治疗前，向患者做好解释工作，取得配合。对于部分因气管插管或切开等原因不能进行语言交流的患者，护理人员可通过患者的表情、手势、口型来判断患者要表达的意图，满足患者需求。

第十节 · 神经外科重症患者气道管理

气道管理是所有重症患者基础治疗的重要内容，气道管理不当会直接威胁患者生命。重症患者的气道管理包括气道评估，氧疗，人工气道的建立、维护和撤除，呼吸支持治疗及人工气道并发症的防治等。气道管理的主要目的是预防和纠正患者缺氧、痰液引流和防止误吸等。神经外科重症患者常因存在呼吸中枢功能障碍、气道不畅、呼吸功能不全等导致或加重患者缺氧。这些患者必须建立人工气道，呼吸功能不全的患者还需要进行机械通气。

一、人工气道的建立

（一）人工气道建立的适应证

1. 有创通气辅助。
2. 需要进行气道分泌物的清除。
3. 解除上气道梗阻。
4. 呼吸中枢功能不全。
5. 预防误吸。

（二）人工气道方式的选择

人工气道主要指气管插管和气管切开，也包括口咽通气管和喉罩等临时气道保护措施。气管插管一直作为建立人工气道的金标准，具有快速、可靠、安全等特点，尤其是在紧急情况下及需要较长时间内的气道管理时。气管插管有经口和经鼻两种方式，推荐首选经口气管插管。存在颅底骨折时，更应避免经鼻气管插管。喉罩可以有效地保护气道，且操作容易，可以作为临时措施，尤其是在困难气道时。但它也存在着固定不可靠、无法胃肠减压/营养等缺点。因此不推荐用于长时间的气道维持。同时，在使用喉罩时，应强制性地准备气道管理的后备方案。另一个常用的临时人工气道是口咽通气管，主要适用于以舌后坠为主导致气道阻塞时的临时气道保护。但它可能诱发存在咽反射的轻中度昏迷患者呕吐、烦躁，增加误吸风险及脑氧耗，所以口咽通气管建议适用于深昏迷患者，不推荐用于轻中度昏迷患者。合并颈椎损伤患者建立人工气道须特别注意颈椎保护。不恰当的操作手法可能造成颈椎的进一步损伤。在进行气管插管和气管切开时，应采用妥善措施避免加重颈椎损伤。主要措施包括保持颈椎在轴线位，避免颈椎过伸，采用可视喉镜插管或快速经皮扩张气管切开方法等。

选择气管插管或气管切开方式建立人工气道的效果相同。一般先选择气管插管。对于急诊手术的颅脑损伤或脑血管意外患者建议术后保留气管插管。如果预计短期内可以恢复自主呼吸和撤出人工气道，则不必进行气管切开。如果预计患者需要较长时间（可能＞2周）的人工气道和呼吸支持，则最好尽早改为气管切开。床边手术气管切开和快速经皮扩张气管切开可达到同样的效果，可根据患者具体情况由主治医师自主选择。

（三）人工气道建立前的评估

在进行气管插管前，应该确定患者是否存在困难插管的高危因素，如小下颌、开口受限、颏舌间距过小等。具体评估方法可参阅 LEMON 法。在准备进行气管切开时，同样应进行必要的评估，如确认颈部有无手术史，是否存在颈部肿瘤或甲状腺肿大等。如果存在上述困难因素应该做好相应预案，避免反复操作刺激导致颅内压升高、缺氧等造成中枢的进一步损伤。在建立人工气道前，应对患者神经功能状态进行评估和记录，包括意识水平、肌张力、生理病理反射以及是否存在颅底骨折、癫痫发作和颈椎的不稳定性等。

二、人工气道的管理

（一）人工气道的固定

人工气道位置确定合适后，应妥善固定，以防移位或脱出。固定方法有胶带法、绳带法和支架固定法等。

1. 经鼻气管插管的固定　经鼻气管插管患者耐受性相对较好，可使用胶带固定法。方法是剪一根长10cm，宽2.5cm的医用胶带，从中间剪开一部分（约2/3），宽的一端贴在鼻翼上，将另一端两条细长的胶布，分别环绕在气管插管的外露部分。

2. 经口气管插管的固定　经口气管插管患者的耐受性较差，口腔分泌物较多，使用胶带固定时易因口腔分泌物浸湿或面部油脂分泌而使胶带松动，导致脱管，因此可使用支架固定法固定。

3. 气管切开套管的固定　将两根寸带，一长一短，分别系于套管两侧，将长的一端绕过颈后，在颈部左侧或右侧打死结或手术结，以防脱出；松紧要适宜，以一指的空隙为宜。

（二）人工气道的评估

1. 定期评估人工气道的固定状态并随时进行调整以确保妥善固定。
2. 定期评估人工气道是否通畅，及时痰液引流避免造成严重后果。
3. 定期监测人工气道的气囊压力。
4. 定期评估患者对人工气道的耐受程度，并给予适当的镇痛和镇静治疗和四肢约束。

（三）气道的温湿化

由于人工气道的建立，无法完成吸入气体的加温和加湿，必须依靠医疗措施来实现。一般认为，吸入气体应该在Y形管处保持相对湿度100%，温度在37℃。不建议常规应用支气管扩张药。另外，通过痰液性状改变的分析还可以提示病情的改变，如痰液转为脓性，量明显增加提示肺部感染的可能，要根据相关痰液的病原学结果及药敏试验结果进行抗菌药物治疗。如果痰液变为稀薄，且伴有血性改变则提示有容量过负荷的可能。

（四）肺部感染的预防策略

从气道管理角度，误吸和痰液引流不畅是导致肺部感染的重要因素。由于意识障碍导致的咳嗽能力下降和上气道自我保护能力丧失，口鼻腔分泌物和消化道反流物积聚在口腔很容易进入下呼吸道造成感染。在留置人工气道的患者，这些分泌物和反流物会沿着人工气道进入下呼吸道。人工气道的气囊虽然可以减少分泌物的向下流入但不能完全阻断。应用带有气囊上吸引功能的导管可以更有效避免误吸。为了能够充分引流气道及肺内分泌物，在对吸入气体进行适当温化和湿化的前提下，应该制订个体化目标导向的肺部综合物理治疗。具体包括定时更换体位、拍背和辅助排痰装置等。不建议常规使用抗生素预防肺部感染。

（五）吸痰时要避免对血压和颅内压的影响

气道内吸引产生的刺激可以导致血压和颅内压的明显升高，加重继发性脑损伤。在高颅压和血压不稳定的情况下，强烈的气道刺激可能导致灾难性后果。为了尽可能减少对气道的刺激，气道内吸引时应该按需操作，操作前给予充分氧合。操作过程中要监测生命体征的改变。如果出现较大的生命体征波动则应停止。在充分镇静和镇痛的情况下进行痰液吸引。在颅内压和血压等相对稳定后，可以逐渐减少镇静和镇痛等程度。

三、人工气道的相关并发症

1. 脱管与导管固定不佳和牵拉等有关，表现为呼吸机低潮气量报警、喉部发声和窒息等。出现脱管应紧急处理，保持气道通畅，应用简易呼吸器通气和供氧，必要时重新予气管内插管。

2. 气道堵塞由痰栓、异物、导管扭曲、气囊脱出嵌顿导管口、导管远端开口嵌顿于气管隆嵴、脱管等引起，表现为不同程度的呼吸困难，严重时出现窒息。出现气道堵塞应针对原因及时处理，如调整人工气道位置、抽出气囊气体、试验性插入吸痰管等。如气道梗阻仍不缓解，则应立即拔除气管导管，重新建立人工气道。

3. 气道损伤与插管时机械性损伤、气道内吸痰、气道腐蚀、导管压迫气道和气囊压迫气管黏膜有关，表现为出血、肉芽增生、气管食管瘘等。为避免气道损伤，插管前应选择合适的导管，插管时动作轻柔，带管过程中保持导管中立位，合理吸痰，做好气囊护理等。

四、人工气道的拔除

（一）拔管前评估

1. 在患者不需要通气支持时即可考虑拔除人工气道，但部分因上气道梗阻、痰液清除障碍和有误吸风险而可能导致下呼吸道感染患者则需要保留人工气道。

2. 拔管前应排除患者上气道水肿和炎症。可在正压通气气囊抽空状态下测量气管插管周围的漏气量来评估（漏气试验）。

（二）拔管并发症

拔管后声音嘶哑较为常见，通常是暂时性的。拔管后由于上气道水肿出现喘鸣时，可采用冷雾疗法、消旋肾上腺素气雾治疗、激素治疗和应用氦气。对于急性可逆的水肿，上诉方法可能改善较为迅速且疗效较好。而对于不可逆的拔管后梗阻（如声带麻痹），必须重新行气管插管或气管切开。

第十一节 · 神经外科重症患者的营养治疗

神经外科重症患者（如重型颅脑创伤、脑肿瘤、重症脑血管病、颅内炎症病变等）常存在意识及吞咽功能障碍、急性应激反应、激素分泌紊乱及内脏功能失衡等异常，进入高分解代谢而合成不足状态，增加了营养风险或发生营养不良的概率，而营养不良又可使原发疾病加重、并发症增多、住院时间延长、医疗费用增加、病死率增高，从而影响患者结局。对存在营养风险的神经重症患者早期进行营养治疗能够改善其营养状况、减少并发症和改善预后。因此，营养治疗已成为神经重症综合治疗的重要组成部分。

一、神经外科重症患者的代谢特点

1. 进食障碍　多伴有不同程度的吞咽障碍、意识障碍，导致进食减少或无法自主进食。

2. 高能量及高蛋白需求　早期机体处于应激状态，部分患者伴有中枢性高热、肌张力升高、强直等表现，为交感神经兴奋性增高，致基础代谢增加，对热量和水份的需求显著增加；另外，由于神经内分泌系统发生变化，下丘脑皮质激素、儿茶酚胺、胰高血糖素及生长激素等分泌的增加，使得能量与蛋白质的消耗及需求增加。

3. 高误吸风险　多伴有意识障碍、颅内压增高、人工气道、咽反射减退等，容易发生呕吐、呛咳，是误吸的高发人群。

4. 糖代谢异常　应激导致代谢紊乱，血糖增高，增加感染风险，影响临床结局。

5. 水电解质失衡　因下丘脑-垂体功能损伤、频繁呕吐、发热、出汗、脱水剂的应用和补液不足等导致水、电解质紊乱。

6. 胃肠耐受性差　因脑肠轴调节异常，神经重症患者跟其他重症患者相比，更容易发生急性胃肠道损伤。主要表现为上消化道出血、腹泻、腹胀、呕吐及胃潴留。

7. 肠道菌群失调　因抗生素不合理应用、营养不良、免疫力低下等导致肠道菌群失调。

二、营养评估

营养评估应结合常用临床指标和疾病状态、胃肠道功能及误吸风险等进行综合评估。

（一）营养风险评估

营养风险是指现存的或潜在的营养因素导致患者出现不利结局的风险。2016年美国成人重症营养指南明确建议对所有收入 ICU 且预计摄食不足的患者进行营养风险评估，目前临床常用的营养评估工具有营养筛查 2002（NRS 2002）评分（附录 6）和重症患者营养风险（NUTRIC）评分（表 16-6），两个评分同时关注了患者的营养状况和疾病的严重程度，是营养状况和疾病评估相结合的工具，被多个指南和共识推荐。

NRS 2002 量表是国际上首个以循证医学为依据制订的营养评估工具，具有花费时间少、易使用等优点，但是针对病情危重需要卧床或水肿、腹水等无法准确获取体重以及意识不清无法回答问题的患者，该工具的使用将受到限制。NRS 2002包括了 3 个部分，即疾病严重程度评分、营养状态受损评分和年龄评分，根据评分标准取最高分，最终得分为 3 项的总和，最高分 7 分，如果评分≥3 分，即认为有营养风险，总分＜3 分，应每周用此法复查其营养风险。

NUTRIC 评分更适合用于病情危重、意识障碍的患者，能够综合全面反映患者情况并对患者病情的严重程度与预后情况进行量化，对预测的临床结局具有重要意义，使用价值高，在一定程度上能弥补 NRS 2002 营养风险评估的不足。NU-TRIC 评分结果为 0～5 分，说明患者营养风险低；评分结果为 6～10 分，说明患者营养风险高。当无法获得 IL-6 值时，可以使用改良 NUTRIC 评分表，只采用前面5 个参数评分总和，评分结果为 0～4 分，说明患者营养风险低；评分结果为 5～9分，说明患者营养风险高。

表 16-6　危重症营养风险评分（NUTRIC）

指标	范围	评分/分
年龄/岁	＜50	0
	50～75	1
	≥75	2
APACHE Ⅱ评分/分	＜15	0
	15～19	1
	20～27	2
	≥28	3
SOFA 评分/分	＜6	0
	6～9	1
	≥10	2
引发器官功能不全数量/个	0～1	0
	≥2	1

指标	范围	评分/分
入 ICU 前住院时间/d	0～1	0
	＞1	1
IL-6	0～400	0
	≥400	1

（二）营养评定

营养评定又称"营养不良评定"，是对有营养风险的患者进一步了解其营养状况的过程。目的在于开具营养用药处方。评定（诊断）营养不良及实施监测，由营养支持小组成员独立或合作完成。欧洲肠内肠外营养协会（ESPEN）最新重症指南推荐，全面的临床营养评估应包括既往史、入 ICU 前非刻意的体重丢失、运动能力下降、体格检查、机体成分评估、肌肉含量及肌力。但考虑神经重症患者的疾病状态及临床可操作性，仍建议除以上指标外，可用白蛋白或前白蛋白水平或视黄醇结合蛋白大致判断患者的营养状态，在能量基本达标的情况下，前白蛋白和白蛋白水平可在喂养 7～20 天恢复到正常范围。

（三）胃肠道功能及误吸风险评估

神经重症患者的高应激状态常引起胃肠道缺血或缺血再灌注，导致胃肠损伤或功能障碍，对神经重症伴胃肠道症状住院患者，需要应用急性胃肠损伤分级（AGI）进行胃肠功能评估。欧洲重症医学会胃肠障碍工作组（WGAP/ESICM）于 2013 年提出急性胃肠损伤概念和分级标准（表 16-7）。AGI 评分越高，病情越重，病死率越高。

表 16-7　急性胃肠道功能评估 AGI 分级

	定义	原理	举例
AGI-Ⅰ	有明确病因，胃肠道功能部分受损	胃肠道症状常常发生在机体经历一个打击（如手术、休克等）之后，具有暂时性和自限性的特点	a. 恶心、呕吐 b. 肠鸣音减弱或消失 c. 大便次数减少或不排大便
AGI-Ⅱ	胃肠道不具备完整的消化和吸收功能，无法满足机体对营养物质和水的需求	AGI 通常发生在没有针对胃肠道干预的基础上，或者当腹部手术造成的胃肠道并发症较预期更严重时	a. 胃轻瘫伴大量胃潴留或反流（4h 胃残余量超过 150mL） b. 下消化道麻痹（腹部液气平）、腹泻 c. 腹内压（IAP）为 12～15mmHg d. 胃内容物或粪便中可见出血 e. 喂养不耐受，尝试肠内营养途径 72h 未达 20kcal/（kg·d）

续表

	定义	原理	举例
AGI-Ⅲ	给予干预处理后，胃肠道功能不能恢复，整体状况没有改善	临床常见于肠内喂养（红霉素、幽门后置管等）后，喂养不耐受持续得不到改善，导致多器官功能障碍进行性恶化	a. 持续喂养不耐受：大量胃潴留（4h 胃残余量超过 300mL）、持续胃肠道麻痹、肠道扩张出现或恶化 b. IAP：15～20mmHg、腹腔 APP＜60mmHg c. 喂养不耐受状态出现，可能与多器官功能障碍的持续或恶化相关
AGI-Ⅳ	AGI 逐渐进展，MODS 和休克进行性恶化，随时有生命危险	一般状况急剧恶化，伴远隔器官功能障碍	a. 肠道缺血坏死 b. 导致失血性休克的胃肠道出血、 c. Ogilvies 综合征 d. 需要积极减压的腹腔间隔室综合征

神经外科重症患者误吸的主要危险因素有年龄、误吸史、意识状态、镇静、吞咽功能障碍、人工气道、高颅压、神经肌肉疾病、呕吐、持续高胃残留量、鼻饲喂养方式等，需早期识别误吸风险因素，并采取基于循证的最佳预防措施来降低误吸的发生率。

三、营养干预

（一）营养治疗时机

神经外科重症手术患者应尽可能在术后或入院后 24～48h 内开始营养支持，非手术治疗患者应至少观察 24h，神经系统症状、体征及复查的 CT 均无明显恶化，非即刻急诊手术者，即可启动营养支持。早期的营养支持可减少病死率、不良结局和感染并发症的发生率。如开始营养支持，患者需血流动力学相对稳定，即平均动脉压不持续低于 70mmHg（1mmHg≈0.133kPa），且升压药物的品种及用量均稳定或已在减量中。血流动力学尚不稳定的患者应每日评估直到稳定。

（二）营养需求评估

不同患者能量代谢存在差异，应采用个体化治疗方案，具备监测条件的可使用间接能量测定法，通过单体或整合在呼吸机或监护仪上的小型化模块，通过床旁、实时、连续、无创监测的方式，评估总能量供给量和蛋白质供给量，不具备监测条件的单位，患者可按照 ASPEN 指南推荐，采用预测公式或基于体重的简化公式计算法。一般患者应补充 25～30kcal/(kg·d) 的能量，1.2～2.0g/(kg·d) 蛋白质，对急性重型脑外伤、高热、癫痫、呼吸机使用以及大型颅脑手术术后等能量需求增加的患者，应适当增加摄入，有时难以达到其目标量，可在早期达到其目标值 80％。在疾病急性早期推荐应用低热量营养支持治疗（低于所需能量的 70％）。对于接受低温治疗的患者需使用低剂量肠内营养，在复温后逐渐加量。肥胖患者采用等热量高蛋白膳食。

（三）营养支持方式

营养支持分为肠外营养（PN）与肠内营养（EN）两种方法。

1. 肠内营养　肠内营养具有刺激肠道蠕动，刺激胃肠激素分泌，保护胃肠黏膜和防止肠道细菌移位作用，而且更符合生理、费用低、实施方便。在肠道允许的情况下，首选 EN，并建议实施早期肠内营养（EEN），争取 48～72h 内达到能量与蛋白质目标值的 80%，以维护肠屏障功能，减少细菌易位，降低肠源性感染的发生。肠内营养又分为口服和管饲（鼻胃管、鼻肠管和经皮内镜下胃/空肠造口）两种方式，应根据患者的意识状态和吞咽功能进行相应的选择，对口服营养制剂依然无法摄入足量目标能量的患者，推荐管饲全营养治疗。

（1）延迟肠内营养　以下情况需延迟启动肠内营养支持治疗。①在休克未得到有效控制，血流动力学及组织灌注未达到目标时，推迟肠内营养时间；在使用液体复苏或血管活性药物控制休克情况后，需尽早使用低剂量肠内营养，此时需警惕是否存在肠道缺血表现；②存在危及生命的低氧血症、高碳酸血症或酸中毒时，推迟肠内营养时间；在稳定性低氧血症以及代偿性或允许性高碳酸血症及酸中毒时，可开始肠内营养；③存在活动性上消化道出血的患者需推迟肠内营养时间；在出血停止后或无症状表明存在再出血时，可开始肠内营养；④存在明显肠道缺血的患者需推迟肠内营养时间；⑤胃潴留量大于 500mL/6h 时，需推迟肠内营养时间。

（2）肠内营养途径　鼻胃管（NGT）应作为初始肠内营养支持治疗的标准途径，对于不能耐受经鼻胃管喂养，且应用促胃肠动力药无效或存在反流误吸高风险的患者建议选择鼻肠管（NJT）喂养。对长期肠内营养患者，在有条件的情况下，选择经皮内镜下胃造口（PEG）或经皮内镜下空肠造口（PEJ）进行喂养，已行脑室-腹腔分流术的患者，为避免感染，应慎用此造口置管术。临床上鼻肠管置入的非手术方式有床旁盲插、X 线或 B 超等影像学设备辅助、内镜下辅助、电磁导航引导等，其中床旁超声辅助更具实用价值，对于辅助设备和技术不足的单位，可采用床旁主动盲插法。常用的提高盲插成功率的方法有鼻肠管注水法、注气法、间歇推进法、双导丝置管法。主动盲插法对操作者技术要求高，建议成立专科护理小组或医疗小组，进行专项技术培训、考核并获取专项技术证书，由专业人员进行置管，可大大提高置管成功率。如鼻肠管置管失败，可选择内镜下辅助、B 超或 X 线辅助置管等方法，也可放置鼻胃管，喂养时需注意密切观察、监测，警惕反流误吸等并发症的发生。

（3）肠内营养配方　神经外科重症患者病情的个体差异较大，病程较长，不同时期的代谢状态和能量需求不同，故选择营养配方应考虑该患者该阶段的状态，选择最佳获益的营养制剂。大多数神经重症患者存在急性胃肠功能损伤，对于胃肠道功能不全的患者，应选用等渗、无渣、易吸收消化的配方；对胃肠道功能正常的患者，常规推荐富含膳食纤维的整蛋白标准配方；对糖尿病或血糖增高的患者，选择糖尿病适用型配方；对低蛋白血症患者，选择高蛋白配方；需控制入量的患者，可选用高能量密度配方；对腹泻患者，选择可溶性膳食纤维配方。

（4）肠内营养输注护理①肠内营养液输注前应洗手，营养液现开现用，已开启的肠内营养液，放置时间不宜超过 24h，输注管路及容器每 24h 更换一次，输注中保持肠内营养液清洁无菌；②不直接向肠内营养制剂中添加任何药物；③营养液最好在常温下使用，不建议加热，避免肠内营养蛋白质变性；④将床头持续抬高≥30°，以减少误吸风险；⑤推荐使用肠内营养泵持续输注，降低并发症的发生率，但避免单次大量输注；⑥喂养速度遵循从少到多，从慢到快，从稀到浓的原则，用营养输注泵控制，并根据肠内营养耐受性评估（表 16-8）结果调整输注速度；⑦避免过度喂养，可在 3～7 天达到全量，即首日肠内营养输注 20～50mL/h，次日起逐渐加至 80～100mL/h；⑧每 8h 评估一次胃肠耐受性，有异常及时向医师汇报，予以对症处理；⑨为保持输注的通畅，每 4h 冲洗管道一次，每次中断输注或给药前后冲洗管道。

表 16-8　肠内营养耐受性评估

评价内容	计分标准			
分值	0 分	1 分	2 分	5 分
腹胀/腹痛	无	轻度腹胀 无腹痛	明显腹胀或腹痛自行缓解或腹内压为 15～20mmHg	严重腹胀或腹痛不能自行缓解或腹内压＞20mmHg
恶心/呕吐	无，或持续胃肠减压无症状	有恶心 无呕吐	恶心呕吐 但不需要胃肠减压 或 250mL＜胃残余量（GRV）＜500mL	呕吐，且需胃肠减压或 GRV＞500mL
腹泻	无	稀便 3～4 次/d 且量＜500mL	稀便 ≥5 次/d 且量 500～1500mL	稀便 ≥5 次/d 且量≥1500mL

注：0～2分，继续肠内营养，增加或维持原速度，对症治疗；3～4分，继续肠内营养，减慢速度，2h后重新评估；≥5分，暂停肠内营养，重新评估或者更换输注途径。

（5）肠内营养监测及护理　为保证肠内营养支持安全、有效，及时发现任何可能的并发症，需加强肠内营养治疗过程中相关指标的监测。①血糖监测：血糖是糖尿病患者和急危重症患者重要的监测指标，血糖水平不仅预示疾病严重程度，还与不良结局相关。神外外科重症患者的血糖控制目标为 8.0～10.0mmol/L，但避免血糖过高（＞11mmol/L）或过低（＜8mmol/L）。当血糖水平超过 10mmol/L 时，胰岛素应以泵注的方式控制血糖，胰岛素用量及泵速以血糖监测结果为据。初始阶段每 1～2h 检测血糖 1 次，血糖稳定后每 4～6h 检测 1 次。②血脂监测：每周检测1 次，对缺血性卒中患者，必要时强化他汀类调脂药物治疗，以减少脑卒中复发。③血清蛋白监测：每周至少检测 1 次血清白蛋白和血清前白蛋白变化，血清前白蛋白半衰期短，能够早期反映机体代谢或摄食变化，更有参考价值。当血清白蛋白＜25g/L时，可输注人血白蛋白，提高血清白蛋白水平，减少并发症，改善器官功能。④血清电解质和肾功能监测：在第1周内，每天至少监测一次。对于存在再喂养性低磷血症患者，需每天监测2～3次血磷水平，必要时予以补充，同时严格限制能量摄入48h，随后再逐步增加。⑤胃肠功能监测：观察及记录患者有无恶心、呕吐、腹胀、腹泻、呕血、便血等胃肠道症状。每4～6h监测一次胃残余量，观察残余总量、颜色和性状，疑为消化道出血时，即刻送检。如胃残余量在200mL以上，使用胃动力药物，仍持续不能改善则考虑幽门后喂养。胃残余量监测常规使用注射器抽吸法，有条件单位可采用B超技术监测。

（6）肠内营养并发症及护理　①胃肠道并发症：主要有腹胀、腹泻、便秘、恶心、呕吐和胃潴留等。出现胃肠道并发症时不盲目停止肠内营养，应及时查找原因，积极采用集束化管理方案，如优化输注技术，使用肠内营养泵及专用输注管路、改善体位、适当增加体力活动、遵医嘱使用药物、调整输注速度等改善营养支持治疗的效果，增加肠内营养耐受性。②代谢并发症：包括水、电解质失衡和血糖紊乱等。应定期监测血清电解质，发现异常及时纠正、常规监测血糖，减少血糖波动、记录24h出入量，尤其是尿量和消化液的丢失量。③机械性并发症：机械性并发症主要与喂养管的放置及护理有关，主要包括喂养管相关的机械性损伤和喂养管阻塞。为预防食管、鼻咽及黏膜损伤，应选用小径、质地柔软的喂养管，放置时动作轻柔、不盲目用力。喂养管发生堵管的常见原因有喂养管较细，营养液浓度高，冲洗不充分，药物碾磨不细，放置持续时间过长等。可采取细节化护理干预措施来预防堵管的发生，如使用肠内营养泵匀速输注营养液、使用固体药物时要充分研磨或溶解，注意配伍禁忌，分开注射，每4h脉冲式冲洗管道一次，中断输注或给药前后应冲洗管道、定期更换喂养管等。如喂养管发生堵塞，用20mL注射器抽温开水反复冲吸，有条件时可用胰酶或碳酸氢钠进行冲管，也可以采用经外周中心静脉（PICC）堵管的处理方法，即用三通负压吸引法将碳酸氢钠或可乐吸入营养管进行疏通。④感染性并发症：主要表现为营养液反流后误吸引起的肺部感染，是肠内营养最严重的并发症。神经重症患者发生误吸的风险高，目前胃残余量（GRV）与误吸发生的相关性尚无定论，但因神经重症患者的特殊性，在肠内营养过程中仍然需重视GRV的测定，每间隔4～6h监测GRV，并观察有无腹胀、恶心等不适。在无禁忌证的情况下，实施肠内营养时，保持床头抬高30°～45°，保持适当的气囊压力（25～30cmH₂O），采用肠内营养输注泵持续输注等措施预防误吸的发生。

（7）肠内营养管道护理　①不能单纯依靠听诊法来判定鼻饲管置管位置是否正确，盲插的鼻肠管首次使用前需进行X线检查；②及时完善管路标识并保持管路标识清晰、完整；③当固定鼻贴有血渍、污渍、卷曲、松动，被汗液或水浸湿时应及时更换；④评估非计划拔管的风险，并根据患者情况采取合理有效的措施，预防导管移位、脱出；⑤每班检查外露管路长度是否与标识相符，如长度发生改变时进行 X 线检查；⑥避免鼻饲管置于身体之下；妥善固定鼻饲管，避免鼻饲管压迫鼻腔黏膜；定期更换鼻贴；加强观察鼻贴固定处皮肤及鼻腔黏膜情况，纳入常规的交接班；发现问题时，及时处理；避免医疗器械相关性和黏膜压力性损伤的发生；⑦保证鼻饲管使用在有效期内，到期及时更换；⑧定时冲洗管路，预防堵管。

2. 肠外营养　对于不能耐受足量肠内营养的患者和存在肠内营养禁忌如完全性肠梗阻、严重的短肠综合征、肠弛缓、胃肠道出血或缺血、各种休克的患者，需根据患者实际情况，个体化评估风险和获益，考虑全肠外营养或补充性肠外营养。支持性肠外营养的患者需随肠内营养加量而减少肠外营养用量，待经肠内营养可摄入目标能量的 60% 后，应逐渐停止肠外营养。

（1）肠外营养支持途径　因多数神经外科重症患者存在意识障碍且常常使用脱水剂等高渗液体，故首先推荐经中心静脉途径进行肠外营养，临床上常选择颈内静脉、锁骨下静脉或经外周中心静脉（PICC）置管。当肠外营养渗透压低，也可选用外周静脉进行肠外营养。

（2）肠外营养的配置　肠外营养液的配置操作应在 B 级环境中完成，国内目前多在病区配置，应具备条例要求的配置环境、一定的设备及配置步骤、规则，以保证肠外营养液的洁净、理化性质稳定、不受微生物污染。如无配置条件，应选用即用型营养袋，使用方便、减少配置污染和差错。

（3）肠外营养实施的相关并发症　置管并发症如气胸、血胸、动脉损伤、空气栓塞、心律不齐等。输注相关并发症包括感染、静脉炎、导管断裂和闭塞、堵管等。

（4）肠外营养护理①中心静脉置管 24h 后予换药 1 次，当患者敷料有渗血、渗液、脓性分泌物、卷边、潮湿时应及时换药；②每日观察穿刺点有无渗血、穿刺部位有红、肿、热、痛等不适，及时报告医师并及时处理；③输注肠外营养前宜用生理盐水脉冲式冲洗导管，如遇阻力或回抽无回血时，应进一步确定导管的位置及通畅性，不强行冲管；④输注过程中输注速度不宜过快，密切观察患者病情变化，观察患者有无恶心、出汗、寒战、高热等症状；⑤输注完毕后应用导管容积加延长管容积的 2 倍的生理盐水或肝素盐水正压封管；⑥定时监测血糖、电解质、肝功能、肾功能变化。

第十二节 • 神经外科重症患者多参数监护仪使用及警报管理

神经外科重症患者病情危重、变化快、进展迅速，先进的医疗技术与高级医疗设备相辅相成，能帮助医护人员动态监测患者生命体征、病情变化；协助诊断、治疗、护理；促进康复，减少并发症的发生，进行风险警报管理、提供高级生命支持等。本节介绍神经外科重症监护病房常用医疗设备——多参数监护仪的使用、维护及警报管理。

一、多参数监护仪使用与维护

多参数监护仪主要由采集信号、模拟处理、数字处理、信息输出四个功能模块组成，通过各种功能模块实时监测人体的心电信号、心率、血氧饱和度、血压、呼吸和体温等重要参数，实现对各参数的监督报警、信息存储和传输，为危重症患者的病情监测提供了依据，为患者的监护、救治奠定了基础。

（一）适应证和禁忌证

1. 适应证

（1）各种心血管疾病者。

（2）多器官功能衰竭患者。

（3）各种手术中、手术后及危重患者的监护及转运途中的监护。

（5）急危重症患者。

2. 禁忌证

无。

（二）多参数监护仪的基本结构与中央监护工作站

多参数监护仪由主机、输出设备（显示屏幕、报警灯、BEEP音、打印机等）、输入设备（血氧探头、血压袖带、心电导联线、体温探头、键盘等各种传感器及连接系统）等三部分组成。

中央监护工作站是对多位患者的生命体征进行集中监护的设备，由主机、系统程序、显示器、记录装置、报警指示器、电缆套件等组成，通过特定的床旁监护仪或发射盒接收信号来显示和记录生命体征信息，并在测量的数据超过设定的限制时，或通过床旁监护仪、遥测单元检测出心律失常时，发出报警。中央监护工作站有利于实时监护患者生命体征指标，有利于临床医护人员灵活访问危重患者数据和快速判读患者病情，有利于信息交互，有利于加强患者安全管理，有利于简化工作流程。

多参数监护仪可以与中央监护站连接，组成中央监护系统。

（三）监测项目和正常值

1. 心电图　1岁以下婴儿的心率为120～140次/min，1～3岁幼儿为100～130次/min，4～7岁儿童为90～110次/min，14岁以上少年及成年人心率为60～100次/min。正常心律为窦性心律，各波段均在正常范围内，当出现节律不整或各波段波形异常变化时，提示可能存在心律失常。

2. 呼吸　利用心电监测电极，在监测心电图的同时获得呼吸活动的曲线及呼吸频率。新生儿呼吸频率为40～45次/min，婴儿为30～40次/min，1～3岁为

25～30 次/min，8～14 岁为 18～20 次/min，成年人正常呼吸频率 12～20 次/min，胸廓起伏频率均匀。

3. 血压　成年人收缩压正常值为 90～140mmHg，舒张压为 60～90mmHg。收缩压≥140mmHg（18.7kPa）或舒张压≥90mmHg（12.0kPa）为高血压；收缩压<90mmHg（12.0kPa）或舒张压<60mmHg（8.0kPa）为低血压。

4. 有创血流动力学监测指标

（1）中心静脉压（CVP）正常值为 5～12cmH$_2$O，压力过高提示血容量增加、右心功能不全、心脏压塞、房间隔缺损等；压力过低提示血容量不足、应用了扩血管药物等。

（2）右心室压（RVP）正常值为收缩压 15～25mmHg，舒张压 0～8mmHg。压力过高提示可能有右心室流出道狭窄、室间隔缺损等。

（3）肺动脉压（PAP）正常值为收缩压 15～25mmHg，舒张压 8～14mmHg，平均压 10～20mmHg。影响 PAP 升高的因素包括肺循环血量增加及肺血管阻力增加等，如先天性心脏疾病存在由左向右分流继而引起肺动脉高压。

（4）肺毛细血管楔压（PCWP）正常值为 6～12mmHg，可间接反映左心房压的水平。PCWP 升高主要原因有左心衰竭、二尖瓣狭窄。

5. 血氧饱和度　血氧饱和度是指血红蛋白与氧结合达到饱和程度的百分数，正常值为 95%～100%。临床上常用经皮血氧饱和度（SpO$_2$）监测。SpO$_2$ 降低的因素可能有吸入氧含量低、肺通气不足、弥散障碍、静-动脉分流及各种原因导致机体的耗氧量增加等。

6. 呼气末二氧化碳分压　呼气末二氧化碳分压（ETCO$_2$）是利用红外线分光法实现无创性的持续监测二氧化碳压力和浓度的方法，是呼吸功能障碍的重要监测指标。通过监测 ETCO$_2$ 可以观察通气状态，减少动脉血气分析次数。ETCO$_2$ 正常值为 30～45mmHg，ETCO$_2$ 测量可反映肺泡二氧化碳分压。引起 ETCO$_2$ 升高的因素包括 PaCO$_2$ 增加、疼痛、应激、肺通气不足等；引起 ETCO$_2$ 降低的因素包括心排血量下降、肺灌注下降、通气过度等。

7. 体温　口腔温度正常范围为 36.3～37.2℃，腋温的正常范围为 36.0～37.0℃，肛温的正常范围为 36.5～37.7℃。体温可存在昼夜节律性差异，但不超过 1℃；女性体温平均比男性体温高 0.3℃；儿童、青少年体温较高，老年人体温偏低；精神因素和体力活动也可影响体温变化，当精神紧张，肌肉活动时体温升高。

（四）多参数监护仪使用操作规范

1. 操作前准备

（1）环境准备　建议工作环境温度为 0～35℃；相对湿度为 20%～85% 为宜。

（2）电源准备　①单相 220V 三线（带单独接地线），频率 50Hz；②检查电源电压是否在容许范围内；③检查电源接地是否良好。

（3）患者准备　①评估患者病情、意识、皮肤状况；②评估患者周围环境、光照情况及有无电磁波干扰；③告知患者监测的目的、方法，取得患者的理解与配合，并告知患者或家属不能撤除电极片、血压袖带、血氧饱和度夹等，不能强行拉扯导联线，不能自行中断监护。

（4）仪器准备　①检查所有电缆是否正确连接，有无裸露、破损等；②当主机与其他设备合用时，应检查各附件是否匹配。

2. 心电监测操作程序

（1）连接心电监护仪电源。

（2）患者取平卧位或半卧位。

（3）打开主机开关。

（4）用生理盐水棉球清洁局部皮肤，必要时备皮。

（5）将电极片贴于正确位置　①标准五导联安放位置：a. 右上 RA 白色（右臂）电极，安放在胸骨右缘锁骨中线第 1 肋间；b. 左上 LA 黑色（左臂）电极，安放在胸骨左缘锁骨中线第 1 肋间；c. 右下 RL 绿色（右腿）电极安放在右锁骨中线剑突水平处；d. 左下 LL 红色（左腿）电极，安放在左锁骨中线剑突水平处；e. 中间 V 棕色（胸部）电极，安放在胸骨左缘第 4 肋间。②标准三导联安放位置：a. 右上 RA 白色（右臂）电极，安放在锁骨下，靠近右肩；b. 左上 LA 黑色（左臂）电极，安放在锁骨下，靠近左肩；c. 左下 LL 红色（左腿）电极，安放在左下腹。

（6）连接心电导联线。

（7）监测与记录　①至少每小时记录 1 次；②发生警报时，护士应及时到床旁排查，及时记录，必要时打印心电图并报告医师；③根据心电图诊断标准正确记录各种心律失常；④监护发现疑难心电图不易确定时，请医师诊断必要时请专业心电图人员核实后，再做记录，提高监护诊断准确率。

3. 无创血压监测

（1）操作程序　①根据患者的臂围选择合适的袖带，将袖带内残余气体排尽，按标准位置固定袖带；②被测肢体与心脏处于同一水平，伸肘并稍外展，将袖带平整地缠于上臂中部，袖带下缘应距肘窝 2～3cm，松紧以能伸入 1～2 指为宜，每班更换测量肢体（最好不与血氧探头在同一侧肢体）；③无创血压监测设定：设置报警限值、警报级别和测量间隔时间；④记录监测参数。

（2）测量时注意事项：①无创血压（NBP）参数不能有效地测量癫痫发作或震颤或颤抖患者的血压。②心律失常将增加 NBP 参数测定血压所需要的时间，如超过无创压测量时间，可能导致血压无法测量。③在频繁或长时间监护时，要确保袖带包扎适当并定期检查袖带部位和肢体远端，以避免组织缺血，每 6～8h 松放 1 次血压袖带，每次放开时间约 5min。④监护时，不要对袖带施加压力。⑤监护仪的电源切断时，应将血压袖带从患者身上取下，如需保留袖带，应观察患者肢体，变换袖带位置，以免造成组织缺血。⑥重症患者如低血压、休克、使用血管活性药等，应及时改用持续有创血压监测。⑦测压时手臂上袖带的位置应与心脏保持同高度，患者不要讲话或移动。

4. 经皮血氧饱和度监测

（1）操作程序　①清洁皮肤；②血氧探头戴于患者监测部位，固定好探头；③连接导联线；④设置报警限值、警报级别。

（2）注意事项　①血氧探头的插头和主机面板"血氧"孔一定要插接到位；②要求患者指甲不能过长，不能有任何染色物、污垢或患者甲癣，连接血氧饱和度探头于患者指（趾）端，感应区对准指（趾）甲；每 2～4h 更换监测部位；③不应拉扯探头和导线；④血氧探头放置位置应与测血压手臂分开。

5. 体温监测

（1）操作程序　①清洁皮肤；②将探头或温度电缆插入温度连接器插座；③将探头贴附到患者身上；④设置报警限值；⑤启动测量。

（2）注意事项　①在使用直肠探头时，应用保护胶套住；②清洗探头时，一手握住头端，另一手用沾湿的无绒布向下朝连接器的方向擦洗探头；③直肠内放置体温探头时，放置时间不能超过 3 天，以免引起直肠黏膜损伤。

6. 停止多参数监护仪监测步骤　①关闭多参数监护仪电源或将监护仪置于待机状态；②撤掉导联线；③除去患者身上的电极片，清洁皮肤；④整理床单位，清理用物；⑤清洁、消毒、整理和收放所有监护模块、电缆及配件，整理物品；⑥记录停止使用时间。

（五）多参数监护仪维护及保养

指定专人执行，每天清洁、每周维护、检查并记录于设备维护登记本；定期（3 个月至 1 年，使用频率高的设备增加检测频次）对多参数监护仪主机及附件进行全面保养、检测。

（六）多参数监护仪常见故障及处理

1. 开机无显示

（1）故障现象　①开机屏幕无显示、指示灯不亮；②外接电源时，电池电压过低报警，然后机器自动关机；③未外接电池时，电池电压过低报警，然后自动关机，即使给机器充电也无用。

（2）检查方法　①在仪器没接通交流电的情况下，检查 12V 电压是否偏低。该故障报警说明电源板上输出电压检测部分检测到电压偏低，可能为电源板检测部分出故障或电源板输出故障，也可能是后端负载电路故障引起。②装有电池时，此现象说明监护仪工作在电池供电状态且电池电量基本用完，AC 输入未正常工作。可能原因是 220V 电源插座本身无电，或保险丝烧断。③未外接电池时，判断可能是充电电池坏了，或者电源板/充电控制板故障引起电池无法充电。

（3）排除方法　将所有连接部位连接可靠，接通交流电给仪器充电。

2. 白屏、花屏

（1）故障现象开机有显示，但出现白屏、花屏。

（2）检查方法白屏、花屏说明显示屏有逆变器供电，但是无主控板的显示信号输入，可在机器后面 VGA 输出口外接显示器，若输出正常可能屏坏或者屏到主控板接线接触不良，若 VGA 无输出，可能是主控板故障。

（3）排除方法更换显示器，或检查主控板接线是否稳固；VGA 无输出时，须更换主控板。

3. ECG 无波形

（1）故障现象　接上导联线而无心电波形，显示屏上显示"电极脱落"或"无信号接收"。

（2）检查方法　①检查导联模式，若五导模式却只用了三导的接法，则无波形。②在确认电极片贴放位置、电极片质量无问题的前提下，将此心电电缆线与其他机器互换，以确认是否心电电缆故障、老化或插针断裂。③若排除心电电缆故障，可能原因为参数插座板上的 ECG 信号线接触不好，或心电板、心电板主控板连接线、主控板故障。

（3）排除方法　①检查所有心电导联外接部位，若电阻为无穷大表明导联线断路，则应更换导联线。②如心电显示波形通道显示"无信号接收"，则表示心电测量模块与主机通讯有问题，若关机再开机后仍有此提示，应与供应商联系。

4. 心电波形杂乱

（1）故障现象　心电波形干扰大，波形不规则，不标准。

（2）检查方法　①首先应排除来自信号输入端的干扰，如运动、电极片失效、心电导联线老化、接触不好等；②将滤波模式打到"监护"或者"手术"，效果会好一点，因为这两种模式下滤波带较宽；③若手术模式下波形效果也不好，请检查零地电压，一般要求在 5V 以内，可单独拉一根地线以达到良好接地；④若接地也不行，可能是来自机器内部的干扰，心电板屏蔽做得不好等原因，此时应更换配件再试。

（3）排除方法　将心电幅度调到合适值，可观察到整幅波形。

5. 心电基线漂移

（1）故障现象　心电扫描基线不能稳定在显示屏上，时而漂出显示区域。

（2）检查方法　①仪器使用环境是否潮湿，仪器内部是否受潮；②检查电极片质量以及接触电极片的皮肤是否清洁。

（3）排除方法　①仪器连续开机 24h，自身排潮；②清洁接触电极片的皮肤，更换电极片。

6. 呼吸信号太弱

（1）故障现象　屏幕显示的呼吸波形太弱，观察不便。

（2）检查方法　检查电极片是否放置正确、电极片质量、接触电极片的皮肤是否清洁。

（3）排除方法　将电极片贴于正确位置，清洁接触电极片的皮肤，更换电极片。

7. 心电受电刀干扰

（1）故障现象　在手术中使用电刀，当电刀负极板接触人体时心电出现干扰。

（2）检查方法　检查监护仪本身及电刀外壳接地是否良好。

8. SpO_2 无数值

（1）故障现象　在监护过程中无血氧波形、数值。

（2）检查方法　①换血氧探头后仍无血氧波形、数值，可能是血氧探头或者血氧延长线故障；②检查探头型号是否与监护仪匹配。

（3）排除方法查看血氧探头有无红光闪动，若无则提示探头组件故障；如果血氧显示波形通道"无信号接收"，则表示血氧模块与主机通讯有问题，请关机后再开机，若仍有此提示，则需更换血氧模块。

9. SpO_2 数值偏低

（1）故障现象　测量人体血氧饱和度时，血氧值偏低，不准确。

（2）检查方法　①首先要问明是针对某一特例还是普遍的，若是特例，可以从血氧测量的注意事项上考虑以尽量避免，如患者活动、微循环不畅、体温过低、时间过长等；若是普遍的，建议更换血氧探头；②检查血氧延长线是否损坏。

（3）排除方法　尽量让患者保持稳定，一旦由于手的动作引起血氧值丢失，可认为正常；若血氧延长线损坏则须更换。

10. NBP 充气不足

（1）故障现象　血压测量时报"袖带太松"或者袖带漏气，充气压力始终充不上去（低于 150mmHg），无法测量。

（2）检查方法　①可能存在漏气，如袖带、导气管以及各个接头处，通过"漏气检测"可判断；②患者模式选择不当，若用成人袖带但是监护仪上患者类型使用的是新生儿，可能有此报警。

（3）排除方法　更换质量好或选择合适类型的血压袖带。

11. NBP 测量值不准确

（1）故障现象　测量所得血压值偏差太大。

（2）检查方法　检查血压袖带有无漏气，与血压连接的管道接口是否漏气，或者与听诊法主观判断存在差别。

（3）排除方法　使用 NBP 校准功能。这是在用户现场检验 NBP 模块校准值是否正确的唯一可用标准。NBP 出厂时检验的压力标准差在 8mmHg 以内，如果超出则需要更换血压模块。

12. 模块通讯异常

（1）故障现象　各模块报"通讯停止""通讯错""初始化错"。

（2）检查方法　重新插接参数模块与主控板之间的连接线，若不行则考虑参数模块故障，接下来考虑主控板故障。

（3）排除方法　检查参数模块与主控板之间的连接线是否稳固，参数模块是否设置正确，或更换主控板。

13. 其他问题　在临床使用中经常发生一些不正常的报警，该现象是患者的测量数据高于或低于设定的报警值造成，对每个患者应按其基础参数重新设定报警值，并随病情进展做相应的调整。

二、多参数监护仪临床警报管理

（一）定义

临床警报是来自于诊断、治疗或监测患者的设备的通知，它是一个可听或可视的信号，以提醒医务人员患者的生理参数超出了设定的限值范围或者存在设备障碍，需要医务人员及时处理，包括真实警报、干扰警报和虚假警报。

1. 真实警报　显示患者真实的临床状况和设备功能状态并且需要干预的警报，是有临床意义的警报。

2. 干扰警报　显示患者真实的临床状况但不需要干预的警报，通常是由于警报阈值设置过窄或不合理所引起的不具有临床意义的警报。

3. 虚假警报　通常是由于患者活动、改变体位、医务人员操作、导联线脱落或传感器放置不佳等引起的警报，未反映患者真实的生理状态。

（二）多参数监护仪常用心电监测参数优先级别、阈值及音量的设置

1. 警报音量的设置　ICU 应根据昼夜变化，及时调整警报音量，既要保障护士在护士站能听到警报声音，又尽量不影响患者的休息。警报优先级别会影响音量，因此，要确保警报优先级别设置正确，才能保障应有的音量效果。

2. 特殊情况设置　HR（心率）减慢时，警报阈值下限一般为 45 次/min，房室传导阻滞（AVB）时（如Ⅲ度房室传导阻滞患者）不应低于 40 次/min；HR 加快时，警报阈值上限不应高于 150 次/min，室上速或特发性室速发作时不应超过 180 次/min。RR 缓慢时，警报阈值下限不应低于 8 次/min；RR 加快时，警报阈值上限不应高于 30 次/min。SPO_2 警报阈值下限一般设置为 90%，警报阈值上限为 100%，但慢性阻塞性肺疾病（COPD）、肺动脉高压（PAH）、严重低氧血症和急性呼吸窘迫综合征（ARDS）患者警报阈值下限设置为 85%。NBP（无创血压）和 ART（有创血压）基础值低时，收缩压警报阈值下限不应低于 80mmHg。具体警报设置（表 16-9）。

（三）多参数监护仪心律失常警报参数优先级别设置

将心律失常警报优先级别设置为：高优先级（高优）、中优先级（中优）、低优先级（低优）三个等级。所有接受多参数监护仪监测的患者均要设置心律失常警报参数，并根据病情密切观察患者心律失常的发作频率，及时发现并处理警报。不同优先级别警报名称及临床意义见表 16-10。

表 16-9 常用心电监测参数警报优先级别及阈值设置

参数	分级	定义	正常值	警报上限	警报下限	备注
心率	高优（危象）	正常人安静状态下每分钟心跳的次数	60~100 次/min	基础心率×130%（≤150 次/min）	基础心率×70%（一般≥45 次/min，Ⅲ度 AVB 患者>40 次/min）	老年人、运动员偏慢，女性、小儿偏快
呼吸	低优（建议）	每分钟呼吸的次数	12~20 次/min	30 次/min	一般 10 次/分（≥8 次/min）	新生儿、小儿、女性偏快
血氧饱和度	中优（警告）	血液中被氧结合的氧合血红蛋白（HbO_2）容量占全部可结合的血红蛋白（Hb）容量的百分比	95%~100%	100%	90%（COPD 或肺动脉高压患者≥85%）	SPO_2<90%为低氧血症
收缩压（NBP-S）	中优（警告）	当心脏收缩时，从心室射入的血液对血管壁产生的侧压力	90~140mmHg	基础血压×130%mmHg	基础血压×70%mmHg	根据医嘱要求的血压范围设定，血压正常者按正常值范围设定上下阈值，平均压=舒张压+1/3 脉压
舒张压（NBP-D）	中优（警告）	当心脏舒张性，动脉血管弹性回缩产生的压力	60~90mmHg	基础血压×130%mmHg	基础血压×70%mmHg	
平均压（NBP-M）	中优（警告）	每一心动周期中的动脉血压平均值	/	/	/	
收缩压（Art-S）	中优（警告）	/	90~140mmHg	基础血压×130%mmHg	基础血压×70%mmHg	有创动脉高于无创血压5~20mmHg，危重患者可高30~40mmHg，平均压=舒张压+1/3 脉压
舒张压（Art-D）	中优（警告）	/	60~90mmHg	基础血压×130%mmHg	基础血压×70%mmHg	
平均压（Art-M）	中优（警告）	/	/	/	基础血压×70%mmHg	

续表

参数	分级	定义	正常值	警报上限	警报下限	备注
中心静脉压	低优（建议）	上、下腔静脉进入右心房处的压力（右房压）	5～12cmH$_2$O（4～10mmHg）	/	/	了解有效循环血容量和右心功能状况
脉率（指）	低优（建议）	每分钟指尖动脉搏动的次数	60～100次/min	基础脉率×130%（≤15 次/min）	基础脉率×70%（≥40 次/min）	与心率一致，脉搏短绌时脉率低于心率
脉率	低优（建议）	每分钟动脉（桡/尺/足背动脉）搏动的次数	60～100次/min	基础脉率×130%（≤150 次/min）	基础脉率×70%（≥40 次/min）	与心率一致，脉搏短绌时脉率低于心率
体温	略		/			
R-apnea窒息	低优（信息）	呼吸暂停的时间	/	10s	/	

注意事项：1. 心电监测警报设置的阈值不是固定的，应严格结合患者的病情动态或医嘱随时进行调整。

2. 不能关闭任何一个警报参数。

3. 本表所示警报阈值适用于14 岁以上及成年患者。

4. 科室应制订警报应答责任人制度，一旦发生警报，应立即到床旁进行查看并根据情况处理。

表 16-10　多参数监护仪心律失常警报参数优先级别设置

警报名称	优先级别	临床意义
心脏停搏	高优(危象)	显示的心率下降到 0 时,即会出现心室停搏警报
心室颤动	高优(危象)	当 ECG 波形显示心室节律混乱时,即会出现心室纤颤警报
室性心动过速	高优(危象)	当检测到 6 次或 6 次以上室性心律,且平均心率≥100 次/min,即会出现室性心动过速警报
多发室早	中优(警告)	当检测到持续时间>2 次(<6 次)室性心律,且平均心率≥100 次/min,即会出现 VT>2 警报
RonT 现象	高优(危象)	在非室性心律的复极化期间检测到室性复合波,即会出现 RonT 现象警报
每分钟的室早个数	中优(警告)	当检测到室性早搏且前后具有非室性心律时,即会出现单独的室早警报
成对室早	中优(警告)	当检测到 2 次室性心律且在成对之前或之后为非室性心律时,且成对时间间隔小于 600ms,即会出现成对室早警报
二联律	中优(警告)	当检测到 3 次或 3 次以上二联周期(1 次室性心律,其后是非室性心律)时,即会出现二联律警报
三联律	中优(警告)	当检测到 3 次或 3 次以上三联周期(1 次室性心律,其后是 2 次非室性心律)时,即会出现三联律警报
心动过速	中优(警告)	心率高于设定的心率警报上限时的 8 个 R-R 间期时,即会出现心动过速警报
心动过缓	中优(警告)	心率低于设定的心率警报下限时的 4 个 R-R 间期时,即会出现心动过缓警报
不规则的心律	低优(信息)	连续 6 次 R-R 间期的变化≥100ms,即出现不规则心律警报

(四) 多参数监护仪警报优先级别判断

为确保及时准确应答警报,降低患者安全隐患,规范多参数监护仪警报优先级别判断标准。多参数监护仪警报提示分为视觉和声觉两种形式;当警报发生时两种形式的通知信号同时发生,而不同的警报级别其视觉和声觉信号有所不同。不同警报级别、紧急程度、应答要求及警报特点见表 16-11。

表 16-11　多参数监护仪警报优先级别

警报级别	紧急程度	应答要求	警报表现及特点
高优级	表示紧急状况	需要立即处理(30s 内应答)	视觉:红色警报 声觉:连续、尖锐和急促的警报音:"当当当……当当",每 10s 触发一次
中优级	表示危险状况	快速应答(2min 内)	视觉:黄色或黄色闪烁 声觉:相对缓和、重复的警报音:"当当当",每 25s 触发一次
低优级	表示需要引起注意的状况	需要应答/干预(5min 内)	视觉:绿色或白色 声觉:单一的警报音:"当",每 25s 触发一次

第十七章 ▶▶ 神经外科专项管理

第一节 • 神经外科病情预警管理

神经外科潜在危重患者多，常因复合伤、迟发性血肿及术后并发症等影响病情观察，以致病情急、变化快且因患者意识障碍影响表达而失去抢救黄金期。即使颅内高压和占位压迫作用能敏感地影响生命体征和神志等指标的变化，但因缺乏系统科学评分方法，不能及时将这些客观细微参数综合评估，并与病情危险度对应，常常导致专业知识缺乏和经验不足的年轻医护误判，误诊，尤其在复合伤、迟发性血肿等病情中。患者一旦出现严重病情变化将影响最终预后，如何早期识别患者病情变化，进而有效干预对预后具有重要意义。

疾病预警是指利用综合手段和方法，对未来可能发生的疾病进行早期个体或群体的预测，并科学的评估风险状态，提出具体的防治措施，降低疾病的危害程度，减少医疗资源的浪费。建立早期预警模型的理念和方法，能有效帮助医护人员科学地评估病情风险，识别高危患者，制订预见性的处理措施，进一步减少病情恶化的发生率，节约医疗费用，提高患者的远期生命质量。

一、常见预警评分系统

1. 休克指数评分　休克指数＝脉搏/收缩压，表示血容量正常程度。0.5 为正常；＝1 为轻度休克，失血 20%～30%；＞1 为休克；＞1.5 为严重休克，失血 30%～50%；＞2 为重度休克，失血＞50%。

休克通常分为低血容量性休克、感染性休克、心源性休克。神经外科意识昏迷患者主要为脑出血、脑梗死、高颅压，护理要点是为使血压稳定，使用降压药物时控制药物浓度及滴速，避免血压下降过快，对于昏迷者，及时给予机械通气，保证机体重要脏器氧饱和度。休克指数评分是针对休克患者开展的快速评估工具，优点在于操作简便，能早期发现潜在的危急重症患者，保证患者治疗前得到有效的护理。

2. 格拉斯哥昏迷评分　主要用于昏迷患者的评分中。格拉斯哥昏迷评分（附录 9）从睁眼活动、言语和运动三方面评分。护理要点为卧位床头抬高 30°，头偏向一侧，持续吸氧，观察患者意识及瞳孔的变化，通过对话、呼唤姓名来判断患者意识情况，对于清醒后又出现嗜睡者，高度提示颅内有血肿形成，应根据头颅 CT 等检查结果及时采取恰当的治疗措施。格拉斯哥昏迷评分运用后，可以让护士准确评估患者的意识障碍程度，及时发现患者的病情变化，减少护士护理经验不足导致评估结果出现差异。

3. 改良早期预警评分（MEWS） 这是近年来国外新兴起的以收缩压、心率、呼吸频率、体温及意识状态 5 个参数为基本评价指标，并赋予不同权重的一个快速病情评估系统（附录 12），该系统评估病情不受硬件和护理人员的工作经验等条件的约束，不需要高精仪器和复杂的操作，可在短时间内将患者的病情按危重程度不同区分，可重复操作性强，容易被护理人员接受。神经外科患者由于高颅压和占位效应作用，能更敏感地影响血压、脉搏、呼吸、体温和意识等指标的变化，进而准确地反映出患者的病情，护理人员可以用准确的参数值来通知医师患者目前的病情，而不是盲目根据主观经验来引导医师判断病情。

4. 早期预警评分（NEWS） NEWS（附录 12）包括呼吸频率、血氧饱和度、体温、收缩压、脉搏及意识水平六项评分指标，每个指标 0～3 分，其中根据英国胸科协会成人急诊吸氧指南，当患者病情需要吸氧时，另计 2 分，对这些指标评分后将各项得分相加计算出总分，共计 20 分。这些指标在患者床旁即可快速获得，短时间内即可通过 NEWS 对患者进行早期病情评估。其中体温为腋下温度；意识水平采用快速意识状态评分系统（AVPU），即 A＝清醒，V＝有无语言应答，P＝对疼痛刺激有无反应，U＝无反应。NEWS 适用于急症患者的初步评估以及患者住院期间的连续监测。通过规律地记录患者的各个时间点的评分，可以得到患者对临床治疗反应的变化趋势，从而获得病情可能发生潜在恶化的早期预警，及早地进行临床治疗和护理升级。同时通过 NEWS 趋势的变化也可以提示患者的病情趋于平稳，从而可以降低患者的监护频率及强度。NEWS 也推荐用于急重症患者的院前评估，如救护车、社区医院等，从而可以更好地就病情的严重程度与接收医院进行沟通交流。

二、 SBAR 沟通模式

SBAR 即 Situation（现况）、Background（背景）、Assessment（评估）、Recommendation（建议）的首字母缩写。分别显示目前发生了什么，什么情况导致的，问题是什么，应该如何去解决问题。它是一种以证据为基础的、标准的沟通方式，具有易于掌握，容易表达，清晰简要，避免遗漏，可配合预警评分使用的优点。曾被用于美国海军核潜艇和航空业，在紧急情况下保证了信息的准确传递。多篇文献报道 SBAR 沟通流程能提高医护人员的满意度，提高医护之间的协作；有利于规范交接班流程，促进患者安全；提高护理人员工作效率；有效提高护士的专科护理水平。目前，美国的绝大多数医疗机构均已经使用该种沟通方式，亚利桑那州医疗协会要求下属的 100 多家医疗机构采用该流程来进行医疗沟通，以减少由于沟通不良而引起的不安全因素。在沟通的过程中，SBAR 的沟通内容应根据病情来进行适当调整。Situation（现况），重点为患者的床号、姓名，想要沟通的问题及传达的情况；Background（背景），重点为患者的住院日期及诊断、简要病史、到目前为止的重要情形；Assessment（评估），重点为最近患者的生命体征数据及观察到的改变状况及检查数据；Recommendation（建议），重点为后续处理措施及方向，即需要做什么。

三、临床实践

1. 实践前期筹备　由护理部牵头迅速建立了 MEWS 及 SBAR 实证医护工作小组（简称"工作小组"），并且在内科、外科、神经科遴选了 8 个病房作为首批试点病房。经过仔细讨论，工作小组制订了小组职能，MEWS 及 SBAR 的分阶段培训内容及实施计划。

2. MEWS 及 SBAR 的培训及实施

（1）构建三层面的培训策略及标准化流程　为了能更好、更扎实地推进 MEWS 及 SBAR 在临床中的应用，工作小组安排了相关的培训，构建了三层面的培训策略，成立了 MEWS 及 SBAR 培训师资队伍。从院级、片区级、病区级三个层面，采用外地专家授课及实地病区指导、试点病区经验互动交流、点对点帮扶、文献报告会等多种形式进行了理论及实践的阶梯式培训。与此同时，各试点病区针对 MEWS 及 SBAR 的使用进行探索和总结，建立了标准化的管理流程。主要有以下 5 个方面。①胸卡标准化：我们设计了 MEWS 及 SBAR 胸卡，悬挂于工作胸卡上，便于护士在床旁快速评估病情及交接班。另外，根据 MEWS 的不同评分界限，以颜色作为区分，设计不同的警示界面。例如：收缩压≤70mmHg，MEWS 单项＞3 分，需要紧急处理，我们把它设计成红色，这样护士在床旁评估后能快速呼叫医师立即处理。②MEWS 预警标示栏统一化：各试点病区均在护士站醒目的位置建立了 MEWS 预警标示栏，并要求在患者交班报告中注明，这样接班护士能很清楚地知道患者病情的严重程度，哪一床需要加强观察，起到一个很好的预警效果。③评估流程标准化：在外科病房建立了标准化的评估时段及流程。如规定外科试点病区必须在入院时、病情变化时、手术后返回病房即刻、手术后返回病房 6h 后、ICU 患者转入病房即刻 5 个时段进行 MEWS 评估。并且要求 MEWS 单项＞2 分或总分≥4 分，每班评估 1 次并且采用 SBAR 流程进行汇报。直到单项＜2 分或总分＜4 分才停止评估。④护理记录书写规范化：在电子记录模板中加入 MEWS 评分专栏，方便医护人员动态地观察患者的病情变化。⑤交接班内容流程化：根据专科情况建立具有专科特色的新入院患者、手术后患者、病情变化患者的 SBAR 模板，做到交接班内容标准化，让护士把患者的信息表达得更加规范、清晰。

（2）发挥循证护理科研及信息化的作用　尽管 MEWS 在国外多个研究中均报道有较好的应用价值，但在国内很少见有普通病区的应用报道。因此，循证护理科研是推动 MEWS 及 SBAR 实践的一个系统而有效的决策方法。在此过程中，工作小组开展了系列循证护理研究，如神经外科 MEWS 应用价值的回顾性研究及前瞻性研究，以 MEWS 为基础神经外科程序化监护方案的使用效果，MEWS 及 SBAR 联合沟通流程在神经外科的应用效果。通过研究发现，MEWS 总分≥4 分及单项＞2 分是神经外科患者病情变化的预警值，需要及时呼叫医师。

为了减少护士工作量，保证护士计算 MEWS 分值的准确性，工作小组软件团队还研发了"病情早期预警触发识别系统"软件。当护士在电子病历系统中输入 MEWS 所需要的生理参数，软件就会自动计算出 MEWS 分值，当达到相应的触发值时，系统会弹出不同颜色的报警提示框，提醒护士呼叫医师并作相应处理。同时，在电子护理记录上通过醒目的不同颜色动态地反映患者病情的变化及转归，方便医师、护士从整体病情变化的过程来调整医疗护理方案。

四、展望

继续开展大数据研究，根据实际情况使用或改进 MEWS。尽管在多个系列研究中，MEWS 有很好的应用价值，特别是在外科病房的应用。但是 MEWS 对某些特殊病种特异性、灵敏度可能不够，如重型颅脑损伤的患者、心肌梗死的患者。重型颅脑损伤患者往往表现的是重度意识障碍，有时候生命体征较平稳。肺心病的患者早期的病情变化可能就是一个血氧饱和度的下降，呼吸偏快，其余生命体征可能表现正常，出现一个 MEWS 分值偏低的状态；相反，神经科的患者由于发热，普遍存在 MEWS 分值偏高的状态。因此，非常有必要通过开展大数据的研究进一步了解 MEWS 在专科病种中的应用价值及变化规律。也提示在 MEWS 的应用中，应根据病种将 MEWS 公共指标与专科指标进行结合（如疼痛评分、血氧饱和度、瞳孔变化等），联合观察病情或者建立适合专科情况的 MEWS，这也需要深入的研究和大数据的支持。另外，MEWS 来源于英国，尽管有很多报道证明了它有好的应用价值，但毕竟是基于英国人所建立的评价系统。因此制订适合中国人群甚至亚洲人群的 MEWS 也需要大数据的支持和多中心的研究。

第二节 · 术后加速康复外科在神经外科的应用

术后加速康复外科（ERAS）是指在围手术期通过综合应用多学科管理方法整合一系列具有循证医学证据的优化措施，通过有效、合理、适度地改良常规手术治疗流程，降低手术应激反应，减少手术并发症和手术风险，加快术后恢复，缩短住院时间，减少住院费用，提高患者的生命质量。ERAS 在神经外科应用的核心是尽量减轻术中机体的应激反应，阻断传入神经对应激信号的传导，减轻患者心理及机体的损伤，预防并发症，预防重于治疗。

ERAS 理念最早是由丹麦外科医师 Kehlet 在 1997 年提出的，我国的 ERAS 最早由黎介寿院士于 2007 年引入。20 余年，ERAS 理念在国际上得到广泛普及应用，相关国际权威组织发布了各种手术的 ERAS 临床指南。近年来，神经外科 ERAS 的研究和应用工作已有初步的临床实践和经验。本节结合我国神经外科的临床实践经验，参考目前国内外神经外科 ERAS 研究的最新结果、《中国加速康复外科围手术期管理专家共识（2016）》及《中国神经外科术后加速康复外科（ERAS）专家共识》，主要讲解术后加速康复外科在神经外科方面的应用。

一、神经外科 ERAS 的术前评估及措施

ERAS 的核心是减少应激反应、预防并发症。预防重于治疗，把可能的风险控制在预计之内。除了手术本身的风险、麻醉风险，还有其他诸如呼吸道感染、消化道黏膜病变、深静脉血栓等潜在风险。为了最大限度地降低风险，就需要我们在手术前对患者进行全方位详细的评估，预测风险、防患于未然。除了常规心肺肝肾等脏器功能评估外，医护一体化术前评估患者手术风险及耐受性也非常重要，主要包括焦虑抑郁评估、深静脉血栓评估、术后恶心呕吐（PONV）评估、营养风险筛查评估、手术压力性损伤风险评估、功能状态评估，根据患者术前状态及评分值采取针对性的干预措施。

（一）术前健康教育

个体化宣教是神经外科 ERAS 成功的重要因素。根据患者的个体化情况，术前通过使用口头讲解、卡片、画板、多媒体等多种形式向患者及家属介绍围手术期的相关治疗手段、护理措施及 ERAS 手术成功的病例。在术前给患者讲解疾病及手术的详细信息，重点介绍讲解 ERAS 各种优化措施的具体实施方法以及早期出院计划，包括术前禁食禁饮、术后营养、术后康复等，获得患者及其家属的理解、配合，让患者及家属认识到自身在此计划中的重要作用，减少患者恐惧、焦虑及紧张的情绪，取得配合，有利于降低术后并发症的发生率和加快术后恢复。术前宣教可从患者入院前的门诊开始，直至手术前持续进行，注重倾听，给患者提出问题的机会，并确保信息被充分理解。

（二）术前访视与评估

神经外科 ERAS 在术前访视工作中的应用由多学科多部门相互分工协作完成，主要包括病房护理评估（主管医师和病房护士）、麻醉评估（麻醉医师）、手术室评估（手术护士）及营养科医师评估。

病房护士应多注重患者心理护理，使用通俗易懂的语言、注意语速语调、多使用肢体语言对患者进行主动安慰。对于存在焦虑抑郁等状态的患者应进行心理疏导，通过介绍成功病例和成熟医疗技术，以减轻患者对手术的焦虑；保证患者的睡眠质量，必要时于手术前一晚使用镇静药物；介绍减轻疼痛的方法及措施，帮助患

者消除对疼痛的顾虑。

多学科多部门应根据患者情况进行讨论，制订出个体化治疗方法。

（三）术前营养状况评估

患者良好的术前体质和营养状况可以确保术前准备的完善，并保证术后高质量的康复。应尽早开始序贯、充分的营养支持治疗。建议根据欧洲临床营养与代谢协会营养不良标准和营养风险筛查 2002 量表（附录 6）评估手术患者是否存在营养风险，并适时给予术前营养干预。

术前应避免出现严重的高血糖（血糖＞16.6mmol/L），高血糖患者应请内分泌科医师系统调节血糖后方可进行手术。术前存在营养不良的患者，建议在早期进食过程中给予加强营养，可口服营养制剂，以达到目标摄入量。

（四）术前肠道准备

传统的术前肠道准备措施是术前 10～12h 禁食、4h 禁饮，以防止麻醉期间发生呕吐和误吸，但这样会使患者过早进入分解代谢状态，易导致术后胰岛素抵抗加重，不利于术后康复及降低并发症发生率。建议在麻醉医师的许可下，缩短术前禁食、禁饮时间。无胃肠道动力障碍的患者推荐术前 6h 禁食固体饮食，术前 2h 禁饮。推荐患者术前口服含碳水化合物的饮品，通常是在术前 2h 饮用≤400mL 12.5％的碳水化合物饮品，如麦芽糊精果糖溶液。这样可以缓解饥饿、口渴、焦虑情绪，缓解高分解代谢，降低术后胰岛素抵抗和高血糖的发生率，减少术后氮和蛋白质损失，维持肌力，加速患者康复。

建议患者适当运动增加肠蠕动，促进排便。术前 1 天未排便者开塞露诱导，尽量排便一次。

（五）术前皮肤准备

美国疾病控制与预防中心（CDC）要求，除非毛发妨碍手术操作，否则最好保留术野的毛发。常规的颅脑肿瘤手术患者将头发全部剃光，备皮时表皮留有伤痕的机会增大，容易增加较深皮肤层细菌的定植。建议开颅术前 1 天充分清洗头部，术前即刻剃局部头发，不使用刮刀，建议使用电动备皮器或化学脱毛剂，经鼻腔手术术前应充分进行鼻腔清洁准备。

（六）床上大小便训练

由于条件反射养成的原因，一般人不习惯在床上排尿、排便。一般术后当日或者术后多日患者不能下床进行大小便。如果出现排尿排便困难，不仅容易引起患者不适，增加患者焦虑感，甚至造成尿潴留，诱发高血压和高颅压，增加术后风险。因此，术前指导患者进行床上大小便训练尤为重要。

床上练习排尿时，使用专用便器，平卧或半卧于床上，通过让患者听流水声，或按摩、热敷患者下腹部诱导其排尿。练习排便时，将大便器放在患者臀下，嘱患者使用腹部肌肉力量进行排便。术前反复进行训练，可减少术后尿潴留、便秘的发生，减轻患者的痛苦及带来的风险。

（七）癫痫评估与管理

医务人员应准确记录患者癫痫发作时的特征性表现及持续时间，妥善保存患者脑电图等检查结果。对于术前已有颅内疾病相关癫痫的患者，应督促患者按时按量服用抗癫痫药物；术前无颅内疾病相关癫痫的患者，建议术后应严格按照《颅脑疾病手术后抗癫痫药物应用专家共识》，针对术后预期可能出现癫痫发作的患者，从麻醉药物停用时即开始规范给予抗癫痫药物，以预防癫痫的发生。

（八）血栓的风险评估与管理

因为卧床时间长、肢体活动障碍、脑卒中等因素，有研究显示神经外科患者术后深静脉血栓形成（DVT）的发生率可高达 30%，致死性肺栓塞的发生率近 1%。建议患者术前进行静脉血栓栓塞症（VTE）风险评估，可用 Caprini 深静脉血栓风险评估量表（附录 4）和 Autar 深静脉血栓风险评估量表，以及抽血行 D-二聚体检测等。在排除预防性干预禁忌的情况下，应根据风险评估等级给予患者相应的 VTE 预防措施，如多饮水、多活动、穿弹力袜、使用间歇充气加压装置等方法预防，以降低术后 VTE 的发生率。

（九）功能状态、精神心理评估与管理

KPS 评分，即功能状态评分标准，评估患者的功能状态和生存质量。术前根据患者评分结果、具体病情、预计手术时间等指标评估能否耐受手术及术后恢复情况。进行针对性干预，术后评估进行对照研究。

精神心理状态建议采用医院焦虑抑郁量表等评估；对于存在焦虑抑郁等状态的患者应进行心理护理，针对患者焦虑的内容，予以详细解答及心理疏导，以缓解患者的焦虑抑郁状态。

（十）术前气道管理

术前肺功能评估：评估方法包括患者的呼吸困难程度、气道炎症、吸烟指数、肺功能检查等。术前肺功能评估可预测手术效果及术后并发症，有助于选择手术类型和手术范围。必要时可行心肺运动试验，有助于识别高危患者，同时可作为制订患者运动负荷量的依据。

肺康复锻炼：可从门诊开始针对手术患者宣教，让其从术前开始在指导下戒烟（至少 2 周）；戒烟 4 周可降低围手术期并发症发生率。制订呼吸锻炼计划，通过指导患者进行有效咳嗽、体位引流、胸背部拍击等方法，帮助患者保持呼吸道通畅，及时清除呼吸道分泌物。

药物治疗：临床常用气道管理药物主要包括抗菌药物、糖皮质激素、支气管扩张剂和黏液溶解剂等，给药方式包括静脉、口服和雾化吸入等。

通过术前气道肺部干预措施的实施，可有效减少术后肺部并发症的发生。

（十一）疼痛评估与管理

神经外科 ERAS 流程中，术前疼痛评估发挥着重要的作用，术前评估的目的是为了减轻患者的疼痛，提高患者舒适度，缓解患者焦虑烦躁。

可采用视觉模拟评分法、数字等级评定量表、语言等级评定量表（附录7）等对患者疼痛强度进行评估。

术前镇痛可有效减少患者应激、减轻焦虑情绪。术前有头痛患者，进行疼痛评分，根据具体病情，4 分以上给予脱水药物或阶梯镇痛措施，提高患者的舒适感，达到加速康复的目标。

（十二）术后恶心呕吐的术前评估与管理

术后恶心呕吐（PONV）是患者手术后最常见症状，在神经外科手术中，PONV 的发生率为 47%～70%。PONV 不仅会增加患者的不适感，而且可能引发更为严重的后果，包括诱发颅内出血、吸入性肺炎、水及电解质紊乱、营养不足、切口裂开感染等，以及延长住院时间和增加医疗费用。

建议术前对 PONV 的危险因素进行预评估，推荐采用成人 PONV 简易风险评分量表及恶心呕吐视觉模拟评分快速识别 PONV 中的高危人群。PONV 的危险因素包括患者因素、麻醉因素、手术因素等。女性、非吸烟者、有 PONV 史或晕动病史者术后呕吐发生率高；此外，发生 PONV 的因素还包括吸入麻醉药和氧化亚氮（N_2O）、肌松拮抗剂；另外，合并容量不足、低血压、长时间手术（＞6h）亦可增加 PONV 发生的风险。由于颅脑手术既有手术创伤所致的脑水肿，也有颅内压升高等因素加重 PONV，因此更应重视防范。

术前应根据 PONV 风险评估结果，针对性给予不同等级的有效预防措施，以降低 PONV 的发生率。具体做法是，在术前采用成人 PONV 简易风险评分表进行 PONV 风险评估，评分≥3 分时，在术后不等待呕吐发生，即可直接给予预防性防止呕吐治疗，从而降低 PONV 的发生率。

除了上述措施外，预防术后呕吐相关的措施还有以下几点。

① 麻醉药物的选择，尽可能减少容易引发呕吐的麻醉药物和镇痛药物，采用阿片类镇痛药物。

② 采取局麻加全麻方式，减少全麻药量。

③ 术中减少出血，维持充足容量。

④ 微创手术理念，重视静脉保护，减少术后发生脑水肿的风险。

⑤ 尽可能缩短麻醉手术时间。

（十三）压力性损伤的风险评估与管理

术中压力性损伤是指在手术的特殊情况下，由于手术体位产生对局部皮肤的压力，受压部位出现硬结、水泡等。患者一旦发生压力性损伤，可加重患者病情、延缓康复、增加痛苦及经济负担等。神经外科手术操作精细、麻醉时间长，患者长时间处于强迫体位，发生压力性损伤的机会也相对增加。因此，对患者皮肤、神经的保护是神经外科快速康复理念的要求之一。

术前访视时，可依据压力性损伤风险评估工具（Braden 压疮危险评估量表）（附录 2）评估术中压力性损伤发生的风险，并根据不同等级给予不同的预防性保护措施。

二、神经外科 ERAS 的术中管理及措施

（一）术前用药

为了术后的快速恢复，术前应避免给予长效镇静药物及抗胆碱能药物，如必须镇静，可谨慎给予短效镇静药物。为减少术后应激性溃疡，术前应给予抗酸药物治疗。对使用抗癫痫药物的患者，应持续使用至手术前。

（二）优化麻醉方案

麻醉方案的选择直接影响术后患者的恢复，因此要针对颅脑手术的特点优化麻醉方案，建议采用全身麻醉联合复合区域神经阻滞麻醉。为最大限度地切除病变，同时避免损伤神经，应采用术中神经电生理检测。术中麻醉维持方案建议使用短效药物为主的全凭静脉麻醉，如丙泊酚和瑞芬太尼。

唤醒麻醉技术目前常见应用于功能区肿瘤的切除。充分的术前心理准备、患者与麻醉医师之间的和谐沟通、患者较为舒适且呼吸道通畅的体位、适当的头皮神经阻滞、恰当的麻醉方法及团队合作均是唤醒麻醉成功进行的关键。

（三）优化麻醉深度监测

持续心率、心电图、有创动脉压监测，血氧饱和度监测，体温、麻醉深度监测，心功能监测，肌松监测，必要时行动脉血气分析。

建议应用脑电双频指数（BIS）监测术区对侧的额叶或枕叶，指导麻醉深度的维持。维持 BIS 值为 40～60，以减少患者术后谵妄和认知功能障碍以及潜在的远期认知功能损害，尤其是对于预计手术时间长、高龄、存在心脑血管合并症的患者。

（四）液体治疗方案

ERAS 提倡采用目标导向液体治疗（GDFT）的理念及措施指导液体治疗，维持血容量在相对正常低值水平，同时又要保证足够的脑灌注。GDFT 是根据围手术期不断变化的液体需求量进行个体化补液，优化患者围手术期血流动力学，可预防围手术期患者潜在的循环容量不足或过量，降低术后并发症和病死率。WHO 颁布的预防手术部位感染的指南中指出，术中使用 GDFT 可以降低手术部位感染的发生率。如果患者没有血容量不足的证据，可适当使用血管活性药维持血流动力学稳定。

对于出血量较大的患者，应注意动态核查血红蛋白和血细胞比容，并及时进行

成分输血。对于出血量巨大的患者，注意动态核查凝血状态，及时补充红细胞、血浆、冷沉淀和血小板，配合输注晶体液和胶体液。术前或术中可给予凝血药物。

（五）术中循环管理

脑血管疾病患者，如动脉闭塞或狭窄、烟雾病、动脉瘤等，应加强有创血压的监测，严格监控血压，避免灌注量过低导致脑缺血的发生。近红外光谱、脑灌注实时监测等新技术可有效监测脑组织的灌注情况，有助于制订个体化的血压调控目标。

（六）气道管理及肺保护性通气策略

采用低潮气量适度的过度通气。潮气量为 $6 \sim 8mL/kg$，呼吸频率为 $12 \sim 15$ 次$/min$，可给予低中度呼气末正压（PEEP）为 $5cmH_2O$，吸入氧浓度百分比（FiO_2）$<60\%$。

（七）术中体温管理

因为神经外科手术时间较长，术中盐水冲洗术野或体温中枢周围区域，患者易发生低体温。所以，术中应监测患者的体温，维持患者体温 $>36℃$。可采用等候区保温、加温毯、加温和加湿麻醉气体、输血输液加温装置等。手术室的环境温度应至少高于 $21℃$。

（八）预防性使用抗生素

预防性使用抗生素有助于降低手术后感染的发生率，但抗菌药物不能取代严格的无菌技术及相关外科无菌原则。预防性抗生素应在手术即将开始时用药（麻醉后或切开皮肤前），不应在病房给药而应在手术室给药。如使用半衰期短于 2h 的抗生素，同时手术时间较长，应在 $3 \sim 4h$ 后重复给药一次。

（九）微创手术

微创手术是神经外科 ERAS 的核心。微创神经外科理念是以最小创伤的操作，最大限度地保护和恢复脑神经功能、解除疾病的影响，缩短患者的住院时间和康复周期，降低医疗费用，使患者术后尽早康复。

微创手术理念包含选择合适的手术体位和手术入路、设计合理的手术切口、局部备皮、使用局部麻醉药物、减少手术出血、轻柔的术中操作、优化切口缝合方式、避免常规留置引流管等措施。

三、神经外科 ERAS 的术后管理及措施

（一）术后心理及认知功能状态的管理

术后应再次对焦虑抑郁、认知功能状态进行评估，根据患者的个性化状态，为患者提供医护一体化的心理疏导及认知功能训练。强调加速康复阶段的重要性及优势，让患者及家属加入加速康复中来，促进患者早日康复。

认知损伤的治疗主要是药物治疗（如石杉碱甲注射液、多奈哌齐等）；非药物

治疗主要是认知康复锻炼，对脑肿瘤患者部分认知功能恢复有所助益。

（二）术后液体管理

术前缩短禁食水时间、术中减少出血、术后早期进食水等措施的实施，减少了血容量不足带来的风险。同时，术后早期进食水也极大地减少了输液量。术后在限制液体的基础上，严密监测血容量和尿量，根据患者具体情况及各项生理指标变化制订补液计划。

一般而言，手术结束后至术后第 1 天每日补液量为 2000mL 左右，从术后第 2 天逐渐减少补液量，静脉补液量控制在 1000mL 左右。同时，鼓励患者早期进食，补充身体需要的能量，保障胃肠道功能的正常运行。术后第 3 天即可停止输液。

（三）术后营养管理

早期进食不仅是单纯的经肠补充营养，更重要的是可以维护肠黏膜正常功能，同时也是 ERAS 康复计划中一个重要的环节。进食前因先对患者进行吞咽功能评定，若吞咽功能正常，应尽早开始正常食物摄入或肠内营养。

术后应在数小时内开始恢复进食，首先进饮液体，建议术后 6h 无特殊情况可考虑进食清流质。一旦患者恢复肠道通气可由流质饮食转为半流质饮食，摄入量可根据胃肠道的耐受情况逐渐增加。

对于预计不能经口进食的患者或者经口进食不能满足 60% 总能量和蛋白质需求的患者，譬如手术或病变影响后组脑神经功能，造成患者出现吞咽功能障碍、饮水呛咳，建议在术后 24h 内给予留置胃肠营养管，同时给予补充性肠外营养，进行吞咽功能锻炼，早日恢复经口进食。

同时，应注意可能影响肠道蠕动手术的患者，如各类腹腔分流、胸段以上的髓内肿瘤手术等，其进食时间及食物类型应根据患者的实际情况适当调整。

（四）术后血糖管理

术后血糖过高会影响手术切口的愈合，影响患者术后的恢复。目前，多建议将患者术中和术后血糖控制在 140～180mg/dL（7.8～10.0mmol/L）较为合适。

（五）术后体位的管理

全麻开颅术患者清醒后即抬高床头 15°～30°，以利于颅内静脉回流，减轻脑水肿，降低颅内压。

（六）术后癫痫管理

神经外科 ERAS 应严格按照《颅脑疾病手术后抗癫痫药物应用的专家共识》筛选癫痫易感者以及癫痫高风险手术，预防性给予抗癫痫药物。麻醉药物停止后即刻给予，首先应用静脉注射抗癫痫药物，恢复胃肠道进食后，改为口服抗癫痫药物，换药过程中有 12～24h 的时间重叠，应注意药物过量及中毒问题，必要时进行血药浓度监测。

(七) 术后镇痛管理

有文献报道，开颅术后的 24h，有 55％以上的患者经历中重度疼痛。研究同时表明，疼痛得不到缓解不仅增加患者的痛苦，而且会增加应激反应和术后并发症发生率、延长住院时间，并增加医疗费用。

神经外科围手术期疼痛原因较复杂，主要包括中枢性疼痛、手术切口相关性疼痛、术后颅内压增高、血性脑脊液刺激及脑脊液丢失等原因导致的头痛。

疼痛是神经外科患者术后主要的应激因素之一，可导致患者术后早期下床活动或出院时间延迟，阻碍神经外科患者术后康复、影响患者生活质量。

提倡建立由麻醉医师、外科医师、护理人员与药剂人员组成的术后急性疼痛管理团队，对患者进行规范化疼痛综合评定，根据疼痛评分，采取镇痛措施（预防性镇痛和多模式镇痛相结合），提高患者的舒适度和满意度。

(八) 术后血栓管理

动态的评估静脉血栓栓塞症（VTE）评分，根据评分，及早和全程预防 VTE。

对于低危患者采取多饮水、多活动等基本预防措施；中危患者在基本预防的基础上使用物理预防措施，包括使用间歇充气加压泵和梯度压力袜（弹力袜）；高危患者在无高出血风险的情况下，采取基本预防、物理预防措施，并推荐使用药物预防。

(九) 术后气道管理

呼吸道感染是手术后常见并发症之一。其危险因素包括年龄、吸烟、肥胖、基础疾病、气管定植菌、气道高反应性、肺功能、手术时间、体液失衡等因素。应根据术前高危因素评估，进行干预。

术后应鼓励并协助患者尽早进行深呼吸及有效咳嗽，协助患者体位引流、翻身拍背、震动排痰，指导患者呼吸锻炼，使者保持呼吸道通畅；做好口鼻腔清洁、手卫生、消毒隔离、感控措施；鼓励患者术后早期下床活动。

对意识障碍及吞咽困难患者留置胃管或胃造瘘，反流误吸高风险患者采用鼻肠管，预防误吸；气管切开和机械通气患者，合理实施机械通气策略，控制机械通气时间，掌握撤机原则，避免呼吸机相关性肺炎的发生和加重。

临床常用气道管理药物同术前气道管理。

(十) 术后应激性黏膜病变管理

应激性黏膜病变（SRMD）通常是指机体在严重创伤、复杂手术、危重疾病等严重应激状态下发生的急性消化道黏膜糜烂、溃疡、出血等病变，严重者可导致消化道穿孔。神经外科围手术期患者普遍存在较强的应激因子（颅脑损伤、脑卒中、复杂颅脑手术等），在原发病或相关危险因素出现的 2 周内发生上消化道出血（可为隐性或显性出血）时应高度怀疑 SRMD，应高度重视 SRMD 的预防和治疗。

SRMD 预防措施的核心是减轻围手术期的应激反应，包括损伤控制、微侵袭技术和药物干预等的综合应用。预防措施包括缩短术前禁食禁饮时间；术后早期进食；微创手术，减少创伤及出血量、缩短手术时间；术中保温、全麻加局麻，减少应激；液体平衡，维持灌注；质子泵抑制药（如艾司奥美拉唑、奥美拉唑等）和H_2受体阻滞药（如法莫替丁等）的预防用药，控制胃内 pH$\geqslant$4。

一旦发生 SRMD 出血，建议积极治疗原发病，同时立即采取各种措施控制出血。

（1）输血、补液，维持患者的血流动力学稳定。

（2）迅速提高胃内 pH 值（pH$\geqslant$6），以促进血小板聚集和防止血栓溶解。

（3）推荐使用质子泵抑制药，视情况可联合应用生长抑素类药物和止血药物。

（4）如病情许可，建议立即行消化道内镜检查并施行内镜下止血治疗，若仍不能有效控制者，建议行介入或手术治疗。

（5）在出血停止后，建议继续应用抑酸药物和黏膜保护剂。

（十一）术后恶心呕吐的术后管理

术后恶心呕吐（PONV）的术后预防详见第十七章第二节"术后加速康复外科在神经外科的应用"相关内容。

PONV 的治疗及护理：PONV 的治疗原则是提前预测高危人群，尽早联合用药，并做好气道保护。一旦发生 PONV，需立即清除口腔及气道内的呕吐物或分泌物，保持气道通畅，防止呕吐物误吸造成吸入性肺炎；必要时需紧急进行气管插管，清除气道内的呕吐物，甚至行肺灌洗治疗，并给予吸氧、解痉平喘、抗感染等治疗。患者发生呕吐后，需及时检查神经功能状况，密切监测血气及胸肺部影像，维持患者的呼吸和循环稳定。

（十二）术后管道管理（消化道、呼吸道、尿道等）

管道管理原则：选择性应用各类导管，尽量减少使用或尽早拔除，有助于降低感染等并发症的发生，并减少使用管道对患者术后活动、心理和情绪可能造成的影响。

管道管理建议：

（1）手术完成后建议患者回到病房前即拔除气管插管，以缓解患者及亲属的紧张情绪。

（2）麻醉清醒后 6h 即可拔除导尿管，留置导尿管的时间不应超过 24h，早期拔除导尿管可减轻患者尿路刺激引起的疼痛和烦躁，减少泌尿系统感染的风险。

（3）对于外周静脉留置针、中心静脉导管、动脉导管等各类血管内导管，应每日进行评估，定期更换敷料，尽早拔除。

（4）神经外科手术后不推荐常规使用鼻胃管及胃肠减压器，仅在发生胃排空延迟、无法自主进食、吞咽功能障碍时选择性使用，建议应用洼田饮水试验进行留置鼻胃管等必要性的评估。

（5）留置术区引流管是导致术后颅内感染的相关因素，还可影响患者术后早期下床活动，延长住院时间。推荐在术中彻底止血后，仅在手术创面存在再出血、术后梗阻性脑积水、硬膜下积液、切口愈合不良等高风险时才个体化留置术区引流管。同时，对于所留置的引流管，建议每日评估、加强护理，尽量在短时间内（建议术后＜48h）拔除，以免增加术后颅内感染的风险。

（6）实施脑脊液外引流术［脑室外引流术和（或）腰大池外引流术］时，应严密监测患者的意识、瞳孔、神经功能障碍的程度；记录引流液的性状、引流量和引流速度；观察引流管的状况，避免发生堵管或脱管、过度引流等风险。脑脊液外引流术的持续时间为 7～10 天，一般不超过 2 周，在达到引流目的后，应尽早拔除，以降低感染的风险。

（十三）神经康复治疗

术后早期下床活动可促进身体功能恢复，有效预防肺部感染、压力性损伤和下肢深静脉血栓形成。术后康复的最佳措施是早期下床活动。患者麻醉清醒后，经医护人员评估，即可进行早期床上活动，如下肢屈曲、踝泵运动、抬臀、翻身等肢体功能锻炼，以提高患者的机体耐受性。术后第 1 天，由医护人员评估后指导患者在床上端坐、床旁坐起、床旁站立活动，可协助患者下床活动。根据患者的自身状况逐渐增加活动量，并制订量化目标，在活动期间由医护人员或家属全程陪护，以保证患者的安全。早期康复治疗需要充分宣教、适当镇痛以及早期拔除各类引流管等多项措施的协同管理，同时更需要患者的积极配合。

神经功能障碍的康复措施详见第十九章"神经外科常见病康复护理"相关内容。

四、出院标准及随访

（一）出院标准

患者出院的基本标准包括恢复固体饮食；无需液体治疗；口服镇痛药物可良好镇痛；伤口愈合良好，无感染迹象；器官功能状态良好，可自由活动。应特别强调，缩短住院时间及早期出院并非是 ERAS 的最终目的，应结合患者的病情及术后恢复情况，制订个体化的出院标准。

（二）随访

针对 ERAS 患者应加强出院后的随访和监测，包括用药指导、饮食指导、康复指导、VTE 回访、疼痛评估、伤口护理、出院后并发症的监测等内容。出院患者将其纳入全病程管理。术后 30 天，患者应至门诊复查，复查内容包括伤口的生长状况、查询病理学检查结果、制订后续治疗计划，需重点关注出院后出现的并发症及再次住院事件。随访过程中对可能的并发症应有所预料和警惕，建立"绿色通道"，随时满足患者因并发症而再次入院的需求。

五、小结

目前，神经外科 ERAS 的研究应用仍在起步阶段，神经外科疾病种类的处理原则存在较大差异，在具体临床实践过程中，需秉持"安全第一"的基本原则，结合患者的病情、手术方式、医院及团队的实际情况，为患者制订个体化的 ERAS 实施方案，以提高患者围手术期管理的质量和效率，避免简单、机械地套用 ERAS 方案。既要遵循循证医学证据，也要尊重医院特别是患者的客观实际。特别应强调，临床实践中不可一概而论，更不可机械、教条地简单化理解 ERAS 理念及各种优化措施。践行 ERAS 仍需坚持个体化原则，以使患者最大获益。

第三节 · 神经外科护理风险管理

护理风险是指患者在护理过程中可能出现的不安全事件，进行护理风险管理，旨在对当前护理工作中潜在的护理风险进行分析预测，并采取相应措施来预防护理风险，以此来降低护理风险事件发生率。

神经外科疾病一般是以中枢神经系统损伤、病变为主，有些患者因为在意识上存在障碍，所以非常容易发生意外风险事件，比如约束带、床挡等没有得到合理应用极易造成老年患者发生坠床等事件。除此之外，因为神经外科护士经常处于高负荷量的工作，在护理过程中容易和患者及其家属发生沟通不畅等问题，不能及时有效地交流沟通，极易产生护理纠纷事件，再加上有些护士较为年轻，护理资历比较浅，没有全面、熟练掌握专业护理技术知识，没能充分意识到护理风险责任，上述情况都有可能造成患者病情的延误，进而导致一些不必要的医患纠纷的发生。

通过分析预知的护理风险事件，可加强护理风险管理。针对神经外科中常发生的风险事件制订了相应的护理措施，一方面是组织医护人员进行培训，增强风险意识，加强护士专业技能培训，提高护士的专业能力，加强考核，提高护理技能；另一方面是利用风险管理模式促进医患人员之间的交流沟通，及时告诉患者及其家属可能会发生的风险问题，以便消除患者的恐惧心理，建立良好的医护关系，减少医患纠纷事件的发生。此外，风险管理模式可以指导护士有效利用警示标示，在最大程度上使患者预知风险，并对护理记录起到规范的作用，尽可能地做到有据可循，提高神经外科整体的护理质量。

那么，在神经外科护理中如何进行护理风险的识别与防范呢？首先，我们来了解一下如何进行护理风险的识别。

一、患者疾病的危险性和复杂性

疾病的发生发展具有复杂性和多变性，这一特点是造成医疗风险的重要因素。神经外科的治疗范围主要为中枢神经系统疾病与创伤等，由于神经系统控制和调节全身的各种功能，一旦受损，临床表现复杂多样，常危及生命；颅脑损伤患者入院时常常是神志不清，生命垂危并处于休克状态，不易测到生命体征，尤其是开放性颅脑损伤患者，全身血迹、污迹，更是难于观察。因此，病情急、变化快、病情观察难度高是神经外科的一大特点；病死率、病残率高，治疗难度大，预后差，患者家属要求高，期望大，一旦面对亲人死亡时，往往心理承受力不足而极易引发纠纷，因而有高风险的特点。

二、关键环节的风险

1. 患者搬运 搬运患者时出血未能控制或有再次出血可能；颅内压增高突发脑疝，如疝出的脑组织直接压迫生命中枢引起急性枕骨大孔疝，出现呼吸循环障碍而危及生命；重型颅脑损伤合并颈椎骨折，搬运不当压迫生命中枢致呼吸停止。

2. 误吸、窒息重型颅脑损伤患者常并发呼吸中枢功能不全，丧失排痰功能，易致误吸。当体位突然改变时，患者因吞咽功能及咳嗽反射减弱甚至消失，胃内食物反流，异物极易进入气道内引起呛咳、窒息；昏迷患者、气管插管或气管切开患者湿化不够、吸痰不及时、痰痂堵塞、呕吐物误吸等都有可能引起窒息。

3. 各种管道 神经外科患者大多施行各种管道引流，且多意识障碍，有些患者清醒期与谵妄期交替出现，加之急性期意识变化快，治疗上不主张过多使用镇静药及约束肢体活动，有暴力倾向患者易发生强行拔管，管道护理风险明显增高。在气管导管、引流管、静脉插管、胃管、导尿管中，以气管导管脱落至体外或自动拔除的风险性最大。气管导管滑脱后，再次插管难度加大，易造成气道损伤，若伤及较大血管引起出血，对患者又是一种沉重的打击，再次插管的后续问题如加重并发症、增加医疗费用等将会给患者带来不便。

4. 患者的识别和交接 神经外科患者大多神志不清或认知、语言、听力障碍，不能对医务人员的指令做出正确认答，难以进行双向查对；患者交接包括手术和转科交接，交接过程中未能对危重患者进行全面、准确的评估。

5. 执行口头医嘱 神经外科抢救患者多，有时医师来不及开书面医嘱。

6. 特殊用药 尼莫地平、硝酸甘油、甘露醇、巴比妥等，如不严格按要求用药和掌握注意事项，不仅达不到治疗效果，还可导致严重的不良反应；缩血管药、高浓度刺激性大的药物渗漏可致局部皮肤组织坏死。

三、重点时段与重点人员的风险

如夜班、节假日等，人力资源不足或思想松懈；轮转护士及新入科护士等缺乏工作经验、专业理论及基础知识，对危重患者的评估能力低下，观察病情不够仔细，不能及时发现危险隐患，缺少对突发事情的应对能力，如脑挫伤的患者突然出现剧烈头痛、烦躁不安、频繁呕吐、冷汗淋漓、嗜睡或意识朦胧，应考虑为脑疝的早期症状，要及时报告医师及时处理，经 CT 检查确诊后及早手术治疗。

四、院内感染风险

危重患者全身免疫力低下，侵入性操作多，消毒隔离设施不合理或医务人员无菌操作观念不强等，造成院内感染；搬运或翻身过程中，各种引流管道液体反流，可造成逆行感染，如颅内感染、泌尿系感染等。

五、护理记录风险

护理记录不及时、不准确、内容不连贯、重点不突出、未体现动态病情变化、医护记录不相符合、涂改记录等。

六、未及时履行风险告知义务

操作时对可能发生的风险告知较少，如危重患者插胃管或吸痰都有导致呼吸骤停的可能；脑器质性疾病患者吞咽反射迟钝；延髓麻痹患者吞咽障碍、咀嚼困难、进食易咳嗽、误吸导致吸入性肺炎等。

七、其他意外事件风险

患者因脑部疾患步行及平衡功能不良、肌无力、癫痫发作时随时跌倒；厕所或浴室缺少扶手、地砖湿滑等不良环境因素也可致患者跌倒；患者意识或认知障碍、躁动坠床；癫痫患者在进食时抽搐发作、脑血管后遗症患者吞咽肌肉运动不协调造成噎食；昏迷、局部感觉迟钝、麻醉未清醒、老年患者等用热水袋保暖时烫伤；用降温冰毯时导致冻伤，低温引起低血压、心律失常等；昏迷、瘫痪、病重、年老体弱等患者长时间卧床或大小便失禁等潮湿刺激而发生压力性损伤。

八、护理风险的防范措施

1. 加强护士风险防范意识　经常组织护理人员参加各级各类风险管理学习班，学习法律法规、医疗纠纷和事故的防范等，对质量监控中发现的高发或高危风险环节和事件进行讨论，对科内发生的差错事件及隐患进行分析、讲评，利用网上风险教育资源进行参考，对媒体报道的相关案例进行警示教育。通过这些活动，开阔视野，提高对风险管理的认识。

2. 加强患者及家属的风险教育　由于疾病的复杂性和个体差异的存在，并不是每个患者每种疾病都能达到治愈，很多治疗手段在治疗疾病的同时也会给机体造成一定程度的伤害，但患者及家属因为医学知识缺乏，常忽视医疗风险的存在，从而造成医患之间的误解，而且有些极为简单或看似微不足道的护理操作都带有风险性，因此要让患者或家属充分认识医学的复杂性和诊疗的风险性，形成风险共担的观念。

3. 建立健全护理风险管理机制

（1）建立风险管理小组，定期召开安全会议，评估、分析科室护理现状，找问题、查隐患，识别现存的和潜在的护理风险问题，明确防范措施，加强风险管理。

（2）完善各种工作制度，建立常见护理风险（患者跌倒、坠床、导管脱落等）和专科紧急情况（脑出血、脑疝等）应急预案及报告程序，进行培训，达到人人掌握。

（3）制订专科护理工作流程，日常工作流程化，关键环节程序化。

（4）实行单病种管理，对科室的前三位病种的救治程序、观察要点、护理措施等进行全面规范。

（5）严格执行交接班制度，规范交接班程序和内容，做好交接记录。

4．提高护士业务技术水平 提高护理人员业务技术水平，保证良好的护理质量是降低护理风险的根本保证。

（1）定期进行基础操作示范、培训、考核，提高护理人员业务技能。

（2）实行操作前评估．操作时根据专业知识与经验，结合患者情况对潜在风险因素做出评估，以便在操作过程中有效地防范与化解风险。

（3）经常性地开展专科培训，为护士提供各种学习机会，提高专业知识和专科技能水平，增强对新业务、新技术、新设备的掌握，减少风险发生。

（4）注重总结经验，对青年护士进行传帮带，使青年护士熟练掌握疾病的观察要点、危重患者抢救技术、各种仪器的使用方法等，在患者病情危急需迅速抢救时，护士能够以娴熟的技术实施急救，以精湛的技术消除患者及家属的紧张情绪，取得他们的信任。

（5）对意识不清、婴幼儿、老年人、语言听力障碍的患者可使用腕带，标记患者的科别、床号、姓名，以便于查对。

（6）完善护理文书记录和加强管理。护理记录是发生护理纠纷时重要的法律文件，护士要从法律的角度及时、客观、连续、动态、准确、完整地书写护理记录，避免不规范的书写，如漏字、涂改不清、前后矛盾，与医师进行有效的沟通，对患者病情的难点、疑点、时间的准确性等取得共识，避免医护记录的不一致，加强检查，做到不合格的病历不出科。

5．减少和防止意外事件发生

（1）窒息 患者呕吐时头偏向一侧，及时清除呕吐物，床边备好吸引器及吸引用物，气管插管及气管切开者要充分湿化气道，防止痰液结痂，翻身时给予叩背，使痰液松动易吸出。

（2）管道滑脱 对于烦躁、不合作、意识恍惚的患者进行适当约束，必要时遵医嘱使用镇静药，妥善固定各种管道，防止管道扭曲、受压、滑脱，操作完毕要检查各导管是否固定在位。

（3）特殊用药尼莫地平、硝酸甘油按用药程序使用，认真交代注意事项；缩血管药、高浓度刺激性大的药物如甘露醇等用药过程中要严密观察，每 $15\sim30$ min 巡视 1 次，经常检查穿刺局部有无皮肤发白、肿胀等，并向患者和家属交代注意事项，药液渗漏时及时处置。

（4）烫伤　评估患者对热刺激的反应，婴幼儿皮肤柔嫩，对热的调节能力差，老年人感觉迟钝，易烫伤，热疗时水温应为 $50℃$ ，使用时注意用毛巾包裹水袋，避免与皮肤直接接触，并及时更换部位，定时进行观察。

（5）冻伤与心律失常　神经外科患者常用冰帽或冰毯降温，患者接触冰块或冰垫处垫软毛巾，每 $30min$ 测生命体征 1 次，肛温不低于 $30℃$ ，每 $10min$ 查看局部皮肤颜色，注意有无发绀、麻木、冻伤，注意心率、心律变化，有无心房纤颤、心室纤颤、房室传导阻滞发生。

（6）坠床、跌倒、外伤　对有坠床隐患的患者要加床挡并检查床挡是否安全牢固，按分级护理要求定时巡视病房，观察病情变化；保持地面干爽，保持足够的照明设备，医疗仪器的电线卷放好，以免松散垂落地上绊倒患者；搬运过程进行危险因素评估，长途运送时尽量安排年资高、经验丰富的护士陪送，以确保途中安全运送；躁动患者可适当给予保护性约束。

（7）压力性损伤　对发生压力性损伤的危险因素进行评估，积极消除诱发因素，工作中做到"六勤"即勤观察、勤翻身、勤按摩、勤擦洗、勤整理、勤更换，避免局部潮湿等不良刺激，避免摩擦力和剪切力的作用，避免局部组织长期受压，对皮肤情况严格交接班。

6. 防止院内感染　认真执行消毒隔离制度，严格遵守无菌技术操作规程和手卫生规范，使用一次性医疗用品如吸痰管、引流管等，防止各种引流管道液体反流造成逆行感染。

总之，护理管理中的风险管理是需要长期进行的临床工作，坚持"以人为本"的原则，对护理工作重点环节进行调整、补充完善，为患者提供满意、安全、舒适、优质的护理服务。风险管理主要分为识别、评估、控制以及评价 4 个阶段。在神经外科护理管理中，寻找风险因素，并给予正确的评估，加强医护人员护理技能、业务、操作规范等的培训，提高护理基础能力，提高职业素养，真诚地为每个患者提供优质的护理服务。

第四节 • 神经外科患者深静脉血栓的预防及护理

深静脉血栓形成（DVT）是血液在深静脉内不正常凝结引起的静脉回流障碍性疾病，多发生于下肢；血栓脱落可引起肺动脉栓塞（PE），两者合称为静脉血栓栓塞症（VTE）。DVT 常导致 PE 和血栓后综合征（PTS），严重者显著影响生活质量甚至导致患者死亡。目前伴随 DVT 诊断技术的不断改进，深静脉血栓发病率呈逐年上升趋势，据文献报道，神经外科手术后患者下肢 DVT 的发病率可高达 $19\%\sim50\%$ ，而且神经外科手术后患者多处于意识障碍状态，患者神志不清，难以及时发现病情，导致诊治延误，严重者甚至可因栓子脱落并发肺、脑栓塞而引起突然死亡。

一、深静脉血栓形成的定义

深静脉血栓形成（DVT）是指血液在深静脉内不正常地凝结、阻塞管腔，导致静脉血液回流障碍。全身主干静脉均可发病，尤其是下肢，又以左下肢多见。若未予及时治疗，将造成慢性深静脉功能不全，影响生活和工作，甚至致残。在急性阶段由于血栓脱落所引发的肺梗死是临床猝死的常见原因之一。

二、神经急重症患者发生深静脉血栓的相关因素

神经外科患者发生 DVT 的危险因素包括开颅手术影响和药物作用。

（一）开颅手术影响

1. 外科手术对血管内皮细胞有损伤，使纤维蛋白溶解减少从而激活了内源性和外源性凝血系统。

2. 颅脑手术过程中脑组织损伤后释放的大量凝血酶原均可使血液处于高凝状态。

3. 术后机体处于应激状态致儿茶酚胺大量分泌导致血管收缩，出现静脉回流障碍。

4. 手术时处于被动体位，且开颅手术普遍时间较长，术后患者卧床时间长，若遗留有神经功能障碍，如昏迷、偏瘫等常造成患者肢体尤其是下肢活动不足，肢体肌肉松弛，易导致下肢静脉回流缓慢，引起下肢血液滞留从而导致 DVT。

（二）药物作用

1. 颅脑手术后患者常需要输注 20％甘露醇脱水降颅压，导致血液浓缩、血黏稠度增加、血流缓慢，从而促使和诱发 DVT；同时甘露醇及静脉高营养液等高渗液体输入对静脉血管内壁有较强的刺激作用，长期使用易导致静脉血栓。

2. 术中麻醉药物和（或）术后镇静药物作用，使下肢肌肉收缩功能障碍，导致周围静脉扩张，静脉血流速度减慢。

3. 部分患者术后使用止血药物，从而促进血液的高凝状态。

4. 术后由于治疗需要，需留置静脉通路，输液结束后未正确进行正压封管，使导管内形成血凝块，血凝块随着输入液体进入血管腔内会导致 DVT。

三、病因

（1）静脉壁损伤　静脉内膜为一层扁平的内皮细胞，内皮细胞表面有一层含有糖蛋白、肝素等成分的覆盖物，具有良好的抗凝作用，并能防止血小板的黏附；当静脉壁损伤后所发生的各种改变，都可引起局部血小板黏附、聚集、纤维蛋白及血细胞沉积，最终形成血栓。神经外科手术多采用深静脉置管造成血管壁损伤，进而启动内源性凝血途径，与形成血栓有关。

（2）血流缓慢　血液在正常流向和正常流速时，血液中的有形成分红细胞、白细胞及血小板，在血流的中轴流动，被一层血浆带与血管壁隔开，不易形成血栓。

当在某些情况下，导致血液流速缓慢或产生涡流时，血小板靠近血管壁后，增加了与血管内膜接触的机会，血小板就有可能沉积黏附在血管内膜上，构成血栓形成的核心。如长期卧床，外伤或骨折，较大的手术，妊娠，分娩，长途乘车或飞机久坐不动，或长时间的静坐及下蹲等可使血流缓慢，淤滞。神经外科术后患者常伴有意识障碍或肢体瘫痪等，需长期卧床休息，这就减弱了下肢肌肉的泵功能，引起静脉血流减慢。

（3）血液高凝状态　血液组成成分改变，血液处于高凝状态，是静脉血栓形成的重要因素。如创伤、手术后、大面积烧伤、妊娠、产后等均可使血小板增高、黏附性增强。神经外科术后为止血和降低颅内压所采用的止血剂与脱水剂，可造成机体大量失水、血液浓缩和凝固性增加，容易引起 DVT 的产生。

四、临床表现

（一）主要表现

DVT 患者相当一部分并无症状，当血栓导致血管壁及其周围组织炎症反应，以及血栓堵塞静脉腔，造成静脉血液回流障碍后，可有不同的临床表现。

1. 疼痛　为最早出现的症状，多出现在小腿腓肠肌、大腿或腹股沟等部位。大多数患者自觉疼痛呈痉挛或紧张感，活动后加剧。卧床休息或抬高患肢可减轻。一般情况下疼痛出现后逐渐加重，并持续数天。血栓位于小腿肌肉静脉丛时，直腿伸踝试验（Homans 征）和压迫腓肠肌试验（Neuhof 征）呈阳性。

2. 肿胀　下肢肿胀为最主要的表现，除少数因下腔静脉血栓形成而表现为双下肢肿胀外，绝大多数为单侧下肢肿胀。如果血栓位于下肢主干静脉，可迅速引起静脉回流障碍，导致患肢肿胀。病变多发于腓肠肌静脉丛或髂-股静脉，除部分血栓可溶解或局限于发病部位外，其余血栓可能向近、远端蔓延累及整个深静脉主干而表现为整个下肢的剧烈肿胀。

3. 股白肿、股青肿　股白肿为较严重的临床表现，为全下肢明显肿胀、剧痛，股三角区、腘窝、小腿后方均有压痛，皮肤苍白，伴体温升高和心率加快。股青肿是下肢 DVT 最严重的情况，由于髂-股静脉及其侧支全部被血栓堵塞，静脉回流严重受阻，组织张力极高，导致下肢动脉痉挛，肢体缺血；临床表现为患肢剧痛，皮肤发亮呈青紫色、皮温低伴有水疱，足背动脉搏动消失，全身反应强烈，体温升高；如不及时处理，可发生休克和静脉性坏疽。

4. 浅静脉曲张　是浅静脉血栓形成后的激发代偿反应。

5. 全身反应　静脉血栓形成后均会引起不同程度的全身反应，如体温升高，心率增快，白细胞计数增高等。体温一般不超过 38.0℃，有些起病急促，疼痛剧烈，数小时内整个患肢出现肿胀，体温降低，发绀，足背动脉搏动减弱或消失。肿胀肢体可导致有效循环血量的丢失，严重时可导致休克。

6. 其他 静脉血栓一旦脱落，可随血流进入并堵塞肺动脉，引起 PE 的临床表现。DVT 慢性期可发生 PTS。主要症状是下肢肿胀、疼痛（严重程度随时间的延长而变化），体征包括下肢水肿、色素沉着、湿疹、静脉曲张，严重者出现足靴区的脂性硬皮病和溃疡。PTS 发生率为 20%～50%。

（二）肺栓塞的临床表现

1. 呼吸困难及气促 多于栓塞后即刻出现，尤在活动后出现，是肺栓塞最重要也是最常见的临床症状。

2. 胸痛 肺栓塞所致胸痛可分为胸膜炎性胸痛和心绞痛样胸痛。当栓塞部位靠近胸膜时，由于胸膜的炎症反应可导致胸膜炎性胸痛，发生率 40%～70%，呼吸运动可加重胸痛。心绞痛的发病率仅为 4%～12%，由于冠状动脉血流减少、低氧血症和心肌耗氧量增加所致，不受呼吸运动影响。

3. 晕厥 晕厥可以是肺栓塞的唯一首发症状，发生率为 11%～20%。主要表现为突然发作的一过性意识丧失，多合并有呼吸困难和气促表现。

4. 烦躁不安、惊恐和濒死感 发生率约为 55%，是肺栓塞的常见症状。上述症状的轻重差异很大，主要由严重的呼吸困难和（或）剧烈胸痛引起病情的严重程度不同所致。当出现极度惊恐、焦虑时，往往提示栓塞面积较大，预后差。

5. 咯血 肺栓塞患者中，有咯血症状者仅占 11%～30%。咯血量一般不多，多于栓塞后 24h 左右出现，早期为鲜红色，数日后可变为暗红色。大咯血较少见。急性肺栓塞时咯血主要反映局部肺泡血性渗出，并不意味着病情严重。当呼吸困难、胸痛和咯血同时出现时称为"肺梗死三联征"。

6. 咳嗽 发生率为 20%～37%。可于栓塞后很快出现，多为干咳或伴有少量白痰。当继发感染时，可出现脓痰。也可伴有喘息症状。

五、辅助检查

1. 血浆 D-二聚体测定 D-二聚体是反映凝血激活及继发性纤溶的特异性分子标志物，诊断急性 DVT 的灵敏度较高（>99%），>500μg/L（ELISA 法）有重要参考价值。可用于急性 VTE 的筛查、特殊情况下 DVT 的诊断、疗效评估、VTE 复发的危险程度评估。

2. 多普勒超声检查 灵敏度、准确性均较高，是 DVT 诊断的首选方法，适用于对患者的筛查和监测。在超声检查前，按照 DVT 诊断的临床特征评分，可将患有 DVT 的临床可能性分为高、中、低度。如连续两次超声检查均为阴性，对于低度可能的患者可以排除诊断，对于高、中度可能的患者，建议行血管造影等影像学检查。

3. 螺旋 CT 静脉成像 准确性较高，可同时检查腹部、盆腔和下肢深静脉情况。

4. 磁共振静脉成像 能准确显示髂、股、腘静脉血栓，但不能满意地显示小腿静脉血栓。无需使用对比剂。

5. 静脉造影 准确性高，不仅可以有效判断有无血栓及血栓部位、范围、形成时间和侧支循环情况，而且常被用来鉴定其他方法的诊断价值。是诊断 DVT 的金标准。

6. 电阻抗体积描记检查 对有症状的近端 DVT 具有很高的敏感性和特异性。且操作简单，费用较低。但对无症状 DVT 的敏感性差，阳性率低。

7. 放射性核素血管扫描检查 利用核素在下肢深静脉血流或血块中浓度增加，通过扫描而显像，对 DVT 诊断是有价值的无创检查。

六、处理原则

1. 卧床休息和抬高患肢 腿部抬高和初期卧床休息可缓解伴有急性腿部肿胀的深静脉血栓患者的疼痛。深静脉血栓患者穿戴弹力袜可改善疼痛和肿胀，长期穿戴可能会抑制血栓增长并减少血栓后综合征。

2. 抗凝疗法 这是深静脉血栓形成现代最主要的治疗方法之一，正确地使用抗凝剂可降低肺栓塞并发率和深静脉血栓形成的后遗症。其作用在于防止已形成的血栓继续滋长和其他部位新血栓的形成，并促使静脉血栓较迅速地再管化。一般急性期使用肝素或低分子肝素，过渡到口服抗凝药物，如华法林，由于华法林与药物或食物相关作用复杂，个体剂量差异大，有出血风险，需要监测，近年来，研制出许多新型口服抗凝药物，如利伐沙班等。利伐沙班极少受药物或食物影响，一般无需检测，使用方便。

3. 溶栓治疗 包括系统溶栓和导管接触性溶栓，使用的药物多是尿激酶等。系统溶栓经静脉全身溶栓，通过浅静脉进行全身给药，使药物随血液循环在体内均匀分布，达到溶栓目的。介入溶栓多指保留导管接触性溶栓又称经导管接触性溶栓，经近端深静脉置管逆行插入肢体远端深静脉，先利用导丝和导管对血管腔内的物理性开通部分解除流出道梗阻，再通过置入溶栓导管使药物与血栓直接接触，将急性期疏松新鲜的血栓溶解，及时恢复通畅主干静脉。有学者认为，导管溶栓治疗髂-股静脉血栓比单纯抗凝可改善生活质量。

4. 深静脉血栓的长期治疗 深静脉血栓抗凝治疗持续时间仍有争议，长期抗凝有助于减少深静脉血栓的复发以及血栓后综合征。对于特发性深静脉血栓，建议抗凝时间需持续 6～12 个月，而对于有两次深静脉血栓病史的患者，应终生抗凝治疗。

七、深静脉血栓的预防

（一）基础预防

1. 下肢运动锻炼 手术后除协助、督促卧床患者定时翻身外，尽早下床活动，不能下床活动者，每日可做足背屈伸运动数十次，每次 3～5min，或由专人帮助患者进行由踝关节起自下而上做比目鱼肌、腓肠肌挤压运动，10～12 次/h，不少于 3 次/d，配合做深呼吸锻炼，可加速下肢静脉回流。

2. 减少对血管内膜的损伤　避免在同一静脉进行多次穿刺，穿刺部位如出现炎性反应，应立即重新建立静脉通道；提高穿刺技术；如需反复多次穿刺抽血，可留置套管针。

3. 及时补充血容量、纠正脱水、改善血液的黏滞性。

4. 绝对戒烟酒，注意患肢保暖，防止冷刺激引起静脉痉挛、血流淤积。

（二）物理预防

物理预防包括梯度压力袜（弹力袜）和间歇式充气加压装置的应用。

1. 梯度压力袜是通过增加下肢的压力来促进下肢血液循环及淋巴回流以改善局部供氧，可降低静脉扩张，增加血流速度，缓解血液淤滞，增加瓣膜功能，从而减少血栓形成的机会。

梯度压力袜使用的注意事项：

（1）测量腿部尺寸，正确选择尺寸以确保最大预防效果。

（2）穿戴时将患者脚跟对准抗血栓压力带后跟标识处，袜跟对准脚跟，保证各个部位的压力准确。

（3）穿戴平整，不能有褶皱，不能用力过度拉长袜子，否则会影响效果及增加器械相关性压力性损伤的发生。

（4）每日擦澡或洗澡时，脱下袜子以观察皮肤状况，操作完毕后立即穿戴，每次停止使用尽量不超过 30min。

（5）每 2～3 日用 40～60℃水清洗，自然晾干，不可用含氯的洗涤剂清洗，不可拧干，以防损坏梯度压力。ICU 患者建议备 2 双，长期穿戴者，建议 15 天更换，穿戴及清洗时不得留长指甲。

（6）严格交接班，观察袜子穿戴是否正确、尺寸是否合适、是否污染，有无器械相关性压力性损伤的迹象，对于活动明显减弱、皮肤状况差或任何感觉缺失的情况，需要每天检查皮肤 2～3 次，尤其是足跟以及骨隆突的部位。如出现异常及时报告医师并根据情况处理。

（7）梯度压力袜使用的禁忌证　①充血性心力衰竭（心功能Ⅲ级、Ⅳ级）的患者；②血管严重动脉硬化闭塞或其他缺血性血管病以及下肢严重畸形患者；③下肢局部皮肤条件差（如严重的皮炎、坏疽、未控制的感染或近期有皮瓣移植）的患者。

2. 间歇式充气加压装置具有保证血液单向流动，提高血流速度，有效清除静脉瓣后血液淤积，避免静脉瓣受损，确保血液流速稳定在一个较高的水平，达到增强血液循环，有效减少 DVT 及肺栓塞（PE）的发生率。

间歇式充气加压装置使用注意事项：①在使用充气加压腿套前要先进行临床检

查，需要进行无创静脉检查，已发生 DVT 的患者，不能使用。②操作前应检查用物，确保用物齐全，仪器设备性能完好。③评估患者腿围长度，选择合适型号的腿套。④尽量选用一次性腿套，专物专用，采用复用型腿套时，要在腿上套一次性套筒或裹一次性中单，用后严格消毒，严防交叉感染的发生。⑤妥善固定引流管，以防脱出；对于腿长型腿套，膝关节部位应暴露在腿套之外，连接管位于肢体上方，没有扭曲、打折的现象，腿套的松紧度以伸进两指为宜。⑥当气压不足时可能是护套软管连接不良、护套漏气、压力低，要及时检查软管系统和护套，如有损坏立即更换护套。⑦当气压过低时可能是软管打结，软管没有连接气泵，及时检查软管扭曲打结处，将软管与气泵连接，关掉气泵开关，重新启动。⑧应认真阅读间歇式充气加压装置说明书，不同厂家、不同型号的装置，使用时间不一致。对于非手术患者，一旦确诊有发生 DVT 的危险应立即使用。⑨做好皮肤护理，观察局部血液循环，避免血液流通不畅。连续使用时，每天至少 1 次取下腿套检查皮肤的一般情况。⑩当没有气压输出时，应停止使用，立即报送维修。

（三）药物预防

多个指南建议对大多数神经外科患者进行机械预防而不是药物预防。抗凝药物包括口服抗凝药（利伐沙班、华法林等）和注射类抗凝药物（普通肝素、低分子肝素）。

1. 口服抗凝药物　利伐沙班的剂量需根据患者的肝肾功能、年龄、体重来进行调整。

2. 非口服抗凝药物　低分子肝素不需要常规进行抗凝监测，剂量调整的依据为患者的体重和肝肾功能。

低分子肝素皮下注射的适应证与禁忌证。

（1）适应证　腹壁皮肤完整，无明显出血史的患者。

（2）禁忌证　①注射部位有炎症、肿瘤、外伤的患者；②血友病患者，有严重出、凝血倾向，血小板或凝血因子明显减少或用肝素、双香豆素等进行抗凝治疗的患者；③处于破伤风发作期、狂犬病痉挛期的患者；④癫痫抽搐、不能合作的患者也相对禁忌，必要时可以予以镇静。

低分子肝素皮下注射的实施要点：①评估患者整个腹壁皮肤及其他部位皮肤有无皮下出血、淤青、硬结、感染等，咨询患者用药史，有无出血史等，查看血常规、出凝血时间等化验结果；②告知患者药物的作用、注意事项及配合要点；③注射前按摩注射部位 2min；④注射时采取平卧位、双下肢弯曲，以保持腹壁完全放松；⑤注射部位，以肚脐为中心点做一条水平线和垂直线，将腹壁分为左上、左下、右上、右下四个象限，在肚脐到腹外缘直线分为 3 份和 2 份，在连线二分之一和外三分之一处上下 5cm 处，按顺时针方向轮流注射；⑥注射药物时排气剩余 0.1mL，注射前将药物垂直使注射器内 0.1mL 气体上升至注射器底部，使注射器内不残余药物；⑦注射方法：将注射部位皮肤捏起皱褶，在皱褶的最高点 90° 进针注射，注射时一直捏起皮肤直至注射完成，进针后推药时间约 30s，注射后停留 10s 再拔针，拔针后垂直按压，不揉搓。

低分子肝素皮下注射的注意事项：穿刺点有出血时，立即予以局部按压，局部肿胀者予冰敷或硫酸镁湿敷，皮下稍有青紫者加强观察，再次注射时避开青紫处。出血面积较大者，立即报告医师，遵医嘱暂停注射。

（四）PICC 相关性血栓的预防及护理

神经外科重症患者因气管切开、病程长及输注脱水、营养、血管活性药等高渗、刺激性强的药物，留置 PICC 的患者较多，PICC 发生血栓的风险较外周静脉高，因此要高度重视 PICC 相关性血栓的预防及护理。

1. 置管前评估　操作者应全面了解患者病情，详细评估，对容易发生血栓的患者应慎重留置 PICC，严格掌握适应证和禁忌证。偏瘫患者应选择健侧置管，防止因血液黏稠度高、血流缓慢导致循环障碍形成血栓。其次，操作者应根据患者的血管条件及经济条件选择适宜的器材，尽量使用材质柔软、小型号的导管，并根据个体差异选择不同长度，使导管尖端位于管径粗大且血流丰富的上腔静脉。

2. 减少对血管内膜的损伤　尽量选择右侧贵要静脉。同时，操作者应具备熟练的置管技术，避免反复多次静脉穿刺，以免损伤血管内膜。尽可能冲净无菌手套上的滑石粉，避免粘到管壁上带入血管中，最好选用无滑石粉型手套。

3. 正确的封管方法　对预防血栓的形成具有重要作用。在 PICC 置入后，体表创面被血浆、组织蛋白包裹，导管周围形成纤维蛋白鞘，纤维蛋白在导管内壁沉积，细菌可以附着其上，并迅速被生物膜包裹，免受机体吞噬，从而形成血栓。应选用 10mL 以上的注射器，采用脉冲式冲管，使封管液在导管内形成小漩涡，有利于将导管内的残留药物冲洗干净。采用正压封管确保管内全是封管液，而不是药液或血液。应严格掌握封管技术，以减少 PICC 相关性血栓的发生。

4. 药物预防　恶性肿瘤患者无出血倾向者可给予阿司匹林、丹参服用，小剂量华法林可以使 PICC 相关性血栓的发生率从 38% 降低到 10%。有研究显示，在常规肝素液封管的基础上联合使用小剂量尿激酶封管，能有效预防脑血管病患者 PICC 相关性血栓的形成。

5. PICC 置管后对患者的指导　嘱患者置管侧肢体适度活动，避免置管侧肢体做过度外展、旋转运动，以免导管随肢体运动增加对血管内壁的机械刺激。在输液及睡眠时避免长时间压迫置管侧肢体，以致血液流动缓慢。在置管侧肢体出现酸胀、疼痛等不适感觉时应及时报告，根据医嘱处理。

6. 拔管时，先回抽血 2mL。目的是抽出导管内或导管末端可能有的血栓，防止拔管后栓塞。

八、护理

深静脉血栓形成急性期表现为肢体突发肿胀、胀痛、肤色改变、活动受限，重者肢端动脉搏动减弱甚至消失，肢体重度肿胀、青紫，甚至发展到肢体坏死。血栓脱落可导致致死性肺栓塞（PE）。后期常遗留有深静脉血栓形成后综合征（PTS），严重影响患者生活质量。因此深静脉血栓形成后的基础护理目标为减轻肢体肿胀、预防血栓脱落。

（一）护理评估

1. 评估患者深静脉血栓形成的因素　有无长期卧床，长途乘车或乘飞机久坐不动，或长时间的静坐及下蹲；有无外伤或骨折，较大的手术史；是否在妊娠期；是否静脉内注射各种刺激性溶液和高渗溶液等。

2. 评估患者年龄　是否高龄，年龄与深静脉血栓形成成正比。

3. 评估辅助检查结果　评估患者血浆 D-二聚体测定的结果，是否＞500μg/L；评估超声检查的结果，是否证实有血栓的存在；注意血栓的位置、大小以及是否机化，未机化的血栓易脱落。

4. 评估患者患肢情况　评估患者患肢有无肿胀、静脉曲张、发绀、股青肿或股白肿，有无 Homans 征或 Neuhof 征阳性。

5. 评估患者全身情况　评估患者是否急性起病，有无体温升高，心率增快，白细胞计数增高等。

6. 评估术前情况　手术患者相关资料，尤其是年龄、手术史、深静脉曲张史、凝血功能、营养状况等。

7. 评估术后情况　评估手术时间、采取预防深静脉血栓措施的效果、有无不良反应等。

8. 使用 VTE 风险评估工具 Caprini 深静脉血栓风险评估表（附录4）　结合患者实际情况进行客观评估，患者入院 8h 内、手术后、病情变化时、出院前、出院后进行评估，根据评估结果采取不同的预防措施并指导患者。

（二）护理诊断/护理问题

1. 潜在并发症（出血，肺栓塞）。

2. 疼痛　与血栓形成有关。

3. 有皮肤完整性受损的危险　与卧床休息有关。

4. 如厕自理缺陷　与卧床休息有关。

5. 焦虑。

（三）护理措施

1. 一般护理

（1）环境　病室安静、整洁、减少不良刺激，使患者保持良好的精神状态，有利于气血运行及疾病的康复。

（2）营养　饮食宜清淡，应选择高维生素、高蛋白、高纤维、低胆固醇、低脂肪、低盐、低糖食品，如新鲜蔬菜、水果等富含维生素 C 的食物，多饮水，可适当饮茶，茶叶有一定的抑制血小板聚集的作用；保持大便通畅，减少用力排便而致腹压增高，影响下肢静脉回流，甚至引起血栓脱落诱发肺栓塞；意识障碍及不能进食的患者，尽早进行营养治疗，保障出入液量的平衡。

（3）出血　为防止出血，减少穿刺次数，穿刺后静脉局部加强压迫 5min，动脉穿刺后压迫 10～15min。

（4）戒烟　说服患者严格戒烟，烟草中的尼古丁可使血管强烈收缩，指趾皮温降低 2.5～3.5℃。

（5）患肢　注意患肢温度、皮温及肿胀程度。急性期每日测量并记录患肢不同平面的周径，并与前日记录和健侧周径相比较，以判断治疗效果。禁忌按摩和剧烈活动，注意保暖，禁止冷敷和热敷。如患肢高度肿胀、皮肤苍白或呈暗紫色、皮温降低、足背动脉搏动消失，说明有发生股青肿或股白肿的可能，应立即通知医师紧急处理。

（6）体位　急性期患者应绝对卧床 10～14 天，患肢抬高，高于心脏水平 20～30cm，待血栓机化黏附于静脉内壁，以防栓子脱落引起肺栓塞。膝关节屈曲 15°，使髂-股静脉呈松弛不受压状态，并可缓解腘静脉牵拉。避免膝下垫枕，以免影响小腿静脉回流。

2. 药物护理

（1）使用抗凝药物前应测定出凝血时间；使用抗凝剂后，注意有无出血倾向。

（2）溶栓药物的化学性质大多不稳定，制作均为干燥结晶体，溶解后于常温状态下很容易失去活性，因此应选用新鲜溶液，现用现配。神经外科静脉溶栓的禁忌证如下。①颅内出血（包括脑实质出血、脑室内出血、蛛网膜下腔出血、硬膜下/外血肿等）。②既往颅内出血史。③近 3 个月有严重颅外伤史或脑卒中史。④颅内肿瘤、巨大颅内动脉瘤。⑤近期（3 个月）有颅内或椎管内手术。⑥近 2 周有大型外科手术。⑦近 3 周内有胃肠或泌尿系统出血，内脏活动性出血.

（3）穿刺患肢浅静脉，用弹力绷带加压包扎阻断浅静脉血流后，用输液泵持续滴注溶栓药物，可使溶栓剂流经血栓表面，效果更好。

3. 出血的观察　用药前了解患者有无出血性疾病，用药后观察有无临床出血倾向或出血发生，观察有无牙龈出血、鼻出血、伤口渗血或血肿、泌尿道或消化道出血，要特别注意有无头痛、呕吐、意识障碍、肢体瘫痪麻木等颅内出血迹象，对老年人及儿童，即使凝血指标正常，也应密切观察患者神志、瞳孔、血压及四肢活动等情况，一旦出现头痛、呕吐、血压突然升高或意识障碍，应立即通知医师及时处理。

4. 心理护理　深静脉血栓患者易出现紧张、恐慌、痛苦、焦虑等不良心理活动，这种不良心理，不利于疾病治疗和康复，要安慰患者和家属。

5. 肺栓塞的观察与护理

（1）观察　①呼吸困难：是肺栓塞最常见的症状，尤以活动后明显，常于大便后、上楼梯时出现，静息时缓解。②胸痛：突然发生，多与呼吸有关，咳嗽时加重。③咯血：是提示肺梗死的症状，多在梗死后 24h 内发生，量不多，鲜红色，数天后可变成暗红色。④惊恐：原因不清，可能与胸痛或低氧血症有关。⑤咳嗽：多为干咳，或有少量白痰，也可伴有喘息。⑥晕厥：较小的肺栓塞虽也可因一过性脑循环障碍引起头晕，但晕厥的最主要原因是由大块肺栓塞（堵塞血管 50％ 以上）所引起的脑供血不足。⑦腹痛：肺栓塞有时有腹痛发作，可能与膈肌受刺激或肠缺血有关。

（2）护理　①休息：绝对卧床休息 1～2 周，避免血栓脱落。②循环：迅速建立 2 条以上的静脉通路，1 条用于反复抽取各种血标本，另外 1 条用于输注各种抢救药物。③监测：持续多参数仪监测，密切注意血氧饱和度变化。④呼吸支持：患者出现呼吸困难立即吸氧，必要时建立人工气道，呼吸机辅助呼吸。⑤遵医嘱给予镇静、镇痛药物治疗：多数肺栓塞患者都会出现胸痛，多突然发生，并伴有气急，咳嗽时疼痛加重，一般为胸膜性疼痛，是肺梗死刺激胸膜引起。肺栓塞还可引起冠状动脉痉挛，右心急性缺血，从而引起胸骨后剧烈的疼痛，并向肩和胸部放射，酷似心绞痛发作。⑥给予心理支持：肺栓塞的患者很大程度上出现不同程度的焦虑、抑郁等负面情绪，因此，给予患者必要的心理护理尤为重要。

6. DVT 患肢的护理

（1）体位护理。发病后 5～7 日内应绝对卧床休息，上半身抬高 15°，下肢抬高 20°～30°，膝关节屈曲 15°，这种体位能使髂-股静脉成松弛不受压状态。严禁按摩，以免造成血栓脱落，发生 PE 危及生命。

（2）严禁冷、热敷，因冷敷可减少组织代谢，同时会引起血管收缩，不利于解除痉挛和建立静脉的侧支循环；而热敷会促进组织代谢，增加耗氧量，且栓塞后患肢感觉迟钝，易造成皮肤烫伤。

（3）每日可做足背屈伸运动数十次，每次 3～5min。

（4）观察患肢皮肤的温度、颜色、肿胀程度和足前动脉搏动情况。腿围测量方法是于治疗开始后每日定时、定部位测量双下肢周径。小腿测量的位置为胫骨结节下 10cm 处，大腿测量的位置是髌骨上 10cm 处。

（5）患肢血液循环障碍，局部压迫易引起缺血、缺氧，要加强基础护理保持床单位平整、干燥、无皱褶及渣屑，保持皮肤清洁，每 2h 给予患者翻身，防止压力性损伤的发生。

（四）健康宣教

1. 梯度压力袜的使用　急性期过后，开始下床活动时，需穿戴梯度压力袜或使用弹力绷带，通过将外部压力作用于静脉管壁来增加血液流速和促进血液回流，及维持最低限度的静脉压，有利于肢体肿胀的消退。应注意，包扎弹力绷带或穿戴梯度压力袜应在每天早晨起床前进行，若患者已起床，则应嘱其重新卧床，抬高肢体 10min，使静脉血排空，然后再包扎。梯度压力袜大小必须适合患者腿部周径。

包扎弹力绷带应从肢体远端开始，逐渐向上缠绕，注意松紧度，平卧休息时解除。应用期间应注意肢端皮肤色泽及患肢肿胀情况。

2. 卧床期间定时进行下肢肢体的主动活动或被动活动，护士进行指导监督并检查患者的活动情况。定时更换体位，1~2h/次，膝下垫枕，避免过度屈髋，鼓励患者进行深呼吸及咳嗽，各种术后应慎用止血药物，应鼓励长期卧床的患者做足背屈活动，必要时对小腿进行按摩，使小腿肌肉被动收缩，防止静脉血栓形成。需长期输液或经静脉给药者，避免在同一部位、同一静脉处反复穿刺，尤其是使用刺激性药物更要谨慎。

3. 尽早下床活动是预防下肢深静脉血栓形成的最有效措施。

4. 低脂饮食，宜清淡，忌辛辣刺激、肥腻之品，多食纤维素丰富食物，必要时用开塞露、芦荟胶囊等，避免因排便困难引起腹压增高，影响静脉回流。

（五）出院指导

出院前应给予患者相关指导和医嘱。

1. 饮食　保证每日所需水量的摄入，降低血液黏稠度。

2. 运动指导　腓肠肌伸缩和大腿肌内训练、踝泵运动。

3. 生活指导　不宜久坐、久站，当患者肢体肿胀不适及时卧床休息，并抬高患肢高于心脏水平 20~30cm。

4. 行为指导　养成良好的作息习惯，禁止吸烟。出院后应使用压力抗栓袜 6 个月以上，晚上睡觉应脱下压力抗栓袜。

5. 用药指导　严格遵医嘱（用法与用量）口服抗凝药物。用药期间观察大小便颜色、皮肤黏膜情况，使用软毛刷刷牙，避免碰撞及摔跌。口服华法林时定期检查血常规及出凝血时间。

6. 复查　出院后 3 个月、6 个月到门诊复查。若下肢出现肿胀，平卧或抬高患肢后无明显消退时应及时就诊。

第五节 · 神经外科患者压力性损伤的预防及护理

压力性损伤是临床护理工作中的常见问题，是住院患者常见的并发症，同时也是一个全球性的问题，发达国家很早就将压力性损伤的预防和控制上升为国家层面的重要医疗质量管理目标。

美国国家压疮咨询委员会（NPUAP）2016 年 4 月 13 日公布了一项术语更改声明：将"压力性溃疡"更改为"压力性损伤"（PI），"压力性损伤"更能准确地描述完整和溃烂的皮肤损伤，并且更新了压力性损伤的分期系统。

NPUAP 最新版本对 PI 进行了修改：除压疮术语发生变化，新的分期系统中，采用阿拉伯数字（1，2，3，）替代了罗马数字（Ⅰ，Ⅱ，Ⅲ）；并将"可疑深部组织损伤"中的"可疑"一词去除；将医疗器械相关性压力性损伤以及黏膜压力性损伤纳入"压力性损伤"的范畴。

最新的"压力性损伤"分期系统包括了以下定义：是皮肤和（或）潜在皮下软组织的局限性损伤，通常是发生在骨隆突处或与医疗或其他医疗设备有关的损伤。表现为局部组织受损但表皮完整或开放性溃疡并可能伴有疼痛。剧烈和（或）持续存在的压力或压力联合剪切力可导致压力性损伤出现。皮下软组织对压力和剪切力的耐受性可能受微环境、营养灌注、合并症和软组织情况的影响。

一、临床表现

（一）易发部位

多发生于无肌肉包裹或肌肉层较薄、缺乏脂肪组织保护又经常受压的骨隆突处。

1. 仰卧位好发于枕骨粗隆、肩胛部、肘、脊椎体隆突处、骶尾部、足跟。

2. 侧卧位好发于耳部、肩峰、肘部、肋骨、髋部，膝关节的内、外侧及内、外踝。

3. 俯卧位好发于耳、颊部、肩部、女性乳房、男性生殖器、髂嵴、膝部、脚趾。

（二）临床分期

国际 NPUAP/EPUAP 压疮分级系统将压力性损伤分为以下 6 期。

1. 1 期：指压不变白的红斑，皮肤完整。通常在骨突出部位有局部指压不变白的红肿，且皮肤完整。肤色深的可没有明显的压红，但颜色可能与周围皮肤不同。与邻近组织相比，该部位可能有疼痛，发硬，柔软，发凉或发热。此分期可能对于肤色深的个体压力性损伤诊断有困难，但可归为高危人群。

2. 2 期：部分皮层缺失，伴真皮层暴露。部分皮层缺失表现为浅表的开放性溃疡，创面呈粉红色，无腐肉。也可表现为完整的或开放/破损的浆液性水疱。外观呈透亮或干燥的浅表溃疡，无腐肉及瘀伤。皮肤撕裂，医用胶带所致损伤，会阴部皮炎，浸渍糜烂或表皮脱落不应使用 2 期来描述。瘀伤表明疑似有深部组织损伤。

3. 3 期：全皮肤层缺损。全层皮肤缺失。可见皮下脂肪，但骨、肌腱、肌肉并未外露。可有腐肉，但并未掩盖组织缺失的深度。可出现窦道和潜行。3 期压力性损伤的深度依解剖学位置而不同。鼻梁、耳朵、枕骨部和踝骨部没有皮下组织，这些部位发生 3 期压力性损伤可呈浅表状。相反，脂肪多的区域可以发展成非常深的 3 期压力性损伤。骨骼和肌腱不可见或无法直接触及。

4. 4 期：全皮层和组织缺失。全皮层缺损，伴有骨骼、肌腱或肌肉的暴露。伤口床可能会部分覆盖腐肉或焦痂，常常会有潜行和窦道。4 期压力性损伤的深度取决于其解剖位置。鼻梁、耳、枕部和踝部没有皮下组织，因此 4 期溃疡会比较浅表。4 期压力性损伤可深及肌肉和（或）支撑组织（如：筋膜、肌腱或关节囊），有时伴有骨髓炎。暴露的骨骼或肌肉肉眼可见，或通过触诊可及。

5. 深部组织压力性损伤期。由于压力和（或）剪切力造成皮下软组织受损，在完整皮肤上出现局部紫色或黑紫色，或形成充血性水疱。与邻近组织相比，该区域的组织可先出现疼痛、硬肿、糜烂、松软、较冷或较热。深部组织损伤在肤色深的个体比较难诊断。此期也包括在黑色创面上形成的水疱，可能会发展为被一层薄的焦痂覆盖；即便接受最佳治疗，也可能会快速发展成为深组织的破溃。

6. 不可分期：掩盖了全层皮肤和组织缺损的程度。缺损涉及组织全层，但溃疡的实际深度完全被创面的坏死组织（黄色、棕褐色、灰色、绿色或棕色）和（或）焦痂（棕褐色、棕色或黑色）所掩盖。无法确定其实际深度，除非彻底清除坏死组织和（或）焦痂以暴露出创面底部。这种情况可能属于 3 期或者 4 期。足跟部固定的焦痂（干燥、附着紧密、完整且无红肿或波动性）相当于"机体天然的（生物的）遮盖物"，不应被清除。

二、神经外科压力性损伤的高危人群

因为神经外科患者病情相对较重，手术难度大，病程长，病情反复，术后并发症多，卧床时间久的特点，从而神经外科是压力性损伤的高危重点科室。除共性压力性损伤高危风险人群外，另还包括以下多种专科高危风险人群。

1. 意识障碍（脑外伤、硬膜下血肿等）且长期卧床的患者。

2. 四肢感觉障碍（椎管肿瘤、脑卒中、偏瘫、颅内肿瘤侵犯运动功能区等），不能自主活动的患者。

3. 年老体弱，营养障碍（消瘦、糖尿病、长期放化疗、脑转移癌等）的患者。

4. 皮肤过度潮湿（重型颅脑损伤、大小便失禁、出汗）的患者。

5. 手术后 3 天内或治疗期间（动脉瘤、DSA、经鼻蝶手术等）需要绝对卧床的患者。

6. 术后伤口（头皮下积液等）需要长期加压包扎的患者。

7. 外伤后骨折（脑外伤伴全身多发伤等）需制动的患者。

8. 使用镇静药（额颞叶肿瘤术后有精神症状）、镇痛药（脊柱脊髓疾病神经压迫性疼痛）的患者。

9. 中枢性高热的患者。

10. 长期留置胃管（听神经瘤导致吞咽功能障碍、反复呕吐无法进食）、行气管切开（病情危重）的患者。

三、压力性损伤的预防与护理

（一）压力性损伤的风险评估

由于压力性损伤的形成对患者个人和医疗服务资源都造成了负担和影响，所以可以接受的做法应该是对患者个人进行风险评估，目的是找出存在潜在风险的患者，从而制订并执行个体化预防措施。

1. 风险评估工具　使用风险评估工具时，选择的工具应该适用于该人群，是有效而可靠的。

（1）使用 Braden、Norton、Waterlow 量表可以提高压力性损伤预防措施的强度和有效性。

（2）与其他量表相比，Braden 量表能提供较均衡的敏感性和特异性，是一种较好的风险预测工具。采用 Braden 压力性损伤危险评估量表（附录 2）进行成人压力性损伤风险评估，儿童采用 Braden-Q 儿童风险评估量表（表 17-1）。

表 17-1　Braden-Q 儿童风险评估量表

项目	分值/分			
	1	2	3	4
移动能力	完全不能	非常受限	轻度受限	不受限
活动能力	卧床不起	局限椅上	扶助行走	活动自然
感觉	完全丧失	严重丧失	轻度丧失	未受损害
潮湿	持久潮湿	非常潮湿	偶尔潮湿	很少潮湿
营养	严重不良	不良	中等	良好
摩擦力和剪切力	明显问题	存在问题	潜在问题	无问题
组织灌注和氧合	非常受限	受限	充足	良好

注：评分在 22～25 分提示为轻度风险；评分在 17～21 分提示为中度风险；评分在 14～16 分提示为高度风险；评分≤13 分提示为极度风险；评分≤16 分需要上报护理部。

评估要点：使用 Braden-Q 儿童风险评估量表对所有住院儿童进行评估，根据分值判断其发生压力性损伤的风险性，评分 17～25 分的患者，病情稳定者每周一、四评估记录一次，病情变化时随时评估记录；评分≤16 分的患者，每天至少评估记录一次，病情变化随时评估记录。评分≤25 分应系统落实预防压力性损伤的措施，密切观察皮肤变化，及时准确记录。

（3）Braden 量表不能单独适用于手术期间患者的压力性损伤风险因素评估，需要结合其他评估方法。

Braden 评估表的评估内容包括感觉、潮湿、活动能力、移动能力、营养、摩擦力和剪切力六个部分，每项 1～4 分，总分 6～23 分，得分越低，发生压力性损伤的危险性越高。18 分是发生压力性损伤危险的临界值，15～18 分提示轻度危险，13～14 分提示中度危险，10～12 分提示高度危险，9 分以下提示极度危险。Braden 评估表的修订版在国内使用较为广泛，对压力性损伤的高危人群具有较好的预测效果。

2. 评估时机和频率

（1）尽快进行结构化风险评估（不超过入院/转入后 8h），以鉴别有压力性损伤风险患者。

（2）根据患者的病情特点需要尽可能地重复进行风险评估。

（3）患者情况有显著变化（意识、活动、移动能力发生改变、开始禁食、腹泻、术后等），则进行再次评估。具体：高度风险（Braden≤12 分）每日评估记录一次；中度风险（Braden 13～14 分）病情稳定时每 72h 评估记录一次；低度风险（Braden 15～18 分）病情稳定时每周评估记录一次；无风险（Braden＞18 分）病情稳定时每月评估记录一次。

（4）每次风险评估时，都要进行全面的皮肤检查，以评价完好的皮肤是否有任何变化。

（5）记录下所有的风险评估内容。

（6）经确认有发生压力性损伤风险的患者，应对其制订并执行以风险为基准的预防计划。若选择风险评估工具作为结构化工具进行风险评估，应另行考虑其他因素（如灌注、皮肤状态和其他相关风险），作为综合性风险评估的组成部分。无论怎样进行风险评估的结构化处理，临床判断都是最重要的。但评估患者的压力性损伤风险时，不可仅依赖风险评估工具的结果。

3. 风险评估内容　包括对活动能力、移动能力及皮肤状况的评估。

（1）考虑卧床和（或）坐轮椅的患者存在发生压力性损伤的风险。

（2）考虑到移动能力受限对压力性损伤风险的影响。

（3）对卧床和（或）坐轮椅者进行完整而全面的风险评估，以指导预防措施的执行。

（4）考虑到有 1 期压力性损伤的患者存在压力性损伤进展的风险，或有出现新发 2 期以及更严重压力性损伤的风险。

（5）考虑到已有压力性损伤的患者存在再发压力性损伤的风险。

（6）考虑到皮肤有压力性损伤风险方面的综合状况。

4. 风险评估方法

（1）一问　询问饮食量和饮食结构、排泄情况、活动能力及方式、疼痛感受。

（2）二查　检查皮肤感觉（痛觉、温度觉）、反应强度、肌力；从头到脚检查皮肤完整性、弹性、潮湿度；检查是否使用了减压装置及其类型、减压装置使用是否正确、有无机体下滑或下滑倾向。

（3）三阅　阅读 Braden 量表的计分项目和评分标准。

（4）四评　对照量表逐条结合患者情况评分。

（5）五录　及时记录评分结果。

（二）皮肤的评估与护理

1. 皮肤的评估

（1）进行全面的皮肤评估：通常通过指压变白反应，局部热感，水肿和硬结来识别。但是，在肤色较深的患者不易发现发红区域，1 期压力性损伤往往被低估。

使用指压法或透明压板法，来评估皮肤是否可变白。

① 指压法：将一根手指压在红斑区域共三秒，移开手指后，评估皮肤变白情况。

② 透明压板法：使用一个透明板，向红斑区域施以均匀压力，受压期间可见透明压板之下的皮肤有变白现象。

（2）对于存在压力性损伤风险的高危人群，进行全面的持续的皮肤评估。

（3）当全身状况恶化时，应提高皮肤评估的频率。

进行从头到脚的评估，特别关注骨隆突处的皮肤。每次给患者体位变换时都是进行简要皮肤评估的机会。记录每次全面皮肤评估的结果；经确认有压力性损伤风险的患者，检查其皮肤有无红斑；每次皮肤评估时都进行局部疼痛的评估，若患者能做出可靠回答，则让患者指出可能因为压力损伤导致的不适区域或疼痛区域；对周围受压的皮肤（图 17-1）和医疗器械下方（图 17-2）进行检查，至少每天二次，查看周围组织有无压力相关的损伤。

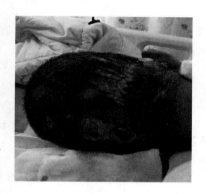

图 17-1　因头部敷料包扎：枕部

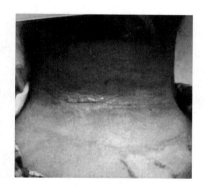

图 17-2　气管切开系带所致：后颈部

体液容量状况的变化或低蛋白血症，可引起局部或全身水肿，导致原本贴合良好的医疗器械对皮肤施加压力，导致压疮形成。

医疗器械相关性压力性损伤是指由于使用用于诊断或治疗的医疗器械而导致的压力性损伤，损伤部位形状通常与医疗器械形状一致（图 17-3）。这一类损伤可以根据压力性损伤分期系统进行分期。研究显示，医疗器械相关性压力性损伤占压力性损伤的 9.1%，最常发生于头面颈部（70.3%）、足部/脚踝（20.3%），接近一半的医疗器械相关性

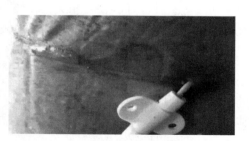

图 17-3　深静脉置管外露端所致条状水疱

压力性损伤发生在黏膜。黏膜压力性损伤是由于使用医疗器械导致相应部位黏膜出现的压力性损伤。由于这些损伤组织的解剖特点，这一类损伤无法进行分期。

2. 预防性皮肤护理

（1）摆放患者体位时，尽量避免使红斑区域受压。红斑表明身体尚未从既往受压中恢复，需要避免进一步反复受压。

（2）保持皮肤清洁干燥。使用 pH 值平衡的皮肤清洗剂。

（3）不可按摩或用力擦洗有压力性损伤风险的皮肤。摩擦性按摩不仅很痛，而且可导致轻微组织损伤，或引发炎性反应，对体弱老者尤其如此。

（4）制订并执行个体化失禁管理计划，失禁患者排便后及时地清洗皮肤。

（5）使用皮肤屏障保护产品（表 17-2），避免皮肤暴露于过度潮湿环境中，从而降低压力性损伤风险。潮湿所致皮损并非压力性损伤，但潮湿所致皮损的存在可增加压力性损伤风险。

表 17-2　皮肤保护剂的优缺点

种类	特性描述	优点	缺点
二甲硅油（油膏）	以硅为底地材质的合成油	很好的皮肤滋润水合功效	对刺激物的防护效果一般，特别是在低浓度时
凡士林（油膏）	蓖麻子油和氢化蓖麻油的混合	对刺激物有很好的防护作用，防止皮肤浸渍	对皮肤滋润水合效果一般
氧化锌（油膏）	白色粉末与乳霜或油膏混合	对刺激物有很好的防护作用	不能防止皮肤浸渍，比较弱的皮肤滋润水合，很难从皮肤上移除
液体状丙烯酸	保护性的皮肤屏障	无酒精配方，尽可能减少患者疼痛；抗水洗，有效减少使用频率	

（6）考虑使用润肤剂来保护干燥皮肤，以降低皮损风险。

3. 预防性使用敷料　皮肤保护可以降低压力性损伤的发生率，在受压部位使用薄膜敷料、水胶体敷料、泡沫敷料均可以减小皮肤承受的剪切力，从而预防压力性损伤发生。神经外科器械相关操作繁多，加强对医疗器械相关性压力性损伤的重视，预防性使用水胶体敷料、泡沫敷料及薄膜敷料均可达到保护皮肤，减少压力性损伤发生的效果。

（三）体位变换与早期活动

1. 除非有禁忌证，否则对所有有压力性损伤风险或有压力性损伤的患者进行体位变换（图 17-4）。

2. 当决定是否将体位变换作为预防策略加以执行时，应考虑到患者情况和正在使用中的压力再分布支撑面。

（1）根据患者情况（组织耐受度、活动及移动能力、总治疗目标、皮肤状况、舒适）决定体位变换的频率，还要考虑到正在使用的压力再分布支撑面。

（2）制订减压时间表，该时间表规定了减压的频率和持续时间。

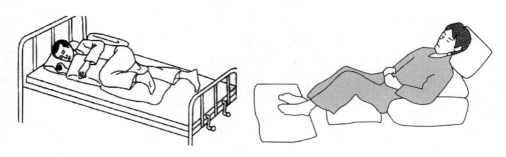

图 17-4　侧卧位、半坐卧位

（3）教导患者正确进行"抬起减压法"或其他合适减压手法。

（4）定期评估患者皮肤情况和总体舒适度。若体位变换策略未对患者产生效果，则考虑调整体位变换的频率和方法。对患者皮肤状态进行频繁评估，这有利于确定压力性损伤的早期表现，并确定患者对体位变换计划的耐受程度。若皮肤状态发生变化，需重新评估体位变换计划。

3. 体位变换技术

（1）通过体位变换来解除压力或使压力再分布。当为患者选择一个特定体位时，重要一点是要评估这样做是否确实使压力解除或使其再分布。

（2）摆放体位时避免使有指压不变白红斑的骨隆突处受压。指压不变白红斑是压力性损伤的早期表现。若摆放体位时直接将已有指压不变白红斑成为着力点，压力和（或）剪切力将继续进一步阻塞皮肤血供，因此使损伤进一步恶化，并导致更为严重的压力性损伤形成。

（3）让皮肤免受压力和剪切力的作用。进行人工辅助，以降低摩擦力和剪切力。体位变换时，抬举而不要拖动患者，大多数情况下可使用抬举床单等简易装备。应贯彻安全人为操作原则，确保患者及医护人员双方的安全。

（4）避免将患者直接放置在医疗器械上，如管路、引流设备或其他异物上。

（5）不要让患者留在便盆上过久。

（6）当患者坐在床旁椅或轮椅里时，确保双足得到合适的支撑，或直接放在地上、脚凳上，或放在踏板上。为避免剪切力和摩擦力，为患者选择一个合适的座高。若患者的脚无法直接放在地上，应调整踏板高度，通过将大腿放置在略低于水平位的位置，使骨盆前倾。

（7）减少患者持续坐在椅子上的时间，以缓解压力。

4. 体位装置的应用

（1）勿使用环形或圈形器械。这些器械的边缘产生的高压区域会损害组织。

（2）不应使用合成羊皮垫、纸板、环形或圈形器械、静脉输液袋、充水手套等"器械"来抬高足跟。

（3）天然羊皮垫可能有助于预防压力性损伤。

（四）支撑面

支撑面是指"用于压力再分布的特殊装置，设计目的是对组织负荷，微环境和（或）其他治疗功能做出调整（如某种床垫，病床组套，床垫替代品，罩，或坐垫，或坐垫罩）。"应根据个体情况选择支撑面，视患者对压力再分布及其他治疗功能的需求如何而定。

理想的预防压力性损伤支撑性工具应具备 3 个方面的特征：有效缓解皮肤组织承受的过大压力，减轻剪切力及摩擦力，透气、散热性能佳。

选择符合患者需要的支撑面。根据如下因素，考虑患者对压力再分布的需求。

1. 无法移动和无法活动的程度。

2. 对微环境控制和剪切力降低的需求。

3. 患者的体型和体重。

4. 出现新发压力性损伤的风险。

5. 现有压力性损伤的数量，严重程度和部位。

（五）压力性损伤不同分期的护理原则及护理措施

1. 1 期压力性损伤

（1）护理原则　1 期压力性损伤的治疗护理在转归中起着至关重要的作用，压力性损伤一旦形成溃破，就容易形成难以愈合的溃疡疮面。若早期压力性损伤判断准确，并采取了正确的治疗护理措施，使压力性损伤逆转，就可减轻患者的痛苦和费用。所以此期压力性损伤护理原则为防止损伤进一步加重，同时注意预防其他部位的压力性损伤发生。

（2）护理措施　①防止局部组织继续受压，增加翻身次数。②使用大于病变面积 2～3cm 的水胶体敷料进行皮肤保护，使用水胶体敷料可以使伤口处的氧分压在从 150mmHg 降至 25mmHg，在这一低的氧分压情况下，血管形成加速。血管形成后，创面的供血、供氧增加，氧分压增加，从而又促进肉芽组织的形成，以促进淤血吸收，硬结软化。水胶体敷料遇水或油时黏性会下降，在粘贴敷料之前需用生理盐水清洗局部皮肤并擦干。

2. 2 期压力性损伤

（1）护理原则　2 期压力性损伤时局部皮肤呈紫红色，皮下产生硬结，皮肤因水肿而变薄，可出现水疱，极易破溃，临床上较多地表现为较浅的火山口型的表皮破损或有水疱形成。干燥的伤口环境易使细胞脱水，明显阻碍伤口的上皮化形成，从而延缓了愈合的时间。所以此期压力性损伤护理原则为促进上皮爬行，保护新生上皮组织，预防感染。

（2）护理措施　①防止局部组织继续受压，增加翻身次数。②对于直径小于 2cm 未破的小水疱应减少摩擦，防感染，让其自行吸收，也可覆盖水胶体敷料。水胶体敷料能阻挡创面水分散发，起到类似皮肤角质层的作用，为创面提供了一个湿润的愈合环境。同时具有防菌和防水作用；且无"二次损伤"，可减轻对新生肉芽组织的损伤，减少出血和疼痛，使表皮细胞能够更好地繁衍、移生和爬行，从而缩短了愈合时间。对于直径大于 2cm 的水疱，严格无菌下，用 1mL 注射器穿刺并抽吸出液体，适当扩大穿刺孔，但不能去除疱皮，用棉签轻轻挤压并充分吸干液体，再在表面覆盖水胶体敷料，密切观察渗液情况。如果水疱内再次出现较多液体，可再次抽吸，敷料渗湿时及时更换。③由于压力性损伤表面通常为无腐肉的红色和粉红色基底的浅层溃疡，可根据渗液情况选择合适的敷料。如果渗液较少可选择水胶体敷料，如果渗液较多可选择泡沫敷料，根据渗出情况，更换敷料。

3.3 期压力性损伤

（1）护理原则　3 期压力性损伤常常会继发感染，因此在治疗过程中，应该尽量地清除腐肉，减少死腔发生，促进肉芽组织生长，同时应该预防并控制感染。

（2）护理措施　①防止局部组织继续受压，增加翻身次数。②全身支持治疗，保证患者的营养状况，尤其是低蛋白血症的患者，一定要及时纠正低蛋白状况，促进伤口的愈合。③用生理盐水清洗伤口。然后使用清创胶，可以使创面湿润，软化坏死、腐肉组织和组织碎片，促进自溶性清创，从而加速肉芽组织生长。使用清创胶前，可用无菌刀片在坏死、腐肉组织上划成十字形的"小豆腐块"，以达到更快的自溶清创效果，但在划开前需用络合碘消毒待干后，再用生理盐水清洗。当腐肉较多、较深时，必要情况下可以选择外科清创。④当伤口床变为红色后，可使用藻酸盐敷料进行填充，然后覆盖泡沫敷料。藻酸盐敷料可以吸收伤口渗液，与渗液发生离子交换，在创口表面形成一层稳定的网状凝胶。为伤口营造一个微酸、低氧、湿润的利于组织生长的微环境。这种伤口环境促进生长因子释放，刺激细胞增殖，提高表皮细胞的再生能力和细胞移动，促进伤口愈合。除此之外，还可以抑制细菌生长，有效保护神经末梢，避免外界刺激，减少伤口疼痛。⑤当伤口创面细菌培养为阳性时，应选择银离子敷料抗感染并外敷泡沫敷料。银离子敷料可以持续释放银离子，有效期长达 7 天，银离子通过阻断微生物的呼吸链、损伤细胞膜功能、抑制细胞内 RNA 和 DNA 的执行，对包括细菌、真菌在内的各种病原菌产生杀菌作用，并减轻伤口组织的炎症反应，促进伤口愈合。⑥当有窦道和潜行时，应该评估窦道和潜行的范围及深度，然后使用藻酸盐敷料或高渗盐敷料进行填充或充分引流，填充时应该接触到窦道的基底部，但不可以紧密填塞。使用高渗盐敷料需每日更换，无特殊情况，藻酸盐敷料 2～3 天更换一次。

4.4 期压力性损伤

（1）护理原则　4 期压力性损伤伤口往往伴有骨骼、肌腱或肌肉的暴露，伤口床可能会部分覆盖腐肉或焦痂，常常会有潜行和窦道，可能深及肌肉或支撑组织。处理原则为清除腐肉和焦痂，保护暴露的骨骼、肌腱或肌肉，减少死腔发生，预防并控制感染。

（2）护理措施　①防止局部组织继续受压，增加翻身次数。②全身支持治疗，保证患者的营养状况，尤其是低蛋白血症的患者，一定要及时纠正低蛋白状况，促进伤口的愈合。③使用外科清创法清除腐肉和焦痂，在未完全清除腐肉的情况下，可在骨骼、肌腱和肌肉暴露部位使用清创胶保湿。④当肉芽组织生长良好，包围骨骼、肌腱后，可以按照 3 期压力性损伤的第④⑤⑥步骤进行处理。

5. 深部组织压力性损伤

（1）护理原则　深部组织压力性损伤局部皮肤完整但可出现颜色改变如紫色或褐红色，或导致充血的水疱，与周围组织比较，这些受损区域的软组织可能有疼痛、硬块、有黏糊状渗出、潮湿、发热或冰冷。可能会发展为一层薄的焦痂覆盖，也可能会快速发展成为深层组织的破溃。因此其护理的主要原则为保护皮肤，观察发展趋势。

（2）护理措施　①完全进行减压。②无血疱、黑硬者，选择大于病变面积 2～3cm 的透明贴或溃疡贴，促进淤血吸收，软化硬结。有血疱、黑软者，首先应用无菌剪剪开疱皮，彻底引流，使用泡沫敷料保护，促进愈合。③密切观察发展趋势，好转者可 2～3 天更换敷料，如果恶化可以根据 3～4 期压力性损伤处理。

6. 不可分期的压力性损伤

（1）护理原则　不可分期的压力性损伤全皮层缺损，伤口被腐肉或焦痂覆盖，只有彻底清创后才能测量伤口的真正深度，否则无法分期。

（2）护理措施　①局部减压，全身营养支持，必要时给予患者镇痛。②综合评估患者的全身情况，在病情允许情况下用生理盐水清洗伤口，使用外科清创去除腐肉和焦痂。对于难切除的腐肉和焦痂，可用无菌刀片在坏死、腐肉组织上划成十字形的"小豆腐块"后使用清创胶，外敷泡沫敷料。③待坏死组织完全清除后，确定压力性损伤的分期，再制订下一步的治疗方案。④对于踝部或足跟部稳定的焦痂，相当于身体的自然屏障，不应去除。

（六）营养与压力性损伤的预防和治疗

由于营养不良是一个可逆的、压力性损伤发展的危险因素，且神经外科患者病情重、疾病消耗大，所以早期发现和处理营养不良非常重要。营养不良风险者及存在压力性损伤者，将其转诊给注册营养师或跨学科营养团队，进行全面营养评估，包括对患者体重变化过程，有无显著体重降低（30 天内≥5％，或 180 天内≥10％）；独立进食的能力；总营养摄取是否充足（即食物，液体，口服补充营养，肠内/肠外营养）进行评估。然后再根据具体情况制订个体化营养治疗计划。

（七）健康教育

1. 根据患者病情、高危因素、心理状况、配合程度等方面进行个性化健康教育。

2. 介绍压力性损伤发生原因、发展过程及后果，说明预防远胜于治疗。

3. 告知患者压力性损伤的预防措施　减压。措施：翻身频次、翻身方法、翻身和半坐卧位角度（均小于 30°；维持时间 15～30min）、使用减压装置和减压用具的重要性和必要性。

4. 告知　保持床单位清洁、干燥的重要性；皮肤出现潮湿、干燥时的护理健康教育；营养、功能锻炼等。

第六节 · 神经外科患者常见慢性并存疾病管理

慢性病发病周期长、病因复杂、合并症多，防治效果常取决于个体化、精细化的健康管理服务。神经外科患者尤其是老年患者术前常合并各种慢性疾病，使其耐受手术的能力降低，手术风险增加。因此，术前应对此类患者进行干预，稳定病情，调整到相对较好状态再行手术，可显著降低手术的风险。本节重点介绍神经外科患者最常并存的慢性疾病，如高血压、慢性阻塞性肺疾病、糖尿病的围术期管理。

一、高血压

高血压是指以体循环动脉血压［收缩压和（或）舒张压］增高为主要特征，可伴有心、脑、肾等器官的功能性或器质性损害的临床综合征。围术期高血压是指从确定手术治疗到与本手术有关的治疗基本结束期间内，患者的血压升高幅度大于基础血压的 30%，或收缩压≥140mmHg 和（或）舒张压≥90mmHg。高血压可引起多种心血管反应，增加术中和术后的出血量，诱发或加重心肌缺血、心功能不全、肾功能不全，增加手术并发症的发生率及病死率。导致围术期高血压的原因有既往高血压病史、降压药停药、麻醉因素、手术操作、血容量过多、肠胀气、尿潴留、寒冷与低温、低氧血症和（或）高碳酸血症、术后伤口疼痛、咳嗽、恶心呕吐、紧张焦虑等。

1. 临床表现　早期可无症状或症状不明显，常见的是头晕、头痛等。当血压突然升高到一定程度时会出现剧烈头痛、呕吐、心悸、眩晕等症状。

2. 诊断　在未使用降压药物的情况下，非同日 3 次测量血压，收缩压≥140mmHg 和（或）舒张压≥90mmHg，可确诊高血压。

3. 围术期管理　管理的目标是通过对血压的良好控制来减少手术出血量，降低心肌耗氧量，减轻心脏负担，预防充血性心力衰竭、肾脏损害、脑血管疾病和冠状动脉闭塞性疾病等并发症的发生。定时准确的血压监测、及时调整降压治疗方案、术前降压药的有效管理是实现围术期高血压管理目标的关键。

（1）术前评估

① 全面评估：评估高血压类型、程度，高血压治疗方案、病程与进展情况，器官受累情况，拟行手术的危险程度。

② 24h 动态血压监测：有助于判断血压升高的严重程度，了解血压昼夜节律，监测清晨血压，指导降压治疗、评价降压药物疗效和血压监测频次。

③ 实验室检查：可帮助判断高血压的病因及靶器官功能状态。常规检查项目有血常规、尿常规、肾功能、血糖、血脂、血钾、超声心动图、心电图、胸部X线、眼底、动态血压监测等。

（2）术前管理

① 术前血压控制目标：年龄≥60岁，血压＜150/90mmHg；年龄＜60岁，血压＜140/90mmHg；糖尿病和慢性肾病患者，血压≤135/85mmHg。

② 用药管理：按医嘱指导患者正确服用降压药，动态监测血压的变化，观察用药的效果和副作用。为保证术中、术后血压的稳定，根据药物的作用及时做好术前用药管理。

a. 利尿药：加重手术相关的体液缺失，增加术中血压控制的难度。应术前2～3天停用，同时严密监测血钾，以便及时补钾。

b. 钙通道阻滞药：因可增强静脉麻醉药、吸入麻醉药、肌松药和镇痛药的作用，可持续用到术中。

c. β受体阻滞药：可减少术中心肌缺血，对于有基础冠状动脉疾病的患者，突然停用β受体阻滞药除了会引起血压升高外，还可导致恶化型心绞痛、心肌梗死或猝死等，术前要避免突然停用。

d. 血管紧张素转化酶抑制药和血管紧张素Ⅱ受体阻滞药：会减弱术中肾素-血管紧张素系统的代偿性激活，导致较长时间的低血压，术前24h停用。术后待体液容量恢复后再服用。

③ 减轻术前焦虑与疼痛：疼痛或焦虑可导致血压升高。若患者有显著的术前焦虑或疼痛，在心理护理的同时配合药物治疗。

（3）术后管理

① 术后血压控制目标：同术前。

② 术后降压药管理：根据血压监测情况，进行个性化的用药指导。

③ 血压监测：根据术后血压的波动情况，给予合理的监测方法和频次，预防术后高血压急症和急性低血压。

④ 饮食管理：低盐低脂饮食是高血压患者的基础治疗性饮食。围术期患者由于钠盐摄入不足、丢失过多，容易出现电解质紊乱，应监测电解质并及时补充。

4. 严重并发症的预防和救治

（1）高血压急症　是一组以急性血压升高，伴有靶器官损伤或原有功能受损进行性加重为特征的临床综合征。高血压急症作为医师经常面对的急危重症之一，病因复杂且病理生理变化多端，导致临床救治困难重重。在高血压脑病、恶性高血压、高血压血栓性微血管病的诊断中，与血压幅度相比，更重视升高速度和调节机制。

① 临床表现：收缩压（SBP）≥220mmHg（1mmHg≈0.133kPa）和（或）舒张压（DBP）≥140mmHg，则无论有无症状都应视为高血压急症；而对于某些

患者既往血压增高已造成相应靶器官损伤，未接受系统的降压/器官保护治疗，或降压治疗不充分，就诊时血压虽未显著升高，但检查明确提示已经并发急性肺水肿、主动脉夹层、心肌梗死或急性脑卒中者，也应被视为高血压急症。如出现急性心血管急症（如急性冠状动脉综合征、急性失代偿性心力衰竭）、神经系统症状或体征（如躁动、谵妄、昏睡、视物障碍、痫性发作、脑卒中）、急性肾衰竭，或因血压升高而加剧的术后并发症（如出血、颅内压升高）等。

② 预防：及时发现并纠正高血压急症的致病因素，如疼痛、高碳酸血症、缺氧、血容量过多和膀胱充盈等；术后应尽快恢复长期应用的口服降压药，不能口服时应给予等效的静脉用药。

③ 救治：如果没有发现可快速逆转或处理的诱因，或纠正加重因素后血压未能得到很好的控制，则给予静脉用降压药。首选短效药物以避免过度治疗和继发的低血压。

a. 对于急性缺血性脑卒中溶栓患者，血压应控制在<180/110mmHg；不溶栓患者降压应谨慎，当SBP>220mmHg或DBP>120mmHg，可以控制性降压，1h内平均动脉压（MAP）下降15%，但SBP不低于160mmHg；推荐降压药物，优选拉贝洛尔、尼卡地平，次选硝普钠。

b. 对于脑出血患者血压升高时，在没有明显禁忌证的情况下，应将SBP维持在130~180mmHg；推荐药物：拉贝洛尔、尼卡地平、乌拉地尔，可联合甘露醇等脱水治疗。

c. 对于非外伤性蛛网膜下腔出血（SAH）患者，动脉瘤手术之前控制血压是主要治疗之一，降低血压减少出血加重风险，但要避免血压过低影响脑灌注。一般建议血压维持在基础血压的20%以上。动脉瘤手术后SBP可以维持在140~160mmHg。推荐药物：尼卡地平、尼莫地平，将血压维持在基础水平20%以上。

d. 高血压脑病血压急剧升高时，建议第1h将MAP降低20%~25%，初步降压目标160~180/100~110mmHg；降压药物推荐拉贝洛尔、尼卡地平、硝普钠，可联合使用脱水降颅压药物甘露醇、利尿药等。

（2）急性术后低血压

① 临床表现：收缩压<90mmHg、舒张压<60mmHg或血压较基础水平的相对降幅>20%，出现头晕、心悸等。

② 预防：积极治疗基础病因如术中补液不足或失血、残余麻醉作用、药物过敏反应等；椎管内麻醉者，术后硬膜外镇痛的初始剂量应逐步增加，因为交感神经阻断作用可能会显著降低血压，尤其是高血压患者，加强预防。

③ 救治：快速静脉给予等张晶体液250~500mL，必要时给予静脉血管加压药或正性肌力药；如果是心动过缓引起的低血压，需要治疗心动过缓。

5. 健康教育　向患者讲解围术期血压管理计划，使其了解在围手术期如何管理自己的血压，并主动参与管理规划。

二、慢性阻塞性肺疾病

慢性阻塞性肺疾病（COPD）是一种具有气流阻塞特征的慢性支气管炎和（或）肺气肿，可进一步发展为肺心病和呼吸衰竭的常见慢性疾病。有症状的COPD患者术前应充分治疗，以降低术后肺部并发症发生率。神经外科重症患者，中枢损伤和意识障碍对气道的影响非常明显，气道不畅所致患者缺氧又明显加重中枢损伤。气道管理包括气道评估，氧疗，人工气道的建立、维护和撤除，呼吸支持治疗及人工气道并发症的防治等。

1. 临床表现　慢性咳嗽、咳痰、气短或呼吸困难、喘息和胸闷等。

2. 诊断　慢性咳嗽、咳痰、进行性加重的呼吸困难及有COPD危险因素的接触史。肺功能检查，使用支气管扩张药后第1s用力呼气容积/用力肺活量（FEV_1/FVC）＜70％可以确认存在不可逆的气流受阻。

3. 围术期管理的目标　通过术前肺功能的优化获得最佳的基线肺功能水平，以最佳的状态接受手术；通过术后有效的肺功能康复降低术后并发症的发生率。术前肺功能的准确评估、术后肺功能的监测、术前术后肺功能优化措施和气道管理的有效实施是实现围术期COPD管理目标的关键。应根据患者术前肺功能水平、治疗方案、有无并发症、手术类型等进行全面评估，制订个体化的管理方案。

（1）术前评估　评估COPD病史、治疗方案、拟行手术的危险程度（手术部位、手术持续时间、麻醉类型、神经肌肉阻滞类型）；吸烟史；有无多痰、活动性感染（如发热、脓痰）；有无非劳力性呼吸困难、呼吸过速、哮鸣音或湿啰音等，通过肺功能检查确定疾病严重程度。术前已经患有阻塞性或限制性肺疾病的患者，围手术期呼吸系统并发症发生率急剧升高。任何怀疑有肺部疾病的患者，术前应进行肺功能检查和动脉血气分析，并且改善呼吸功能。血气分析中低氧分压或高二氧化碳分压提示术后会出现呼吸系统并发症，术前应该进行纠正。

（2）术前肺功能的优化　①对基础慢性肺疾病（慢性阻塞性肺疾病、哮喘等）进行最佳治疗。出现脓性痰或痰液性状改变而证实存在下呼吸道感染的患者，需要抗菌药物治疗。②戒烟：术前戒烟2～4周可降低术后发生肺部并发症的风险。③肺康复训练：给予胸肺物理治疗，指导患者行呼吸锻炼、吸气肌肉训练。④心理康复：在CODP患者中，术前的焦虑可引起呼吸频率加快，可能会导致患者的呼吸困难加重和肺部因为呼吸叠加而发生过度充气。给予个性化的心理支持，必要时给予患者小剂量的镇静药，在减少焦虑的同时不引起呼吸抑制。

（3）术后管理　目的是预防术后并发症的发生。①缩短麻醉苏醒时间、充分镇痛、保持气道通畅、加强液体管理。②肺康复训练：肺扩张方法可减少术后肺部并发症，包括胸部物理治疗、深呼吸训练、诱发性呼吸训练、咳嗽等，这些方法通过吸气用力增加了术后肺容积。诱发性呼吸训练是由简单的机械装置所促进的深呼吸。深呼吸训练包括缓慢深吸气，然后屏气 2～5s，最后缓慢呼气接近功能残气量，可开放萎陷的肺泡，减少肺不张，促进分泌物排出及恢复肺容积。在清醒时每小时可完成最多 30 次深呼吸，每 10 次深呼吸之间休息 30～60s。③口腔护理：刷牙和使用漱口液，2 次/d。④体位管理：抬高床头 60°，侧卧位 15°，是改善呼吸模式最有效的体位。若只能仰卧位可将枕头放置于第二肋间，放置毛巾卷于后颈部，颈部处于轻度过伸，以打开胸腔。⑤气道管理：保持气道通畅，湿化气道，应根据患者病情和治疗目的选择正确的雾化药。雾化吸入的方法正确与否是影响吸入效果的关键因素。吸气动作要尽可能的缓慢而深大、吸气终末需要屏气 2～3s，以增加药物在小气道的沉积量。⑥早期离床活动：术后早期离床活动可促进深呼吸，增加肺容积，从而降低术后肺部并发症的可能性，离床活动≥3 次/d。以下情况需建立人工气道：a. 格拉斯哥昏迷计分（GCS）等于或低于 8 分的患者。b. 出现气道梗阻表现。c. 患者存在误吸可能时。d. 预计意识状态继续恶化时。e. 当意识状态进行性加重可能随时会出现呼吸停止或气道梗阻时。f. 当患者已经出现休克或预计随时会出现休克时。

（4）健康教育　向患者讲解围术期 COPD 管理计划，使其了解在围手术期如何管理自己的疾病，并主动参与管理规划，积极行肺康复训练。

三、糖尿病

在神经外科患者中，合并糖尿病（DM）患者的数量在急剧增加，DM 使神经外科手术的危险性显著增加。DM 是一组以高血糖为特征的代谢性疾病。病程较长的 DM 患者往往合并有冠心病、高血压病、脑血管疾病以及糖尿病肾病等，手术耐受性较差，手术意外和麻醉风险均明显高于非 DM 人群。DM 患者术后的主要并发症是酮症酸中毒、高渗性脱水等代谢性紊乱，感染（白细胞的趋化、调理及吞噬作用受损，高血糖环境更有利于细菌生长）及伤口愈合延迟（细胞正常的需氧代谢得不到充足的葡萄糖能量供应，糖代谢异常带来的蛋白质分解增加合成减少，导致伤口处成纤维细胞功能减退，胶原沉积减少，伤口的抗张力能力下降，造成组织修复能力减弱）。因此，术前全面的评估、合理的血糖监测和调控等是 DM 患者围术期管理的一个重要部分。

1. 临床表现　DM 的常见症状为多尿、多饮、多食和体重减轻，即"三多一少"。血糖升高后引起渗透性利尿，继而引起口渴、多饮、多尿；外周组织对葡萄糖利用障碍，脂肪分解增多，蛋白质代谢负平衡，逐渐消瘦、乏力，致易饥、多食。

2. 诊断标准

糖尿病诊断标准见表 17-3。

3. 围术期管理　管理的目标　避免低血糖、预防酮症酸中毒/高渗状态、维持水和电解质平衡、避免严重高血糖。

表 17-3　糖尿病诊断标准

诊断标准	静脉血浆葡萄糖/(mmol/L)/ 糖化血红蛋白/%
(1)典型糖尿病症状(烦渴多饮、多尿、多食、不明原因体重下降)加上随机血糖	≥11.1
(2)或加上空腹血糖	≥7.0
(3)或加上葡萄糖负荷后 2h 血糖	≥11.1
(4)或加上糖化血红蛋白	≥6.5
无糖尿病典型症状者,需改日复查确认	

注：只有通过一致性评价后，糖化血红蛋白（HbA_1c）才能被用于糖尿病诊断。

（1）术前评估

① 评估 DM 类型、有无长期并发症（包括视网膜病变、肾病、神经病变、自主神经病变、冠心病、周围血管疾病及高血压等）。测踝肱指数，评估下肢供血情况，正常人休息时踝肱指数的范围为 0.9～1.3。

② 基线血糖控制评估：包括血糖监测频率、平均血糖水平、血糖水平范围以及糖化血红蛋白（HbA_1c）水平。HbA_1c 控制目标应遵循个体化原则，年龄较轻、病程较短、预期寿命较长、无并发症、未合并心血管疾病的 2 型糖尿病患者在没有低血糖及其他不良反应的情况下可采取更为严格的 HbA_1c 控制目标，反之则采取相对宽松的 HbA_1c 控制目标。《中国脑血管病一级预防指南（2019 版）》推荐一般糖尿病患者血糖控制目标值为 $HbA_1c<7.0\%$，即控制血糖可以预防脑卒中的发生。反复发生的低血糖是糖尿病认知功能障碍的可能病因之一。

③ 低血糖风险和发作评估：包括识别低血糖高风险的患者（严格血糖控制、血糖不稳定或有频繁低血糖发作史的患者），低血糖发生频率、时间、级别（表 17-4），意识状态和严重程度。

表 17-4　低血糖分级

分级	判断标准
Ⅰ级	3.0mmol/L＜血糖＜3.9mmol/L
Ⅱ级	血糖＜3.0mmol/L
Ⅲ级	没有特定血糖界限,伴有意识和(或)躯体改变的严重事件,需要他人帮助的低血糖

④ 治疗方案：a. 糖尿病治疗史，包括胰岛素类型、剂量和给药时间。b. 其他药物治疗史，包括药物的种类、剂量和具体给药时间。

⑤ 手术特征：患者手术类型（大型或小型手术）、手术操作的时间安排以及手术的持续时间，术前何时必须禁食。

⑥ 麻醉类型：包括是硬膜外或区域麻醉还是全身麻醉，硬膜外或区域麻醉对

糖代谢和胰岛素抵抗的影响最小。

⑦ 实验室检查：包括心电图、电解质、肾功能（血清肌酐）的评估、二氧化碳结合力、尿酮体、糖化血红蛋白、血糖水平等项目，了解患者是否存在糖代谢异常及水和电解质紊乱、心肾等主要脏器的功能状态，有无并发症、合并症。

⑧ 患者对 DM 治疗的依从性：患者对 DM 管理的了解，对药物和饮食治疗的依从性。

（2）术前管理

① 术前血糖控制目标：根据 DM 患者的术前血糖水平制订个体化目标。根据《2016 围术期血糖管理专家共识》，一般建议择期手术的 DM 患者空腹血糖控制在 7.8～10mmol/L，急诊手术时患者的随机血糖应＜14mmol/L。

② 血糖监测：血糖稳定时监测 4 次/d（三餐前、早餐后 2h），血糖不稳定时监测 8 次/d（三餐前、三餐后、晚睡前和凌晨 3：00）。对于急诊手术的 DM 患者，还应监测酮体水平。

③ 用药管理

a. 单纯通过饮食控制管理的 2 型 DM 患者：围手术期不需要接受任何治疗。对于血糖水平超过目标的患者，可给予补充性短效胰岛素（如普通胰岛素）或速效胰岛素。

b. 采用口服降糖药/非胰岛素注射剂治疗的 2 型 DM 患者：继续使用其日常抗 DM 药物治疗。在术晨停止使用口服降糖药和非胰岛素注射药物。

c. 对于血糖控制不佳，病程较长，合并有急、慢性并发症的 DM 患者：均需于术前 3 日改为胰岛素治疗。根据空腹、餐后 2h 及睡前血糖水平调整胰岛素剂量。

d. 应用胰岛素治疗的 DM 患者：应于手术当日将餐前胰岛素用量减少 1/3～1/2。

e. 禁食期间停止应用餐前胰岛素。

④ 营养支持：避免过度节食，要保证足够的热量，根据患者的身高、体重、活动量计算所需能量，然后按疾病的需求分配三大供能营养素的比例，制订个性化的糖尿病饮食，必要时肠外营养支持。要保证碳水化合物的供给，术前 2～3 天，每天主食的摄取量最少为 250～300g，以便有充分的肝糖原储备，减少脂肪、蛋白质的分解和酮体的产生。尽量减少术前禁食、禁饮时间。

（3）术后管理

① 术后血糖控制目标：空腹血糖，小型手术控制在 6～7mmol/L，大型手术控制在 7.8～10mmol/L；餐后 2h 血糖控制在＜10mmol/L。

② 血糖监测：术后即刻 1 次，早期监测 1 次/3～4h，稳定后监测 4 次/d（三餐前、早餐后 2h）。如不稳定，监测 8 次/d（三餐前、三餐后、晚睡前和凌晨 3：00）。血糖≤3.9mmol/L 时 1 次/（5～15min），直至低血糖得到纠正。对于危重病、使用血管加压药或低血压患者，指尖血糖水平不准确，应采静脉血进行实验室

检查。

③ 用药管理

a. 一般情况下，一旦患者进食良好，可恢复术前糖尿病治疗方案，对疑似肾灌注不足的患者应推迟使用二甲双胍直至证实肾功能充分。

b. 危重患者：为避免酮症酸中毒、高渗性脱水甚至昏迷等严重并发症，必须给患者补充足够的葡萄糖、电解质和水分，根据血糖水平调整胰岛素用法和用量。

④ 营养支持：同术前。

⑤ 体重管理：超重和肥胖的成人 2 型糖尿病患者的管理目标为减轻体重的 5%～10%，体重管理方式包括生活方式干预、药物、手术等综合手段，尽量通过生活方式及药物治疗控制血糖，若血糖仍然控制不佳者建议代谢手术治疗。

（4）严重并发症的预防和救治

① 酮症酸中毒

a. 临床表现：烦渴、多饮、多尿加重，严重脱水，呼吸加深加快，呼出气有烂苹果味等。血糖高于正常值，可达 16.7～33.3mmol/L，尿酮体阳性（＋＋）～（＋＋＋＋）。

b. 预防：控制血糖、控制饮食、及时处理围术期的各种应激状态。

c. 救治：补液、纠正脱水；胰岛素治疗，消除酮体，降低血糖；补碱，纠正酸中毒；补钾，防止低血钾。

d. 对症治疗：纠正休克、抗感染、营养心肌、防止肾衰竭、预防脑水肿、加强护理等。

② 低血糖

a. 临床表现：心悸、出冷汗、面色苍白等，血糖＜2.8mmol/L。当机体发生低血糖时，大脑中血糖水平远远低于循环，一旦血糖降低，最先受影响的就是脑细胞。低血糖引起脑损伤的临床表现为饥饿感、心悸、多汗、头晕、眼花、颤抖、无力等；行为异常、烦躁不安、定向力下降、视力障碍、木僵、昏迷和癫痫、意识障碍等。老年人特别是糖尿病病史较长者，常缺乏典型的交感神经兴奋症状，而以脑功能障碍为主要表现。

b. 预防：按时进食，注射胰岛素时剂量准确，注射后及时进餐，根据血糖监测结果及时调整胰岛素用量。

c. 救治：清醒患者，适量进食或喝糖水。对于不能经口进食的患者，可以通过静脉给予葡萄糖来治疗低血糖。

（5）健康教育　向患者讲解围术期血糖管理计划，使其了解在围手术期如何管理自己的血糖，并主动参与管理规划。

第十八章 ▶▶ 神经外科特殊人群的护理

第一节 • 妊娠期神经外科患者的护理

妊娠期间发生的多种血流动力学、心血管以及激素的变化，增加了颅内血管事件的风险。母体及胎儿的需求，以及妊娠特有的疾病都会给神经外科治疗及护理带来特殊的问题，因此根据患者的疾病特点提供个性化的护理措施对患者的康复及胎儿的保护起到很重要的作用。

一、临床特点

1. 妊娠期间发生的神经外科疾病以脑血管病为主，病死率较普通患者高。

2. 妊娠期的生理变化会改变大多数药物的药动学，许多神经外科的常用药物都会对胎儿造成不良影响。

3. 妊娠期间机体代谢改变容易引起水钠潴留，加重脑水肿。

4. 妊娠期间可出现与颅内病变相似的症状和体征，如头痛、恶心、呕吐。因此，早期易被误诊。

二、护理评估

1. 健康史　患者的患病及诊疗经过；患者及胎儿的一般情况，如孕周、胎动、胎心、体重、饮食、营养状况等；生活史和家族史等。

2. 临床表现　有无颅内压增高的症状，如患者头痛、呕吐、视盘水肿及生命体征变化等；有无局灶症状，如病变侵犯相应部位引起的精神症状、癫痫、意识障碍等；有无肢体水肿、腹痛、胎动增加或减少、阴道出血等。

3. 影像学检查　头颅 CT 及 MRI 可显示血肿部位、大小及形态，肿瘤侵犯的部位及范围等。

4. 心理-社会状况　评估患者及其家属的疾病认知力、应对能力、社会支持系统等。

三、主要护理问题

1. 焦虑/恐惧　与担心胎儿及预后有关。

2. 有受伤的危险　与癫痫发作有关。

3. 舒适的改变　与疼痛有关。

4. 潜在并发症（胎盘早期剥离、脑疝、感染等）。

四、护理措施

1. 一般护理措施

（1）严密观察患者意识、瞳孔、生命体征的变化，持续心电监测及吸氧，观察胎心及胎动情况。

（2）积极完善术前检查，如无妊娠高血压综合征应鼓励患者进食高蛋白、高热量、高维生素、易消化的食物，术前一日合血、皮试、备皮，术前 6h 禁食，2h 禁饮。

（3）做好基础护理，定时翻身，避免压力性损伤的发生。保持病室安静，通风。

2. 癫痫大发作的护理

（1）病情观察　应注意发作的类型，记录发作时间及频率，以及患者发作停止后意识的恢复、瞳孔的变化、胎心及胎动的变化等。

（2）做好安全防护　保持呼吸道通畅，告知患者如有前期发作症状，立即平卧，发作时防坠床、跌倒等，严禁发作时强行按压患者以免引起骨折。

3. 防止颅内压骤然升高　避免情绪激动，保持呼吸道通畅，避免剧烈咳嗽和便秘，积极处理躁动。

4. 用药的护理　神经外科许多常用药物都会对胎儿造成不良影响，需要神经外科及妇产科医师权衡利弊进行完整的评估后再慎重用药；护士在用药的过程中，严格遵医嘱执行，观察药物的作用及副作用。

5. 心理护理　根据患者的心理状态进行针对性的心理护理，鼓励患者家属及朋友给予关心和支持。

第二节 · 小儿神经外科患者的护理

小儿神经外科学是神经外科学的一个分支，目前正发展成为一门独立学科，主要针对 0～14 岁年龄阶段的患儿，疾病种类包括先天畸形、颅脑外伤、脑肿瘤、脑血管病、脊髓疾病、感染性疾病、癫痫等。虽然小儿神经外科与其他亚专业学科有所交叉，是神经外科的重要组成部分，但儿童自身生长发育的生理特点决定了其不是成人的缩影，具有特殊性，故小儿神经外科是一门有完整体系的学科。

一、小儿发育特点

小儿与一般成人不同，小儿机体从出生一直到青春期始终是处在不断生长发育的动态变化过程中，但不同年龄阶段生长发育的速度不同。体重和身长在出生后第1年，尤其前3个月增加很快，第1年为出生后的第1个生长高峰；第2年以后生长速度逐渐减慢，至青春期生长速度又加快，出现第2个生长高峰。

小儿各器官、组织、系统逐渐长大并发育成熟。生长发育的快慢不一样，遵循一定的规律。神经系统发育较其他系统早，脑在出生后2年发育较快。神经系统的发育是小儿神经、精神、心理发育的基础。随着神经系统的逐渐发育成熟，小儿的反射、运动、心理行为等方面也表现出一定的特点及规律。

小儿的生长发育是遵循从头到脚（先抬头，再会坐，后会走），由近及远（从臂到手的活动，先粗后细（先全手掌抓物到用手指捏取），由低级到高级（先会看、听感觉、认识事物，再到记忆、思维和判断能力的发展）的规律而发展的。认识并熟练掌握这些特点和规律不仅可以应用于小儿保健的健康检查，对在发育过程中发生的脑性瘫痪等脑损伤性疾病更有重要的诊断价值。

二、小儿神经外科常见疾病的护理

小儿神经外科疾病种类包括先天畸形、颅脑损伤、脑肿瘤、脑血管病、脊髓疾病、感染性疾病、癫痫等。

（一）小儿颅脑损伤的护理

1. **概述**　颅脑损伤是一种常见外伤，可单独存在，也可与其他损伤复合存在。重型颅脑损伤是引起小儿死亡和致残的最主要原因。小儿尤其是学龄前儿童神经系统发育尚不完善，对损伤较敏感，自我保护能力较差，容易受到意外伤害导致颅脑损伤。

小儿颅脑损伤除具有成人颅脑损伤后的一般规律外，还有许多特点，这是由小儿生理特点所决定的，表现为损伤原因和损伤程度常不成比例，有时很轻的外伤，可造成脑损伤，因此小儿外伤无论原因轻重都需要严密观察；小儿脑皮质抑制能力差，脑组织受伤反应较成人剧烈，外伤后呕吐、抽搐、发热、嗜睡等症状明显；小儿外伤后生命体征改变大，变化快；小儿处在生长发育阶段，脑组织功能代偿力强，神经功能损害恢复较快，后遗症相对少，预后比成人好。

2. **分类**　根据颅脑解剖部位分为头皮损伤、颅骨损伤与脑损伤，三者可合并存在。头皮损伤包括头皮血肿、头皮裂伤、头皮撕脱伤。小儿颅骨较薄，富于弹性，伤后易变形，易发生线形骨折或凹陷骨折。由于小儿在6岁以前鼻窦尚未发育完全，所以在颅骨骨折时并发脑脊液漏者较少见。按颅腔内容物是否与外界交通分为闭合性颅脑损伤和开放性颅脑损伤。

3. 临床表现

（1）线形骨折　当骨折线穿过颞肌或枕肌时可使该部位肿胀而隆起。

（2）凹陷骨折　多为类似乒乓球样凹陷，若凹陷深度超过 0.5cm，易引起癫痫发作。

（3）皮下血肿　可明显高出皮面，血肿体积小、张力高、触压时有痛感。

（4）帽状腱膜下血肿　范围大、张力低、波动明显、疼痛较轻、有贫血外貌。婴幼儿巨大帽状腱膜下血肿可引起休克。

（5）脑损伤　出现意识、瞳孔、生命体征、肢体活动、精神、语言状况等的变化，如脉搏细弱、血压偏低、高热、偏瘫、失语、癫痫等；若为枕部骨折特别注意呼吸的改变；如有颅内压增高和脑疝，则出现头痛、呕吐、意识障碍加重等。

4. 治疗

（1）凹陷骨折深度超过 0.5cm 时需手术复位。

（2）头皮出血急发期的 24～48h 内可局部冷敷。血肿 1 周后尚未吸收者，可在无菌条件下抽除积血，然后加压包扎。

（3）出现脑水肿的患儿给予脱水治疗，并给予抗癫痫药预防外伤性癫痫发作。

5. 护理问题

（1）知识缺乏　缺乏疾病相关知识。

（2）自理缺陷　与年幼或神经系统功能缺失有关。

（3）有皮肤完整性受损的危险　与创伤有关。

（4）潜在并发症　脑疝、感染、昏迷、颅内压增高、癫痫。

6. 护理措施

（1）严密观察患儿生命体征、意识、瞳孔、语言及肢体活动变化。

（2）颅骨骨折患儿观察癫痫发作的先兆，如有癫痫发作给予及时处理。

（3）卧位。除休克和脊髓损伤外，床头抬高 15°～30°，头正中位。

（4）加强患儿康复，保持肢体功能位摆放，有偏瘫的患儿加强翻身，预防压力性损伤的发生，同时加强肢体功能锻炼。出现失语时，注意加强与患儿的沟通。

（5）颅内血肿患儿穿刺引流时注意引流袋的位置，观察引流管是否通畅及引流液的量、色及性质。

（6）保证患儿的摄入量，必要时遵医嘱给予肠内外营养。

（7）安全保护。加床挡，必要时遵医嘱给予保护性约束，预防坠床及非计划性拔管。

（二）小儿脑积水的护理

详见第十四章第二节"先天性脑积水"相关内容。

（三）小儿颅内肿瘤

1. 概述　15%～20%颅内肿瘤发生于儿童。小儿颅内肿瘤位于小儿肿瘤发病率第二位，仅次于白血病，是最常见的实体肿瘤。小儿神经外科常见肿瘤有髓母细胞瘤、颅咽管瘤、室管膜瘤、生殖细胞瘤、畸胎瘤、错构瘤等。

2. 临床表现

（1）高颅压　头痛呕吐、视盘水肿。婴儿不会诉头痛，主要表现前囟饱满，还可表现为头颅增大，如有头痛常表现为高声尖叫样哭闹。

（2）内分泌功能紊乱　是小儿颅咽管瘤的特点之一，表现为尿崩症、身材矮小、肥胖及甲状腺功能减退等。

（3）视力视野障碍　几乎所有颅咽管瘤患者均有此症状。

（4）其他　肿瘤向邻近结构扩展伸入额叶、颞叶、大脑脚部，可表现为复视、偏瘫、癫痫发作、眼外肌麻痹、共济失调、精神症状等。

（5）小脑症状及脑神经症状　髓母细胞瘤主要破坏小脑蚓部，表现为身体平衡障碍，走路及站立不稳，肌张力和腱反射低下；眼球震颤也是小脑体征，是眼肌共济失调的表现，眼球震颤多为水平性。

3. 治疗　小儿颅内肿瘤的治疗应采取积极的态度，做到早期诊断，手术治疗为主，术中尽可能的多切除肿瘤，术后辅助放射治疗、化学治疗和生物免疫治疗等。

4. 主要护理问题

（1）疼痛　与患者颅脑手术及颅内压增高有关。

（2）知识缺乏　缺乏疾病相关知识。

（3）有误吸的危险　与后组脑神经损害有关。

（4）有皮肤完整性受损的危险　与卧床有关。

（5）潜在的并发症（颅内压增高、脑疝、尿崩症、电解质紊乱）。

5. 护理措施

（1）密切观察患儿神志、语言、生命体征、瞳孔及肢体活动等情况，及时记录，有变化及时报告医师。

（2）观察患儿吞咽功能，进食有无呛咳，遵医嘱给予流质或半流质饮食，频繁呕吐或昏迷患儿必要时给予鼻饲饮食。当患儿出现面瘫的情况时，进食时应注意防止误吸。

（3）伤口观察及护理　保持伤口敷料干燥，观察有无渗血、渗液等。

（4）各种管道的观察及护理　头枕无菌小巾，每天更换。根据病情调整引流袋的高度，保持引流管通畅。妥善固定，勿打折、扭曲。观察引流液的颜色、性质、量。若引流速度过快、量过多或颜色鲜红及时报告医师。

（5）安全护理　家属专人看护，有精神症状及意识障碍的患儿适当约束，妥善固定各种管路，防止坠床、自行拔管等意外发生。共济失调、视力下降或失明的患儿，注意在院期间患儿安全，防止跌倒、坠床或碰伤等意外发生。

（6）颅咽管瘤患者　准确记录24h出入量及每小时尿量，遵医嘱按时准确补充各种液体。监测血生化、尿常规指标，及早发现电解质紊乱征象。鼓励患儿多饮水，特别是盐开水，以补充体内丢失的水和盐，禁止食用含糖高的饮料，以免血糖升高，产生渗透性利尿，使尿量增加。

（7）当患儿出现癫痫发作时，应注意保护患儿，防止外伤发生，并做好抢救准备工作。

（8）当患儿出现后组脑神经损害或呕吐频繁时应保持呼吸道通畅，防止误吸。

（9）静脉输液的护理　患儿穿刺困难，妥善保护留置针，根据穿刺周围皮肤情况，适当延长留置针使用时间，注意输液速度及严格冲封管。

（四）儿童脑血管病

1. 概述　儿童脑血管疾病主要包括有动静脉畸形（AVM）、海绵状血管瘤、烟雾病和动脉瘤，其他少见的有毛细血管扩张症、静脉瘤、大脑大静脉畸形、硬膜AVM、颈动脉-海绵窦瘘等。

儿童 AVM 约占所有年龄段患者的 20％，按照病灶的大小分为小型（＜3cm）、中型（3～6cm）、大型（＞6cm）。

海绵状血管瘤是一种良性肿瘤，如能做到肿瘤的全切除，患儿可以获得终生的生存，年出血率约 0.5％。

烟雾病是一种以颈内动脉及其大分支末端进行性狭窄甚至闭塞为特征的少见的脑底异常血管网病，诱发因素与感染有关，儿童的发病高峰为 5 岁，与成人患者有明显不同的临床表现。

儿童颅内动脉瘤的病因、发生部位、形态、临床表现、自然史和脑血管痉挛发生率及处理与成人颅内动脉瘤有所不同，好发于男性、颈内动脉分叉部，常合并其他疾病，远期预后较好。

2. 临床表现

（1）AVM　脑出血和癫痫是最常见的表现，另外可见脑积水。

（2）海绵状血管瘤　有急性脑出血、癫痫和慢性神经功能障碍三大症状，严格意义上讲，所有海绵状血管瘤都有出血的历史，有 25％～50％患者有临床表现，23％～36％患儿表现为癫痫，主要由大脑皮质的病灶引起；位于脑深部的病灶，主要引起神经功能障碍。

（3）烟雾病　80％儿童患者表现为脑缺血症状和体征，如运动和感觉障碍、视觉损害、语言障碍等。多数患儿以肢体远端力弱或肢体轻瘫为首发症状，少数表现为偏瘫。患儿哭闹、咳嗽、过度通气、情绪紧张可诱发缺血表现。有些患儿亦可表现为癫痫、不随意运动舞蹈症和头痛等。

（4）动脉瘤　首发症状包括头痛、脑神经功能障碍、恶心呕吐、视觉障碍、癫痫和感觉障碍等。未破裂动脉瘤主要表现为占位效应或癫痫发作，如颈内动脉巨大动脉瘤可以表现为视野缺损、复视。动脉瘤破裂出血后意识障碍和呕吐是主要临床表现，而婴幼儿主要表现为抽搐、嗜睡和呕吐。SAH症状较成人组轻微，脑血管痉挛和脑缺血发生率低。

3. 治疗

（1）AVM AVM的出血往往威胁到患儿的生命，应采取积极的治疗态度。治疗方法包括手术切除畸形血管病灶、血管内栓塞和放疗。儿童患者的预后明显好于成人。

（2）海绵状血管瘤 对有明确出血或有临床表现的病例，应采取积极的手术治疗。对于无症状的小病灶，可以采用MRI检查随访。采取手术治疗或随访的原则是要充分考虑手术效果和肿瘤自然出血的危险。

（3）烟雾病 脑血管重建术有两种，一种是直接脑血流增加法，如颅内-外血管吻合术；另一种是间接脑血流增加法，如颞肌贴敷术、软脑膜血管连通术等。

（4）动脉瘤 处理方法包括开颅手术、血管内介入治疗或者保守治疗。动脉瘤夹闭是最常见的手术方式，此外还有动脉瘤包裹术、颅内外动脉吻合和载瘤动脉结扎术等。窄颈、中小型动脉瘤是血管内栓塞治疗的最好适应证。儿童颅内动脉瘤早期再出血的发生率高，因此应该进行积极治疗。出血后临床分级良好的患儿应尽早进行手术，即使临床分级较差的患儿，也应积极治疗，预后常较好。

4. 主要护理问题

（1）疼痛（头痛） 与颅内压增高有关。

（2）知识缺乏 缺乏疾病相关知识。

（3）有误吸的危险 与意识障碍有关。

（4）有皮肤完整性受损的危险 与长期卧床有关。

（5）潜在并发症（颅内压增高、脑疝）。

5. 护理措施

（1）持续动态观察，病情变化时及时报告医师。

（2）出血者绝对卧床休息，避免哭闹、喊叫等情绪波动。

（3）避免颅内压骤升的诱因，如便秘、咳嗽、情绪激动等。

（4）癫痫的护理。

（5）依据患儿自理程度提供护理服务，满足基本生活需求。

（6）按照压力性损伤、跌倒/坠床等风险等级与危险因素，提供预防与处理措施，保证患儿安全。

第三节 · 老年神经外科患者的护理

随着人民生活水平不断提高，我国人口逐渐老龄化（年龄60岁以上者称老年人）。老年神经外科疾病的发病率逐年上升。由于老年人各脏器功能均有不同程度的衰退，容易并发多种基础疾病，某脏器的功能失常，可掩盖原发病的症状或体征，构成了相互重叠、错综复杂的特殊临床表现，使其所患疾病在诊断治疗、护理上有其特点，困难较大。

一、老年期的生理变化

老年人各系统的生理功能均表现老化现象。由于个体差异各系统或器官衰退程度各有显著不同。

1. 皮肤脂肪组织　皮肤脂肪组织减少，弹性降低，汗液分泌减少。
2. 心血管系统　由于心内膜增厚，瓣膜柔软度减低，血管变硬脆性增加，管腔变窄，易出现头晕和血压增高。
3. 呼吸系统　由于气管、支气管内纤毛活性降低，肺泡表层的纤维组织增加，故容易出现呼吸道感染和活动耐力降低。
4. 泌尿系统　由于肾功能减退，易出现尿频、尿急和夜尿增多的现象。
5. 肌肉骨骼系统　骨质疏松，易发生骨折。
6. 神经系统　由于脑部神经细胞、脑血流量、脑组织代谢减少，导致记忆力减退，反应迟钝、平衡能力差。

二、老年神经外科常见疾病的病因

老年人的神经系统由于前述的各种衰老性病理改变，可塑性差，对各种疾病所致的损害及手术创伤的耐受力较其他年龄组差。老年人常见神经外科疾病包括脑肿瘤、脑血管病、脑外伤、脑积水等。

脑肿瘤在老年人中以脑膜瘤、胶质瘤、转移癌多见。脑膜瘤是颅内良性肿瘤，占老年脑肿瘤 30％左右。

老年人脑血管疾病中可见颅内动脉瘤、脑缺血疾病（短暂性脑缺血发作、烟雾病等），而颅内血管畸形较少见。

老年人颅脑损伤后因血管硬化及脑组织软化退行性病变等因素，易发生对冲性硬膜下及脑内血肿，硬膜外血肿较少见。

老年人蛛网膜粘连会发生弥散性纤维化，这些变化影响脑脊液的吸收，进而使脑脊液循环发生障碍，导致脑室扩大，形成正压性脑积水。

三、老年人外伤后症状

1. 老年人颅骨硬化钙盐增多弹性减低，受伤时易发生骨折，而且脑血管和脑实质损伤较重。
2. 硬膜下血肿　典型特点即大部分无明显外伤史，因老年性脑萎缩，蛛网膜下隙增宽、桥静脉断裂后易形成血肿，有的患者可以回忆起三周前有轻微外伤史，如头碰门窗、桌椅等，但当时只有局部疼痛而无其他的症状，故未引起注意；有的患者根本回忆不起有过外伤史，后因出现头痛和肢体运动障碍才前来就诊。

3. 颅脑损伤　老年人症状严重，由于脑组织在颅腔内移动、冲撞、扭曲较重，原发昏迷或意识障碍时间较长，血压、呼吸、脉搏均异常，而且由于原有的高血压、糖尿病等老年性疾病而加重脑损伤，故老年人颅脑损伤后病情较重，恢复慢，重型颅脑损伤病死率极高。

四、治疗

老年人神经外科手术后病死率高于青壮年，因此在确定治疗方案前，要对患者的情况做具体分析，对患者心、肾、肝、肺等主要脏器功能进行充分评价，权衡手术治疗和保守治疗的利弊，从而确定最佳的治疗方案。手术治疗为主要方法，包括开颅手术及介入手术等，还可配合放射治疗、化学药物治疗及保守治疗。

五、主要护理诊断

1. 有受伤的危险　与头痛、头晕、活动障碍有关。
2. 清理呼吸道无效　与术后意识障碍及卧床有关。
3. 有感染的危险　与长期卧床、留置导尿管有关。
4. 躯体移动障碍　与出血所致脑损伤有关。
5. 潜在并发症（深静脉血栓）。
6. 思维过程改变　与认知障碍有关。
7. 便秘　与长期卧床休息、使用脱水药物有关。
8. 焦虑　与担心预后、环境改变有关。

六、主要护理措施

1. 密切观察病情，及时发现脑疝的前驱症状，及时报告医师采取抢救措施。
2. 安全管理，老年人活动能力差，易发生压力性损伤、跌伤、烫伤等；护理人员应经常巡视病房，患者外出做检查时应有专人陪伴，防止跌伤；在使用热水袋时温度不高于50℃，并在外面包裹治疗巾，避免不良事件发生。
3. 使用颅内降压药物时应密切观察肾功能变化，如尿液的颜色、性质、尿素氮等，静脉治疗时根据病情注意控制输液速度，防止心力衰竭的发生。
4. 体温高热时，应先使用物理降温的方法，如温水擦浴、酒精擦浴等。慎用解热剂，防止因出汗过多，引起患者虚脱。
5. 老年人术后卧床易并发肺部感染，注意病室通风，温湿度适宜；每2h翻身叩背1次；指导鼓励患者有效咳嗽，及时清除呼吸道分泌物，必要时吸痰；痰液黏稠者遵医嘱给予雾化吸入；监测体温变化；注意保暖。
6. 营养与饮食，入院及术后及时评估患者进食情况和吞咽能力，合理膳食，增加机体抵抗力。高血压、心脏病患者给予低脂低盐饮食；喂饭的速度要慢，每次的量要少；偏瘫患者将食物从健侧送入口中，避免呛咳及误吸。

7. 老年患者易发生泌尿系统感染，鼓励患者多饮水；留置导尿管的患者每天消毒尿道口 2 次，定期更换尿袋；发现尿色异常应及时留取做尿常规，遵医嘱给予膀胱冲洗或尽早拔除导尿管。

8. 做好康复锻炼、预防深静脉血栓，观察下肢皮温、颜色、腿围等变化，早期下床活动。

第十九章 ▶▶ 神经外科常见病康复护理

第一节 · 脑卒中的康复护理

一、脑卒中功能障碍

脑卒中的功能障碍主要包括运动功能障碍、感觉功能障碍、认知障碍、语言障碍、吞咽障碍、排泄障碍、心理障碍及心肺功能障碍等。

二、脑卒中的康复护理

脑卒中急性期康复是患者康复的关键阶段，此期的康复是否得当直接影响患者后期的康复效果和生活质量；由于发病时病情轻重不同，所以康复的目标和采取的康复手段也因人而异。

（一）轻症患者康复

程度较轻，或仅感到患侧麻木、笨拙或轻度的语言表达困难，有些是可逆性神经功能障碍患者；大多数患者的生活质量较病前有不同程度下降。这些患者急性期康复目标应该是恢复病前正常的社会职能和家庭职能。

1. 轻症患者预防重点　二级预防是指手术、药物等措施和生活方式的改变，目的是降低再次发生脑卒中、短暂性脑缺血发作和心肌梗死等血管病变的风险。所以在患者住院期间要认真制订个体化的二级预防方案，控制可干预的危险因素。目前已查明的可干预危险因素有：①A型性格；②不良生活方式，如缺乏体育活动，长时间坐位；③应激，精神紧张或生活事件的打击；④不良生活习惯，如吸烟、酗酒；⑤不良饮食习惯，如经常进食高热量、高盐、高脂肪食物；⑥肥胖、高血压、高血糖及高血脂；⑦血液纤维蛋白原增高、血细胞比容增高、红细胞刚性增高和血小板活化等；⑧应用某些药物如雌激素、避孕药等。

2. 轻症患者康复护理重点　心理康复。抑郁症和焦虑症是脑卒中患者最容易产生的心理障碍，对患者的功能康复及生活质量的改善都会产生不利影响。因此，临床医师应密切注意患者的情绪变化，及时向心理治疗医师反映，或由临床医师和护士给予患者力所能及的心理治疗或安慰，帮助患者克服不良情绪反应。

（二）中等症状患者康复

中等症状患者占脑卒中的大多数，急性期过后会残留一定程度神经功能缺损。

1. 中等症状患者预防重点　继续要做好二级预防。

2. 康复护理重点　着重保护患肢功能，预防能造成长期限制患肢活动的合并症，如废用综合征、肩手综合征等。患肢保持功能位和进行适当的被动运动是关键。

（1）良肢位摆放　在脑卒中的恢复过程中，患者会出现肢体痉挛、共同运动和联合反应限制其主动活动。良肢位以运动生理学、运动条件反射形成和消退的原理为依据，为防止或对抗异常痉挛模式的出现而设计的一种治疗性体位。如仰卧位、患侧卧位等。

（2）肢体被动运动　适用于各种原因引起的肢体运动功能障碍，能起到放松痉挛肌肉，牵引挛缩的肌腱、关节囊和韧带，恢复和保持关节活动幅度的作用。

被动运动注意事项：被动运动的肢体肌肉应放松，利用外力固定关节的近端和活动关节的远端，根据病情需要尽量做关节各方向的全幅度运动，但要避免动作粗暴。从健侧到患侧，从大关节到小关节逐一进行上、下肢被动运动。

① 上肢被动运动

a. 肩部运动：一手托住患者上肢肘部，一手将患者上臂外展，复原再向前做上举动作；肩关节瘫痪初期关节周围肌肉松弛，要防止被动运动造成关节损伤或脱位，动作要轻，活动范围要小，以不超过 90°为好。

b. 前臂运动：一手托住患者手腕，掌心向上，另一手托住肘关节，抬起前臂向上臂靠拢，做屈曲伸展动作，伸直前臂再做前臂内旋转动作。

c. 手部运动：一手握住患者手指，另一手握在前臂远端手腕上，帮助患者手腕屈伸运动，再帮助患者做手指屈伸运动。

d. 按摩运动：上肢平伸，由上向下进行按摩，可先自肩部周围开始，然后上臂、前臂，再按摩手部。

② 下肢被动运动

a. 勾腿运动：抬起患者一条腿，伸膝关节保持伸直位，一只手托住小腿下部，另一只手握住脚底前方，向前推脚前掌部，足尖勾起，再向后使脚面绷起。

b. 转足运动：保持以上姿势，手推脚底前部，由外向内，再由内向外做旋转运动。

c. 伸腿运动：一手托住踝部，一手握住膝部使大腿抬起（角度大小视患者具体情况而定）；小腿下垂，一手按膝，一手顺势将腿抬起，使腿伸直。

d. 绕膝运动：一手托腘窝，另一手握脚心，由外向内，再由内向外绕膝活动。

e. 压腿运动：一手扶膝，一手扶小腿前下部，保持屈膝收腿姿势，将小腿压向大腿，大腿压向胸部。

f. 转髋运动：两个手同时扶膝，使双腿保持屈膝收腿姿势，然后握住双膝，由右向左，再由左向右做关节转动，并可根据病情逐渐扩大运动范围。

g. 下肢按摩：将腿平伸，两手按住大腿上部由上至下做捏式按摩。一般情况下，每天被动活动 2～4 次，每次做同一动作 5～6 遍，开始做时动作要轻，幅度不宜过大，以患肢不痛为原则。

（3）主动运动

① 主动运动：通过被动运动与按摩运动的练习，患者的功能有了初步恢复，即可进行主动运动。运动时可由卧位开始，逐步过渡到坐位与站位的练习。

a. 头部运动：头部做左右倒动与前勾、后仰练习。

b. 上肢运动：做屈腕、分指、握拳、屈肘，两臂由体侧上抬和内收，两手于胸前交叉、外展练习。

c. 腰部运动：两臂放在体侧，上体向左右侧弯曲练习。

d. 足踝运动：足踝上屈、前伸、旋转练习。

e. 膝关节运动：屈小腿、伸膝练习。

f. 髋关节运动：双手在体侧扶床，做单腿交替的抬腿、外展、内收练习，也可做双腿的举、展、收练习。

g. 瘫痪患者的功能练习：瘫痪患者能进行主动运动后，应向功能性练习过渡。功能性练习包括坐、站、走。

② 主动运动注意事项：首先需要评估后制订和执行康复训练计划。先进行运动功能的评估，如对肌力、关节、平衡能力、体位转移能力、步行能力及步态的评估，然后进行制订个性化康复训练计划方案。其次，康复训练应在专业护理人员的指导之下完成，避免患者发生二次损伤。这对于患者进行康复训练是十分重要的。专业护理人员需要做到指导患者进行增强肌力、耐力的练习，进行增加关节运动范围的体操及关节体操；指导患者进行步行训练，提高步行能力，纠正错误步态；指导患者进行各种矫正体操、医疗体操等。

③ 心理康复：在康复训练中患者要保持良好的心情，这样可以更快、更好的恢复健康。因为脑卒中后偏瘫使患者失去自理能力，给患者身心带来巨大痛苦，产生不同程度的心理变化。根据患者心理变化不同时期予以制订相应的心理康复治疗。

a. 震惊期：关注患者的情绪变化。一般采取解释、安慰为主的支持疗法，减轻患者恐惧不安的情绪。

b. 否认期：护士不要过早告知患者预后不良的后遗症，应逐步让患者对自己的病情有所认识。常采用行为疗法和认知疗法，系统应用强化手段增进适应性行为，运用鼓励的方式，使好的行为模式表现出来并保持下去。

c. 抑郁期：鼓励患者完成自身可以做的事情，并及时给予表扬，燃起患者的信心，对极度个别有自杀倾向患者采取心理治疗方法。

d. 对抗独立期：可采用行为疗法、认知行为疗法等重新概念化的内部语言使不适应行为去习惯化，为产生新的适应行为提供基础。在治疗中随时用强化、放松、行为限制等心理治疗技术。

e. 适应期：以行为疗法和认知行为疗法为主，帮助患者巩固疗效，坚持采用正确的方式进行康复训练，争取恢复到最佳状态。

3. 重型患者的康复　重型患者除要做好以上康复训练外，由于卧床时间较长，身体虚弱，要特别注意防止压疮、脑卒中相关性肺炎、深静脉血栓形成及泌尿系统感染等合并症。采取相关护理措施防止发生并发症。

4. 脑卒中恢复期康复　脑卒中恢复期康复以功能训练为主。开始此阶段康复的最佳时间尚无定论，Johnston 认为，如果患者不能配合，病情不稳定或有充分理由推迟治疗，不宜过早进行。患者何时能准备就绪涉及偏瘫部位、情绪稳定性、患者的能力、活动程度、促进因素及学习能力等，应根据具体情况制订恢复期功能训练的时间，一旦准备就绪即应立即开始。

(1) 坐位训练：开始应先在床上进行坐位训练，这是恢复功能训练中最基本的，绝大多数患者能借助辅助用品坐起，如患者能坐起，对进食穿衣、大小便及上肢活动均会带来很大方便，坐位进食可防止呛咳或气管窒息，坐位锻炼对预防肺炎、压疮及泌尿系统感染都大有好处。

① 开始训练时应利用摇床、靠背架，也可用叠起来的被褥进行被动起坐训练。第 1 天抬起 30°左右，上、下午各坐起 5min，如无头晕、恶心等不适，可以隔天抬高半卧位角度，每次 10°，也可隔天延长半卧位时间，每次延长 5min，这样交替直至可坐起至 80°。此时若出现腘窝疼痛，要垫上一毛巾卷，使膝部稍弯曲；如果患者能坐起持续 20min，可让患者坐起进餐。

② 进一步可训练患者主动起坐，在患者脚侧床架上系一带子，带子的另一头做成套，患者利用健手抓住带子坐起。开始时患者可能掌握不好平衡，身体易向偏瘫侧倾斜，治疗师则可在患者偏瘫侧臀部的侧后方靠上一个枕头，经反复训练后，如能在治疗师监护下不靠枕头静坐 1h 即可进行平衡训练。这时可让患者坐在床沿，两足着地，或床前放一小凳，让患者两足踩在小凳上；也可让患者用健侧手握住床架，治疗师双手扶住患者双肩，每次 20～30min，每天 3～5 次；再过渡到治疗师放开双手，患者自己扶床保持平衡坐位，直至能自行坐稳。

③ 坐位训练完成后可做康复训练操，作为站立前的准备训练。每天做 3～4 次，每节做 10 次，做 10 天左右。第一节：患者坐在床沿，两腿分开，两脚着地，在上肢支持下身体慢慢向左右倾斜；第二节：姿势同上，用健侧上肢将偏瘫一侧上肢托起，然后用健侧下肢托起偏瘫下肢，交替进行，每次托起要保持 5～6s，然后在手的支撑下做躯干左右旋转运动；第三节：姿势同上，使头及身体尽量前屈，每次 15s；第四节：姿势同上，治疗师扶住患者双肘，患者两上肢在胸前交叉，使自

已臀部略离床沿，身体稍向前屈，并向左右两侧做弯腰动作，每次 5s；第五节：治疗师扶患者双肘，使患者臀部离床。

（2）站立训练

① 训练时治疗师要注意患者站立姿势，大腿不能内收成外旋。膝关节不能屈曲或过度伸展，足不能内翻或下垂，足趾不能屈曲或内收；否则，对下一步的步行训练带来不利影响。每次练习 10～20min，每天 3～5 次。患者在治疗师的帮助下坐在椅子上，治疗师以两手支持患者两侧腰部。协助患者起立，直至患者能自行站立，也可以从床上进行从坐位到站立的练习。如果患者站立时出现心慌、出汗头晕、眼花、甚至晕厥，马上采取卧位。站立训练暂缓进行。

② 平衡训练：患者两手扶床栏或桌站立，身体做左右旋转运动，再做左右弯腰动作，交替提起两足，在手扶持的情况下，患者单独站立，维持 6s 以上，扶床开始做横向慢慢移动。患者经以上站立训练后下一步就可开始步行训练了。

（3）步行训练

① 先在平衡杠内进行步行训练。如偏瘫侧足关节的背屈功能弱，形成足下垂，行走时容易磕绊，不利于行走，要进行足关节背屈肌力的强化训练。如可能，可用弹力绷带将踝关节固定于 90°再进行步行训练。如患者已发生关节挛缩，造成足内翻，应使用短下肢支具或矫正鞋。

② 完成平衡杠内步行训练后，偏瘫较轻者可扶手杖练习。开始阶段手杖先出去第一步，第二步患足迈步，第三步健足跟上。也可把手杖和患肢作一支点，患侧肢体着力时用手杖帮助支撑体重。当走平路平稳后，可进行上下台阶的练习，开始时必须有人保护及协助。

（4）轮椅训练　对于高龄、偏瘫程度较重的患者来说，因其稳定性较差，不可勉强进行步行训练，可做轮椅训练。将轮椅放在患者的健侧，轮椅与床之间要有一定的角度，轮椅的右前角一定要紧靠床边，上制动闸，将脚踏板立起。患者坐在床边，双脚着地，用健侧上肢撑住床边站起，身体的重量要放在健腿上。站稳后将健侧放在轮椅对侧扶手上，转身坐到轮椅上。上床时轮椅的摆放同下床时相同，先将健侧靠近床边，健手扶在床上并支撑身体站起来，然后转身坐到床上。

（5）上肢功能康复　上肢的恢复比下肢的恢复需要时间长，而且恢复程度差。由于手要从事许多精细活动，其协调性、准确性都比下肢要高得多，即使进行了长时间的训练，功能恢复的程度可能也很低。如患者瘫痪手还有部分功能，可借助辅助用具更有效地发挥其残存功能。如果瘫痪较重，无法用辅助工具，则必须学会用一只手来完成。治疗师需要十分耐心，循循善诱，家属最好也能参与，出院后便于继续指导患者练习。如患肢瘫痪完全，常可引起关节屈曲挛缩，给穿衣带来不便，应进行关节活动度（ROM）操练，还要指导患者出院后继续训练，如用健侧上肢抬高患肢（自身被动性运动）。

（6）日常生活活动能力训练　日常生活活动能力训练是指人们为了维持生存以

及适应生存环境而必须每天反复进行的、最基本的、最具有共同性的活动。大致包括运动、自理、交流、家务活动和娱乐活动等。自我照顾性活动即自我护理，是个体在稳定或变化后的环境中维持生命，增进健康与幸福，确保自身功能健全和发展而进行的自我照顾活动。自理的内容主要包括进食、更衣、如厕、个人的清洁卫生等。根据患者的功能状况，针对性地进行自我照顾性日常生活活动能力训练，或通过代偿手段维持和改善患者的日常生活活动（ADL）能力，最终发挥患者的最大潜能，提高生活质量。训练内容及方法如下。

① 进食指导：进食时，坐位为佳，全身放松，头略前倾，颈稍弯曲，躯干伸直，上肢伸展平放于餐桌上，掌心向下，健手进食。切忌将患侧手臂下垂或屈曲放置在胸前，以防肩关节半脱位或加重脱位。建议餐具防滑处理，以免餐具滑动，增加患者取食难度。

② 更衣指导：评估患者动态坐位平衡和认功能良好，方可进行穿、脱衣服的训练。穿时，先穿患肢，后穿健肢；脱时，先脱健肢，后脱患肢。上衣，建议穿宽松、纯棉质地、开衫为宜；裤子，建议穿松紧裤。

③ 如厕淋浴动作：完成独立如厕淋浴的前提是教会患者掌握轮椅到便器（马桶）的转移动作以及握持淋浴，采用坐位、站立位的淋浴。用健侧肢体测试水温，以免发生烫伤或着凉，淋浴时间不超过 30min。建议患者使用加长的刷子，或者将毛巾两端固定环扣，健侧手在后背上方，拉动毛巾擦洗后背。使用专门淋浴用椅，防止滑倒。

5. 言语障碍康复　言语是交流沟通的重要手段。言语障碍康复是促进言语障碍者交流能力的获得或再获得。主要是给予某种刺激，使患者做出反应，正确的反应要强化（正强化），错误的反应要矫正（负强化），如此反复进行以形成正确的反应，纠正错误的反应。

（1）失语症康复护理　患者先从听、理解和呼吸训练开始，逐步进行语言表达和书写训练。失语症的治疗形式可分为直接疗法和间接疗法，个别训练和集体训练。治疗过程中将几种方法结合应用，还要发挥患者自主训练的积极作用。根据患者的失语类型和程度制订适当的训练方案。

（2）构音障碍康复护理　构音障碍是指由于神经病变、与言语有关的肌麻痹、肌力减弱或运动不协调等所致的言语障碍，包括痉挛型、迟缓型、运动过强型、运动过弱型、失调型、混合型构音障碍。

① 松弛训练：目的是通过随意肌群的放松，使非随意咽喉肌群的肌紧张松弛。从足部开始逐步到口面部肌肉放松。

② 呼吸训练：目的是增强呼气流量、延长呼气的时间，并改善气流的控制。包括腹式呼吸训练、用力呼吸等。

③ 发音训练：采用示教模仿方法，让患者对镜子练习，先发韵母，后发声母，先学喉音，后学唇音。

④ 发音器官训练：包括唇、舌、软腭等发音器官训练。唇部的开合、龇牙、抿嘴、抗阻训练；舌操运动；指导患者发"h、h"音，训练软腭发音。言语障碍患者在训练时，护士要语速减慢，使用简洁、易懂的句子；给予患者充分的时间，不断调整，发现患者最佳的交流时间；并注意伴随言语障碍的任何影响交流的因素，如听觉和视觉障碍等。

6. 认知障碍康复

（1）感知力训练　感知力障碍主要表现为失认症和失用症。①失认症训练包括以下几项。a. 听觉失认训练：向患者展示熟悉的内容图片并同时在录音机内播出相应的语音。b. 视觉失认训练：视觉失认包括颜色失认、物品失认、形状失认、面容失认、身体失认和视空间失认。可进行颜色配对；让患者找出多种物品内相同的物品；经常拿出患者熟悉的家人和朋友的照片辨认，并练习正确认知身体各个部位的名称；指导患者如何看地图，找出指令的地点。c. 单侧空间忽略训练：护士和家属在日常生活中应及时提醒注意忽略侧，并经常触摸忽略侧。用粗糙的毛巾或毛刷刺激患侧肢体、冷热交替刺激患侧感知；进行划削、分段线、字母删除作业等；阅读书刊报纸，指导患者从左侧开始，以鲜艳的颜色为标记，提示患者见到标记时开始阅读。各种训练尽可能在忽略侧进行，使患者更多地转头或转动眼睛，增强注意力。②失用症：包括意念性失用、意念运动性失用、穿衣失用、运动性失用、步行失用。在进行特定活动前，给予患者本体觉、触觉、运动觉刺激，用动作帮助指导，而不是通过语言；把语言命令降低到最低的程度，可手把手教会完成动作，根据完成的情况减少帮助，说话时注意语气和方法；功能代偿，鼓励患者自己穿衣，利用商标区分服装的前后，不同颜色标记区分服装的上下。

（2）定向力障碍训练　患者对时间、地点、人物、环境以及自身状态的认识能力缺乏达 3～6 个月以上。协助患者经常看日历、钟表，耐心解释上午、下午等纠正患者的时间定向力障碍；每到一处向患者介绍周边环境，减少陌生感，在常去的房间门口悬挂颜色鲜艳、简单的标志物；帮助患者认识环境；为患者佩戴身份识别腕带。

（3）解决问题能力　涉及推理、分析、综合、比较、抽象、概况等多种认知过程的能力，以及从简单的物品分类训练到复杂的概括能力等。

（4）注意力训练　可进行分类训练，目的是提高患者不同程度的注意力，包括连续选择性、交替性及分别注意力训练。采用删除训练、猜测游戏、时间感训练等方法。治疗过程要从简单到复杂，分级完成训练。训练要严格、精准把握时间。采用计算机辅助训练是常用的手段。开始训练时应在有组织、整齐和安静的环境中进行，如训练刷牙时将无关的物品拿走，所需的物品颜色要鲜艳。

（5）记忆力训练　记忆障碍的患者周边环境要简化，物品摆放井然有序。突出要记住的事物，避免常用的物品遗失，以保证患者处于安全的环境。

① 外在记忆辅助工具：利用身体外在的辅助物品或提示来帮助记忆。常用的

方法有记事本记录、将活动建立日程表；采用记忆提示工具，如标签、记号等。

② 内在记忆辅助工具如下。a. 助记术、将学习的字词幻想成图像来帮助记忆。b. 联想法：试图回忆一件事或一个事实时，想到有关联的信息，或将新学的信息联系到已存在和熟悉的记忆中。c. 编故事法：将要记忆的重点转化为一个简单的故事，通过语义加工，使故事中包括所有要记忆的内容。还有现场法、倒叙法、关键词提示法、自问法等。d. 书面材料的学习：采用 PQRST 法，即预习（previewing）、提问（questioning）、评论（reviewing）、陈述（stating）、测试（testing）的缩写，是一种完整理想的学习方法。

7. 家庭与社会的参与　患者最终要回归家庭社会，家庭在患者的康复过程中扮演着非常重要的角色。指导家属参与康复训练也是康复医师的工作内容之一。在患者住院期间，医师位让家属了解病情，指导家属参与康复训练和制订训练计划，然后由家庭成员帮助训练。

第二节·颅脑损伤的康复护理

一、概述

颅脑损伤分为原发性颅脑损伤和继发性颅脑损伤。原发性颅脑损伤包括脑震荡、脑挫裂伤和原发性脑干损伤等。继发性脑损伤是致伤后一段时间逐步形成的脑损伤，如颅内血肿、脑水肿等。

二、主要功能障碍

（一）意识障碍

伤后绝大多数患者都有立即出现的意识丧失谓之原发性昏迷，这也是判断患者有无脑损伤的重要依据。昏迷的时间可长可短，轻者数秒至数分钟即可逐渐清醒，重者可持续昏迷直至死亡。意识障碍的分类各家不完全一致，头部外伤后意识障碍可有以下由轻到重的表现：嗜睡、意识模糊、昏睡；晕迷是严重的意识障碍，表现为意识持续的中断或完全丧失。晕迷可分为 3 个阶段即轻度昏迷、中度昏迷、重度昏迷。

（二）运动功能障碍

颅脑损伤后造成运动功能障碍包括脑器质性损害造成的运动功能障碍和由并发症造成的继发性运动功能障碍。前者如肢体瘫痪，肌张力的改变，平衡、协调障碍等；后者如关节活动度受限，关节强直、挛缩、变形等。

（三）言语障碍

颅脑损伤后的言语障碍有构音障碍和失语症。构音障碍是由于言语发音肌群受损后不协调、张力异常所致言语运动功能失常。表现为言语缓慢、费力、吐字不清，鼻音加重或分节性言语等。失语症指与语言功能有关的脑组织病变，造成患者对人类交流符号系统的理解和表达能力的减退和功能的损害，分为运动性、感觉性、命名性、完全性及混合性失语。

（四）认知功能障碍

认知是机体认识和获取知识的智能加工过程，包括学习、记忆、语言、思维等过程。颅脑损伤后常见的表现有注意力分散，思想不能集中，记忆力减退，对外界感知及适应困难等。

（五）视觉障碍

颅脑损伤会引起面神经、前庭蜗神经、动眼神经、滑车神经和展神经功能障碍，颅脑损伤后常见的视缺陷如下（表 19-1）。

表 19-1　颅脑损伤后常见的视缺陷

缺陷	机制	表现
Ⅰ复视	眼外肌麻痹	患者视物时看见两个影像
Ⅱ会聚能力下降	会聚调节反射不佳，内直肌收缩不良，睫状肌功能障碍	近看物体时复视或视物模糊，深度感减弱
Ⅲ视物模糊	聚焦肌支配受损	近、远看均模糊
Ⅳ眼震	脑干、小脑受损	视物不清
Ⅴ视野缺失	左、右额叶或顶叶、视神经、视辐射或视交叉损伤	偏盲、象限盲、盲点
Ⅵ视觉运动能力下降	合并或不合并脑干损伤的任一侧	
a. 视觉跟踪缺陷	半球损伤	难或不能跟踪移动的物体
b. 快速扫描缺陷	额叶 8 区损伤	快速阅读困难

（六）日常生活功能障碍

日常生活活动指一个人为了满足日常生活的需要每天所进行的必要活动，包括进食、穿衣、洗漱、如厕等，功能性移动包括翻身、坐起、床与轮椅转移、行走、上下楼梯等。颅脑损伤后其活动能力将有不同程度下降，甚至丧失。

三、康复护理评定

对颅脑损伤患者进行功能障碍评定目的是对功能障碍程度做出客观的评定，为可康复治计划方案提供客观依据。其通常包括残疾的评定、感觉障碍的评定、运动障碍的评定及其他神经功能障碍的评定。

颅脑损伤患者的意识功能障碍评估可用格拉斯哥昏迷量表来评定。格拉斯哥昏迷量表（GCS）是国际上普遍采用的来判断急性颅脑损伤期意识状态的一种评分量表。通过睁眼反应、运动反应、言语反应 3 项指标来判断患者意识障碍的程度。具体内容详见第十八章第一节"神经外科重症患者的全身评估及专科功能评估与监测"相关内容。

颅脑损伤患者恢复及其结局可以依据格拉斯哥预后量表（GCS）（表 19-2）进行评定，根据患者能否恢复工作、学习，生活能否自理，残疾之严重程度分为 5 个等级，该量表一般在颅脑创伤后至少半年才能评定。

表 19-2　格拉斯哥预后量表

等级	标准
恢复良好	能恢复正常生活；生活能自理，成人可恢复 20%，学生能继续学习，但可能仍存在轻微的神经或病理缺陷
轻度残疾	日常生活能自理，可乘坐交通工具，在专门环境或机构中可以从事某些工作学习
中度残疾	生活不能自理，需他人照顾，严重精神及躯体残疾，但神志清醒
植物状态	长期昏迷，可以有睁眼及周期性睁眼，清醒，但大脑皮质无任何功能，呈去皮质状态或去脑强直
死亡	

四、康复护理原则与目标

（一）康复护理原则

1. 早期介入原则　密切观察病情，维持营养，保持水和电解质平衡，预防各种并发症。病情稳定后，进行早期康复。

2. 个性化原则　颅脑损伤引起的功能障碍是多种多样的，个体之间差异甚大，应根据具体功能障碍，制订针对性的康复护理方案。

3. 全面康复原则　患者身体、心理和社会康复，达到最大化的康复，减少残疾，回归家庭和社会。

（二）康复护理目标

1. 最大限度地促进患者功能障碍的恢复。

2. 预防各项并发症。

3. 全面提高患者生活质量，减少残疾，使患者最大限度地回归家庭和社会。

五、康复护理措施

（一）早期康复护理

1. 保证患者安全，注意休息，尽早给予被动活动。

2. 正确评估患者意识、各项功能及营养状态等。

3. 严密观察患者生命体征，及时发现病情变化，及时处理。

4. 遵医嘱正确用药，降低颅内压，控制脑水肿。

5. 做好气道管理，按时翻身、叩背、吸痰、预防肺部感染。

6. 保持良肢位，维持关节活动度，预防足下垂及关节挛缩、僵硬等并发症。

7. 维持水、电解质平衡，给予营养支持。

8. 早期促醒，应用各种信息刺激，加速患者的苏醒和意识恢复进程。包括家人与之交谈，定期的交流和重复，根据患者的喜好选择不同类型的音乐；触摸患者肢体，定时变化体位，被动活动患者偏瘫侧，增加感觉输入等。

（二）恢复期康复护理

1. 运动功能障碍康复护理　运动功能障碍的康复主要应用运动科学、生物力学、神经生理及行为科学等分析运动问题和训练过程，强调患者的主观参与，按照科学的运动学习方法对患者进行再训练以恢复其运动功能，对患者是运动再学习的过程。治疗和训练的原则是尽可能地调整患者异常的运动模式，促进正常的运动功能，病后开始康复治疗、训练的时间越早，患者肢体出现随意性运动的时间越早，身体功能恢复的预后越好。

（1）上肢功能的训练　采用仰卧位或坐位训练上肢伸向物体的控制能力。进行伸腕、前臂旋后、拇外展和旋转、练习对指等维持肌肉长度，防止挛缩。要正确摆放肢体的位置，防止上肢固定于内旋屈曲位。鼓励患者使用患肢，限制健肢不必要的代偿活动。

（2）口面部功能训练　进行吞咽功能的训练，面部运动的训练，改善呼吸控制的训练，以便使口面部功能早日康复。

（3）从仰卧到床边坐起的训练　从仰卧到床边坐起包括转向侧位和从侧位坐起两部分。转向侧位包括：①颈的旋转和屈曲；②髋和膝屈曲；③肩关节屈曲和肩带前伸；④躯干的旋转。侧位坐起包括：①颈和躯干侧屈；②外展下面的臂；③提起双腿向床边放下。坐起时要坚持正确方法，防止代偿。

（4）坐位平衡训练　取坐位双手放在大腿上，让患者转头和躯干，通过肩膀向后看，然后回到中位，再向另一侧重复此动作。坐位时让患者向前、前下方、双侧触摸物体，必要时治疗人员支持其患肢协助完成训练。

（5）站起和坐下训练　患者肩和膝前移练习站位，前移肩和膝，向下向后移动臀部坐下，有困难时需治疗人员协助。

（6）站立平衡训练　早期练习双腿负重，训练髋关节前伸，防止膝关节屈曲，可使用膝部支具，引发股四头肌收缩，训练重心转移时调整姿势，进一步增加难度训练，如向前、向侧、向下接球，从地上拾起物体，跨过物体等训练。

（7）水中步行训练　利用水的浮力使患者在减重状态下主动练习重心的转移，髋、膝、踝的主动屈曲，健患侧摆动相与支撑相是否充分一致，步态是否协调，纠正并使之形成习惯。

（8）步态训练　训练站立时伸髋，膝关节控制，骨盆水平侧移，练习行走。行走训练增加难度，跨过不同高度的物体，改变行走的速度等。

（9）偏瘫的常见并发症　肩手综合征，在康复上应注意以下几点。

① 保持良好姿位，避免患肢悬垂。

② 避免在偏瘫手上输液。

③ 被动活动应在无痛范围内进行，逐渐扩展关节活动范围。

④ 可采取负压促循环装置改善循环，减轻肿胀。

2. 言语障碍康复护理　常见的失语症康复方法：①经典刺激疗法；②阻断去除技术；③程序化指导方法；④功能重组法；⑤实用法；⑥认知方法等。针对某些特殊现象和失语症类型，进行听、说、写不同障碍的具体训练方法：①言语构音的训练：包括呼吸训练、构音器官功能的训练、增强构音肌肉动觉的训练、发音转化训练、发音训练和韵律训练。②针对找词困难的语词表达训练：包括复述训练、呼名练习、语句填充、近义词、反义词和成语训练等。③语句表达训练：包括中心词语义联想练习，句法刺激教程和语法的训练等。④训练表达时的某种特殊方法：包括语言的主动控制，旋律语调疗法和失语性、持续性言语的治疗。⑤听理解训练：包括唇读法、听词语辨认是非、执行吩咐及语言听力训练等。训练的顺序为阅读、朗读、口头复述听理解。⑥完全性失语患者代偿手段的训练：包括视觉动作疗法、画图训练、交流版/交流册的训练、电脑表达训练等。⑦阅读理解训练：包括字词理解训练、改错练习、语句与短文理解训练等。⑧书写训练：包括描写和抄写、看图书写及听写、主动性书写等。

3. 认知障碍康复护理　认知障碍主要的训练包括注意力、定向力、记忆力、计算力、推理能力等。使用的训练方法主要有图片法、电脑软件等。

（1）记忆训练护理　督促患者每日记忆训练，通过交流加强患者日常生活活动记忆，如询问患者每餐进食的内容和时间、每次服药的种类等。患者回答正确时及时强化，给予鼓励，反复刺激以提高记忆能力。

（2）感知障碍护理　让患者了解自己本身存在的感觉障碍，教会患者家属每天有顺序触摸患者感觉障碍侧肢体，让其判断触及部位，增加该侧肢体的感觉输入。

（3）单侧空间忽略护理　在环境上要将餐具、食物、闹钟、手机、台灯等放在忽略侧。与患者交谈时，站在患者的忽略侧，增加其对忽略侧的关心和注意。

（三）后遗症期康复护理

1. 日常生活活动能力方面　根据患者各项功能恢复情况，利用家庭及社区加强训练其独立完成自我照护的能力，并逐渐学习与外界社会的交流，如看电视、购物、参加社区活动等。

2. 矫形器的使用护理　指导患者正确使用矫形支具，掌握穿戴支具的注意事项。如定期检查矫形器的功能是否良好，穿戴松紧是否适宜，关注穿戴肢体的皮肤有无压力性损伤。

3. 职业技能护理　关注患者本身的职业，对其进行职业相关的技能训练。

六、健康教育

1. 休息及饮食指导　生活规律，适当活动，劳逸结合；加强营养，合理健康膳食，戒烟戒酒。

2. 肢体活动指导　良肢位摆放，加强肢体主动和被动活动促进肢体功能的恢复。

3. 日常生活活动能力指导　对患者进行饮食、如厕、穿衣、轮椅使用等方面的指导。穿衣时尽量穿宽松、纯棉质地的衣服，以开衫为宜，裤子用松紧带而不用皮带，鞋最好穿带尼龙扣的旅游鞋，禁止穿拖鞋以防摔倒，穿衣时先穿患侧后穿健侧，脱衣时先脱健侧，后脱患侧。

4. 并发症预防指导　预防废用综合征、下肢深静脉血栓形成、压力性损伤、肺部感染等并发症。

5. 安全指导　增强安全意识，防止跌倒、烫伤等意外事故，外出时应有人陪同。

6. 心理护理　保持积极乐观的心态，正确对待疾病和残疾，增强信心，积极康复。

第三节·脊髓损伤的康复护理

一、临床表现

脊柱脊髓损伤的主要临床表现为四肢、躯干的感觉、运动功能完全性或不完全性缺失。如果损伤节段在 C_3、C_4 以上，还会出现因累及呼吸肌而出现呼吸衰竭。

脊髓轻度受创时可能会出现脊髓震荡（SCC），是最轻的脊髓创伤，表现为软瘫，其后功能可逐渐恢复；若创伤严重则会出现脊髓休克，其表现以弛缓性瘫痪为特征，病理反射消失、二便功能丧失、低血压或心排出量降低、心动过缓、体温降低及呼吸功能障碍等。

二、主要功能障碍

（一）躯体功能障碍

躯体功能障碍主要是脊髓损伤平面以下的感觉障碍和运动障碍（肌力减退或消失，张力增加或降低，反射消失、减退或亢进而导致的截瘫或四肢瘫）。

（二）日常生活活动能力障碍

脊髓损伤后由于运动、感觉障碍和多系统并发症，导致患者日常生活活动能力发生障碍。

（三）压力性损伤

脊髓损伤后损伤平面以下的皮肤则失去了正常的神经支配，对压力的耐受性降低，患者不能根据所受的压力情况来调节姿势，导致皮肤受压过久，血液供应障碍时间过长，容易发生压力性损伤。

（四）心理障碍

脊髓损伤的急性期心理过程可经过震惊期、否认期、抑郁期、反对独立期和适应期几个阶段。

（五）吞咽功能障碍

脊髓损伤早期，语言及发音功能可能受到损害而影响交流，主要是由于气管插管、气管切开、前路手术和使用呼吸机所致。

三、治疗

详见第十一章第四节"脊髓损伤"相关内容。

四、康复护理评定

脊髓损伤完全性损伤与不完全性损伤的诊断有重要的临床意义，这不仅是制订治疗方案和判断患者预后的重要依据，对客观评估各种治疗方法的实际价值也有重要意义。完全性损伤是指最低骶段（$S_4 \sim S_5$）的感觉和运动功能完全消失。不完全性损伤是指损伤平面以下的最低位骶节段仍有运动和（或）感觉功能保存，临床上有不同程度恢复的可能。

美国脊髓损伤学会（ASIA）制订了脊髓损伤神经功能分类标准，简称 ASIA 损伤程度分级（表 19-3）。

表 19-3　ASIA 损伤程度分级

级别	指标
A 完全性损伤	骶段（$S_4 \sim S_5$）无任何感觉或运动功能保留
B 不完全损伤	损伤平面以下包括骶段（$S_4 \sim S_5$）有感觉但无运动功能
C 不完全损伤	损伤平面以下存在运动功能，大部分关键肌群肌力 3 级以下
D 不完全损伤	损伤平面以下存在运动功能，大部分关键肌群肌力 3 级或以上
E 正常	感觉或运动功能正常

五、康复护理原则与目标

1. 康复护理原则　早期应进行急救、制动固定、防止脊髓二次损伤及药物治疗为原则；恢复期以康复治疗为中心，加强姿势、平衡、转移及移动能力的训练，提高日常生活能力。

2. 康复护理目标　恢复独立自理生活能力，回归社会，回归家庭。

（1）短期目标　脊髓损伤后，早期应以急救、固定制动、药物治疗及正确选择手术，防止脊髓二次损伤和并发症的发生。

（2）长期目标　通过康复治疗和康复护理，最大限度地恢复独立生活能力及心理适应能力，并以良好的心态回归家庭与社会。

六、康复护理措施

（一）急性期康复护理措施

急性期是指脊髓损伤后 6～8 周内，主要问题是脊柱骨折尚不稳定，咳嗽无力，呼吸困难，脊髓休克。此期主要防止并发症，其次维持关节活动度和肌肉的正常长度，进行肌力和耐力训练，为过渡到恢复期治疗做准备。脊髓损伤患者早期急救处理极为重要，急救措施的正确、及时与否，决定患者的愈后。不完全脊髓损伤可因急救处理不当而造成完全性损伤，完全性损伤可因急救处理不当造成损伤水平上升。对颈脊髓损伤患者，上升一个节段就意味着康复目标的降低及残疾程度的增加。

1. 现场急救　一旦怀疑或确诊有脊髓损伤，应立即送往就近的医院及时处理救治，转运中要对患者先进行制动稳定，不能强行改变患者体位，搬运患者时至少要有 3 人以上参与，避免移动过程中损伤脊髓或加重脊髓损伤程度，切忌 1 人抱腿、1 人抱肩或 1 人背送的方式转送。转送前要对患者进行固定，特别要固定好头、颈、腰，并用毛巾填充平板与患者背部之间的空隙以免搬送过程中的移动。

2. 正确体位的摆放　急性期卧床阶段正确的体位摆放，不仅有利于损伤部位的愈合，而且有利于预防压疮、关节挛缩及痉挛的发生。

（1）仰卧位　四肢瘫患者上肢体位摆放时应将双肩向前，防止后缩，双上肢放在身体两侧，肘伸展，腕关节背屈 30°～45°以保持功能位，手指自然屈曲，手掌可握毛巾卷，以防形成功能丧失的"猿手"。截瘫患者上肢功能正常，采取自然体位即可。四肢瘫及截瘫患者下肢体位摆放相同。髋关节伸展，保持髋关节轻度外展。双下肢下垫软枕使下肢高于心脏水平，促进静脉回流，以防止下肢肿胀。双足底可垫软枕，以保持踝关节背屈中立位，预防足下垂。

（2）侧卧位　四肢瘫患者应将双肩向前，肘关节伸展，上侧的前臂放在胸前的枕头上，下侧的前臂旋后放在床上，腕关节自然伸展，手指自然屈曲，在躯干背后放一枕头给予支持；四肢瘫及截瘫患者的下肢体位摆放相同，下侧的髋和膝关节伸展，上侧的髋和膝关节屈曲放在枕头上，与下侧的腿分开，踝关节自然背屈，上面踝关节下垫一软枕。

3. 被动活动　被动运动可促进血液循环，保持关节和组织的最大活动范围，防止关节畸形、肌肉缩短及挛缩。患者受伤后就应开始训练，每个肢体的关节从近端到远端的活动时间应在 10min 以上，每个关节都要进行数次的全范围的活动，每天 1～2 次。对外伤和脊柱骨折导致的脊髓损伤、脊柱稳定性差的患者，禁止脊柱的屈曲和扭转活动。四肢瘫的患者禁止头颈部及双肩的牵伸运动。截瘫患者的髋关节活动应禁止。肩关节屈曲、外展对上脊柱有影响，应控制在 90° 以内。对下脊柱有影响的直腿抬高运动时应禁止超过 45°，髋关节屈曲运动禁止超过 90°。

4. 主动运动　加强患者肢体残存肌力的训练，可以提高机体的运动功能，增强日常生活能力，为患者重返社会奠定基础。不同肌肉、不同肌力的训练方法不同，以循序渐进为原则，不可操之过急，逐渐从被动运动过渡到主动运动，并尽早进行独立的功能性上肢运动，如肱三头肌无力时，做伸肘运动，通过肩的外旋、前伸，放松肱二头肌，靠重力使肘关节伸展。手的功能训练：首先借重力使腕关节屈，此时五个手指呈伸展位，将双手或单手示指和拇指放在要抓的物体上，靠桡侧腕伸肌收缩，使腕关节伸展，使屈指肌腱被动牵张，即可抓起较轻的物体。四肢瘫的患者主动运动的重点是三角肌，肱二头肌和斜方肌的下部，以加强转移和行走的控制。主动运动包括以下 3 点。①助力运动：肌力小于 3 级的肌群，可采取助力运动，在治疗师的帮助下，配合完成肢体运动，也可在悬吊装置的帮助下，进行肢体减重运动，提高肌力。②抗阻力运动：肌力大于 3 级，需进行抗阻力运动，可用沙袋、滑轮提供阻力，或采取渐进性抗阻力运动。③等速肌力运动：对肌力大于 3 级可利用等速训练仪进行训练，可较快提高肌力，但抗阻力运动和等速肌力训练还有一定限制，最好在恢复早期或后期康复中进行。

5. 体位变换　脊髓损伤患者应根据病情变换体位，一般每 1～2h 变换一次，使用气垫床可延长体位变换时间。变换前向患者及家属说明目的和要求，以取得理解和配合。体位变换时注意维持脊柱的稳定性，可由 2～3 人轴线翻身，避免因脊柱的不对称性而造成二次损伤，避免拖、拉、拽等动作，并仔细检查全身皮肤有无局部压红、破溃、皮疹、肢体血液循环情况。

（二）恢复期康复护理措施

脊髓损伤患者经过的 2 个月的综合治疗，运动、平衡，转移及日常生活活动能力都有了一定程度的改善，此期的问题是挛缩、各种功能性活动能力低下、日常生活能力不能自理。康复护士应配合物理治疗师（PT 师）、作业治疗师（OT 师）监督、保护、辅导患者去实践已学到的日常生活动作，不脱离整体训练计划，指导患者独立完成某些功能训练。

1. 增强肌力，促进运动功能恢复　脊髓损伤患者为了应用轮椅、拐杖或自助器，在卧床或坐位时，主要重视肌力的训练。①0 级和 1 级肌力主要训练方法为被动活动、肌肉电刺激及生物反馈治疗；②2～3 级肌力时，可进行较大范围的辅助、主动及器械性运动，根据患者肌力情况调节辅助量；③3～4 级肌力时，可进行抗阻力运动。

2. 垫上训练的康复护理　病员的垫上训练主要对躯干、四肢的灵活性、力量及功能性动作的训练。在治疗垫上可进行翻身训练和牵伸训练，此外，还可进行垫上移动训练。

（1）垫上翻身　患者平卧在垫上，头颈屈曲旋转，双上肢上举，做节律性对称性摆动，借摆动惯性，头从一侧转向另一侧，随后双上肢、躯干、下肢顺势转向俯卧位。从俯卧位向仰卧位翻身，可先在一侧骨盆或肩胛下放枕头帮助最初的旋转，如翻身仍困难，可增加枕头，实现躯干和肢体的转动，四肢瘫患者需帮助才能完成，也可借助绳梯或吊环（图 19-1）。

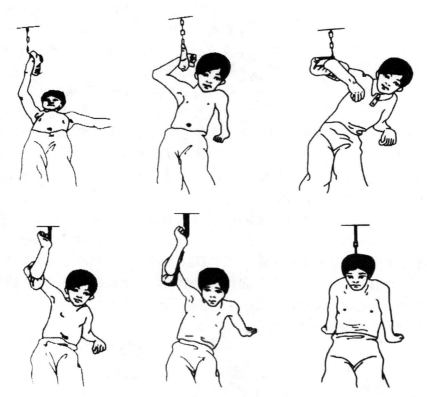

图 19-1　四肢瘫患者借助吊环翻身坐起

（2）垫上胸肘支撑　为改善床上活动，强化前锯肌和其他肩胛肌的肌力，促进头颈和肩胛肌的稳定，应在垫上进行胸肘支撑的练习。俯卧位时，两肘交替移动，直到两肘撑起后，肘位于肩的下方，也可做双肘伸直支撑、手支撑俯卧位，可用于床上移动，但需要三角肌、肱二头肌、肱三头肌、肱桡肌等的良好肌力及肘关节活动正常（图19-2）。

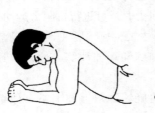
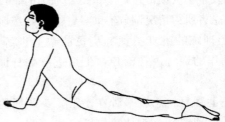

图19-2　截瘫患者垫上胸肘支撑

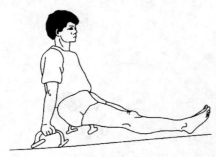

图19-3　截瘫患者垫上双手支撑

（3）垫上双手支撑　进行垫上双手支撑的患者，上肢功能必须正常。这项训练更实用于截瘫患者。患者双手放于体侧臀旁支撑在垫上，使臀部充分抬起，有效支撑动作取决于上肢力量、支撑手的位置和平衡能力。训练时为保持坐位平衡，头、肩、躯干要前屈，使重心保持在髋关节前面，双上肢靠近身体两侧，手在髋关节稍前一点位于垫上，手掌尽可能伸展，手指伸展，身体前倾，头的位置超过膝关节。双侧肘关节伸直，双手向下支撑。双肩下降，把臀部从垫上抬起，如患者上肢长度不足抬起以支撑使臀部抬离床面，可加用手支撑器（图19-3）。

（4）垫上移动　包括侧方支撑移动、前方支撑移动和瘫痪肢体移动，患者可利用吊环进行坐起和躺下训练，对改善患者日常生活动能力非常重要。截瘫患者因双上肢功能正常，垫上活动容易完成，而四肢瘫痪患者的垫上移动与损伤水平、上肢的长度有关。移动方法是：先借助吊环自我坐起，双手放在体侧，躯体前屈、前倾，双手用力快速向下支撑，头及肩后伸，躯干及下肢向前移动，反复训练。相同方式进行向后和两侧的移动（图19-4）。

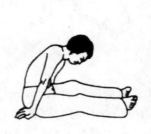
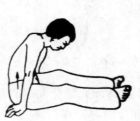
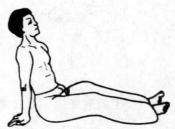

图19-4　四肢瘫患者垫上移动

3. 坐位训练　见本章第一节"脑卒中的康复护理"相关内容。

4. 转移训练　转移训练大致分三种形式，即两脚离地的躯干水平转移、两脚不离地的躯干水平转移和两脚不离地的躯干垂直转移。前者的移动平稳，后者的移动需很强的肌力。训练动作包括从轮椅到训练台、床、卫生间、汽车等。包括帮助转移和独立转移训练。

（1）帮助训练　可由一人帮助进行双足不离地的躯干垂直转移，或两人帮助进行双足离地躯干水平移动。转移训练时，护士双足及双膝抵住患者的双脚及双膝的外面，开始时患者躯干前倾、髋关节屈曲，髋后伸、伸膝、躯干伸展。治疗师双手抱住患者臀下或提起患者腰带，同步完成站立动作。注意患者站立时锁住双脚及双膝，以防跌倒。坐下时，患者髋关节屈曲，治疗师双手由臀部滑向肩胛，使患者屈髋，臀部坐到凳子上。

（2）患者独立转移　包括臀部在轮椅上向前移动、将下肢移到训练床上及躯干移动。从轮椅到床的转移方法有以下几项。①向前方转移：训练前，护士应先演示、讲解，并协助患者完成训练。将轮椅靠近床边 30cm，锁住轮椅，将双下肢放在床上，打开刹车靠近床边，刹车，用双上肢支撑将身体移至床上完成转移。②向侧方转移：轮椅侧方靠近床边并去掉床侧轮椅的扶手，将双下肢放在床上，一手支撑在轮椅的扶手上，另一手支撑在床上，将臀部移至床上。另一种方法是将双脚放在地上，使脚与地面垂直，这种转移方法可以使双脚最大限度的负重。③斜向转移：将轮椅斜向床边 30°，刹住并将双脚放在地面上。利用支撑动作将臀部移到床上。上述转移过程也可使用滑板，如床与轮椅转移时将轮椅与床平行，前轮尽量向前，刹住轮椅，取下靠床的轮椅扶手，架好滑板，放好双下肢，用双上肢支撑将臀部移到滑板上，相反将移到轮椅上。

5. 站立训练　见本章第一节"脑卒中的康复护理"相关内容。

6. 步行训练　见本章第一节"脑卒中的康复护理"相关内容。

7. 日常生活活动能力训练　见本章第一节"脑卒中的康复护理"相关内容。

8. 心理的康复护理

（1）分期　脊髓损伤后心理上经历四个时期。①休克期：患者茫然不知所措，此期间依赖于医护人员及家属，应对患者给予关心和支持。②否认期：治疗效果不明显，患者不想承认事实，应指导患者进行一些日常生活训练，树立信心。③愤怒期：此期患者病情仍然无好转，患者异常痛苦，性情暴躁，会向家属发泄情绪。应鼓励安慰患者，同时做好家属工作，积极给予患者正向指导。④承受期：如果家属鼓励患者，树立战胜疾病的信心，患者会正视现实，顽强的生活。

（2）康复教育　出院后坚持康复训练，但不要过急过猛，应循序渐进；定时翻身，预防压力性损伤的发生；进食高蛋白质、高维生素、低脂肪的食物；定期复查、随访。

第二十章 ▶▶ 神经外科患者常用治疗药物

第一节 · 脱水药

脱水药分为高渗性脱水药和利尿性脱水药，前者主要包括甘露醇、山梨醇、高渗葡萄糖等，静脉注射给药后，可以提高血浆渗透压，产生组织脱水作用，当这些药物通过肾脏时，不易被重吸收，使水在近曲小管和髓袢降支的重吸收减少，肾排水增加，产生渗透性利尿作用。后者主要通过利尿使机体脱水，间接减轻脑水肿，降低颅内压，其降颅内压作用比高渗性脱水药弱且慢，对电解质平衡的影响较大。

一、甘露醇

甘露醇是一种白色结晶粉末，易溶于水，临床主要用 20% 的甘露醇高渗溶液静脉给药。

（一）临床应用

1. 治疗脑水肿、降低颅内压的首选药，也可用于降低眼内压，治疗青光眼急性发作和术前降眼压。

2. 早期可用于预防或治疗急性肾功能衰竭。少尿时，及时使用甘露醇，通过脱水作用，减轻肾间质水肿，维持足够的尿量，稀释肾小管内有害物质，以保护肾小管免于坏死。

3. 口服导泻，清洗肠道。

（二）不良反应

水电解质紊乱、血尿、肾病、过敏反应、疼痛（注射部位）等。静脉用药过快可引起一过性头痛、眩晕、畏寒和视物模糊。应选择管径粗、直的静脉，勿穿破静脉使药液渗出，若静脉给药时发生外渗，可引起局部组织肿胀坏死，一旦外渗应及时用 1% 利多卡因或者 0.5% 普鲁卡因做局部封闭并妥善处理。

（三）注意事项

1. 用药后可引起血容量增加，禁用于肺充血或肺水肿、活动性颅内出血、充血性心力衰竭、进行性肾功能衰竭、严重失水、孕妇。

2. 使用前仔细检查有无结晶，如有结晶应在热水中振荡，使结晶充分溶解后使用，静脉滴注时仍应使用有终端滤器的输液管，且必须冷至接近体温后静脉滴注，以免造成血管损伤及引起过敏反应。

3. 甘露醇滴速越快，脱水作用就越强，但输入速度过快会引起一过性血压升高，导致头痛、视物模糊，同时肾血管收缩，肾小球滤过率下降而致急性肾功能损害。应根据病情选择合适的浓度，滴注速度应控制在 10～15mL/min。

4. 定期检查血压、肾功能、血电解质、尿量等情况，预防因短时间内突然快速输入大量的液体使循环增加，引起急性肺水肿。

二、人血白蛋白

人血白蛋白也有脱水降颅内压的作用。

（一）临床应用

20％的人血白蛋白 50～100mL，不加稀释直接滴注，每天 1～2 次，可起到脱水降颅压的作用。

（二）不良反应

使用本品一般不会产生不良反应，偶可出现寒战、发热、颜面潮红、皮疹、恶心呕吐等症状，快速输注可引起血管超负荷导致肺水肿，偶有过敏反应。

（三）注意事项

1. 药液呈现混浊、沉淀、异物，或瓶子有裂纹、瓶盖松动、过期失效等情况不可使用。

2. 由于人血白蛋白价格贵，单独使用降颅内压作用较甘露醇弱，临床不单独用作脱水药，而适用于颅内压增高伴有低蛋白血症或者营养不良的患者，或与其他降颅内压药物合用。

3. 人血白蛋白不宜与血管收缩药、蛋白水解酶或含酒精的注射剂混合使用。

4. 开启后应一次输注完毕，不得分次使用。

5. 输注过程中如发现患者有不适反应，应立即停止输注，有明显脱水者应同时补液。

6. 运输及储存时严禁冻结。

三、呋塞米

（一）临床应用

1. 严重水肿治疗心、肝、肾等病变引起的各类水肿，主要用于其他利尿药物治疗无效的严重水肿。

2. 急性肺水肿和脑水肿静脉注射呋塞米是治疗急性肺水肿的首选药物；对有脑水肿的患者与其他脱水药合用以获协同作用，对脑水肿合并心力衰竭的患者尤为适用。

3. 防治急性肾功能衰竭急性少尿型肾功能衰竭早期，静脉注射呋塞米有较好的防治作用。原因在于其强大的利尿作用，可使阻塞的肾小管得到冲洗，减少肾小管的萎缩坏死，但不延缓肾衰竭的进程。

4. 加速毒物排泄应用呋塞米同时配合输液，加速毒物随尿排出，可用于如巴比妥类、水杨酸类、溴剂、氟化物、碘化物等经肾脏排泄药物中毒的抢救。

5. 其他可用于高钾血症、高钙血症及高血压危象等。

（二）不良反应

1. 水、电解质紊乱，常为过度利尿所引起，表现为低血容量、低钾血症、低镁血症、低钠血症等。其中以低血钾最为常见，呋塞米可增加强心苷对心脏的毒性、诱发肝昏迷，应注意及时补充钾盐或加服保钾利尿药。

2. 耳毒性，呈剂量依赖性，表现为眩晕、耳鸣、听力减退或暂时性耳聋，氨基糖苷类抗生素可增强高效利尿药呋塞米的耳毒性作用，应避免合用。耳毒性的发生机制可能与药物引起内耳淋巴液电解质成分改变有关。

3. 长期用药可抑制尿酸排泄而致高尿酸血症；胃肠反应如恶心呕吐、腹泻等；偶可见粒细胞减少、血小板减少及皮疹等反应。妊娠期妇女不宜使用。

（三）注意事项

1. 脱水治疗时，准确记录患者尿量，如果发现尿量有异常，应及时通知医师。

2. 禁用于低钾血症、肝昏迷、孕妇、磺胺类药物过敏者。

3. 静脉注射要慢，大剂量静脉注射不超过 4mg/min，并监测血压、心率的变化。

4. 对于本身存在心功能、内环境问题的危重患者，呋塞米脱水治疗后，血容量短时间下降致血压下降，同时由于大量液体和电解质的排出，引起内环境和酸碱平衡紊乱，可发生相应的心血管并发症如心律失常，因此，应密切观察患者生命体征以及电解质情况。

第二节 · 抗癫痫药

一、苯妥英钠

苯妥英钠又称大仑丁，是非镇静催眠性抗癫痫药。

（一）临床应用

1. 治疗大发作和局限性发作的首选药物，静脉注射用于癫痫持续状态，对精神运动性发作也有效，但对小发作（失神发作）无效，会使病情恶化。

2. 治疗三叉神经痛和舌咽神经痛等中枢性疼痛综合征。

3. 抗心律失常。

（二）不良反应

1. 局部刺激　苯妥英钠碱性较强，局部刺激性较大，口服可以引起厌食、恶心、呕吐和腹痛等症状，宜饭后服用，静脉注射可以发生静脉炎。

2. 牙龈增生　长期应用可以出现牙龈增生，多见于儿童和青少年，发生率约20%。服药期间应注意口腔卫生，防止牙龈炎，经常按摩牙龈可以减轻增生。一般停药3～6个月后可自行消退。

3. 神经系统症状　药量过大引起中毒，出现小脑-前庭系统功能失调症状，严重者可出现语言障碍、精神错乱和昏迷。

4. 血液系统反应　长期用药可以导致叶酸缺乏，引起巨幼细胞贫血。

5. 骨骼系统反应　长期应用可导致低钙血症。

6. 过敏反应　可发生皮疹、血小板减少等。

（三）注意事项

1. 突然停药可引起癫痫发作频繁而且加剧，甚至诱发癫痫持续状态，故应逐渐减量停药。

2. 可影响维生素 D 的代谢，引起软骨病，治疗中应补充维生素 D 和叶酸。

3. 肌内注射吸收很慢，不宜用于癫痫持续状态的急症控制。

4. 静脉注射宜缓慢，速度过快可引起危险的严重反应，静脉注射期应进行连续的心电图和血压监测。

5. 注射剂为粉针剂，临用前适量加灭菌注射用水溶解。

6. 本品呈强碱性，刺激性大，且易致栓塞，静脉注射时宜用注射用水稀释，且使用稍粗针头静脉注射。

7. 如发生心动过缓或心脏传导阻滞，可静脉注射阿托品。

二、卡马西平

（一）临床应用

1. 抗癫痫　卡马西平属广谱抗癫痫药，是单纯及复杂部分性发作的首选药，对复杂部分性发作优于其他抗癫痫药，对典型或不典型失神发作、肌阵挛无效。对伴有精神症状的癫痫亦有效。

2. 抗外周神经痛　对三叉神经痛和舌咽神经痛的疗效优于苯妥英钠。

3. 抗躁狂抑郁症　对躁狂抑郁症有明显治疗作用，可减轻或消除精神分裂症患者的躁狂、妄想症状，对锂盐治疗无效的躁狂症也有效。

（二）不良反应

常见不良反应有恶心、呕吐、眩晕、视物模糊、嗜睡、共济失调、手指震颤、水钠潴留，亦可见皮疹、粒细胞减少、血小板减少等。少数人可有骨髓造血功能抑制、肝损害，用药期间应定期检查血常规和肝功能。

（三）注意事项

1. 与三环类抗抑郁药有交叉过敏反应。

2. 用药期间注意检查全血细胞（包括血小板、网织红细胞及血清铁，应经常复查达 2～3 年），尿常规，肝功能，眼科检查以及卡马西平血药浓度测定。

3. 一般疼痛不要用本品。

4. 糖尿病患者可能引起尿糖增加。

5. 癫痫患者不能突然撤药；已用其他抗癫痫药的患者，本品用量应逐渐递增，治疗 4 周后可能需要增加剂量，避免自身诱导所致血药浓度下降。

6. 出现肝中毒或骨髓抑制症状、心血管系统不良反应或皮疹时应停药。

7. 饭后服用可减少胃肠反应，漏服时应尽快补服，不可一次服用双倍，可一日内分次补足。

8. 乙醇中毒，心脏损害，冠心病，糖尿病，青光眼，对其他药物有血液反应史者（易诱发骨髓抑制），肝病，抗利尿激素分泌异常或其他内分泌紊乱，尿潴留，肾病应慎用。

三、苯巴比妥

（一）临床应用

临床上主要用于癫痫大发作及癫痫持续状态，对单纯的局限性发作及精神运动性发作也有效，对小发作和婴儿控制痉挛效果差。苯巴比妥作为镇静催眠药，因大剂量对中枢抑制作用明显，故不作为首选药。

（二）不良反应

1. 用药初期易出现嗜睡、精神萎靡等副作用，长期使用易产生耐受性，停药后易发生停药综合征。本药为肝药酶诱导剂，与其他药物联合应用时应注意相互影响。可能引起微妙的情感变化，出现认知和记忆的缺损。

2. 长期用药，偶见叶酸缺乏和低钙血症。

3. 罕见巨幼红细胞贫血和骨软化。

4. 大剂量时可产生眼球震颤、共济失调和严重的呼吸抑制。

5. 用本品的患者中 1%～3% 的人出现皮肤反应，多见为各种皮疹，严重者可出现剥脱性皮炎和多形性红斑，中毒性表皮坏死极为罕见。

（三）注意事项

1. 严格按照医嘱所规定的剂量、时间给药，不能擅自提前或推迟给药。

2. 长期服药的患者，为防止其发生骨软化病或小儿佝偻病样改变，可在食物中预防性补充钙质和维生素 D，多食蛋类、动物肝脏、虾皮、海带等，并多晒太阳。

3. 对头昏、嗜睡、共济失调等不良反应的患者，嘱其卧床休息，并在生活上给予协助。

4. 出现皮肤过敏患者，保持病房空气新鲜，温湿度适宜，床单位及病号服整洁干净，集中进行相关操作，对患者生命体征进行严密监测，对血尿常规、肝肾功能、电解质进行定期检查，忌食辛辣等刺激性食物，耐心与患者沟通，并仔细向患者讲解疾病相关知识，解除患者疑虑，取得患者信任继续配合治疗。

四、丙戊酸钠

（一）临床应用

本品为广谱抗癫痫药，可用于各类型癫痫。对大发作疗效不及苯妥英钠、苯巴比妥，但当上述药无效时，用本药仍有效。对小发作优于乙琥胺，但因其肝脏毒性而不作为首选药物。对精神运动性发作疗效与卡马西平相似。它是大发作合并小发作时的首选药物，对其他药物未能控制的顽固性癫痫也有效。

（二）不良反应

常见消化系统不良反应有恶心、呕吐和腹痛等，故宜饭后服用。中枢神经系统不良反应少，主要表现为嗜睡、平衡失调、乏力、震颤等。严重的毒性为多发性肝损害。少数患者表现皮疹、脱发、血小板减少和血小板聚集障碍所致的出血时间延长。

（三）注意事项

1. 严格按照医嘱所规定的剂量、时间给药，不能擅自提前或推迟给药。

2. 保持口腔卫生，防止牙龈炎，使用软毛牙刷刷牙。

3. 定期检测丙戊酸钠血药浓度变化，因药物半衰期的不同，采血检测前应注意距离最后一次服药的间隔时间。

4. 长期服用丙戊酸钠患者需定期检查肝功能，观察有无黄疸、肝区压痛等症状。定期复查血常规和血小板，防止粒细胞缺乏和贫血等的发生。

5. 饭后口服可减少恶心、呕吐等胃肠道反应。静脉注射速度宜慢。

6. 对头昏、嗜睡、共济失调等不良反应的患者，卧床休息，给予生活上的照护。

五、苯二氮䓬类（地西泮）

（一）临床应用

地西泮（安定）是治疗癫痫持续状态的首选药物。静脉注射显效快，较安全。

（二）不良反应

嗜睡、眩晕、共济失调、震颤。

（三）注意事项

1. 禁用于哺乳期妇女、孕妇、新生儿。青光眼、重症肌无力、肝肾功能不良、粒细胞减少者慎用。

2. 长期用药患者可出现耐受性和成瘾性，应逐渐停药，突然停药可能出现戒断症状。

3. 静脉滴注速度宜慢，否则易出现心血管及呼吸抑制，观察脉搏、血压、心率等变化。

4. 本品应单独使用，不可与其他药物配伍。

第三节 · 扩血管药

尼莫地平

（一）临床应用

本品用于预防和治疗由于蛛网膜下腔出血后脑血管痉挛引起的缺血性神经损伤，以及老年性脑功能损伤、偏头痛、突发性耳聋等。

（二）不良反应

口服尼莫地平常见的不良反应是低血压，其发生与剂量相关，蛛网膜下腔出血患者使用尼莫地平，有5％出现血压下降。需要避光输注，注射部位可出现静脉炎。少数患者可引起头痛、抑郁，极少数患者可出现头昏和眩晕。部分患者有恶心、腹部痉挛等轻微胃肠道症状。

（三）注意事项

1. 正确掌握尼莫地平静脉输注的给药方法，严格按照医嘱的浓度、剂量及输入速度进行给药，尽可能选择深静脉置管，尼莫地平尽量单独一条通路输注，输注过程中加强巡视，重视患者主诉，尤其是对于意识障碍的患者，更要密切观察输液时的反应及输液部位有无异常，早期发现药物外渗，尽早处理。

2. 发生静脉炎后的护理措施

（1）更换输液部位，中断药物对原有静脉的持续损害刺激。

（2）局部肿胀皮肤可用热毛巾或热水袋热敷，可促使外渗的药物迅速吸收，减轻局部的红肿疼痛，注意避免烫伤患者。

（3）对于较重的静脉炎，可用50％硫酸镁湿敷，50％硫酸镁可以迅速消除组织水肿，镁离子还具有保护静脉血管完整性及改善微循环的作用。

第四节·抗凝血药与抗血小板药

一、肝素

肝素是临床常用的抗凝血药，在体内外都有抗凝血作用。肝素为带负电荷的大分子物质，不易通过生物膜，在肠道被破坏失活，故口服不被吸收，常静脉给药。

（一）临床应用

1. 血栓栓塞　性疾病可防止血栓的形成与扩大，主要用于急性心肌梗死、深静脉血栓形成、肺栓塞、脑栓塞等疾病。

2. 弥散性血管内凝血（DIC）早期应用肝素可防止微血栓形成，改善重要器官的供血，并避免因纤维蛋白原及其他凝血因子的耗竭而引发继发性出血。

3. 体外抗凝　如心导管检查、体外循环及血液透析等。

（二）不良反应

1. 出血　是肝素主要的不良反应。轻者停药即可自行恢复，严重出血需缓慢静脉注射硫酸鱼精蛋白解救，1mg 硫酸鱼精蛋白约中和 100U 肝素，每次用量不能超过 50mg。

2. 血小板减少症常发生在用药初的 7～10 天，虽少见，但可致死，故应用肝素期间应监测血小板计数。

3. 其他偶见过敏反应，长期应用可致骨质疏松和自发性骨折。孕妇应用可致早产和死胎。

另外，低分子肝素是从普通肝素中分离或由普通肝素降解后得到的短链制剂，其药理作用和临床用途与肝素相似，但其引起血小板减少症较肝素少，目前已经在临床广泛应用。

（三）注意事项

1. 肝素需要足量、足疗程应用，不要轻易减量停药，否则会影响疗效。

2. 肝素口服无效，可以静脉注射、静脉滴注以及皮下注射。皮下注射时应深入脂肪层，如多次注射，注射部位应更换。注射时不要移动针头，注射处不宜揉搓，并避免与其他药物一同注射。

3. 用药期间应监测凝血时间，尤其是肝肾功能不全的患者，应严格监测。

4. 敏感体质者，应先测试用药，如没有特殊反应，才可继续用药。

5. 肝素可干扰凝血酶原时间的测定，如需测定应在使用肝素 4h 后重复测定。

6. 如果因血浆中抗凝血酶Ⅲ降低，肝素疗效差，可以输血浆或抗凝血酶Ⅲ。

7. 肝素代谢迅速，如果使用过量，应及时停用，如严重过量，则应用硫酸鱼精蛋白缓慢静脉注射予以中和。

二、阿司匹林

（一）临床应用

阿司匹林是临床应用最广泛的抗血小板药物。小剂量用于冠状动脉硬化性疾病、心肌梗死、脑梗死、肺梗死和深静脉血栓形成。与溶栓药合用，能减少缺血性心脏病发作和复发的概率，也可使短暂性脑缺血发作患者的脑卒中发生率和病死率降低。

（二）不良反应

阿司匹林口服可引起胃肠道不适，建议在饭后服药。本药可致溃疡，出血危险与剂量相关，故胃溃疡患者禁用。少数还可发生过敏反应，主要表现为哮喘、荨麻疹。

（三）注意事项

1. 阿司匹林肠溶片应餐前服用，因进食会升高胃内 pH，使肠溶片在胃内提前溶解产生刺激。其他剂型建议在餐后 30min 服药，以减少胃肠道不适。

2. 儿童、老年人或虚弱患者出汗过多，易致虚脱，已有脱水的患者（尤其是儿童），应减少剂量。

3. 长期大量用药时应定期检查血细胞比容、肝功能及血清水杨酸含量。

4. 阿司匹林用于解热镇痛时不能长期服用，用于退热时连续使用不超过 3 天，用于止痛时连续使用不超过 5 天。在治疗关节炎时，剂量应逐渐增加，直到症状缓解，达有效血药浓度后开始减量，但用量的调整不宜频繁，一般不超过每周 1 次，水杨酸类药血药浓度达稳态一般需要 7 天。

5. 阿司匹林可引起凝血障碍，所以外科手术患者，应在术前遵医嘱停用。

三、氯吡格雷

（一）临床应用

本品是一种为 ADP 受体拮抗药，可抑制血小板相互聚集。可用于防止心肌梗死、缺血性脑血栓、闭塞性脉管炎和动脉粥样硬化及血栓栓塞引起的并发症。亦可用于有过近期发生的脑卒中、心肌梗死或确诊外周动脉疾病的患者，治疗后可减少动脉粥样硬化事件（心肌梗死、脑卒中和血管性死亡）的发生。

（二）不良反应

1. 皮疹、腹泻、腹痛、消化不良。

2. 颅内出血、胃肠道出血。

3. 紫癜淤血、血肿、鼻衄、血尿、眼出血（主要是结膜出血）。

4. 中性粒细胞减少，再生障碍性贫血和严重血小板减少。

（三）注意事项

1. 用药前详细了解患者的过敏史和疾病史，严重凝血系统疾病、视网膜血管病等病变均应慎用。

2. 严格按照医嘱所规定的剂量、时间给药，不能擅自提前或推迟给药。

3. 在用药期间，定期检查患者凝血情况及肝肾功能情况。

四、替罗非班

（一）临床应用

通过占据受体的结合位点，使之不能与黏附蛋白相结合，特异且快速地抑制血小板聚集。

（二）不良反应

颅内出血、腹膜后出血、心包积血，肺（肺泡）出血和脊柱硬膜外血肿，有血红蛋白、血细胞比容和血小板计数下降。也可见尿和大便隐血试验增加。

（三）注意事项

1. 替罗非班在静脉注射后 5min 内即可达到抑制血小板聚集的作用，半衰期短（1.4～1.8h），需要持续给药，大约 50% 的患者在停药 4h 后血小板聚集功能恢复。因此它具有起效迅速，停药后血小板功能快速恢复的特点。

2. 在防止血栓形成的同时未显著增加出血事件的发生概率。

3. 肾功能不全的患者需调整剂量。

4. 在给药前、负荷剂量后 6h 常规检测血常规，包括血小板计数、血红蛋白和血细胞比容，此后每天复查。出血常常是血小板减少的唯一症状，证实出现血小板减少时建议首先停用替罗非班，然后根据患者有无出血并发症而调整阿司匹林、氯吡格雷和肝素等的使用。

第五节 · 护脑药

一、奥拉西坦

（一）临床应用

奥拉西坦通过促进磷酰胆碱和磷酰乙醇胺合成，提高大脑中 ATP/ADP 的比值，使大脑中蛋白质和核酸的合成增加，从而改善阿尔茨海默病和记忆障碍患者的记忆和学习能力。主要用于治疗轻中度血管性痴呆、阿尔茨海默病及脑外伤等症引起的记忆与功能障碍、大脑功能不全。

（二）不良反应

偶有口干、食欲减退、呕吐、失眠、兴奋或皮疹。大剂量应用可出现失眠、头晕、呕吐、过度兴奋症状，停药后自行消失。

（三）注意事项

1. 不可轻易减量、停药，严格按照医嘱用药。

2. 患者用药期间出现精神兴奋及睡眠紊乱，需要减量。

3 轻、中度肾功能不全患者慎用，必须使用本品时，需减量。

二、长春西汀

（一）临床应用

用于改善脑梗死后遗症、脑出血后遗症、脑动脉硬化等疾病的各种症状。

（二）不良反应

偶有头痛、头重、困倦感、侧肢麻木感、皮疹、偶有荨麻疹、瘙痒、恶心、呕吐、食欲减退、白细胞减少等。颅内出血后尚未完全止血者、严重缺血性心脏病、严重心律失常者及孕妇、哺乳期禁用。

（三）注意事项

1. 本品的注射剂禁用于静脉注射或肌内注射。

2. 滴注浓度不得超过 $0.06mg/mL$，否则有溶血的可能。

3. 长期使用时，应检查血常规。

4. 注射剂含山梨醇，糖尿病患者慎用。

5. 出现过敏症状时，应立即停药。

6. 本药不得与肝素合用。

7. 本药与抗心律失常药、神经系统药、抗凝血药（肝素除外）合用时应谨慎。

三、胞磷胆碱

（一）临床应用

用于急性颅脑外伤、脑手术后及脑梗死急性期的意识障碍。

（二）不良反应

较少，偶见引起休克症状，若出现血压降低、胸闷、呼吸困难等症状，应立即停止给药，并进行适当的处置。

（三）注意事项

1. 本药口服时不可与含甲氯芬酯的药物合用。

2. 有严重颅内出血和脑干损伤，不宜大剂量使用，应该小剂量用药并增加使用次数。

3. 脑出血急性期宜大剂量应用。肌内注射一般不采用，若用时应经常更换注射部位。

第六节 · 抗生素

一、头孢曲松钠

（一）临床应用

用于敏感致病菌所致的下呼吸道感染、尿路感染、胆道感染，以及腹腔感染、盆腔感染、皮肤软组织感染、骨和关节感染、败血症、脑膜炎等及手术期感染预防。

（二）不良反应

给药前需进行过敏试验，对头孢菌素过敏者禁用。不得用于高胆红素血症的新生儿和早产儿的治疗。

（三）注意事项

1. 本品不能加入哈特曼氏以及林格液等含有钙的溶液中使用。

2. 本品与含钙剂或含钙产品合并用药有可能导致致死性结局的不良事件。

3. 头孢曲松钠需要足量、足疗程应用，不要轻易减量、停药，否则会影响疗效。

4. 使用药物时应防范出血。

5. 用药期间不可饮酒。

二、头孢他啶

（一）临床应用

适用于敏感革兰阴性杆菌所致的败血症，下呼吸道感染、腹腔胆道感染、复杂性尿路感染和严重皮肤软组织感染。

（二）不良反应

1. 严重肝功能衰竭伴肾功能不全者慎用，长期用药时应常规监测肝功能、肾功能和血常规。

2. 给药前需进行过敏试验，对该品或其他头孢菌素类药物过敏的患者禁用。

（三）注意事项

1. 头孢他啶需要足量、足疗程应用，不要轻易减量、停药，否则会影响疗效。

2. 本品不可与碳酸氢钠配伍，因可使本品不稳定。

3. 使用头孢他啶治疗大肠埃希菌或沙雷菌的过程中，应定期进行敏感性测试。

4. 肾功能明显减退者应用本品时，需要根据肾功能损害程度减量。

5. 应用本品可干扰相关的诊断，肝功能指标可能异常，注意检测。

三、哌拉西林舒巴坦

（一）临床应用

适用于由对哌拉西林耐药对本品敏感的产 β-内酰胺酶致病菌引起的呼吸系统和泌尿系统感染。

（二）不良反应

一般而言，患者对本品耐受性良好，仅少数患者可能发生不良反应。

1. 胃肠道反应　与其他抗生素一样，使用本品可出现腹泻、稀便，偶见恶心、呕吐，胃肠胀气。假膜性小肠结肠炎罕见。

2. 皮肤反应　与青霉素类和头孢菌素类一样，本品可能引起皮疹、皮肤瘙痒。

3. 过敏反应　与青霉素类和头孢菌素类一样，本品可引起过敏反应，因此，用药前须询问过敏史，有青霉素过敏史者禁用。

4. 局部反应　与其他 β-内酰胺类抗生素一样，本品可引起注射部位局部刺激反应、疼痛、静脉炎、血栓性静脉炎、水肿等。

5. 实验室检查异常　谷丙转氨酶、谷草转氨酶、碱性磷酸酶一过性升高。

6. 其他反应　可见头痛、头晕、烦躁、焦虑。

（三）注意事项

1. 使用前需做青霉素皮肤试验，阳性反应者禁用。

2. 肾功能不全者慎用。用药期间应监测肾功能，如发现肾功能异常应及时调整治疗方案。

3. 哌拉西林可能引起出血，有出血倾向的患者应检查凝血时间、血小板聚集时间和凝血酶原时间。

4. 需要控制盐摄入量的患者使用本品时，应定期检查血清电解质水平；对于同时接受细胞毒性药物或利尿药治疗的患者，要警惕发生低钾血症的可能。

5. 本品不可加入碳酸氢钠溶液中静滴。

四、万古霉素

（一）临床应用

万古霉素是种糖肽类抗生素，临床常用其盐酸盐。主要用于对青霉素类药物过敏的严重的革兰阳性菌引起的肺炎、肺脓肿等疾病，还可用于治疗假膜性小肠结肠炎。

（二）不良反应

1. 滴注过快可致"红颈"（或称红人综合征），有皮肤潮红、瘙痒和麻刺感，心动过速，面、颈、胸部出现皮疹，血压下降，甚者心脏停搏。

2. 万古霉素具有耳毒性，可致听神经和听觉损害，耳鸣和高音性耳聋为早期症状。

3. 万古霉素具有肾毒性，有蛋白尿、管形尿、血尿等表现。

4. 偶发皮疹、中性粒细胞缺乏、嗜酸性粒细胞增多等不良反应。

（三）注意事项

1. 万古霉素需要足量、足疗程应用，不要轻易减、停药，否则会影响疗效。

2. 一般在其他抗菌药物治疗无效或不适合使用时才作为二线药应用。

3. 药液浓度过高或稀释过快，容易导致静脉炎，本品不应推荐作为常规用药或用于轻度感染。

4. 本品不宜肌内注射，静脉滴注时尽量避免药液外漏，以免引起疼痛或组织坏死，且应经常更换注射部位，滴速不宜过快，可使血栓性静脉炎发生的频率及严重程度减至最少。

5. 本品不应推荐作为常规用药或用于轻度感染。

6. 在治疗过程中应监测血药浓度，尤其是需延长疗程者或有肾功能、听力减退者和耳聋病史者。

第七节 · 护胃止吐药

一、 H$_2$ 受体阻滞药

（一）临床应用

1. 消化性溃疡　主要用于胃和十二指肠溃疡，减轻溃疡引起的疼痛，促进溃疡愈合。

2. 预防应激性溃疡及无并发症的胃食管反流综合征。

（二）不良反应

不良反应较相对少，以轻微的腹痛、腹泻、便秘、皮疹、脱发为主。中枢神经系统偶见头痛、眩晕、狂躁、语言不清和幻觉等，长期大剂量使用西咪替丁，内分泌系统偶见男性出现精子数目减少、性功能减退、男性乳腺发育、女性溢乳等症状，心血管系统偶见心动过缓，血液系统偶见白细胞减少。

（三）注意事项

1. 个别患者用药后有白细胞或血小板减少，或转氨酶升高，一旦停药后即可恢复。

2. 肝、肾功能不全者应适当减量或慎用。

3. 本品可从乳汁排泄，故哺乳期妇女慎用。妊娠期妇女及 8 岁以下儿童禁止使用。

二、质子泵抑制药

质子泵抑制药（PPI）是目前世界上应用最广的抑制胃酸分泌的药物。目前临床常见的本类药物有奥美拉唑、兰索拉唑、泮托拉唑、雷贝拉唑和艾司奥美拉唑等。

（一）临床应用

1. 胃及十二指肠溃疡　可缓解疼痛，促进愈合，疗效优于 H_2 受体阻滞药，伴有幽门螺杆菌感染者，与抗微生物药合用，疗效更好。

2. 其他　卓-艾综合征、反流性食管炎的主要药物之一，也可与去甲肾上腺素配伍治疗上消化道出血等。

（二）不良反应

不良反应较少，偶见恶心、呕吐、腹胀、便秘、腹泻、头痛、皮疹等，儿童慎用，妊娠期及哺乳期妇女禁用。

（三）注意事项

1. 皮疹、ALT 和胆红素升高也有发生，一般是轻微和短暂的，大多不影响治疗。

2. 肾功能不全者慎用。

三、胃黏膜保护药——硫糖铝

（一）临床应用

硫糖铝主要用于消化性溃疡、反流性食管炎等。

（二）不良反应

胃黏膜保护剂均可引起便秘。硫糖铝服后吸收较少，故不良反应较少，可能出现腹胀、腹泻等胃肠道反应。

（三）注意事项

1. 本品必须与制酸药合用，制酸药应在硫糖铝服后 1h 给予。

2. 长期大剂量服用本品，可能会造成体液中磷的缺乏，导致低磷血症，因此甲状腺功能亢进、佝偻病等低磷血症患者不宜长期服用。

3. 治疗剂量的硫糖铝一般不引起铝蓄积中毒，但肾功能不全时慎用。

4. 本品可通过乳汁排泄，哺乳期妇女慎用。

参考文献

[1] 杨树源，张建宁. 神经外科学. 2版. 北京：人民卫生出版社，2014.

[2] 张建宁，王任直，胡锦. 神经外科重症监护手册. 北京：人民卫生出版社，2016.

[3] 章翔，王守森. 立体定向和功能神经外科手术学. 北京：人民卫生出版社，2018.

[4] 许玉华. 医院医疗质量标准化管理手册. 北京：人民卫生出版社，2017.

[5] 孟威宏，侯晓娜，韩宏光，刘珊. 临床医院感染防控与质量管理规范. 沈阳：辽宁科学技术出版社，2014.

[6] 吴欣娟，王艳梅. 护理管理学. 4版. 北京：人民卫生出版社，2017.

[7] 中华医学会神经外科学分会，中国神经外科重症管理协作组. 中国神经外科重症管理专家共识（2020版）. 中华医学杂志，2020，100（19）：1443-1458.

[8] 蔡卫新，贾金秀. 神经外科护理学. 北京：人民卫生出版社，2018.

[9] 王军. 神经外科护理学与操作技术. 北京：人民卫生出版社，2020.

[10] 王立红，田溢卿. 实用手术室护理手册. 北京：化学工业出版社，2018.

[11] 闻捷，蒋艳. 我国神经外科专科护士培养的现状及研究进展. 中华现代护理杂志，2019，25（24）：3045-3049.

[12] 周元，袁慧，任兴珍. 国内神经外科护理相关研究现状与趋势分析. 护理研究，2019，33（7）：1115-1119.

[13] 张毅. 国内外神经系统专科护士发展现状及研究进展. 中华现代护理杂志，2019，25（24）：3041-3044.

[14] 刘春兰. 神经外科护理专科发展的现状与展望. 齐鲁护理杂志，2019，25（6）：1-3.

[15] 丁文龙，刘学政. 系统解剖学. 9版. 北京：人民卫生出版社，2020.

[16] 郎红娟，候芳. 神经外科专科护士实用手册. 北京：化学工业出版社，2016.

[17] 武煜明. 系统解剖学. 新世纪. 2版. 北京：中国中药出版社，2018.

[18] 陈灏珠，钟南山，陆再英. 内科学. 9版. 北京：人民卫生出版社，2018.

[19] 李乐之，路潜. 外科护理学. 6版. 北京：人民卫生出版社，2017.

[20] 孙玉梅，张立力. 健康评估. 4版. 北京：人民卫生出版社，2018.

[21] 万学红，卢雪峰. 诊断学. 9版. 北京：人民卫生出版社，2018.

[22] 张志勇，王洪波，范经世，等. 临床神经外科诊断治疗精要. 吉林：黑龙江科技技术出版社，2018.

[23] 关雪莲. 神经内科疾病诊断与治疗. 北京：人民卫生出版社，2019.

[24] 贾建平，苏川. 神经病学. 8版. 北京：人民卫生出版社，2018.

[25] 王忠诚，张玉琪. 王忠诚神经外科学. 2版. 武汉：湖北科技技术出版社，2018.

[26] 中华医学会神经外科学分会，中国神经外科重症管理协作组. 神经外科脑脊液外引流中国专家共识（2018版）. 中华医学杂志，2018，98（21）：1646-1649.

[27] 秦立国，张巧玲，吕广梅. 外科护理学实训指导. 2版. 南京：江苏凤凰科学技术出版社，2017.

[28] 温贤秀，肖静蓉，李苏. 实用临床护理操作规范. 成都：西南交通大学出版社. 2018.

[29] 常红，杨莘. 神经科常见症状与体征护理. 北京：中国人口出版社，2015.

[30] 王楠星，杨钰婷，乐卫东. 轻度脑损伤与认知障碍的关系及机制研究进展. 大连医科大学学报，2020，42（06）：545-550，555.

[31] 谢鹏，何金彩. 神经系统常见疾病伴抑郁诊治指南. 北京：人民卫生出版社，2018.

[32] 艾亚婷，胡慧. 社区老年人认知障碍筛查推荐建议. 中国全科医学，2020，23（27）：3375-3381.

[33] 唐强，黄慧琳，朱路文，等. 中医康复治疗脑卒中后认知障碍的研究进展. 世界中西医结合杂志，2020，15（5）：977-980.

[34] 徐波，陆宇晗. 肿瘤专科护理. 北京：人民卫生出版社，2018.

[35] 周宏珍，石红梅. 神经内科护理细节问答全书. 北京：化学工业出版社，2013.

[36] 徐德保，唐云红. 神经外科护理查房. 2 版. 北京：化学工业出版社，2020.

[37] 刘芳，杨莘. 神经内科重症护理手册. 北京：人民卫生出版社，2017.

[38] 王耀辉，徐德保. 神经内科、神经外科分册. 长沙：湖南科学技术出版社，2014.

[39] 袁娅金，张桂仙，冉利，等. 脑卒中后神经可塑性相关信号通路的研究进展. 中华老年心脑血管病杂志，2020，22（1）：106-108.

[40] 王拥军，李子孝，谷鸿秋，等. 中国卒中报告 2019（中文版）. 中国卒中杂志，2020，15（10）：1037-1043.

[41] 周立涛，宋倩，姜媛媛，等. 高级卒中中心建设运行的实践与思考. 2020，31（7）：902-904.

[42] 李红，万智，曹钰，等. 脑卒中中心建设对急性脑卒中患者预后的影响. 四川大学学报（医学版），2018，40（4）：676-679.

[43] 潘峰. 中国卒中中心体系建设需进一步完善——访海军军医大学附属长海医院刘建民教授. 中国当代医药，2019，26（20）：1-3.

[44] 张玉生，徐安定. 加快构建区域性卒中急救网络建设. 中国卒中杂志，2018，13（2）：102-105.

[45] 燕铁斌，尹安春. 康复护理学. 4 版. 北京：人民卫生出版社，2017.

[46] 张波，桂莉. 急危重症护理学. 4 版. 北京：人民卫生出版社，2017.

[47] 刘大千，刘京松，王晓宇，等. 颈椎后纵韧带骨化症治疗策略研究进展. 中国脊柱脊髓杂志，2020，30（3）：270-277.

[48] 刘敏，刘津池，刘娜，等. 脑深部电刺激术治疗梅杰综合征的围手术期护理研究，实用临床护理学电子杂志，2019，24（1）：81-82.

[49] 李勇杰. 功能神经外科. 北京：人民卫生出版社，2018.

[50] 中国医师协会脑胶质瘤专业委员会. 中国神经外科术后加速康复外科（ERAS）专家共识（2020 版）. 中华神经外科杂志，2020，36（10）：973-983.

[51] 中华医学会肠外肠内营养学分会，中国医药教育协会加速康复外科专业委员会. 加速康复外科围手术期营养支持中国专家共识（2019 版）. 中华消化外科杂志. 2019. 18（10）：897-902.

[52] 孙建平，王峰，谷晓玉，等. 开颅患者术后颅内感染的病原学特点及影响因素分析. 中华医院感染学杂志，2018，（2）：218-221.

[53] 李美妮，高辉，任艳军，等. 神经外科开颅术前备皮的研究. 中国实用神经疾病杂志，2018，（10）：1157-1160.

[54] 韩静静，王坚苗. 神经外科清洁切口开颅术后手术部位感染发病率及危险因素的前瞻性研究. 中国感染控制杂志，2020，（1）：42-47.

[55] 林志雄. 脑积水. 北京：化学工业出版社，2020.

[56] 典慧娟，范艳竹，王琳琳，等. 体位及头高位对重型颅脑损伤患者颅内压和脑灌注压的影响. 护理研究，2020，34（14）：2520-2523.

[57] 梁强，邵淑琦，段磊. 颅内压监测研究进展. 中国神经精神疾病杂志，2019，45（4）：242-245.

[58] 李慧娟. 不同角度头高位对重型颅脑损伤患者颅内压和脑灌注压的影响. 黑龙江医药科学，2020，43（05）：195-196.

[59] 齐洪武，曾维俊，任胤朋. 有创颅内压监测技术的研究进展. 中国微侵袭神经外科杂志，2020，25（6）：281-284.

[60] Jens K，Roman P，Andreas F，et al. Factors influencing intracranial pressure (ICP) during percutaneous tracheostomy. Clinical Neurology and Neurosurgery，2020：195.

[61] Jha RM，Elmer J，Zusman BE，et al. Intracranial pressure trajectories：a novel approach to informing severe traumatic brain injury phenotypes. Crit Care Med，2018，46（11）：1792-1802.

［62］中国吞咽障碍康复评估与治疗专家共识组. 中国吞咽障碍评估与治疗专家共识（2017 版）. 中华物理医学与康复杂志，2018，40（1）：1-10.

［63］汤铂，王小亭，陈文劲，等. 重症患者谵妄管理专家共识. 中华内科杂志，2019，（02）：108-118.

［64］麦平德·S·塞克宏，唐纳德·E·格里戴尔主编. 林兆恒，龚炎，林影颖主译. 神经重症监护要点. 北京：世界图书出版公司，2017.

［65］王雷平，吴崇光，姚军，等. 颅脑创伤患者脑室外引流术后继发颅内感染危险因素分析. 浙江创伤外科，2019，24（2）：319-321.

［66］中华医学会呼吸病学分会感染学组. 中国成人医院获得性肺炎与呼吸机相关性肺炎诊断和治疗指南（2018 年版）. 中华结核和呼吸杂志，2018，41（4）：255-280.

［67］中国研究型医院学会神经再生与修复专业委员会心脏重症脑保护学组，中国研究型医院学会神经再生与修复专业委员会神经重症护理与康复学组. 亚低温脑保护中国专家共识. 中华危重病急救医学，2020，32（04）：385-391.

［68］Badjatia N. Therapeutic hypothermia protocols. Handb Clin Neurol，2017，141：619-632.

［69］江基尧. 颅脑创伤：规范与创新. 中华神经创伤外科电子杂志，2019，5（2）：65-67.

［70］中华医学会重症医学分会. 中国成人 ICU 镇痛和镇静治疗指南. 中华危重病急救医学，2018，30（006）：497-514.

［71］中华医学会神经外科学分会，中国神经外科重症管理协作组. 中国神经外科重症患者气道管理专家共识（2016 版）. 中华医学杂志，2016，96（21）：1639-1642.

［72］袁月华. 机械通气精要（翻译版）. 北京：人民卫生出版社，2016.

［73］李伦超，单凯，赵雅萍，等. 2018 年欧洲肠外肠内营养学会重症营养治疗指南（摘译）. 临床急诊杂志，2018，19（11）：723-728.

［74］孙乔，张腾松，关纯，等. 不同营养评估工具在 ICU 患者营养状况评估中的应用比较. 中华危重病急救医学，2020，32（1）：72-77.

［75］孙仁华，江荣林，黄曼，等. 重症患者早期肠内营养临床实践专家共识. 中华危重症急救医学，2018，30（8）：715-721.

［76］吴昌徽，程琼，张婷. 神经危重症患者营养风险评分及营养评估研究. 当代医学，2020，26（11）：28-30.

［77］叶向红，宫雪梅，王慧君，等. 肠内营养规范化流程在重症患者中应用效果的 Meta 分析. 中华现代护理杂志，2020，26（24）：3279-3283.

［78］张博寒，田莉，焦帅，等. 神经外科 ICU 患者误吸防治与管理的最佳证据总结. 中华现代护理杂志，2020，26（6）：741-748.

［79］中华医学会创伤学分会神经创伤专业学组. 颅脑创伤患者肠内营养管理流程中国专家共识（2019 版）. 中华创伤杂志，2019，35（3）：193-198.

［80］中华医学会肠外肠内营养学分会神经疾病营养支持学组，宿英英，潘速跃，等. 神经系统疾病肠内营养支持中国专家共识（第二版）. 中华临床营养杂志，2019，27（4）：193-203.

［81］潘习，徐岚，王稚. 脑卒中病人深静脉血栓机械预防的研究进展. 全科护理，2020，18（29）：3924-3927.

［82］谢长清，王海芳，徐岚，等. Caprini 2005 风险评估模型在脑卒中急性期患者中的应用价值评价. 临床荟萃，2020，35（09）：796-800.

［83］王辰，刘常清，安晶晶，等. 静脉血栓栓塞症风险评估工具研究进展. 护理研究，2020，34（23）：4211-4217.

［84］刘小芹. 预防性护理干预在神经外科压力性损伤高风险患者中的应用. 国际护理学杂志，2019，38（7）：991-994.

［85］燕铁斌，尹安春. 康复护理学. 北京：人民卫生出版社，2019.

附录 ▶▶

附录 1 · 日常生活能力评定工具

附表 1　Barthel 指数量表（BI）

项目	完全独立/分	需部分帮助/分	需极大帮助/分	完全依赖/分	评定日期（年/月/日）	评定日期（年/月/日）
进食	10	5	0	—		
洗澡	5	0	—	—		
修饰	5	0	—	—		
穿衣	10	5	0	—		
控制大便	10	5	0	—		
控制小便	10	5	0	—		
如厕	10	5	0	—		
床椅转移	15	10	5	0		
平地行走	15	10	5	0		
上下楼梯	10	5	0	—		
总分/分						
评定者签名						

附录 2 · 压力性损伤风险评估工具

附表 2　Braden 压力性损伤危险评估量表

评估标准			分数/分	评估日期（年/月/日）
感知能力	完全受限	对疼痛刺激无反应	1	
	非常受限	对疼痛刺激有反应但不能用语言表达,只能用呻吟,烦躁不安	2	
	轻微受限	对指令性语言有反应,但不能总是用语言表达不适,或部分肢体感受疼痛能力或不适能力受损	3	
	无损害	对指令性语言有反应,无感觉受损	4	

评估标准			分数/分	评估日期（年/月/日）
潮湿度	持续潮湿	每次移动或翻动患者时总是看到皮肤被分泌物、尿液浸湿	1	
	非常潮湿	床单、被子频繁受潮至少每班更换一次	2	
	偶尔潮湿	皮肤偶尔受湿,床单约每日更换一次	3	
	罕见潮湿	皮肤通常是干的,床单按常规时间更换	4	
活动能力	卧床不起	被限制在床上	1	
	能坐轮椅	不能步行活动,必须借助椅子或轮椅活动	2	
	扶助行走	白天偶尔步行,但距离非常短	3	
	活动自如	能自主活动,经常步行	4	
移动能力	完全受限	患者在他人帮助下方能改变体位	1	
	重度受限	偶尔能轻微改变身体或四肢的位置,但不能独立改变体位	2	
	轻度受限	只是轻微改变身体或四肢位置,可经常移动且独立进行	3	
	不受限	可独立进行随意体位的改变	4	
营养摄取能力	非常差	从未吃过完整一餐,或禁食和(或)进无渣流质饮食	1	
	可能不足	每餐很少吃完,偶尔加餐或少量流质饮食或管饲饮食	2	
	充足	每餐大部分能吃完,但会常常加餐;不能经口进食患者能通过鼻饲或静脉营养补充大部分营养	3	
	良好	三餐基本正常	4	
摩擦力剪切力	存在问题	需要协助才能移动患者,移动患者时皮肤与床单表面没有完全托起,患者坐床上或椅子上经常会向下滑动	1	
	潜在问题	很费力地移动患者,大部分时间能保持良好的体位,偶尔有向下滑动	2	
	不存在问题	在床单上或椅子里能独立移动,并保持良好的体位	3	

注：总分 6～23 分，得分越低，发生压力性损伤的危险性越高。18 分是临界值，15～18 分提示轻度危险，13～14 分提示中度危险，10～12 分提示高度危险，9 分以下提示极度危险。

附录 3 · 跌倒风险评估工具

附表 3　Morse 跌倒危险因素评估量表

项目	评分标准/分	MFS 分值/分
近 3 个月有无跌倒	无:0 有:25	

项目	评分标准/分	MFS 分值/分
多于一个疾病诊断	无:0	
	有:15	
步行需要帮助	否:0	
	拐杖、助步器、手杖:15	
	轮椅、平车:0	
接受药物治疗	无:0	
	有:20	
步态/移步	正常、卧床不能移动:0	
	虚弱:10	
	严重虚弱:20	
精神状态	自主行为能力:0	
	无控制能力:15	
总得分/分		

注：轻度危险：0～24 分。中度危险：25～45 分。高度危险：>45 分。

附表 4 Johns Hopkins 医院跌倒风险评估量表

	低风险	高风险		如果患者情况不符合量表第一部分的任何条目，则进入第二部分的评定
第一部分	患者昏迷或完全瘫痪	住院前 6 个月内有>1 次跌倒史	住院期间有跌倒史	

	患者年龄	分值/分	大小便失禁	分值/分	患者携带管道数	分值/分
第二部分	60～69 岁	1	失禁	2	1	1
	70～79 岁	2	紧急或频繁的排泄	2	2	2
	≥80 岁	3	紧急或频繁的失禁	4	3 及 3 根以上	3
	活动能力	分值/分	认知能力	分值/分	跌倒史	分值/分
	患者移动/转运或行走时需要辅助或监督	2	定向力障碍	1	最近 6 个月有 1 次不明原因跌倒经历	5
	步态不稳	2	烦躁	2		
	视觉或听觉障碍而影响活动	2	认知限制或障碍	4		
	高危药物				分值/分	
	高危用药如镇痛药[患者自控镇痛（PCA）和阿片类药]、抗惊厥药、降压利尿药、催眠药、泻药、镇静药和精神类药数量			1 个高危药物	3	
				2 个及以上	5	
				24h 内有镇静史	7	

注：第二部分得分范围为 0～35 分，为 3 个等级：<6 分为低度风险；6～13 分为中度风险；>13 分为高度风险。

附表 5　Hendrich 跌倒风险评估量表

项目	分值/分	备注
意识模糊或定向力障碍或行为冲动	4	
抑郁状态	2	
排泄方式改变	1	
头晕或眩晕	1	
男性	1	
服用抗癫痫药物	2	
服用苯二氮䓬类药物	1	
起立-行走测试		
不需撑扶可自行站起-步态平稳	0	
撑扶一次即可站起	1	
尝试多次才能站起	3	
测试中需要他人辅助才能站起和(或)绝对卧床,如不能评估在病历上注明日期时间	4	

注：≥5 分为高风险。

附录 4 · 深静脉血栓风险评估工具

附表 6　深静脉血栓风险评估表（Caprini 量表）

项目		评分
年龄(周岁)	≤40	0 分
	41~60	1 分
	61~74	2 分
	≥75	3 分
体重指数(BMI)	≥25	1 分
运动能力	需要卧床休息	1 分
	卧床>72h	2 分
创伤风险（只限术前,多发伤患者也只需选择最高分选项;若术后创伤部位未处置术后同样要评分）	中央静脉通路	2 分
	石膏固定	2 分
	急性脊髓损伤(瘫痪,1 个月内)	5 分
	髋关节、骨盆或下肢骨折(1 个月内)	5 分
	多发性创伤	5 分
特殊风险	口服避孕药或激素替代治疗	1 分
	妊娠期或产后 1 个月内	1 分
	异常妊娠(原因不明的死胎史,复发性自然流产≥3 次,由于毒血症或发育受限原因早产)	1 分
	其他先天性或获得性血栓症	3 分
	VTE 家族史	3 分

续表

项目		评分
高风险疾病(与医师病志记录一致)	下肢水肿	1分
	炎症性肠病史(溃疡性结肠炎、克罗恩病等)	1分
	败血症	1分
	充血性心力衰竭	1分
	急性心肌梗死	1分
	严重肺部疾病(含肺炎,1个月内)	1分
	肺功能异常、慢性阻塞性肺疾病(COPD)	1分
	下肢静脉曲张	1分
	恶性肿瘤(处在治疗周期,或行姑息治疗)	2分
	肝素诱导的血小板减少症	3分
	VTE病史	3分
	脑卒中(1个月内)	5分
外科手术(只选一项合适手术,不累加,且在12周之内)	小手术(局麻手术)	1分
	开放性大手术(非局麻手术)	2分
	腹腔镜手术(非局麻手术)	2分
	关节镜手术	2分
	髋关节或膝关节置换择期手术	5分
检验(如无,不评分)	凝血因子 V Leiden 阳性	3分
	凝血酶原 20210A 阳性	3分
	狼疮抗凝物阳性	3分
	抗心磷脂抗体阳性	3分
	血清同型半胱氨酸升高	3分
总分		

注:1~2分为低风险;3~4分为中风险;≥5分为高风险。

附录 5 • 患者导管风险评估量表

附表7　导管风险评估量表

项目		分值	动态评估					
年龄	≥70 岁或≤7 岁	3						
	60~69 岁或 8~14 岁	2						
	15~59	1						
意识	谵妄或躁动	3						
	嗜睡或模糊	2						
	清醒或昏迷	1						

续表

项目		分值	动态评估						
活动	术后 3 天内或行动不便	3							
	可自主活动	2							
	不能自主活动	1							
沟通	不配合	3							
	配合	1							
疼痛	难以耐受	3							
	可耐受	1							
管道种类	气道插管或气管导管	3							
	动脉插管	3							
	脑室引流管	3							
	胸腔引流管	3							
	跨越吻合口管道	3							
	胃肠营养管	2							
	中心静脉导管	2							
	PICC 管	2							
	胃肠减压管	2							
	导尿管	1、2、3（泌尿科使用）							
	* 专科导管								
合计评分									
护理措施（勾选）	标识清晰、妥善固定、保持通畅								
	进行预防导管滑脱的宣教								
	主动告知导管滑脱的注意事项及紧急措施								
	悬挂警示标识								
	定时巡视，班班床头交接班								
	必要时使用保护具、约束带								
	每周评估一次，病情变化随时评估								
	每周评估二次，病情变化随时评估								
	每天评估一次，病情变化随时评估								
护士签名									

　　风险判断：低度风险，合计评分≤10 分，有发生导管滑脱的可能；中度风险，合计评分 11～14 分，容易发生导管滑脱；高度风险，合计评分≥15 分，随时会发生导管滑脱。

附录6·营养风险筛查评定工具

附表8 营养风险筛查 NRS-2002 评估

一、患者资料

姓名		住院号	
年龄		性别	
身高/cm		体重/kg	
体重指数(BMI)		蛋白质/(g/L)	

二、疾病状态

疾病状态	分数/分	若"是"请打钩
骨盆骨折或者慢性病患者合并有以下疾病:肝硬化、慢性阻塞性肺疾病、长期血液透析、糖尿病、肿瘤	1	
腹部重大手术、脑卒中、重症肺炎、血液系统肿瘤	2	
颅脑损伤、骨髓抑制、加护病患(APACHE>10分)	3	
合计		

三、营养状态

营养状况指标(单选)	分数/分	若"是"请打钩
正常营养状态	0	
3个月内体重减轻>5%或最近1周进食量(与需要量相比)减少20%~50%	1	
2个月内体重减轻>5%或BMI 18.5~20.5或最近1周进食量(与需要量相比)减少50%~75%	2	
1个月内体重减轻>5%(或3个月内减轻>15%)或BMI<18.5(或血清白蛋白<35g/L)或最近1周进食量(与需要量相比)减少70%~100%	3	
合计		

四、年龄

年龄≥70岁加算1分	1

五、营养风险筛查评估结果

营养风险筛查总分=疾病严重程度评分+营养状态低减评分+年龄评分

处理
□总分≥3.0:患者有营养不良的风险,需营养支持治疗
□总分<3.0:若患者将接受重大手术,则每周重新评估其营养状况

注:"三、营养状态"中,3项问题任一个符合就按其分值计算,几项都有按照高分值为准。

附录 7 · 疼痛评估工具

（一）视觉模拟评估法（VAS）

采用 10cm 长的直线或标尺，要求患者根据自己所感受的疼痛程度，在直线上做记号或在标尺上定位，以表示疼痛强度。从起点至记号处的距离长度就是疼痛的程度。见附图 1。

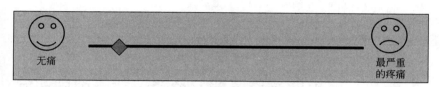

附图 1 视觉模拟评估法

（二）数字评估法（NRS）

见附图 2。

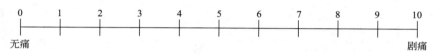

附图 2 数字评估法

评估得分为 0～10 分，得分越高，疼痛程度越重；得分越低，疼痛程度越轻

（三）语言描述评估法（DPIS）

采用形容词来描述疼痛的强度，每个形容词都有相应的评分，以便于定量分析疼痛。见附图 3。

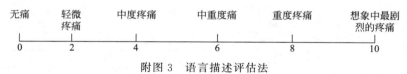

附图 3 语言描述评估法

（四）脸谱法

患者选择能够代表自己疼痛程度的脸谱，见附图 4。

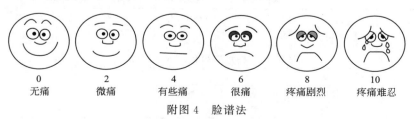

附图 4 脸谱法

附录 8 · 意识状态分级方法及观察指标

附表 9　意识状态分级方法及观察指标

等级	观察指标
正常	可以正常与人交流
嗜睡	一直处于睡眠状态,虽然可以被唤醒,但是与人交流过后,又会继续入睡
昏睡	轻度刺激不能唤醒,需要中重度刺激方可唤醒
浅昏迷	大声呼叫不能唤醒,无法说话,无意识
中度昏迷	患者对疼痛无法作出反应,上肢和下肢功能完全丧失
重度昏迷	眼球静止,瞳孔散大,全部反射消失

附录 9 · 格拉斯哥昏迷评分及格拉斯哥预后评分

附表 10　格拉斯哥昏迷评分 (GCS)

项目	刺激	患者反映	评分
睁眼(E)	自发	自己睁眼	4 分
	语音	呼叫时睁眼	3 分
	疼痛	疼痛刺激时睁眼	2 分
		任何刺激不睁眼	1 分
	如因眼肿、骨折等不能睁眼,应以 C(closed)表示		C 分
言语(V)	语言	能正确会话	5 分
		语言错乱,定向障碍	4 分
		说话能被理解,但无意义	3 分
		能发出声音,但不能被理解	2 分
		不发声	1 分
	因气管插管或切开而无法正常发声,以 T(tube)表示		T 分
	平常有语言障碍史,以 D(dysphasic)表示		D 分
运动(M)	口令	能执行简单的命令	6 分
	疼痛	疼痛时能拨开医师的手	5 分
		对疼痛刺激有反应,肢体会回缩	4 分
		对疼痛刺激有反应,肢体会弯曲,呈"去皮质强直"姿势	3 分
		对疼痛刺激有反应,肢体会伸直,呈"去皮质强直"姿势	2 分
		对疼痛刺激无任何反应	1 分
15 分为意识清楚,12～14 分为轻度意识障碍,9～11 分为中度意识障碍,3～8 分为昏迷			总分

记录方式:如果在晚上六点半测得评分为 9 分,其中 E2 分，V4 分，M3 分,则记做为:GCS 9 (2+4+3) 18：30 或者 GCS＝E2＋V4＋M3 18：30

附表 11　格拉斯哥预后评分 (GOS)

评分/分	等级	描述
5	恢复良好	恢复正常生活,尽管有轻度缺陷
4	轻度残疾	残疾但可独立生活,能在保护下工作

续表

评分/分	等级	描述
3	重度残疾	清醒,残疾,日常生活需要照料
2	植物生存	仅有最小反应(如随着睡眠、清醒周期,眼睛能睁开)
1	死亡	死亡

附录 10 · 肌力分级

附表 12　MMT 肌力分级标准

级别	名称	标准	相当正常肌力的百分比/%
0	零	完全瘫痪,测不到肌肉收缩	0
1	微缩	仅测到肌肉收缩,但不能产生动作	10
2	差	肢体能在床上平行移动,但不能抵抗自身重力,即不能抬离床面	25
3	尚可	肢体可以克服地心吸收力,能抬离床面,但不能抵抗阻力	50
4	良好	肢体能做对抗外界阻力的运动,但不完全	75
5	正常	肌力正常	100

注：每一级还可以用"＋"和"－"号进一步细分。如测得的肌力比某级稍强时,可在该级的右上角加"＋",稍差时则在右上角加"－",以补充分级的不足。

附录 11 · 吞咽功能障碍评定

洼田饮水试验是经典的床旁检查方法之一，其操作简单分级清楚，适用于神志清楚、检查合作的患者。洼田吞咽能力评定量表项目容易理解，操作方便、可靠，可推荐为临床康复过程中的首选。进行吞咽评估时，应注意保证患者的安全，在 GCS 评估≥12 分时，方可进行各种饮水试验的评估。

附表 13　洼田饮水试验

分级	症状
1 级	1 次饮完,无呛咳
2 级	分两次或以上饮完,无停顿呛咳
3 级	能 1 次饮完,但有呛咳
4 级	分两次或以上饮完,有呛咳
5 级	多次呛咳,难以饮完

进行吞咽评估时让患者按习惯饮温水 30mL，根据有无呛咳及分饮次数进行评定。

附录 12 · 早期预警评分和改良病情早期预警评分

附表 14　早期预警评分

生理指标	3 分	2 分	1 分	0 分	1 分	2 分	3 分
呼吸/次	≤8	—	9～11	12～20	—	21～24	≥25

续表

生理指标	3分	2分	1分	0分	1分	2分	3分
血氧饱和度/%	≤91	92~93	94~95	≥96	—	—	—
是否吸氧	—	是	—	否	—	—	—
体温	≤35.0	—	35.1~36	36.1~38	38.1~39	≥39.1	—
收缩压/mmHg	≤90	91~100	101~110	111~219	—	—	≥220
脉搏/(次/min)	≤40	—	41~50	51~90	91~110	111~130	≥131
意识水平(AVPU)	—	—	—	A	—	—	A,P,U

0~4分为低危，5~6分或任意一单项达3分为中危，≥7分为高危。

附表15 改良病情早期预警评分

项目	0分	1分	2分	3分
收缩压/mmHg	101~199	81~100	≥200或71~80	≤70
心率/(次/分)	51~100	45~50或101~110	≤40或111~129	≥130
呼吸/(次/分)	9~14	15~20	21~29或<9	≥30
体温/℃	36.6~37.4	≥37.5	<35或>38.5	
意识状态	清楚	对声音有反应	对疼痛有反应	无反应

注：0~3分，给予常规护理措施。4~5分，注意观察患者，给予必要的护理措施。6~8分，立即上报医师，密切观察患者病情变化，给予紧急处理，并完善记录。≥9分，立即抢救，收入ICU，根据患者病情变化随时评估，随时调整评分，给予相应处理方法。

附录 13 · 谵妄评估量表

重症监护谵妄筛查量表（ICDSC）包含8个项目，敏感度达99%，特异性达到64%，精确度达到94%。8个项目中每一项根据存在与否，评1分或者0分，然后计算总分。总分≥4分，提示存在谵妄。

附表16 重症监护谵妄筛查量表（ICDSC）

项目及评判标准

1. 意识变化水平(如果为A或者B,该期间暂时终止评价)
   A. 无反应。评分:0分
   B. 对于加强的和重复的刺激有反应。评分:0分
   C. 对于轻度或中度刺激有反应。评分:1分
   D. 正常清醒。评分:0分
   E. 对正常刺激产生夸大的反应。评分:1分

2. 注意力不集中(评分:0分或者1分)

3. 定向力障碍(评分:0分或者1分)

4. 幻觉-幻想性精神病状态(评分:0分或者1分)

5. 精神运动型激越或者阻滞(评分:0分或者1分)

6. 不恰当的言语和情绪(评分:0分或者1分)

7. 睡眠-觉醒周期失调(评分:0分或者1分)

8. 症状波动(评分:0分或者1分)